Kindergesundheit und Klimawandel

Dirk Holzinger
(Hrsg.)

Kindergesundheit und Klimawandel

Springer

Hrsg.
Dirk Holzinger
Essen, Deutschland

ISBN 978-3-662-71301-3 ISBN 978-3-662-71302-0 (eBook)
https://doi.org/10.1007/978-3-662-71302-0

Die Deutsche Nationalbibliothek verzeichnet diese Publikation in der Deutschen Nationalbibliografie; detaillierte bibliografische Daten sind im Internet über https://portal.dnb.de abrufbar.

Planung/Lektorat: Christine Lerche
Springer ist ein Imprint der eingetragenen Gesellschaft Springer-Verlag GmbH, DE und ist ein Teil von Springer Nature.
Die Anschrift der Gesellschaft ist: Heidelberger Platz 3, 14197 Berlin, Germany

Vorwort

Im Jahr 1854 brach in Londons Stadtteil Soho eine schwere Choleraepidemie aus. Der Arzt John Snow bezweifelte die damalige Miasma-Theorie, wonach Krankheiten durch „schlechte Luft“ entstehen. Durch genaue Untersuchungen und eine Karte der Krankheitsfälle stellte er im Folgenden fest, dass die meisten Erkrankten Wasser aus der Broad-Street-Pumpe bezogen. Nachdem schließlich der Pumpengriff entfernt wurde, gingen die Fälle im Verlauf deutlich zurück. Später zeigte sich, dass Abwasser das Brunnenwasser verunreinigt hatte. Snows Arbeit bewies, dass Cholera über Wasser übertragen wird, und gilt damit als Grundstein moderner Epidemiologie sowie für öffentliche Maßnahmen wie saubere Trinkwasserversorgung.

Die Ursachen des Klimawandels und dessen Auswirkungen auf die Gesundheit von Kindern und Jugendlichen mögen komplexer sein als die Probleme im London des 19. Jahrhunderts, jedoch ähneln sich die Zusammenhänge und notwendigen Maßnahmen. Auch heute schädigen wir unsere Lebensgrundlage – einen intakten Planeten – durch die von uns verursachten Emissionen und Schadstoffbelastungen. Und auch heute sind neben der persönlichen Prävention umfangreiche gesamtgesellschaftliche Maßnahmen notwendig, um weiteren Schaden abzuwenden.

In dem vorliegenden Buch haben daher die Autor*innen die schon heute relevanten klimawandelbedingten Bedrohungen für die Kindergesundheit zusammengestellt. Dabei werden Kinder- und Jugendmediziner*innen und allen anderen Berufsgruppen, die sich um die Gesundheit von Kindern und Jugendlichen kümmern, konkrete Maßnahmen zum Schutz von Patient*innen vorgestellt, aber auch Forderungen an Politik und Gesellschaft formuliert, um Maßnahmen zur Adaptation und Mitigation des Klimawandels umzusetzen.

Mein ausdrücklicher Dank gilt dem Mut und Engagement aller Autor*innen, die hier Pionierarbeit für den deutschsprachigen Raum geleistet und neue Themen und Lösungen erarbeitet und dargestellt haben. Dieses Buch soll eine Einladung sein, sich mit einem Thema auseinanderzusetzen, das in den kommenden Jahren an Relevanz zunehmen wird und – je nach dem Umgang der Menschheit mit dieser Krise – auch einem stetigen Wandel unterworfen sein wird.

Als Kinder- und Jugendmediziner*innen werden wir diese Veränderungen nicht nur in unseren klinischen Alltag integrieren müssen, sondern sind als Anwälte für Kinder- und Jugendgesundheit auch ein wichtiger Bestandteil des notwendigen gesamtgesellschaftlichen Wandels.

Essen
9 November 2025

Dirk Holzinger

Inhaltsverzeichnis

Abkürzungsverzeichnis

Abkürzung	Bedeutung
ACE	Adverse Childhood Experiences (negative Kindheitserlebnisse)
ACOMA	acceptance, constructive hope, meaning, committed action, connection with others (Akzeptanz, konstruktive Hoffnung, Sinn, engagiertes Handeln, Verbindung zu anderen)
AFOLU	Agriculture, Forestry and Other Land Uses (Landwirtschaft, Forstwirtschaft und sonstige Landnutzungen)
ALA	Alpha-Linolensäure
AMOC	Atlantic Meridional Overturning Circulation (atlantische meridionale Umwälzzirkulation)
AMR	Antimikrobielle Resistenzen
AWMF	Arbeitsgemeinschaft der Wissenschaftlichen Medizinischen Fachgesellschaften e. V.
AD	Atopische Dermatitis
AR	Allergische Rhinokonjunktivitis
BMI	Body Mass Index
CCHF	Krim-Kongo-Hämorrhagisches-Fieber
CDC	Centers for Disease Control and Prevention (Zentren für Krankheitskontrolle und -prävention)
CKDu	Chronic Kidney Disease of Unknown Origin (chronische Nierenerkrankung unbekannter Ursache)
CO_2	Kohlendioxid
COP	Conference of the Parties (Klima-Rahmenkonvention)
COPD	Chronic Obstructive Pulmonary Disease (chronisch obstruktive Lungenerkrankung)
CPHP	Centre for Planetary Health Policy
CPR	Cardiopulmonary Resusciation (kardiopulmonale Reanimation)
CTM	Critical Thermal Maximum (kritisches Temperaturmaximum)

COVID-19	Coronavirus Disease 2019 (Coronavirus Erkrankung 2019)
DACH	Deutschland, Österreich, Schweiz
DAK	Deutsche Angestellten Krankenkasse
DEET	Diethyltoluamid
DENV	Dengue Virus
DGE	Deutsche Gesellschaft für Ernährung
DHA	Docosahexaensäure
DHF	Dengue-Hämorrhagisches-Fieber
DIC	Disseminated Intravascular Coagulation (disseminierte intravasale Gerinnung)
DNA	Desoxyribonukleinsäure
DWD	Deutscher Wetterdienst
EAEC	Enteradhäsive Escherichia coli
EBV	Epstein-Barr-Virus
ECDC	European Centre for Disease Prevention and Control (Europäisches Zentrum für die Prävention und die Kontrolle von Krankheiten)
EFSA	Europäische Behörde für Lebensmittelsicherheit
EPS	Eichenprozessionsspinner
ELKGE	Entwicklung eines Leitfadens für Klimasensible Gesundheitsberatung
ETEC	Enterotoxische Escherichia coli
FAO	Food and Agriculture Organization (Ernährungs- und Landwirtschaftsorganisation der Vereinten Nationen)
FFP	Filtering Face Piece (partikelfiltrierende Halbmaske)
FSME	Frühsommer-Meningoenzephalitis
GWP	Global Warming Potential (globales Erwärmungspotenzial)
HEPA	High Efficiency Particulate Air
HMO	Humanmilchspezifische Oligosaccharide
HRI	Heat-related illness (Hitzeerkrankung)
Humidex	Hygrothermischer Humidity-Index
ICD	International Statistical Classification of Diseases and Related Health Problems
IPBES	Intergovernmental Science-Policy Platform on Biodiversity and Ecosystem Services
IPCC	Intergovernmental Panel on Climate Change (Weltklimarat)
KiGGS	Basisstudie zur Gesundheit von Kindern und Jugendlichen in Deutschland
KLIMEG	Kompetenzzentrum für klimaresiliente Medizin und Gesundheitseinrichtungen
KKT	Körperkerntemperatur
KLUG	Allianz für Klimawandel und Gesundheit e. V.
KSGB	Klimasensible Gesundheitsberatung

LIC	Low Income Countries (Länder mit niedrigem Einkommen)
LMIC	Low and Middle Income Countries (Länder mit niedrigem und mittlerem Einkommen)
MOF	Multi Organ Failure (Multiorganversagen)
NAFLD	Nichtalkoholische Fettlebererkrankung
NCV	Vibrio noncholerae
NO_2	Stickstoffdioxid
NSAR	Nichtsteroidale Antirheumatika
PALS	Pediatric Advanced Life Support
PBLS	Pediatric Basic Life Support
PHD	Planetary Health Diet
$PM_{2.5}$	Particulate Matter (Feinstaubpartikel) < 2,5 μm
PM_{10}	Particulate Matter (Feinstaubpartikel) < 10 μm
POC	Point of Care
PTBS	Posttraumatische Belastungsstörung
RKI	Robert Koch-Institut
RKZ	Rekapillarisierungszeit
SARS-CoV-2	Severe Acute Respiratory Syndrome Coronavirus 2
SDG	Sustainable Development Goals (Ziele für nachhaltige Entwicklung)
SGA	Small for Gestational Age
SIRS	Systemic Response Inflammatory Syndrom (systemisches inflammatorisches Response-Syndrom)
SOP	Standard Operating Procedures
STEC	Shigatoxin-produzierender E. coli
THG	Treibhausgasemissionen
UNFCCC	United Nations Framework Convention on Climate Change (UN-Klimakonvention)
UNICEF	United Nations International Children's Emergency Fund (Kinderhilfswerk der Vereinten Nationen)
UV	Ultraviolett
UVP	Umweltverträglichkeitsprüfung
VFR	Visiting friends and relatives
VOC	Volatile Organic Compounds (flüchtige organische Verbidungen)
WAO	Weltasthmaorganisation
WASH	Water, Sanitation, Hygiene
WHO	World Health Organization (Weltgesundheitsorganisation)
WMO	World Meteorological Organization (Weltorganisation für Meteorologie)
WNND	West Nile Virus Neuroinvasive Disease
WNV	West-Nil-Virus

Klimawandel und Gesundheit

1

Dirk Holzinger, Kathrin Zangerl und Katarina Hörnke

1.1 Einführung

Der Klimawandel stellt die größte Bedrohung für die globale Gesundheit im 21. Jahrhundert dar (WHO 2023a). Ohne Gegenmaßnahmen werden sich die negativen klimabedingten Gesundheitsauswirkungen mit größter Wahrscheinlichkeit insbesondere durch temperaturbedingte Gesundheitseffekte, Extremwetterereignisse, Allergien und Infektionserkrankungen weltweit verstärken (van Daalen et al. 2024). Die Auswirkungen solcher Krisen sind dabei häufig ungleich über Bevölkerungsgruppen und Regionen hinweg verteilt und betreffen Kinder und Jugendliche in besonderem Maße (Sheffield und Landrigan 2011). Neben dem Klimawandel gibt es zudem weitere gesundheitlich bedeutsame Umweltfaktoren; die Vereinten Nationen sprechen in diesem Zusammenhang daher auch von der „triple planetary crisis" bestehend aus Klimawandel, Umweltverschmutzung und Biodiversitätsverlust (UNFCCC 2022).

D. Holzinger (✉)
Fachbereich Pflege, Hebammen und Therapiewissenschaften, Hochschule Bochum, Bochum, Deutschland
E-Mail: dirk.holzinger@uk-essen.de

Klinik für Kinderheilkunde III, Universitätsklinikum Essen, Essen, Deutschland

KLUG (Deutsche Allianz Klimawandel und Gesundheit e.V.), Berlin, Deutschland

K. Zangerl · K. Hörnke
Heidelberg Institute of Global Health, Universitätsklinikum Heidelberg, Heidelberg, Deutschland
E-Mail: kathrin.zangerl@uni-heidelberg.de

K. Hörnke
E-Mail: katarina.hoernke@uni-heidelberg.de

D. Holzinger (Hrsg.), *Kindergesundheit und Klimawandel*,
https://doi.org/10.1007/978-3-662-71302-0_1

In dem folgenden Kapitel sollen die Ursachen und die Entwicklung des Klimawandels und dessen Auswirkungen auf die kindliche Gesundheit und Entwicklung im globalen Maßstab dargestellt werden. Das Konzept der planetaren Grenzen verdeutlicht die Auswirkungen verschiedener Systeme auf unseren Lebensraum und der Ansatz der planetaren Gesundheit soll einen Transfer in die klinische Praxis ermöglichen. Schließlich werden Lösungsansätze und Handlungsfelder für Kinder- und Jugendmediziner*innen – und alle, die sich um Kinder- und Jugendgesundheit kümmern – skizziert. In den folgenden Kapiteln werden die Autor*innen spezifisch auf Themen eingehen, die bereits jetzt von hoher Relevanz im deutschsprachigen Raum sind.

Die Darstellungen in diesem Buch haben verschiedene Limitationen. Zum einen handelt es sich bei den Auswirkungen des Klimawandels um einen jungen Bereich der Medizin und Gesundheitswissenschaften, der erst seit der Jahrtausendwende wissenschaftlich systematisch abgebildet wird. Daher fehlt es noch an Langzeitergebnissen bezüglich des Einflusses auf die kindliche Gesundheit, und diese müssen empirisch belegt werden. Zum anderen sind Risikofaktoren regional von unterschiedlicher Bedeutung und durch das Voranschreiten des Klimawandels einer kontinuierlichen Entwicklung unterworfen. Um die Auswirkungen auf die Gesundheit von Kindern in Deutschland darzustellen, muss daher auf internationale Literatur und Entwicklungen mit diesen Einschränkungen zurückgegriffen werden. Das zeigt den hohen Forschungsbedarf in diesem Gebiet.

Des Weiteren ist es experimentell schwierig, einen Ursache-Wirkungs-Zusammenhang zwischen einer singulären Exposition (z. B. hohe Außentemperaturen) und einem Outcome (z. B. einer erhöhten Anzahl an Frühgeburten) zu belegen. Es ist allerdings möglich, Korrelationen bzw. Assoziationen festzustellen. Es können somit Aussagen über Gruppen getroffen werden, aber keine Vorhersagen oder Rückschlüsse über Individuen.

1.2 Ursachen und Folgen des Klimawandels

Im Folgenden werden die Ursachen und Auswirkungen des Klimawandels global und für Deutschland und Europa dargestellt. Das Konzept der planetaren Grenzen dient dazu, diese Veränderungen in Bezug zum Erhalt des menschlichen Lebensraumes zu setzen und politische Maßnahmen zu unterstützen.

1.2.1 Definition und globales Ausmaß des Klimawandels

Der Klimawandel wird von der UN-Klimakonvention (UNFCCC) definiert als „eine Veränderung des Klimas, die direkt oder indirekt auf menschliche Aktivitäten zurückzuführen ist, die die Zusammensetzung der Atmosphäre verändert und die zusätzlich zu den über vergleichbaren Zeiträumen beobachteten natürlichen Klimaschwankungen auftritt" (IPCC 2023; UNFCCC 1992). Zu solchen Klimaveränderungen gehören der rasche Anstieg der Oberflächentemperatur der Erde und Schwankungen in der Häufigkeit und Intensität globaler Wettermuster.

Das Anthropozän wird als der Zeitraum bezeichnet, in dem der Mensch einen erheblichen Einfluss auf den Planeten ausübt. Die Temperaturmessungen an Land und in den Ozeanen zeigen seit 1982 eine Steigerung von 0,2 °C pro Jahrzehnt. Dies entspricht der dreifachen Rate, die seit 1850 beobachtet wurde (0,06 °C pro Jahrzehnt) (NOAA 2024). 2015–2024 waren die zehn wärmsten Jahre, die von der Weltorganisation für Meteorologie (WMO) aufgezeichnet wurden, wobei 2024 mit mehr als 1,5 °C über dem Durchschnitt von 1850–1900 das wärmste Jahr aller Zeiten war (WMO 2025). Die weitreichenden, negativen Auswirkungen auf die natürlichen Ökosysteme und die menschliche Gesundheit sind der Grund dafür, dass der Klimawandel als die größte Bedrohung und Herausforderung unseres Jahrhunderts angesehen wird (Romanello et al. 2024).

1.2.2 Die wichtigsten Treiber des Klimawandels

Während natürliche Schwankungen globaler und orbitaler Prozesse, wie Vulkanausbrüche und Milankovitch-Zyklen, natürliche Klimaveränderungen hervorrufen („natürlicher Antrieb“) (Zhang et al. 2015), erkennt der „Intergovernmental Panel on Climate Change“ (IPCC) unmissverständlich an, dass menschliche Aktivitäten die Hauptursache für den raschen Anstieg der globalen Oberflächentemperatur in den letzten zwei Jahrhunderten seit der industriellen Revolution sind (IPCC 2023). Zu diesen Aktivitäten gehören vor allem die Verbrennung fossiler Brennstoffe, der Energieverbrauch und eine nicht nachhaltige Landnutzung (z. B. Entwaldung, Viehzucht) (WMO 2024). Diese Aktivitäten führen zu einer Veränderung der Zusammensetzung der Atmosphäre, indem sie zum Beispiel die Konzentration von Treibhausgasen (THG) wie Kohlendioxid und Methan erhöhen. Diese Änderung der atmosphärischen Beschaffenheit beeinflusst ihr Verhalten und führt zu einer erhöhten Energieabsorption und damit zu einer Erwärmung der Erdoberfläche und der unteren Atmosphäre. Die Hauptverursacher von THG-Emissionen sind die Sektoren Energie, Industrie, Verkehr, Bauwesen sowie Land- und Forstwirtschaft und sonstige Landnutzung („Agriculture, Forestry and Other Land Uses“ (AFOLU) (IPCC 2023)). Im Jahr 2019 war AFOLU für 22 % der THG-Emissionen verantwortlich, während die weiteren, oben genannten Sektoren für die restlichen 79 % der THG-Emissionen verantwortlich waren (IPCC 2023). Im Vergleich dazu wird der Anteil des Gesundheitssektors, vor allem über die Lieferketten, auf 4,4–4,6 % der globalen Nettoemissionen geschätzt (Karliner et al. 2020). Während die Industrienationen die größten (historischen) Emittenten sind, haben die Bevölkerungen in Ländern mit niedrigem und mittlerem Einkommen (LMICs) historisch am wenigsten zu den kumulativen globalen Emissionen beigetragen, die den Klimawandel antreiben, und sind dennoch unverhältnismäßig von dessen Auswirkungen betroffen (Bianco et al. 2024; IPCC 2023).

1.2.3 Globale Umweltauswirkungen des Klimawandels

Dieser Abschnitt gibt einen kurzen Überblick über die wichtigsten Umweltauswirkungen des Klimawandels. In den folgenden Kapiteln wird näher darauf eingegangen, wie sich diese direkt und indirekt auf die Gesundheit und das Wohlergehen der Menschen auswirken, angefangen bei der Wasser-, Lebensmittel- und Energiesicherheit bis hin zum Ausbruch von Infektionskrankheiten, der Migration von Arten, medizinischen Versorgungsketten und Gesundheitssystemen, Infrastrukturschäden und Existenzgrundlagen (Abb. 1.1).

Wetter- und Klimaextreme

Der Klimawandel erhöht die Häufigkeit und Intensität von Temperaturextremen und Niederschlagsmustern und damit auch von extremen Wetterereignissen wie Hitzewellen, Überschwemmungen, Dürren und Stürmen (IPCC 2023). Diese Ereignisse, insbesondere Dürren und Hitzewellen, treten zunehmend gleichzeitig oder nacheinander auf – bekannt als „compound events“ – und verstärken sich gegenseitig (Crimmins et al. 2023).

Steigende Treibhausgasemissionen erhöhen die durchschnittliche Lufttemperatur und Luftfeuchtigkeit. Dadurch haben Häufigkeit, Intensität und Dauer extremer Hitzeereignisse seit Mitte des zwanzigsten Jahrhunderts weltweit erheblich zugenommen, wobei es

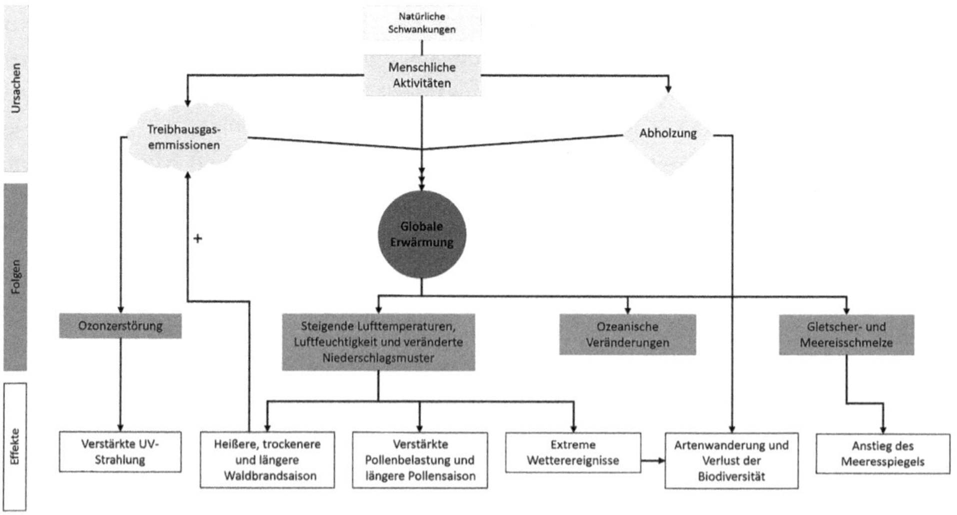

Abb. 1.1 Ursachen, Folgen und Effekte des Klimawandels. Menschliche Aktivitäten fördern die globale Erwärmung, die steigende Temperaturen, Extremwetter, Ozeanveränderungen und Meeresspiegelanstieg verursacht. Zudem führen erhöhte Emissionen zu Ozonabbau und Biodiversitätsverlust

regionale Unterschiede gibt (Perkins-Kirkpatrick und Lewis 2020). Künftig ist zu erwarten, dass insbesondere die Dauer von Hitzewellen global zunimmt (Martinez-Villalobos et al. 2025). Außerdem wurden erhebliche Schwankungen in den täglichen Temperaturzyklen beobachtet, wobei die Nachttemperaturen schneller steigen als die Tagestemperaturen (Cox et al. 2020).

Der Klimawandel führt in trockenen Regionen zu weniger Niederschlägen und häufigeren Dürren, während in tropischen Regionen stärkere Niederschläge und Überschwemmungen auftreten. Zwischen 1994 und 2023 stieg die Zahl der extremen Niederschlagsereignisse über Land im globalen Durchschnitt um 7–9 % im Vergleich zu 1961–1990 (Romanello et al. 2024). 2024 war das bisher niederschlagsreichste Jahr mit extremen Regenfällen, aber auch sog. „compound events" aus Dürre gefolgt von extremen Niederschlägen (Green et al. 2025).

Zwischen 2018 und 2022 waren 3–8 Mrd. Menschen (31 % mehr) im Jahresmittel PM_{10}-Konzentrationen aus Sand und Wüstenstaub infolge heißeren und trockeneren Wetters ausgesetzt, verglichen mit 2003–2007 (Romanello et al. 2024).

Umweltauswirkungen von Extremwetterereignissen

Steigende Lufttemperaturen und extreme Wetterereignisse (z. B. Hitzewellen, Dürren) in Verbindung mit niedriger relativer Luftfeuchtigkeit, Gewitter ohne Niederschlag und starken Winden führen zu heißeren, trockeneren und längeren Waldbrandsaisonen (Sullivan et al. 2022). Insgesamt hat die Wahrscheinlichkeit für das Auftreten von Waldbränden infolge des Klimawandels global zugenommen (Abatzoglou et al. 2025).

Waldbrände haben eine Reihe negativer Auswirkungen, darunter die Zerstörung der Lebensräume von Wildtieren und der Artenvielfalt, die Freisetzung von Treibhausgasen, die weiter zum Klimawandel beitragen, und die Freisetzung schädlicher Feinstaubpartikel $PM_{2,5}$ und anderer Luftschadstoffe im Waldbrandrauch (Aguilera et al. 2021).

Artenwanderung und Verschiebung der geografischen Verbreitung von Organismen

Der Klimawandel führt dazu, dass Arten, darunter auch Krankheitsüberträger wie Stechmücken, Flöhe und Zecken, in höhere Breiten- und Höhenlagen wandern, wo sie länger aktiv sind und Krankheiten übertragen können (Thomson und Stanberry 2022). Veränderte Niederschlagsmuster in Verbindung mit steigenden Umgebungstemperaturen und Treibhausgasemissionen führen zudem zu einer Verlängerung der saisonalen Dauer von Allergenen in der Luft sowie zu einer höheren Pollenbelastung und Allergenität (Beggs et al. 2023; Ziska et al. 2019).

Veränderung von Ozon und Wolkenbedeckung

Ozon, ein aus drei Sauerstoffatomen bestehendes Gas, das natürlicherweise in der oberen Atmosphäre (Stratosphäre) vorkommt, absorbiert die ultraviolette (UV) Strahlung der Sonne. Während der Ozonabbau in erster Linie durch Fluorchlorkohlenwasserstoffe verursacht wird, wirkt sich der durch Treibhausgasemissionen verursachte Klimawandel auf die Wolkenbedeckungsmuster aus. Diese Veränderungen der Bewölkung können zusammen mit anderen klimabedingten Faktoren die Exposition des Menschen gegenüber UV-Strahlung in einigen Regionen erhöhen (BfS 2023). Umgekehrt ist Ozon, wenn es in Bodennähe (Troposphäre) vorhanden ist, ein Schadstoff. Es wird durch chemische Reaktionen zwischen anthropogenen Emissionen von Stickstoffoxiden (NOx) und flüchtigen organischen Verbindungen (VOC) hauptsächlich durch Verkehr, Kraftwerke, Industriekessel, Raffinerien und chemische Anlagen freigesetzt (EPA 2024).

Ozeanische Veränderungen

Der Klimawandel hat eine Vielzahl von Auswirkungen auf den Ozean, darunter den Anstieg des Meeresspiegels, die Temperatur der Meeresoberfläche, die Verringerung des Sauerstoffgehalts, die Absorption von atmosphärischem Kohlenstoffdioxid und infolge die Versauerung der Ozeane und das Ausbleichen von Korallenriffen (IPCC 2023; Romanello et al. 2024). Steigende globale Oberflächentemperaturen führen über das Abschmelzen von Landeis (z. B. Polareis, Gletscher, Eisschilde) und die thermische Ausdehnung des Meerwassers zum Anstieg des Meeresspiegels. In den letzten 100 Jahren (1993–2023) stieg der durchschnittliche globale Meeresspiegel um 101,4 mm an (Blunden und Boyer 2024). Diese Rate beschleunigt sich und hat sich von etwa 2,1 mm/Jahr im Jahr 1993 auf 4,5 mm/Jahr im Jahr 2023 mehr als verdoppelt (Hamlington et al. 2024). Diese Entwicklung wird die bereits bestehenden negativen Auswirkungen des Meeresspiegelanstiegs auf die Küstengemeinden und die kleinen Inselstaaten (z. B. im Pazifik) weiter verschlimmern. Überschwemmungen an der Küste können zu Erosion und Anhäufung von Salz im Boden sowie zur Verschmutzung und Unterbrechung von Wasserquellen führen. Dies kann nicht nur zum Verlust von Ökosystemen führen, sondern auch zum Verlust der landwirtschaftlichen Produktion und zu Nahrungsmittel- (Shokri et al. 2024) und Wasserunsicherheit (Mishra et al. 2021). CO_2, eines der wichtigsten Treibhausgase, wird vom Ozean durch Austauschprozesse zwischen Ozean und Atmosphäre absorbiert (Kohlenstoffsenke). Wenn die atmosphärische CO_2-Konzentration steigt, wird mehr davon vom Ozean aufgenommen, wo es diffundiert und den pH-Wert des Ozeans senkt. Die Versauerung und Erwärmung der Ozeane wirkt sich negativ auf das Leben im Wasser und die Nahrungsmittelproduktion der Fischerei aus, auf die eine große Anzahl an Bevölkerungsgruppen als Nahrungsquelle angewiesen ist (IPCC 2023).

Verlust der biologischen Vielfalt

In den letzten Jahrzehnten, in denen sich der Klimawandel am stärksten beschleunigt hat, hat sich auch die biologische Vielfalt der Erde (Biodiversität) stark verschlechtert. Die „Intergovernmental Science-Policy Platform on Biodiversity and Ecosystem Services" (IPBES) schätzt, dass im Jahr 2019 bereits eine Million Arten vom Aussterben bedroht waren (Watson et al. 2019). Die Veränderungen der globalen Temperaturen und Niederschlagsmuster, extreme Wetterereignisse und die Versauerung der Ozeane tragen in

Verbindung mit nicht nachhaltigen Landnutzungspraktiken und Entwaldung zur Migration und zum Aussterben von Arten bei. Vielfältige Ökosysteme mit einer Vielzahl von Pflanzenarten fungieren als wichtige natürliche CO_2-Senke, indem sie dieses durch Photosynthese aus der Atmosphäre aufnehmen. Die Biodiversität ist auch ein wesentlicher Faktor für die Erhaltung der körperlichen und geistigen Gesundheit des Menschen durch die Bereitstellung von Wasser- und Nahrungsmittelsystemen, die Regulierung von Überträgern zoonotischer Krankheiten sowie u. a. die Bereitstellung einer Quelle für Arzneimittel und Arzneimittelentdeckungen (IPBES 2024).

1.2.4 Auswirkungen auf Deutschland und Europa

Deutschland erwärmt sich schneller als der globale Durchschnitt (DWD 2022). So lagen im Frühjahr 2025 die Temperaturen in Deutschland 2,1 °C über dem Durchschnitt des Referenzzeitraums und überstiegen bereits Anfang Mai die 30-Grad-Marke; Das Frühjahr 2025 war zudem eines der drei trockensten seit Messbeginn (DWD 2025). Insgesamt war jedes Jahrzehnt seit 1950 heißer als das vorherige und im letzten Jahrzehnt (bis 2022) lag die durchschnittliche bodennahe Temperatur in Deutschland etwa 2,1 °C über dem Durchschnitt zu Beginn der Aufzeichnungen (1881–1910) (DWD 2022).

Diese Krise betrifft Deutschland bereits direkt: Die Auswirkungen des Klimawandels führen insbesondere zu einer Zunahme (Häufigkeit und Intensität) extremer Wetterereignisse wie Überschwemmungen, Hitzewellen, Trockenperioden und Dürren. Laut dem Deutschen Wetterdienst (DWD) hat sich die durchschnittliche Anzahl heißer Tage (mit einer täglichen maximalen Lufttemperatur von mindestens 30 °C) in Deutschland seit 1950 verdreifacht; 14-tägige Hitzewellen treten seit den 1990er-Jahren sehr häufig auf: Hamburg beispielsweise erlebte vor 1994 keine, seitdem jedoch sechs (DWD 2022). Diese Entwicklung geht Hand in Hand mit Dürren und einer erhöhten Wahrscheinlichkeit für Waldbrände. Die Zahl starker Regenfälle nimmt weltweit zu, da eine wärmere Atmosphäre mehr Wasserdampf speichern kann (IPCC 2023). Auch in Deutschland häufen sich Starkregenereignisse, wodurch die Häufigkeit verheerender Niederschlagsereignisse zunimmt, wie im Ahrtal 2021 oder in Bayern 2024 zu beobachten war (Tradowsky et al. 2023; UFZ 2024).

In Europa erwärmt sich insbesondere der Mittelmeerraum 20 % schneller als der globale Durchschnitt. Dies führt zu einem höheren Wasserbedarf in Regionen, die bereits unter Wasserknappheit leiden, während gleichzeitig aufgrund des Klimawandels zum einen die Gesamtniederschläge in einigen Regionen zurückgehen und die Zahl der Waldbrände zunimmt und zum anderen in einigen Regionen die Niederschläge zunehmen und sich in Starkregen und Überschwemmungen manifestieren (Ruffault et al. 2020; UNEP 2021).

Neben einer allgemein zunehmenden Anzahl und Intensität klimawandelbedingter Extremereignisse droht die globale Erwärmung auch, miteinander verbundene Klima-Kipppunkte auszulösen, die das Erdsystem irreversibel und dauerhaft verändern können (Wunderling et al. 2024). Zu den von Kipppunkten betroffenen Systemen gehört z. B. die Atlantische Umwälzströmung (Atlantic Meridional Overturning Circulation, AMOC), zu der auch das Golfstromsystem gehört, das eine besondere Bedeutung für Europa besitzt. Würde dieses System geschwächt oder gar unterbrochen, wären Teile Europas unter anderem mit extremer Winterkälte und mehr Winterstürmen konfrontiert (Ditlevsen und Ditlevsen 2023). Dies hätte enorme Konsequenzen für die gesundheitlichen, sozialen, politischen und wirtschaftlichen Perspektiven in den folgenden Jahrzehnten. So wurde kalkuliert, dass die globalen wirtschaftlichen Schäden durch den Klimawandel bis 2049 die notwendigen Investitionen zur Abschwächung des Klimawandels, um unter der 2-Grad-Grenze zu bleiben, deutlich übersteigen (Kotz et al. 2024).

1.2.5 Planetare Grenzen und Kipppunkte

Die planetaren Grenzen (Richardson et al. 2023) stellen Schwellenwerte für neun wichtige Erdsystemprozesse dar, bei deren Überschreitung das Risiko einer Destabilisierung der lebenserhaltenden Systeme des Planeten erheblich steigt (Rockström et al. 2009b; Steffen et al. 2015). Zu diesen gehört u. a. der Klimawandel, dem wir uns hier vor allem widmen, das Modell macht aber deutlich, dass auch andere Prozesse die menschliche Gesundheit schädigen können. Bereits 2009 wurde das Konzept der planetaren Grenzen vorgeschlagen und seither stetig weiterentwickelt (Rockström et al. 2009a). Dazu gehören folgende Dimensionen:

- Klimawandel
- Verlust der Integrität der Biosphäre
- Stratosphärischer Ozonabbau
- Versauerung der Ozeane
- Veränderung in biogeochemischen Kreisläufen
- Landnutzungsänderung
- Veränderung in Süßwassersystemen
- Atmosphärische Aerosolbelastung
- Einbringung neuer Substanzen

Das Überschreiten dieser planetaren Belastungsgrenzen bedroht die menschliche Gesundheit und unsere Lebensgrundlage gleichermaßen. Anhand der verfügbaren wissenschaftlichen Veröffentlichungen ist davon auszugehen, dass bereits sieben (Belastungs-)Grenzen überschritten wurden (PIK 2025) (Abb. 1.2). Dies deutet darauf hin, dass sich die Erde außerhalb des für die Menschheit sicheren Handlungsraums befindet.

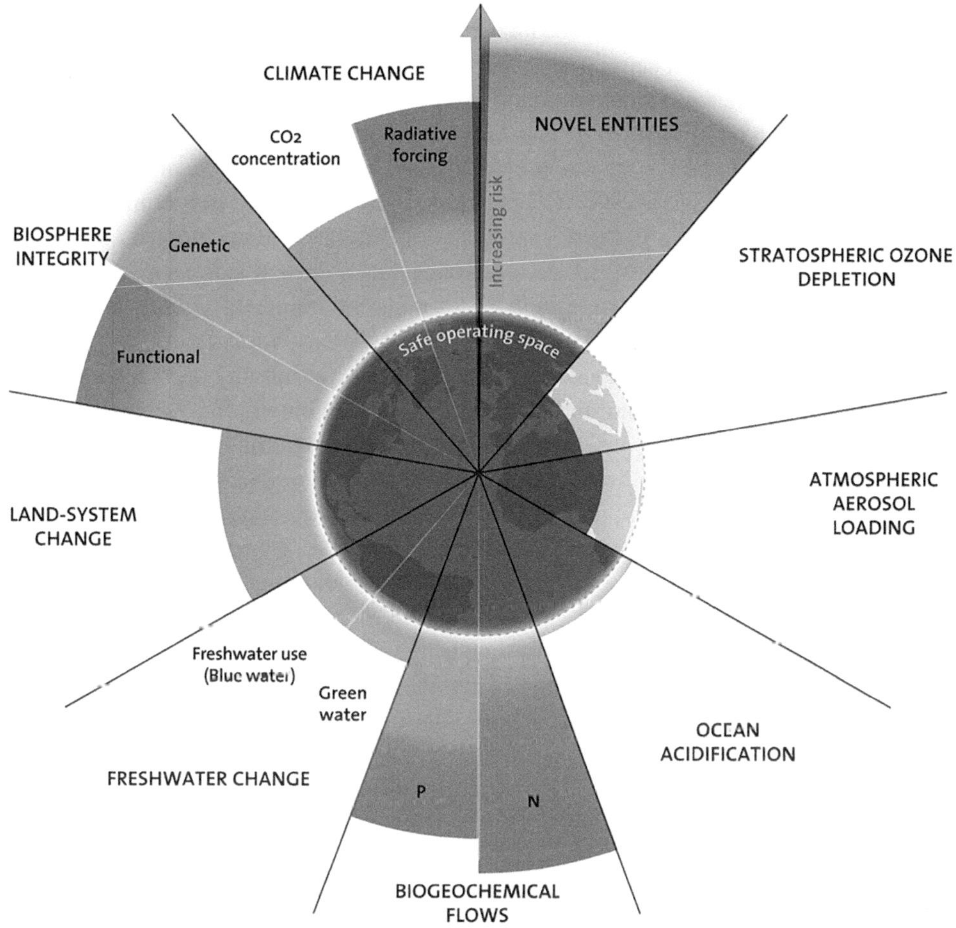

Abb. 1.2 2025 Update der planetaren Grenzen. (Azote for Stockholm Resilience Centre, based on analysis in Richardson et al. 2023, Lizensiert unter CC BY-NC-ND 3.0)

Leitidee dieses Konzepts ist das Vorsorgeprinzip: Um Gesundheit von Umwelt und Menschheit zu erhalten, sollen diese Grenzen nicht überschritten werden. Andernfalls besteht die Gefahr, dass Mechanismen greifen und zu irreversiblen Ereignissen führen. Diese sog. „Kipppunkte" („tipping points") sind Schwellenwerte von Komponenten unseres Klimasystems (sog. „Kippelementen") (Lenton et al. 2008), die sich durch den Klimawandel selbst (z. B. den weltweiten Temperaturanstieg) verändern und das künftige Klima beeinflussen. Zu den Kippelementen gehören bspw. die Eisschilde auf Grönland und in der Antarktis, der Amazonas Regenwald, Korallenriffe sowie die Permafrostböden. Es besteht die Gefahr, dass diese Systeme bei einer Überschreitung einer bestimmten kritischen Schwelle in einen anderen, neuen Zustand kippen können, der zu weitreichenden Veränderungen der Lebensbedingungen auf der Erde führt. Wenn sich solche Kippelemente gegenseitig beeinflussen, ist eine Kettenreaktion, vergleichbar mit einem Domino-Effekt, vorstellbar (Krautwig und Krieger 2022).

Obwohl diese Konzepte in der Nachhaltigkeitswissenschaft große Aufmerksamkeit erlangt haben, sind sie nicht frei von Kritik. Einige Forscher*innen argumentieren, dass es keine ausreichenden Beweise für Kipppunkte auf globaler Ebene in bestimmten Bereichen gibt und dass es aufgrund der Komplexität des Erdsystems schwierig ist, spezifische Schwellenwerte zu ermitteln. Es gibt auch Bedenken, dass diese Konzepte im öffentlichen Diskurs möglicherweise falsch dargestellt oder zu stark vereinfacht werden (Rockström et al. 2024).

Trotz dieser Kritik sind die Konzepte der planetaren Grenzen und der Kipppunkte ein Rahmen für das Verständnis und die Kommunikation der komplexen Wechselwirkungen innerhalb des Erdsystems. Sie versuchen, komplexes wissenschaftliches Wissen in leichter zugängliche Rahmen zu destillieren, die die Entwicklung von Nachhaltigkeitsstrategien und -maßnahmen unterstützen können. Es ist jedoch wichtig, sich bewusst zu machen, dass sich diese Konzepte mit neuen Forschungsergebnissen weiterentwickeln und dass ihre Interpretation und ihre Implikationen weiterhin Gegenstand des wissenschaftlichen Diskurses sind.

Die Konzepte der planetaren Grenzen und Kipppunkte liefern kritische Erkenntnisse für Europa und Deutschland, die darauf hinweisen, dass diese Regionen ihren Anteil am globalen sicheren Betriebsraum für mehrere planetare Prozesse überschreiten. Allein in Deutschland wird die Stickstoffgrenze mit einem Ausstoß von rund 1,5 Mio. Tonnen reaktiven Stickstoffs pro Jahr deutlich überschritten und stellt ein Gesundheitsrisiko dar (BMUKN 2024).

Internationale Perspektiven und Governance im Bereich Klimawandel und Gesundheit

Die internationalen Klimaverhandlungen zur Eindämmung des Klimawandels werden seit ihrer Gründung im Jahr 1990 von der UNFCCC geführt. Die erste Vertragsstaatenkonferenz (COP) fand 1995 in Berlin, Deutschland, statt. Im Kyoto-Protokoll, das im Dezember 1997 verabschiedet wurde, wurden erstmals nationale Ziele zur Reduzierung der Treibhausgasemissionen für den Zeitraum 2008–2012 festgelegt. Die Kopenhagener Vereinbarung wurde im Dezember 2009 auf der COP15 im Rahmen der Post-Kyoto-Verhandlungen ausgearbeitet und angenommen. Die COP21, die im Dezember 2015 in Paris stattfand, führte zum Pariser Abkommen, das zum Ziel hat, die globale Erwärmung bis 2100 auf deutlich unter 2 °C, vorzugsweise auf 1,5 °C über dem vorindustriellen Niveau zu begrenzen. Während die COPs seit dem Pariser Abkommen das Recht auf Gesundheit anerkannt haben, war die COP28 im Jahr 2023 die erste, die einen Thementag zur Anerkennung der gesundheitlichen Auswirkungen des Klimawandels und eine

Erklärung zu Klima und Gesundheit enthielt. Die Erklärung stand außerhalb der offiziellen UNFCCC-Verhandlungen und war rechtlich nicht bindend. Die COP29 im Jahr 2024 war die erste, die einen Thementag zum Thema Klimawandel und Kindergesundheit einschloss.

In Deutschland stellte der 125. Deutsche Ärztetag 2021 fest, dass der Klimawandel nicht nur ein Problem der Zukunft, sondern bereits ein immenses Problem der Gegenwart ist. Daher seien gesundheitsschädigende Auswirkungen durch den Gesundheitssektor nicht mehr hinnehmbar, Gesundheitseinrichtungen müssen auf die Folgen des Klimawandels vorbereitet sein und klimafreundlich gestaltet werden. Zudem müsse Klimaschutz in Aus-, Weiter- und Fortbildung und das ärztliche Handeln integriert werden (Bundesärztekammer 2021). Vier Jahre später forderte der Deutsche Ärztetag die politischen Entscheidungsträger*innen auf, den Schutz von Kindern und Jugendlichen vor den Gesundheitsfolgen des Klimawandels zu einer vorrangigen Aufgabe zu machen (Bundesärztekammer 2025).

1.3 Gesundheitliche Folgen für Kinder und Jugendliche

Kinder und Jugendliche sind aufgrund einer Vielzahl von physiologischen sowie Entwicklungs- und Verhaltensfaktoren besonders von den gesundheitlichen Folgen des Klimawandels betroffen. Zudem haben Kinder noch eine längere Lebenserwartung und sind damit den sich verschärfenden Auswirkungen des Klimawandels über einen deutlich längeren Zeitraum ausgesetzt als heutige Erwachsene (Sheffield und Landrigan 2011). Laut UNICEF ist bereits fast jedes zweite Kind auf der Welt durch die Folgen des Klimawandels gefährdet (UNICEF 2021a). Dabei sind die negativen gesundheitlichen Auswirkungen für Kinder unter fünf Jahren am größten, auf die global ein großer Teil der klimawandelbedingten Morbidität entfällt (Sheffield und Landrigan 2011). Aktuell leben 1 Mrd. Kinder in Ländern, die einem extrem hohen Risiko für Veränderungen durch den Klimawandel ausgesetzt sind (UNICEF 2021b).

1.3.1 Kinder und Jugendliche als vulnerable Gruppe

Die zugrunde liegenden Faktoren, die Kinder besonders anfällig für die Auswirkungen des Klimawandels machen, unterscheiden sich nicht maßgeblich davon, weshalb Kinder bereits eine hohe Anfälligkeit für weitere, häufige Krankheiten aufzeigen, wie z. B. ein unreifes bzw. sich noch entwickelndes Immunsystem und besondere sozioökonomische Faktoren (Sheffield und Landrigan 2011).

Bereits Schwangere und ungeborene Kinder leiden unter der Klimakrise. Extremwetterereignisse verursachen Schäden, die Schwangere traumatisieren (Xiong et al. 2020) und z. B. den Zugang zu Nahrung oder Gesundheitsversorgung erschweren und so die fetale Entwicklung durch Veränderungen von biochemischen und zellphysiologischen Prozessen verändern (Schmitt et al. 2014). Insbesondere besteht ein Zusammenhang zwischen Luftverschmutzung sowie Hitze und einem ungünstigen Schwangerschaftsverlauf (Frühgeburtlichkeit, niedriges Geburtsgewicht oder Totgeburt) (Bekkar et al. 2020). Die Forschung zur Epigenetik von klimasensiblen Ereignissen in utero (z. B. extreme Hitze bei der werdenden Mutter oder Unterernährung infolge von Ernährungsunsicherheit) legt nahe, dass diese nicht nur neonatale, sondern auch längerfristige gesundheitliche Folgen für Kinder haben (Nomura et al. 2021; Nyadanu et al. 2024).

Im Vergleich zu Erwachsenen sind Kinder aufgrund physiologischer Mechanismen sowie einer erhöhten Exposition von Umwelteinflüssen anfälliger für umweltbedingte Gesundheitsschäden. Physiologie, Stoffwechsel und das Immunsystem von Kindern unterliegen in den ersten Lebensjahren einer raschen Entwicklung, Veränderung und Reifeprozessen. So zeigen Kinder beispielsweise bei extremer Hitze eine schlechtere Thermoregulation und eine langsamere Akklimatisierung als Erwachsene und sind somit einem erhöhten Risiko hitzebedingter Erkrankungen ausgesetzt (Smith 2019). Zudem haben Kinder einen höheren Grundumsatz, ein kleineres Verhältnis von Körperoberfläche zu Körpergewicht (Uibel et al. 2022) und eine weniger effiziente Transpiration (Böse-O'Reilly et al. 2023) als Erwachsene. Darüber hinaus sind Mechanismen zur Entgiftung von Chemikalien, zur Reparatur von DNA-Schäden und der Immunabwehr bei Säuglingen und Kindern noch unreif, wodurch sie besonders anfällig für physikalische Belastungen, Infektionen und psychosozialen Stress sind (Perera 2017).

Weitere Risikofaktoren von negativen Umwelteinflüssen auf Kinder rühren daher, dass Kinder im Vergleich zu Erwachsenen mehr Luft, Nahrung und Wasser pro Körpergewichtseinheit aufnehmen und daher ein größeres Risiko für die Aufnahme größerer Schadstoffdosen und die Exposition gegenüber Umweltgefahren haben (Hauptman und Woolf 2017; Landrigan und Etzel 2024). Kinder leben, lernen und spielen in größerer Nähe zum Boden und in der freien Natur, wo sie besondere Verhaltensweisen an den Tag legen (z. B. von der Hand in den Mund), was ihre Exposition weiter erhöht und wo sie neben der Hitze auch verstärkt UV-Strahlung und Krankheitsvektoren ausgesetzt sind (Hauptman und Woolf 2017). Im Zusammenhang mit den Gefahren des Klimawandels sind Säuglinge und Kleinkinder in Bezug auf Sicherheit und Schutz auf ihre Bezugspersonen angewiesen (Ahdoot et al. 2024). Weiterhin sind Kinder in LMICs stärker gefährdet, deren Heimat durch besonders limitierte Ressourcen gekennzeichnet ist, insbesondere bei unzureichender Versorgung durch öffentliche Gesundheitseinrichtungen (zum Beispiel Überwachungssysteme für infektiöse Erkrankungen und die Risikominimierung von Katastrophenereignissen) bzw. eingeschränktem Zugang zur Versorgung (Parsons et al. 2024; Arpin et al. 2021).

Ältere Kinder und Jugendliche befinden sich an einem kritischen Punkt ihres Lebens in ihrer biologischen, emotionalen und sozialen Entwicklung. Insbesondere die bereits marginalisierten und z. B. durch chronische Krankheit gefährdeten Jugendlichen sind durch die Auswirkungen der Klimakrise am stärksten betroffen. Bei Extremwetterereignissen besteht ein erhöhtes Verletzungsrisiko, chronische Lungenerkrankungen wie z. B. Asthma und Infektionskrankheiten können zunehmen. Insbesondere die mentale Gesundheit kann in dieser Altersgruppe beeinträchtig sein (McGushin et al. 2022).

1.3.2 Direkte und indirekte Effekte auf die kindliche Gesundheit

Die gesundheitlichen Auswirkungen lassen sich als direkte und indirekte Effekte kategorisieren. Extreme Veränderungen der Temperatur (z. B. Hitzewellen) und der Niederschlagsmuster (z. B. Überschwemmungen) sowie andere extreme Wetterereignisse (z. B. Waldbrände, Dürren) können Kinder direkt schädigen und zu Verletzungen und Tod führen. Störungen der natürlichen Ökosysteme, der Vektormuster und der Artenwanderung können indirekte Auswirkungen auf die körperliche und geistige Gesundheit von Kindern haben. Schließlich werden diese Effekte durch soziale Faktoren wie sozioökonomischer Status oder Mobilität positiv wie negativ beeinflusst (Abb. 1.3) (Watts et al. 2015).

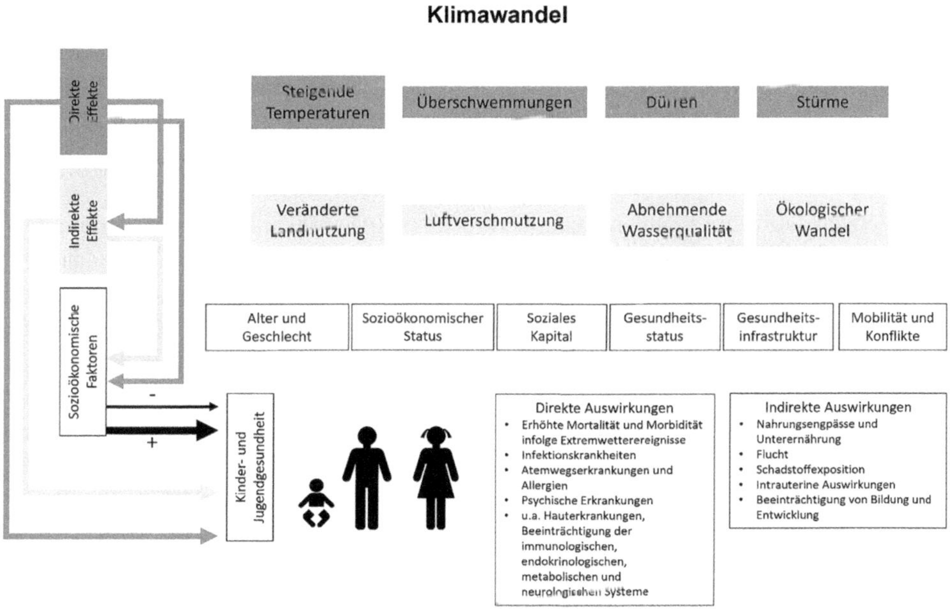

Abb. 1.3 Direkte und indirekte Auswirkungen des Klimawandels auf kindliche Gesundheit und Wohlbefinden mit abschwächenden oder verstärkenden Effekten durch sozioökonomische Faktoren

1.3.3 Globale Konsequenzen

Im Folgenden werden die globalen Auswirkungen auf die Gesundheit von Kindern und Jugendlichen zusammengefasst. Detaillierte Darstellungen zu den vorherrschenden Problemfeldern im deutschsprachigen Raum finden sich in den anschließenden Kapiteln.

Infektionskrankheiten

Steigende Temperaturen, veränderte Niederschlagsmuster, verlängerte Übertragungsperioden (Sommer) in Verbindung mit menschlichen Aktivitäten verändern die Verbreitung, Übertragung und das Überleben von krankheitsübertragenden Vektoren wie Mücken (*Anopheles* Mücken übertragen Plasmodien, die Malaria verursachen. *Aedes* Mücken verursachen durch den Arbovirus Erkrankungen wie Dengue, Gelbfieber, Zika und Chikungunya) und Zecken (Semenza und Paz 2021). Dies führt dazu, dass sich durch Mücken übertragene Krankheiten wie Dengue, Malaria, Vibriose und Krankheiten im Zusammenhang mit dem West-Nil-Virus an neue geografische Orte verlagern (Romanello et al. 2024). Moskitoarten breiten sich global und treten in neuen Lebensräumen auf. Ursprünglich afrikanische und asiatische Spezies treten nun auch in Europa auf (Pabst et al. 2025).

Zu den wichtigsten vektorübertragenen Krankheiten, die weltweit die Morbidität und Mortalität von Kindern beeinflussen, zählen Malaria, Denguefieber und das Zika-Virus. Steigende Temperaturen und hohe Niederschläge begünstigen die Ansiedlung von Malariavektoren mit anschließendem Anstieg der Krankheitstransmission (Romanello et al. 2024).

Im letzten Jahrzehnt konnten Malariaerkrankungen signifikant reduziert werden, nicht zuletzt durch standardisierte Impfungen für Kinder in Hochrisikogebieten (Sibomana et al. 2025). Leider führen Überschwemmungen zu einer Zunahme von stehenden Gewässern, welche wiederum geeignete Brutstätten für Moskitos darstellen (WHO 2024b). Negative Auswirkungen auf die Gesundheit sind bereits in utero möglich mit erhöhtem Risiko für Geburtsstillstand, Frühgeburt, niedrigem Geburtsgewicht, verzögerter motorischer und kognitiver Entwicklung sowie erhöhtem Infektionsrisiko des Neugeborenen durch Malaria einhergehend mit erhöhter Mortalität (Minwuyelet et al. 2025; Satapathy et al. 2024). Manifestationen von Malaria führen bei Kindern im Vergleich zu Erwachsenen häufiger zu Anämien und Krampfanfällen, jedoch seltener mit letalem Ausgang (Dondorp et al. 2008). Eine akute Niereninsuffizienz bei Kindern bleibt wahrscheinlich häufig unerkannt (Daily und Parikh 2025). Nach Angaben der Weltgesundheitsorganisation (WHO) meldeten die afrikanischen Länder im Jahr 2023 246 Mio. Malariafälle und 569.000 Malariatote, wobei 76 % der Todesfälle Kinder unter fünf Jahren betrafen (WHO 2024b).

Ebenso tragen der globale Temperaturanstieg, die höhere Luftfeuchtigkeit und die Urbanisierung zur Belastung durch Denguefieber bei, insbesondere in Südostasien und Amerika (ECDC 2024). Diese Faktoren haben nachweislich die Verbreitung der Dengue-übertragenden Stechmücken *Aedes albopictus* (Asiatische Tigermücke) und *Aedes aegypti*

(Ägyptische Tigermücke) verändert, indem sie ihren Lebenszyklus beschleunigten und einen Anstieg der Krankheitsübertragung verursachten (Romanello et al. 2024). Denguefieber bei Kindern hat von 1990 bis 2021 um 64.43 % zugenommen (Deng et al. 2024). Im Jahr 2024 wurde die höchste Zahl von Dengue-Fällen gemeldet: über 14 Mio. weltweit (ECDC 2024). Die WHO schätzt, dass die tatsächliche Zahl der weltweiten Fälle deutlich höher ist, nämlich zwischen 100 und 400 Mio. jährlich und dass etwa die Hälfte der Weltbevölkerung einem Infektionsrisiko mit zunehmendem Trend ausgesetzt ist (WHO 2024a). Das West-Nil-Virus, das ebenfalls von Stechmücken der Gattung *Culex* übertragen wird, nimmt ebenfalls weltweit zu, insbesondere in Gebieten mit höheren Breiten- und Höhengraden. Zwischen 2014 und 2023 war die relative Basisreproduktionszahl des West-Nil-Virus um 4,3 % höher als der Durchschnitt von 1951–1990 (Romanello et al. 2024). Kinder tragen verglichen mit Erwachsenen ein höheres Risiko für schwere neurologische Manifestation bei einer West-Nil-Erkrankung inklusive Meningitis, Enzephalitis und akuten, schlaffen Lähmungen (Torres et al. 2025).

Der Klimawandel erhöht das Risiko von durch Wasser übertragenen Erkrankungen durch steigende Luft- und Wassertemperaturen, Veränderungen der relativen Luftfeuchtigkeit, Verschiebungen des Salzgehalts von Gewässern und direkte Auswirkungen von Extremwetterereignissen auf wasserbedingte Infektionen (Andrade et al. 2018; Bandyopadhyay et al. 2012; Carlton et al. 2016; Uejio et al. 2017).

Höhere Temperaturen werden mit einer höheren Inzidenz *von Escherichia coli (E.coli), Cryptosporidium, Giardia, Toxoplasmose gondii* und Rotaviren in Verbindung gebracht, wobei die Mechanismen mit einer höheren Übertragung bei wärmeren Temperaturen und höheren Replikationsraten zusammenhängen (Helldén et al. 2021; Philipsborn et al. 2016). Überschwemmungen können zur Verunreinigung von Wasserquellen führen, und sowohl Überschwemmungen als auch Dürren können den Zugang zu Wasser-, Sanitär- und Hygienesystemen (WASH) einschränken. Dies erhöht das Risiko für eine Vielzahl von Bakterien, darunter *Salmonellen, E. coli, Campylobacter, Vibrio, Listeria* und *Staphylococcus aureus* (Balta et al. 2024). Diese durch Lebensmittel übertragenen Bakterien sind temperaturempfindlich, weshalb das Infektionsrisiko bei wärmeren Temperaturen durch verschiedene Mechanismen steigt (Semenza und Paz 2021).

Vibrio noncholera (NCV) verursacht eine Reihe von pädiatrischen Haut-, Ohr- und Magen-Darm-Infektionen. Steigende Meerestemperaturen werden für NCV, das in warmen, salzarmen Gewässern gedeiht, immer geeigneter (Archer et al. 2023; Dupke et al. 2023). Die Zahl der Länder mit geeigneten Küstengewässern für die NCV-Übertragung und die Bevölkerungsdichte in diesen Regionen nimmt zu, sodass die NCV-Übertragung im Jahr 2023 zu einer Rekordzahl von 692.000 Vibriosefällen weltweit führte – 13,5 % mehr als 2022 (Romanello et al. 2024).

Details zu Infektionskrankheiten finden sich in Kap. 3.

Ernährungs- und Wasserversorgungsunsicherheiten

Extreme Wetterereignisse können zu Ernährungsunsicherheit und Problemen in den Bereichen Wasser, Sanitärversorgung und Hygiene führen, welche sich in der Folge bei Kindern als Auszehrung *(wasting)*, Wachstumsverzögerung *(stunting)* und/oder Mikronährstoffmangel zeigen kann. Ein Mangel an Mikronährstoffen kann zudem die kognitive Entwicklung beeinträchtigen, was insbesondere in den ersten Lebensjahren von zentraler Bedeutung ist. Zudem kann ein verlässlicher Kostaufbau in den ersten zwei Lebensjahren durch Hitzewellen beeinträchtigt werden (He et al. 2025). Ohne Zugang zu sicherem Trinkwasser, sanitären Einrichtungen und Hygiene können sich Kinder mit Infektionskrankheiten anstecken, die Unter- und Mangelernährung maßgeblich negativ beeinflussen (FAO 2001).

Im Jahre 2024 litten ungefähr 8,4 % der Weltbevölkerung unter Hunger, davon 28 % mittelschwer oder schwer (FAO; IFAD; UNICEF; WFP; WHO 2025). Die durch den Klimawandel mitverursachte Zunahme an Überschwemmungen und Dürren hat dabei insbesondere in west- und ostafrikanischen Ländern die hohe Prävalenz an Unterernährung von Kindern bedingt (Helldén et al. 2021). Des Weiteren wurde festgestellt, dass Treibhausgase, insbesondere CO_2, den Nährstoffgehalt von Nutzpflanzen senken und dabei zu einem geringeren Gehalt an Eisen, Zink und Proteinen, z. B. in Weizen und Reis, führen (Asseng et al. 2011; Battisti und Naylor 2009; Hatfield et al. 2011; Smith et al. 2017; Thompson et al. 2012). Etwa 4 Mrd. Menschen leben in Ländern, die hauptsächlich auf Reis, Weizen und Sojabohnen als Eisen- und Zinkquelle angewiesen sind (Ahdoot et al. 2015). Kinder sind besonders gefährdet, an Mangelernährung und Wachstumsverzögerungen zu leiden. Weltweit erreichte im Jahr 2024 nur ein Drittel der Kinder im Alter von sechs bis 23 Monaten die minimale Ernährungsvielfalt, was zu hohen Raten von Wachstumsverzögerung (23,2 % weltweit) und Auszehrung (6,6 % weltweit) beitrug (FAO; IFAD; UNICEF; WFP; WHO 2025).

Auf der Grundlage von Daten der FAO-Skala für Ernährungsunsicherheit aus 124 Ländern und globalen meteorologischen Daten wird geschätzt, dass im Jahr 2022 im Vergleich zu 1981–2010 151 Mio. Menschen mehr von mäßiger bis schwerer Ernährungsunsicherheit in Verbindung mit Hitzewellen und Dürren betroffen waren (Romanello et al. 2024). Die zunehmende Inflation zusammen mit Ernteeinbußen und unterbrochenen Lieferketten auf globaler Ebene zeigen Zusammenhänge mit Unterernährung. Die Nahrungsmittelpreise sind von Januar 2022–2023 um 13,6 % gestiegen bei einer Inflation von 25,2 % in LICs und 11,8 % in LMICs. Die FAO schätzte, dass eine Zunahme der Nahrungsmittelpreise um 10 % mit einer Zunahme der Mangelernährung von Kindern um 2,7–4,3 % einhergeht sowie um 4,8–6,1 % für schwere Mangelernährung. Diese Beobachtung zeigte sich unabhängig vom Zugang zu sauberem Wasser, Sanitäranlagen und zum öffentlichen Gesundheitssystem (FAO; IFAD; UNICEF; WFP; WHO 2025).

Das vermehrte Auftreten von Hitzewellen und die Verschiebung von Niederschlägen begünstigen auch die Ausbreitung von Schädlingen und invasiven Arten, was wiederum zu einem höheren Pestizideinsatz führt (SkendŽić et al. 2021).

Zudem zeigt sich global ein Zusammenhang zwischen dem Anstieg von Lebensmittelpreisen und Hitze-, Dürre- sowie Starkregenereignissen. Dies kann zu gesellschaftlichen Folgerisiken führen, die von zunehmender wirtschaftlicher Ungleichheit und der Belastung der Gesundheitssysteme bis hin zur Destabilisierung monetärer und politischer Systeme reichen können (Kotz et al. 2025).

Details zur pflanzenbasierten Ernährung finden sich in Kap. 6.

Extremwetterereignisse

Zu den Extremwetterereignissen, die in verschiedenen Teilen der Welt an Häufigkeit und Intensität zunehmen, gehören Hitzewellen, Dürren, Überschwemmungen und Stürme. Wirbelstürme und Überschwemmungen haben dabei katastrophale Auswirkungen auf die Gesundheit von Kindern. Sie zerstören Infrastruktur und erhöhen dabei das Risiko, insbesondere von Frauen und kleinen Kindern, direkt verletzt zu werden oder zu ertrinken (Romanello 2024).

Extremwetterereignisse sind zudem mit psychischen Belastungen verbunden, da sie zum Verlust von Eigentum oder zur Vertreibung führen können. Sie tragen auch zur Verbreitung von durch Wasser übertragenen Krankheiten wie Cholera und durch Vektoren übertragenen Krankheiten wie Malaria und Denguefieber bei, die bei Überschwemmungen durch stehendes Gewässer entstehen (Ahdoot et al. 2024). Feuchte Innenräume, die durch Überschwemmungen verursacht werden, können die Schimmelbildung begünstigen und Atemwegserkrankungen, wie Asthma, verschlimmern (Vardoulakis et al. 2015). In der Literatur wird zunehmend ein Zusammenhang zwischen verschiedenen Klimarisiken (z. B. extreme Wetterereignisse, Waldbrände, erhöhter Einsatz von Pestiziden infolge von Ernteausfällen) und der Exposition gegenüber Karzinogenen sowie einem erhöhten Krebsrisiko bei Kindern hergestellt (Karalexi et al. 2021; Thompson et al. 2025).

Bei Extremwetterereignissen müssen Gesundheitssysteme daher verschiedene Maßnahmen ergreifen, um die negativen Auswirkungen auf die Gesundheit abzumildern. Dazu gehört die Etablierung von katastrophenmedizinischen Einsatzplänen durch Gewährleistung einer raschen medizinischen Notfallversorgung sowie der Bereitstellung von Arzneimitteln. Die Unterstützung der psychischen Gesundheit im Notfall sowie auch auf lange Sicht. Strategien zur Infektionsbekämpfung durch die Bereitstellung von sauberem Wasser, Lebensmitteln und Hygieneartikeln sowie die Implementierung von Reihenimpfungen sowie Integration der Bewertung von Klimarisiken in die Gesundheitspolitik (Ahdoot et al. 2015).

Hitzebedingte Erkrankungen

Hitzewellen erhöhen das Risiko einer hitzebedingten Morbidität und Mortalität. Zwischen 2000 und 2019 gab es jährlich etwa 489.000 hitzebedingte Todesfälle (Zhao et al. 2021). Die Hitzewelle in Europa im Jahr 2022 hat schätzungsweise 61.672 hitzebedingte Todesfälle verursacht (Ballester et al. 2023). Es wird erwartet, dass die hitzebedingten Sterblichkeitsraten in den kommenden Jahrzehnten weiter steigen werden. Im Jahr 2023 haben Säuglinge zusätzliche 8,2 Tage einer Hitzewelle erlebt verglichen mit den Jahren 1986–2005 (Romanello 2024). Durch die generelle Zunahme der städtischen Bevölkerung steigt auch das Risiko für hitzebedingte Krankheiten aufgrund des „Wärmeinseleffekts". Dieses Phänomen bezieht sich auf höhere Temperaturen in städtischen Gebieten im Vergleich zu ländlichen Gebieten, die auf die Wärmeabstrahlung von Gebäuden und Straßen an die Umgebung zurückzuführen sind (DWD 2024). Jugendliche sind einem höheren Risiko für Hitze-assoziierte Erkrankungen während Hitzewellen ausgesetzt (Niu et al. 2022), insbesondere männliche Jugendliche (Julie Gilchrist et al. 2011). Dieser Effekt wird durch Verhalten wie unzureichende Hydratation, exzessive sportliche Betätigung und unzureichende Mitteilung bestehender Symptome verstärkt. Hier spielt auch die häufigere Verwendung von Kunstrasen, der sich länger und schneller erwärmt als Naturrasen, eine Rolle (Liu und Jim 2021).

Hitzeexposition bei Kindern wird mit einem erhöhten Risiko für hitzebedingte Erkrankungen (Bernstein et al. 2022; Uibel et al. 2022; van Loenhout et al. 2018), Dehydrierung, Elektrolytstörungen und Magen-Darm-Beschwerden (Bernstein et al. 2022; Uibel et al. 2022), Verletzungen (Sheffield et al. 2018; Uibel et al. 2022) und psychischen Erkrankungen in Verbindung gebracht. Zu den indirekten Auswirkungen gehören Folgen für Familien, die unter den wirtschaftlichen Auswirkungen des Arbeitsausfalls leiden. Im Jahr 2023 gingen schätzungsweise 512 Mrd. Arbeitsstunden verloren, das sind 49 % mehr als im Durchschnitt der Jahre 1990–1999 (Romanello et al. 2024).

Extreme Hitzeexposition wurde mit verschiedenen negativen mütterlichen und fetalen Folgen in der Perinatalperiode in Verbindung gebracht. Zum Zeitpunkt der Abfassung dieses Kapitels ergab die jüngste Übersichtsarbeit von elf systematischen Reviews und Metaanalysen, dass alle Studien auf ein erhöhtes Risiko für Frühgeburten, Totgeburten und ein vermindertes Wachstum des Fetus als Folge der extremen Hitzeexposition der Mutter hinwiesen (Nyadanu et al. 2024).

Details zu hitzebedingten Erkrankungen finden sich in Kap. 4.

Psychische Auswirkungen auf Kindergesundheit

Kinder, die Nahrungsmittel- und Wasserknappheit oder extremen Wetterereignissen ausgesetzt sind, können dauerhafte Folgen in Form von psychischen Erkrankungen sowie Störungen ihrer psychosozialen Entwicklung erleiden. Die Exposition gegenüber extremen Wetterereignissen wird mit einem erhöhten Risiko für posttraumatische Belastungsstörungen (PTBS), Angstzustände und Depressionen sowie mit längerfristigen Verhaltensänderungen bei Kindern in Verbindung gebracht (Helldén et al. 2021). Übermäßige Hitze kann den Schlaf von Säuglingen und Kindern stören (Berger et al. 2023), ebenso wie zu klimabedingten Ängsten *(„eco-anxiety")* führen (Lopes 2024). Migration und Vertreibung, mitbedingt durch Extremwetterereignisse und verbunden mit einem höheren Risiko von Verschleppung, Gewalterfahrungen und sexuellem Missbrauch, können die Bildung von Kindern unterbrechen und die Entwicklung nachhaltig negativ beeinflussen (Ahdoot et al. 2015).

Details zur mentalen Gesundheit finden sich in Kap. 5.

Luftverschmutzung und Aeroallergene

Wärmere, längere Sommer, höhere CO_2-Werte und stärkere Niederschläge verlängern die Pollensaison und erhöhen die Pollenbelastung der Pflanzen, indem sie die Photosynthese und die Fortpflanzungsfähigkeit steigern (d'Amato et al. 2020; Helldén et al. 2021). Nach starken Niederschlägen zeigte sich sowohl eine erhöhte Schimmelpilz- (Hardeman et al. 2023) als auch eine erhöhte Pollenbelastung (d'Amato et al. 2020), welche wiederum das Risiko von allergischer Rhinitis und Asthmaexazerbationen (z. B. „Gewitterasthma") erhöhen, mit Schätzungen, dass das Aufsuchen von Notaufnahmen aufgrund von Asthmaexazerbationen bis zum Jahr 2090 um 14 % steigen könnte (Neumann et al. 2019).

Es wird geschätzt, dass Umweltverschmutzung essenziell zur Genese eines Asthmas weltweit bei einem von sieben Kindern beiträgt, in den USA sogar bei einem von fünf Kindern (Achakulwisut et al. 2019; Bole et al. 2024; Anenberg et al. 2022). Im Jahr 2021 wurden 8,4 Mio. Todesfälle durch Luftverschmutzung verursacht. Mindestens 6,4 Mio. davon waren auf anthropogene $PM_{2,5}$ zurückzuführen (Romanello 2024). Hauptschadstoffe (Kohlenmonoxid, Schwefeloxide, Stickstoffdioxid) werden zusammen mit den Treibhausgasen emittiert, die den Klimawandel verursachen. Es wird angenommen, dass der Klimawandel selbst die Luftverschmutzung (sowohl Primärschadstoffe als auch Ozon) verschlimmern wird und damit die in den letzten Jahrzehnten erzielten Fortschritte bei der Verbesserung der Luftqualität weltweit gefährdet (Keswani et al. 2022). Überschwemmungen, Dürren, Waldbrände, Staub- und Sandstürme können zudem die Luftqualität weiter verschlechtern (Bolan et al. 2024; Li et al. 2025). Zwischen 2018 und 2022 waren 31 % mehr Menschen Staubpartikeln (PM_{10}) ausgesetzt, die über dem WHO-Grenzwert lagen, verglichen mit 2003 und 2007 (Romanello et al. 2024).

Details zu Atemwegserkrankungen finden sich in Kap. 2.

Migration, Flucht und Vertreibung

Der Klimawandel verursacht und verschärft Konflikte und ist ein „Bedrohungsmultiplikator" für inner- und zwischenstaatliche Konflikte. Es gibt bereits Millionen von Menschen, die aufgrund der Folgen des Klimawandels gezwungen sind, eine neue Heimat zu suchen, wo sie oft auf Widerstände stoßen – sei es durch ausbleibenden Schutz- oder Aufenthaltsstatus oder politische und sozioökonomische Probleme als Binnenvertriebene. Die daraus resultierenden Störungen in der Erziehung, Bildung und den sozialen Bindungen haben allesamt langfristige Folgen für Kinder und Jugendliche. Insbesondere für indigene Jugendliche kann der Verlust ihrer Verbindung zum Land zu psychischen Problemen wie Depressionen, Verzweiflung und Selbstmord führen (Sanson und Bellemo 2021). 43,1 Mio. Kinder wurden zwischen 2016 und 2022 aufgrund Extremwetterereignisse innerhalb ihrer Länder vertrieben – das entspricht etwa 20.000 Vertreibungen pro

Tag. Zwischen 2016 und 2021 wurden 19,7 Mio. Kinder durch Überschwemmungen und 21,2 Mio. durch Stürme vertrieben (UNICEF 2023).

Zu den zusätzlichen Herausforderungen, mit denen Flüchtende konfrontiert sind, zählen Makro- und Mikronährstoffmängel, bedingt durch die Unterbringung in provisorischen Unterkünften und Wohnungen, die zudem das Risiko von Unterernährung und die Ausbreitung von Infektionskrankheiten aufgrund der engen Wohnverhältnisse und der begrenzten sanitären Einrichtungen erhöhen (IOM 2020). Auch kann die Vertreibung von Menschen eine Herausforderung für Gesundheitssysteme darstellen, da die begrenzten Kapazitäten und Ressourcen die gestiegene Nachfrage nach Dienstleistungen oft nicht decken können. Dies kann dazu führen, dass betroffene Länder auf internationale Unterstützung angewiesen sind, die zuletzt durch Kürzungen nicht ausreichend zur Verfügung gestellt werden können, um die gesundheitlichen Herausforderungen wirksam anzugehen (McMichael et al. 2012).

Sozioökonomische Belastungen und Bildung

Die Klimakrise kann Familien durch den Verlust ihrer Lebensgrundlage, Sachschäden und Gesundheitskosten in die Armut treiben (Ahdoot et al. 2015). Schwindender Lebensraum infolge von Wassermangel, Anstieg des Meeresspiegels oder Überflutungen sind dementsprechend ein wesentlicher Grund für Migration (Kistin et al. 2010). Zudem ist Wohlstand von Familien ein wichtiger Faktor bei der Anpassung an den Klimawandel (Benevolenza und DeRigne 2018). Hohe Temperaturen können zu Bildungseinbußen führen, wobei niedrige Bildung wiederum zu einem niedrigen sozioökonomischen Status führt, der in einem Teufelskreis zu einem erhöhten Risiko für Gesundheitsschäden durch die Klimakrise führt (Randell und Gray 2019). Dabei kann es sich um indirekte Effekte von Hitze handeln, wie z. B. Dürre und damit schlechter Nahrungsmittelversorgung verbunden mit eingeschränkter kognitiver Entwicklung oder direkt durch verminderte kognitive Leistung bei Hitze (Cedeno Laurent et al. 2018). Im Jahr 2005 wurden z. B. durch die Wirbelstürme Katrina und Rita mehr als 5000 Kinder in den Vereinigten Staaten vertrieben, wobei Familien getrennt wurden und die schulischen Fortschritte der Kinder beeinträchtigt wurden (Ahdoot et al. 2015).

1.4 Konsequenzen für die kindliche Entwicklung

Während insbesondere die direkten Effekte auf die kindliche Gesundheit (z. B. Dehydratation als Folge von Hitzeeinwirkungen) gut nachvollziehbar sind, sind die Auswirkungen auf die langfristige kindliche Entwicklung komplexer. Zum einen führen sowohl direkte als auch indirekte Effekte zu verschiedenen Zeitpunkten der kindlichen Entwicklung zu unterschiedlich starken Belastungen, zum anderen wirken mehrere Faktoren gleichzeitig aufeinander ein.

1.4.1 Pränatalzeit

Die Klimakrise verschlimmert akute, subakute und chronische Stressoren, die den Fetus schädigen können. Stressoren, die über biologische Wege wirken, können die physiologische und neurologische Entwicklung verändern, während psychosoziale Stressoren die Eltern- und Familienfunktionen beeinflussen (Olson und Metz 2020).

Hitze führt zu Schwangerschaftskomplikationen, die wiederum ein wichtiger Risikofaktor für neurologische Entwicklungsstörungen sind (Malaspina et al. 2020). Extremwetterereignisse verursachen Schäden, die Schwangere traumatisieren und z. B. den Zugang zu Nahrung oder Gesundheitsversorgung erschweren und so die fetale Entwicklung durch Veränderungen von biochemischen und zellphysiologischen Prozessen verändern (Schmitt et al. 2014). Zudem kann es zu epigenetischen Veränderungen kommen, die das weitere Leben prägen (Aristizabal et al. 2020).

Kinder, die hohem pränatalen Stress ausgesetzt sind, haben ein erhöhtes Risiko für Angst-, Stimmungs- oder Verhaltensauffälligkeiten (Class et al. 2014). Dies kann zum verzögerten Erreichen von kognitiven, verhaltensbezogenen und sozioemotionalen Meilensteinen führen (Evans 2019). Sich langsam durch die Klimakrise verändernde psychosoziale Stressfaktoren, wie wirtschaftlicher Abschwung, abnehmende Ernten, Migration und Konflikte haben zudem direkte Auswirkungen auf Mütter und damit den Schwangerschaftsverlauf (Olson und Metz 2020). Wenn diese Stressoren weiter bestehen, wird die gesunde Entwicklung des Kindes auch postnatal z. B. durch knappe elterliche Ressourcen, mangelnde Bildungseinrichtungen oder unzureichende Gesundheitsversorgung beeinflusst.

1.4.2 Säugling- bis Kleinkindalter

Dieser Lebensabschnitt (0–6 Jahre) ist aufgrund der physiologischen Unreife und einer schnellen neuropsychologischen Entwicklung eine besonders vulnerable Phase. Kinder bilden eine enge emotionale Bindung an die Betreuungsperson, gefolgt von einer raschen Sprach- und kognitiven Entwicklung sowie dem Erwerb sozialer Fähigkeiten. Insbesondere in der frühen Kindheit sind Kinder von den Ressourcen und Fähigkeiten der Eltern abhängig (Berry 2021).

Hitze, Mangelernährung, Dehydration, vektorvermittelte Erkrankungen sowie Luft- und Wasserverschmutzung stellen erhebliche Risiken dar (Sheffield und Landrigan 2011). Sie können die kognitive Entwicklung direkt durch biologische Prozesse beeinflussen und durch chronische körperliche Erkrankungen das Erreichen von Meilensteinen verzögern. Eine gestörte Entwicklung kann zu weiteren negativen Lebensereignissen wie mangelnder Bildung, Arbeitslosigkeit oder notwendiger sozialer Fürsorge führen, die wiederum den psychosozialen Stress erhöhen und die mentale Resilienz gefährden (Mani et al. 2013).

Chronische Belastungen können die Ressourcen und Resilienz der Eltern gefährden und so ungesundes Verhalten fördern (z. B. ungesunde Ernährung, unzureichende körperliche Aktivität oder Substanzmissbrauch), welches das Kind zusätzlich schädigt. Schwerwiegende Ereignisse wie Extremwetterereignisse können zu Nahrungsmittelknappheit, fehlender Kinderbetreuung und schlechtem Zugang zu Gesundheitsdiensten führen und so die gesunde Entwicklung zusätzlich behindern (Smith und Pollak 2021).

1.4.3 Mittlere und späte Kindheit

Zusätzlich zu Stressoren, die bereits in der frühkindlichen Periode aufgetreten sind, werden die mittlere und späte Kindheit durch neue Risiken gekennzeichnet. Die wachsende psychosoziale Unabhängigkeit, z. B. durch Bildung sozialer Beziehungen zu Gleichaltrigen, Lehrer*innen und der weiteren Gemeinschaft, kann durch klimabedingte Ereignisse beeinflusst werden.

Akute Ereignisse wie Stürme, Überschwemmungen und Waldbrände sind die primären Gefahren, die zu einem erhöhten Risiko für psychische Beeinträchtigungen wie Bindungsproblemen, gestörtem Schlaf, PTBS, Substanzkonsum, Depressionen und Angststörungen führen können (Clemens et al. 2022). Bei Kindern, die Katastrophen ausgesetzt sind, kann die Prävalenz und Dauer für PTBS zunehmen (Alisic et al. 2014; McDermott et al. 2014). Zudem haben Kinder im Vergleich zu Erwachsenen bei Katastrophen eine höhere Rate mentaler Einschränkungen (Norris et al. 2002) und sind anfälliger für PTBS (Stanke et al. 2012).

Dauerhafte Stressoren wie Hitzestress, Dürren, Ernteeinbußen und wirtschaftliche Folgen haben Folgeeffekte, die Bildung, Freizeitaktivitäten und soziale Netzwerke einschränken können (Carnie et al. 2011). Dies kann das Erreichen von Entwicklungsschritten verzögern, den gesunden Übergang zur Jugend beeinträchtigen und die Anfälligkeit für die psychische Erkrankungen erhöhen (Garcia und Sheehan 2016).

1.4.4 Jugend

Die Adoleszenz wird geprägt durch umfassende physiologische, neurokognitive und hormonelle Veränderungen; gleichzeitig manifestieren sich in dieser Zeit häufig neue psychiatrische Erkrankungen (Solmi et al. 2022). Diese Veränderungen gehen mit einer zunehmenden Unabhängigkeit einher, einschließlich der Bildung einer stabileren persönlichen Identität sowie Peergroups, Freizeitaktivitäten und zunehmender Eigenständigkeit. Die Entwicklungsschritte in der Jugend sind insbesondere dann gefährdet, wenn Umweltkatastrophen soziale Netzwerke beeinträchtigen (Malaspina et al. 2020). Hitzewellen und anhaltend hohe Temperaturen beeinträchtigen die Schlafqualität, das Lernen, die Leistungen bei kognitiven Tests und die Abschlussnote an weiterführenden Schulen (Park 2022).

Jugendliche zeigen ein wachsendes Bewusstsein für abstrakte Werte, einschließlich Gerechtigkeit, Verantwortung und Menschenrechte, und haben ein zunehmendes Interesse an sozialer und wirtschaftlicher Teilhabe. Dementsprechend sind sich Jugendliche der Klimakrise zunehmend bewusst und machen sich darüber Sorgen, was Gefühle der Verzweiflung und Hilflosigkeit hervorrufen, aber Jugendliche auch zu konstruktiven Handlungen motivieren kann (Lee et al. 2020).

1.5 Klimagerechtigkeit

Verschiedene Länder und Regionen der Welt, aber auch verschiedene Bevölkerungsgruppen – wie Kinder und Jugendliche – innerhalb einer Gesellschaft sind unterschiedlich verwundbar gegenüber den Folgen des Klimawandels. Dabei spielt auch die ungleiche Verantwortung zwischen und innerhalb von Ländern eine zentrale Rolle.Diese Ungleichheit wird durch das Konzept der Klimagerechtigkeit adressiert:

> Klimagerechtigkeit beschreibt einen Ansatz, der die geografischen, sozialen, ökologischen und ethischen Dimensionen des Klimawandels berücksichtigt und Klimaschutz mit sozialer Gerechtigkeit und Menschenrechten verbindet. Im Zentrum steht die faire Verteilung der Verantwortung und der Folgen der Klimakrise zwischen Ländern, sozialen Gruppen und Generationen. Besonders betroffen sind Menschen, die selbst kaum zur Erderwärmung beigetragen haben – etwa Kinder, arme Bevölkerungsgruppen oder Menschen im globalen Süden. Klimagerechtigkeit fordert daher, dass diese besonders geschützt und unterstützt werden. Zentrale Prinzipien sind das Verursacherprinzip, globale Solidarität, die Beteiligung betroffener Gruppen und die Sicherung der Lebensgrundlagen zukünftiger Generationen. Der Begriff geht damit über technischen Umweltschutz hinaus und betont ethische, soziale und politische Verantwortung im Umgang mit der Klimakrise (bpd 2023).

Dementsprechend müssen die Hauptverursacher des Klimawandels nicht nur ihren Ausstoß von Treibhausgasen drastisch verringern. Sie stehen auch in der Verantwortung, klimabedingte Schäden und Verluste zu beheben und den Wandel zu einer klimaneutralen zukunftsfähigen Wirtschafts- und Lebensweise voranzutreiben. Ziel von Klimagerechtigkeit ist daher ein fairer Ausgleich zum Schutz der stärker Betroffenen und eine nachhaltige, gerechte Zukunft für alle zu schaffen – dies betrifft Kinder und Jugendliche aufgrund ihrer Vulnerabilität in besonderem Maße.

Alle Kinder sind in besonderem Maße vom Klimawandel betroffen, es gibt zusätzlich erhebliche Ungleichheiten abhängig von Einkommen, Bildung, ethnischer Zugehörigkeit oder chronischer Erkrankung oder Behinderung (Mann et al. 2021). Diese Unterschiede sind zwischen Ländern mit höherem und niedrigerem Wohlstand am offensichtlichsten. Aber auch innerhalb von Ländern sind Kinder in einkommensschwachen Gegenden und aus benachteiligten ethnischen Gruppen unverhältnismäßig stark Luftverschmutzung und den Auswirkungen der Klimakrise ausgesetzt (Chambliss et al. 2021). Zu den verschärfenden Faktoren gehört z. B. die Nähe von benachteiligten Stadtteilen zu Verschmutzungsquellen sowie mangelnde Ernährung, Gesundheitsversorgung, Bildung und soziale Unterstützung in diesen Bezirken. Die Auswirkungen von Hitzewellen sind in Bezirken mit niedrigen Einkommen höher, da diese durch städtische Hitzeinseln geprägt sind (Asphaltversiegelung, wenige Bäume, dichte Konzentration von Gebäuden, Verkehr, Industrie und Autobahnen) und zu wenig Ressourcen zum Hitzeschutz für Kinder bereitstellen können (Gutschow et al. 2021). Von den Folgen schwerer Stürme, wie dem Hurricane Harvey, waren sozioökonomisch benachteiligte Kinder überproportional betroffen, da deren Häuser weniger solide waren, in Überflutungsgebieten lagen oder mehr Schadstoffen im Wasser ausgesetzt waren (Pacheco 2018). Des Weiteren sind Kinder und Jugendliche mit chronischen Erkrankungen und Behinderungen u. a. besonders stark von den Folgen der Klimakrise betroffen, da sie häufig stärker exponiert und schlechter vorbereitet sind sowie weniger Ressourcen zur Verfügung haben (Mann et al. 2021).

1.6 Planetare Gesundheit

Vor dem Hintergrund der o.g. planetaren Krisen, denen Kinder und Jugendliche ausgesetzt sind, ist das Konzept der planetaren Gesundheit („planetary health“) besonders bedeutsam, da es auf dem Konzept der neun planetaren Grenzen, die in Abschn. 2.5 vorgestellt wurden, aufbaut. Dazu ist eine Verbindung zwischen den planetaren Grenzen und der planetaren Gesundheit notwendig, indem die Zusammenhänge zwischen Umweltfaktoren und gesundheitlichen Folgen systematisch untersucht, vulnerable Gruppen besonderes berücksichtigt, die wahren (Gesundheits-)Kosten der Umweltzerstörung berechnet und Kommunikationsstrategien etabliert werden (Myers et al. 2025).

Das Konzept der planetaren Gesundheit kann dazu dienen, Kindergesundheit und den Schutz unseres Lebensraumes miteinander zu verbinden.

1.6.1 Historie

Während die Ideen rund um die planetare Gesundheit schon seit vielen Jahrhunderten existieren, werden sie in der Wissenschaft erst seit etwa einem Jahrzehnt diskutiert. Die Erkenntnis, dass Luftverschmutzung, Abholzung und Umweltzerstörung eine Gefahr für den Menschen darstellen, lässt sich bis in die vormoderne und frühe Neuzeit zurückverfolgen (Fowler et al. 2020) und ist mit dem Wissen von indigenen Völkern eng verknüpft, das seit Jahrhunderten praktiziert wird (Redvers 2021; Redvers et al. 2022). Im Laufe der Geschichte haben indigene Gemeinschaften eine wechselseitige Beziehung zur Natur praktiziert, indem sie das Land und die Ökosysteme respektierten und Nahrungsmittelsysteme als zentralen Bestandteil ihres Lebens betrachteten (Redvers 2021). In der Forschung hat sich jedoch in den letzten zwei Jahrhunderten das Verständnis für die Zusammenhänge zwischen der Gesundheit des Planeten und der Gesundheit von Mensch und Tier weiterentwickelt. Zu den wichtigsten Vertreter*innen dieses Konzepts gehört George Perkins Marsh (Marsh 1864), der 1864 schrieb, dass der Mensch sich selbst und die Erde zerstören kann, wenn er die globalen Ressourcen nicht nachhaltig nutzt. Im sogenannten Brundtland-Bericht wurde 1987 eine Strategie für nachhaltige Entwicklung gefordert, die den Bedürfnissen der heutigen Bevölkerung gerecht wird, ohne dabei die Fähigkeit künftiger Generationen zu gefährden, ihren eigenen Bedürfnissen weiterhin gerecht zu werden (UN 1987).

Viele traditionelle Rahmenkonzepte für globale Gesundheit (z. B. das biomedizinische Modell (Sheridan und Radmacher 1992)) hatten krankheitszentrierte Ansätze, die sich auf Diagnose, Behandlung und Prävention konzentrierten, ohne andere Faktoren, die zu den gesundheitlichen Folgen beitragen können, wie Umwelt-, soziale oder systemische Faktoren, angemessen zu berücksichtigen. Die Anerkennung neu auftretender, klimasensibler Infektionskrankheiten trug dazu bei, dass ein breiterer Rahmen benötigt wurde, der die Verflechtung von menschlicher Gesundheit und planetarer Gesundheit aufzeigt. Dies beeinflusste die Entwicklung von One Health in den frühen 2000er-Jahren. Das „center for disease control and prevention" (CDC) definiert One Health als einen „gemeinschaftlichen, sektorübergreifenden und transdisziplinären Ansatz, der auf lokaler, regionaler, nationaler und globaler Ebene arbeitet, mit dem Ziel, optimale Gesundheitsergebnisse zu erzielen und dabei die Zusammenhänge zwischen Menschen, Tieren, Pflanzen und ihrer gemeinsamen Umwelt zu erkennen" (CDC 2024).

Der One-Health-Rahmen war revolutionär, da er einen ganzheitlichen Weg zur Bewältigung und Aufschlüsselung komplexer Herausforderungen im Gesundheitsbereich bot, der über die traditionellen, siloartigen Ansätze im Gesundheitswesen hinausging.

1.6.2 Konzept der planetaren Gesundheit

In den letzten zehn Jahren hat sich das Konzept der „planetaren Gesundheit" entwickelt: ein transdisziplinäres Feld und eine Bewegung, die miteinander verknüpften, globalen Herausforderungen zu bewältigen und gleichzeitig die politischen, wirtschaftlichen und sozialen Ökosysteme zu berücksichtigen, die insbesondere Gesundheit und Wohlbefinden beeinflussen (Prescott 2024). Der Bericht der Rockefeller Foundation und der Lancet Commission aus dem Jahr 2015 definierte sie als „das Erreichen des höchsten erreichbaren

Standards an Gesundheit, Wohlbefinden und Gerechtigkeit weltweit durch eine umsichtige Berücksichtigung der menschlichen Systeme – der politischen, wirtschaftlichen und sozialen –, die die Zukunft der Menschheit gestalten, und der natürlichen Systeme der Erde, die die sicheren Umweltgrenzen definieren, innerhalb derer die Menschheit gedeihen kann. Einfach ausgedrückt, ist die planetare Gesundheit die Gesundheit der menschlichen Zivilisation und der Zustand der natürlichen Systeme, von denen sie abhängt“ (Whitmee et al. 2015).

Diese Definition umfasst hohe Anforderungen, wenn es um das Erreichen eines bestmöglichen Standards an Gesundheit, Wohlbefinden und Gerechtigkeit weltweit geht. Diese können nur durch die Kooperation und Zusammenarbeit verschiedenster Systeme erreicht werden. Das bedeutet z. B., dass wissenschaftliche Erkenntnisse aus dem Gesundheitsbereich in politische und wirtschaftliche Entscheidungen Eingang finden und angemessen berücksichtigt werden müssen. Darüber hinaus ist innerhalb der Wissenschaft inter- und transdisziplinäre Zusammenarbeit erforderlich, um die Forschung voranzutreiben (Schulz und Herrmann 2021). Eine Vernetzung der unterschiedlichsten Disziplinen ermöglicht die adäquate Beantwortung von Forschungsfragen und auf dieser Basis die Ableitung von Handlungsempfehlungen.

Eine wichtige Triebkraft für die planetare Gesundheit war die Verabschiedung der Ziele für nachhaltige Entwicklung (SDGs), die die Notwendigkeit interdisziplinärer Strategien zur Integration von Gesundheit, ökologischer Nachhaltigkeit und Gerechtigkeit betonen (UN 2015). Planetare Gesundheit trägt dazu bei, die bisherige Lücke in den Strategien zu schließen, indem es den Schwerpunkt auf die Transformation ganzer Systeme legt, um sowohl das menschliche als auch das planetare Wohlbefinden zu erhalten.

Die Canmore-Erklärung aus dem Jahr 2018, als eine Grundsatzerklärung für planetare Gesundheit, wird als eine Erweiterung der Ottawa-Charta der Weltgesundheitsorganisation (WHO) von 1986 verstanden (Scherenberg 2023) und fordert in den zehn formulierten Prinzipien dazu auf, menschliche und planetare Gesundheit gemeinsam zu betrachten (Prescott et al. 2018). Im Dezember 2019 folgte die aus acht Kernpunkten bestehende „Helsinki Declaration“. Sie betont die Dringlichkeit des Handelns auf Grundlage der wissenschaftlichen Erkenntnisse. Systematische Maßnahmen in Politik und Praxis sollen fragmentierte Einzelaktionen oder Interventionen ablösen und so zur Gesundheitsförderung für Menschen und den Planeten beitragen (Halonen et al. 2021).

Planetare Gesundheit hat jedoch auch einige Kritikpunkte. Der primäre Fokus der planetaren Gesundheit liegt auf den messbaren Ergebnissen für die menschliche Gesundheit, während die Ökosysteme deutlich weniger berücksichtigt (wie z. B. die Tiergesundheit beim One-Health-Ansatz) werden, was wiederum einen anthropozentrischen Ansatz aufrechterhält (Horton et al. 2014; Lerner und Berg 2017). Diese Betrachtungsweise zeigt zudem koloniale und kapitalistische Hintergründe auf, die wiederum das Risiko der Ausbeutung von Macht mit sich bringen (Jones et al. 2022). Um dem entgegenzuwirken, schlagen Jones et al. (2022) vor, dass die planetare Gesundheit auf indigenen Epistemologien beruhen und auf eine dekoloniale Vision hinarbeiten sollte, die indigene Erkenntnisse in den Mittelpunkt stellt. Ein Beispiel hierfür ist die Idee von Redvers et al. (2022), bei der Akteur*innen aus indigenen Gemeinschaften zusammenkamen, um die Determinanten der planetaren Gesundheit aus ihrer Sicht zu definieren. Die Einbeziehung verschiedener Perspektiven, insbesondere der Sichtweise indigener Gemeinschaften, hat das Potenzial, einen gerechteren Ansatz zu bieten.

Das Konzept der planetaren Gesundheit steht im Einklang mit dem Schutz der Gesundheit von Kindern, da es die natürlichen Ökosysteme der Erde als lebenswichtig für die Zukunft der Menschheit und die Notwendigkeit des Schutzes der Gesundheit dieser und künftiger Generationen anerkennt. Es geht somit über den Aspekt der Klimakrise hinaus und integriert auch die anderen planetaren Grenzen. Die Verankerung von kindzentrierten Mitigations- und Anpassungsmaßnahmen zur Verbesserung von Kindergesundheit in Bezug auf Klimawandelfolgen in ebensolchen Konzepten ist umso zentraler, da bis dato die meisten Länder dieser Erde Kindern und Kindergesundheit keine Priorität beimessen, wie eine globale Dokumentenanalyse von 160 nationalen Anpassungsplänen zeigt (Zangerl et al. 2024).

1.7 Lösungsansätze

Ziel dieses Buches ist es, Handlungsfelder und Maßnahmen in der Kinder- und Jugendmedizin darzustellen, die es ermöglichen, die klimabedingten Auswirkungen auf Kinder und Jugendliche zu verhindern bzw. abzumindern. Da in den folgenden Kapiteln spezifisch auf die verschiedenen Handlungsfelder eingegangen wird, sollen hier zunächst die Prinzipien der Intervention und Prävention vorgestellt und generelle Betätigungsfelder dargestellt werden.

1.7.1 Adaptation und Mitigation

Maßnahmen können die Adaptation an den Klimawandel ermöglichen und/oder diesen durch Mitigation versuchen, abzuschwächen (Herrmann und Eichinger 2022):

Adaptation (Anpassung) der Gesundheit an den Klimawandel bezieht sich auf Maßnahmen und Strategien, die entwickelt werden, um die Gesundheit der*des Einzelnen und der Bevölkerung vor den negativen Auswirkungen des Klimawandels zu schützen und zu fördern. Maßnahmen zur Anpassung im Gesundheitssektor können Folgendes umfassen:

- Frühwarnsysteme (Aufbau von Systemen zur frühzeitigen Erkennung von Gesundheitsrisiken für Kinder, z. B. Schadstoff- oder Hitzebelastung)
- Präventionsprogramme (Sensibilisierung von Eltern und Familie, z. B. in der Vorsorgeuntersuchung für Gesundheitsrisiken und Förderung von gesundheitlichen Verhaltensweisen)

- Stärkung des Gesundheitssystems (Verbesserung der Infrastruktur und der Ressourcen im Gesundheitswesen, um auf gesundheitliche Herausforderungen reagieren zu können)
- Forschung (Förderung von Studien zur Untersuchung der Auswirkungen des Klimawandels auf die Gesundheit sowie zur Entwicklung effektiver Anpassungsstrategien).

Mitigation (Abschwächung) im Kontext des Klimawandels bezieht sich auf Maßnahmen zur Reduzierung von Treibhausgasemissionen, um den globalen Anstieg der Temperaturen zu begrenzen. Dies kann verschiedene Strategien umfassen, wie:

- Reduzierung von Treibhausgasemissionen im Gesundheitssektor (z. B. durch nachhaltigen Umgang mit Ressourcen rund um die Geburt, die Vermeidung des hochpotenten Treibhausgases Lachgas (N_2O) zur Analgesie)
- Verbesserung der Luftqualität (z. B. durch Maßnahmen wie den Umstieg auf erneuerbare Energien oder die Förderung durch Unterstützung CO_2-armer Mobilität junger Familien).

1.7.2 Verhaltens- und Verhältnisprävention

Verhaltensprävention und Verhältnisprävention sind zwei Konzepte der Prävention, die in der Gesundheitsförderung und im öffentlichen Gesundheitswesen verwendet werden. Beide zielen darauf ab, gesundheitliche Probleme und Risiken zu verhindern, aber sie tun dies auf individuelle bzw. gemeinschaftliche Weise (Rausch 2022).

Verhaltensprävention zielt darauf ab, die Menschen zu ermutigen, gesunde Verhaltensweisen zu entwickeln, z. B. eine ausgewogene pflanzenbasierte Ernährung, regelmäßige Bewegung, Vermittlung von individuellen Hitzeschutzmaßnahmen (Fokus auf individuelle Verhaltensänderungen). Im Kontext von Kindergesundheit zielt sie darauf ab, das Verhalten von Schwangeren bzw. Eltern zu verändern, um gesundheitliche Risiken zu reduzieren.

Verhältnisprävention konzentriert sich auf die Veränderung der Lebensbedingungen und sozialen Strukturen, die die Gesundheit der Menschen beeinflussen. Hier werden gesundheitsförderliche Rahmenbedingungen geschaffen, um schädliche ökologische oder sozioökonomische Einflüsse zu reduzieren. Dazu gehören Maßnahmen wie die Verbesserung der Luftqualität, Hitzeschutz an Arbeitsplätzen von Schwangeren oder Schaffung klimaresistenter Lebensräume für junge Familien (Fokus auf die Schaffung gesünderer Lebensbedingungen und sozialer Rahmenbedingungen).

Beide Ansätze sind wichtig, um die Gesundheit zu fördern und Krankheiten zu verhindern, aber sie wirken auf unterschiedliche Ebenen – die*der Einzelne versus das Umfeld – und werden sich in verschiedener Form in den weiteren Kapiteln wiederfinden.

1.7.3 Handlungsfelder

Die „Lancet Commission on Health and Climate Change" des Lancet schlussfolgerte 2015: „Die Bewältigung des Klimawandels könnte die größte Chance für die globale Gesundheit im 21. Jahrhundert sein" (Watts et al. 2015). Kinderärzt*innen und alle Akteur*innen, die für die Kindergesundheit verantwortlich sind, verfügen dabei über eine besondere Verantwortung und Kompetenz. Mithilfe des „ökologischen Handabdrucks" – der die Aktivitäten umfasst, mit denen das eigene Handeln zur Adaptation und Mitigation der Klimakrise anderer beiträgt (Kühnen et al. 2019) – lassen sich positive Effekte für die Kindergesundheit, z. B. im Bereich des nachhaltigen Gesundheitswesens, der Lehre und Ausbildung, der klimasensiblen Gesundheitsberatung und der öffentlichen Diskussion, erreichen.

Nachhaltiges Gesundheitswesen

Die Gesundheitssysteme entsprechen dem fünftgrößten Emittenten, wenn das Gesundheitswesen ein Land wäre, und verursachen 4,4 % der globalen Emissionen (Karliner et al. 2020). Gesundheitssysteme verfügen über Mittel zur Dekarbonisierung und Emissionsreduzierung, weshalb ihre Umsetzung einen großen Einfluss auf zukünftige Klimawandelszenarien und die Begrenzung der globalen Erwärmung haben. Änderungen, die in Krankenhäusern auf Systemebene vorgenommen werden, können enorme Vorteile für die Gesundheit der Menschen mit sich bringen (z. B. pflanzliche Mahlzeiten, nachhaltige Baumaterialien, Anreize für nachhaltige Mobilität des Personals, umweltfreundliche Arzneimittel, Nutzung erneuerbarer Energien). Allerdings stammen 71 % der Emissionen aus den Lieferketten, sodass hier vor allem staatliche Entscheidungsträger gefordert sind (Karliner et al. 2020).

Aus der Art und Weise, wie Krankenhäuser und Gesundheitssysteme mit extremen Wetterereignissen umgegangen sind und sie wieder aufgebaut haben, können viele wertvolle Lehren gezogen werden (Sherman et al. 2023). Das WHO Operational Framework für Climate Resilient and Low Carbon Health Systems (WHO 2023b) skizziert zehn Komponenten für widerstandsfähige Gesundheitssysteme: Führung und Governance, Gesundheitspersonal, Gesundheitsinformationssysteme, wesentliche medizinische Produkte und Technologien, Leistungserbringung und Finanzierung.

In diesem Buch wird aufgrund des Umfangs nicht ausführlicher auf dieses Thema eingegangen. Hierzu verweisen wir auf weiterführende Literatur, z. B. zur klimagesunden Praxisführung mit effektiven Hebeln zur Einsparung von CO_2 und Kosten sowie zum ressourcenschonenden Umgang (Gierke et al. 2024), die Angebote des Kompetenzzentrums für klimaresiliente Medizin und Gesundheitseinrichtungen (KliMeG) (KliMeG 2025) sowie die zuletzt erschienenen praxisnahen Leitfäden für ärztliche und zahnärztliche Praxen, Apotheken, ambulante Pflege, therapeutische Praxen sowie Hebammen des Fraunhofer-Instituts für System- und Innovationsforschung (FISI 2025).

Planetare Gesundheit in der medizinisch-pädiatrischen Ausbildung und in der öffentlichen Gesundheitsfürsorge

Die Ausbildung im Bereich der planetaren Gesundheit bietet eine wichtige Gelegenheit, die medizinische Ausbildung an den Realitäten einer sich rasch verändernden Welt und der drängenden globalen Gesundheitskrise des Klimawandels auszurichten. Die Ausstattung von Gesundheitsdienstleistern mit dem Wissen und den Fähigkeiten, die Gesundheit von Kindern zu schützen, ist eine wesentliche Voraussetzung für die Bewältigung der gesundheitlichen Gefahren, denen Kinder im Zusammenhang mit umwelt- und klimabedingten Herausforderungen ausgesetzt sind.

Während die medizinische Grundausbildung große Fortschritte bei der Integration von Themen der globalen Gesundheit in die Kernlehrpläne gemacht hat, hinken die pädiatrischen Facharztprogramme in diesem Bereich hinterher. Es gibt jedoch Fortschritte, insbesondere in den Vereinigten Staaten, wo einige Programme Pionierarbeit leisten, um Klimawandel und Kindergesundheit in die pädiatrische Ausbildung zu integrieren (Cogen et al. 2024; McShane et al. 2024; Moon et al. 2024). Durch die Einbindung verschiedener Themen in die Facharztausbildung bereiten die Programme künftige Kinderärzte darauf vor, eine Vorreiterrolle bei der klimabewussten Versorgung und der Interessenvertretung zu übernehmen. Zunehmend werden auch Möglichkeiten zur ärztlichen Fortbildung zu diesem Thema angeboten. Die Arbeitsgemeinschaft der Wissenschaftlichen Medizinischen Fachgesellschaften (AWMF) hat zudem dazu aufgerufen, Planetary Health in künftige Leitlinien zu übernehmen (AWMF 2025).

Klimasensible Gesundheitsberatung und Behandlung

Die Präventivmedizin ist ein Eckpfeiler der klinischen Praxis in der Pädiatrie, wobei Routineuntersuchungen und das Verständnis der sozialen Determinanten der Gesundheit eine zentrale Rolle spielen. Die Ausweitung von primärpräventiven Maßnahmen – welche u. a. soziale Faktoren, welche auch Klimawandelfolgen maßgeblich verstärken, berücksichtigen – auf eine am Klimawandel orientierte Versorgung (Philipsborn et al. 2021) im Rahmen der pädiatrischen Praxis könnte die Versorgung von Kindern deutlich verbessern.

Ein mögliches Screening könnte beispielsweise Fragen rund um Ernährungssicherheit, WASH, Wohnsicherheit und -bedingungen, Energiesicherheit sowie psychische Erkrankungen wie z. B. Depression oder Klimaangst umfassen. Im Rahmen einer solchen klimawandelbasierten Versorgung (Philipsborn et al. 2021) können je nach zugrunde liegenden Komorbiditäten besondere Überlegungen angestellt werden, um z. B. Patient*innen mit Asthma und Allergien auf Feinstaub- oder Ozonbelastungen und eine angemessene antizipatorische Anleitung und Beratung anzubieten.

Hierzu dient die klimasensible Gesundheitsberatung, ein Konzept der Gesundheitsförderung und -versorgung, das die Auswirkungen des Klimawandels auf die Gesundheit berücksichtigt und Strategien zur Anpassung und Prävention vermittelt. Sie verbindet medizinisches Wissen mit ökologischen und gesellschaftlichen Aspekten, um sowohl die individuellen als auch die kollektiven Gesundheitsrisiken im Zusammenhang mit dem

Klimawandel zu minimieren. Indem die Zusammenhänge zwischen Klima und Gesundheit berücksichtigt werden, hilft die klimasensible Gesundheitsberatung Einzelpersonen und Gemeinschaften, sich an veränderte Bedingungen anzupassen und gleichzeitig die Resilienz und das Wohlbefinden zu fördern („Co-Benefits") (Quitmann et al. 2023).

Details zur klimasensiblen Gesundheitsberatung finden sich in Kap. 7.

Gespräche über den Klimawandel mit pädiatrischen Patient*innen

Bei der Diskussion über Klimawandelfolgen in einem klinischen Umfeld können sich Patient*innen, je nach Alter und Erfahrungen, überfordert, ängstlich oder deprimiert fühlen oder traumabedingte, psychische Auffälligkeiten zeigen. Wie bereits in der pädiatrischen Kommunikation üblich, kann es sinnvoll sein, mit dem Kind, ohne seine Eltern, zu sprechen, um einen sicheren Raum zu schaffen, in dem Bedenken und Erfahrungen besprochen werden können. Die Verwendung von evidenzbasierten Instrumenten wie dem „Climate Emotions Wheel" (Climate_Mental_Health_Network 2023; Pihkala 2022) kann Patient*innen dabei helfen, sich besser zu artikulieren und Emotionen konkret zu benennen. Im Rahmen eines Beratungsgesprächs können Kinderärzt*innen ihre Patient*innen unterstützen, indem sie ihre Gefühle ansprechen, eine altersgerechte Sprache verwenden sowie sie z. B. für individuelle Maßnahmen ggf. an die kinderpsychotherapeutische Praxis überweisen.

Kinderärzt*innen als Anwält*innen für Kinder und Kindergesundheit im Klimawandel

Die Herausforderung, pädiatrische Patient*innen vor den Auswirkungen des Klimawandels zu schützen, ist vielschichtig und variiert je nach geografischem Standort, pädiatrischem Fachgebiet und lokalen Umweltbedingungen. Was jedoch alle Kinderärzt*innen eint, ist die gemeinsame Verpflichtung, die Gesundheit und das Wohlergehen von Kindern zu schützen. Kinderärzt*innen und pädiatrische Gesundheitsdienstleistende sind in einer einzigartigen Position, um sich angesichts des Klimawandels für die Gesundheit von Kindern einzusetzen.

Kinderärzt*innen können neben der Zusammenarbeit mit Organisationen oder aber auch mit politischen Entscheidungsträger*innen zusammenarbeiten, um das Bewusstsein für die mit dem Klimawandel verbundenen Gesundheitsrisiken für Kinder zu fördern und sich für kinderspezifische und klimagerechte Maßnahmen auf lokaler, nationaler und internationaler Ebene einzusetzen. Dies kann durch politische Erklärungen für Regierungen oder Berufsverbände (z. B. medizinische Fachgesellschaften) geschehen, die sich für die Abschwächung des Klimawandels (z. B. Verzicht auf fossile Brennstoffe, nachhaltige Praktiken im Gesundheitswesen) und für Anpassungsstrategien (z. B. Verabschiedung von Klima-Aktionsplänen, medizinische Aus- und Fortbildung zum Thema Klimawandel) einsetzen. Als aktuelles Beispiel dient hier das Positionspapier „Kinder vor den Folgen der Klimakrise schützen" der AG Pädiatrie von KLUG (AG_Pädiatrie_bei_KLUG 2023).

Kinderärzt*innen können in ihren eigenen Berufsgemeinschaften als Vorbilder fungieren, indem sie persönlich und beruflich nachhaltige Praktiken vorleben (z. B. aktives Pendeln, Reduzierung des Energieverbrauchs, pflanzliche Ernährung). Die Beteiligung an Forschungs- und Gemeinschaftsinitiativen zur Erfassung von Daten über den Klimawandel und die Gesundheit (Surveillance und Analyse) kann dazu beitragen, die politischen Entscheidungsträger*innen für den Schutz der Gesundheit von Kindern zur Verantwortung zu ziehen und die Katastrophenvorsorge und -bewältigung zu verbessern (AAP 2015; Philipsborn et al. 2021).

Acknowledgements Die Autor*innen wurden fachlich von Chelsea Williams, Dorothy Wasike, Kathrin Foshag, Niels Ziegelasch (Heidelberg Institute of Global Health) und Dorothea Baltruks (Centre for Planetary Health Policy (CPHP)) unterstützt und beraten.

Literatur

AAP (2015) Global climate change and children's health: AAP recommendations. https://www.aap.org/en/patient-care/climate-change/global-climate-change-and-childrens-health-aap-recommendations/#:~:text=Reduce%20carbon%20emissions%20from%20the,public%20transportation%20for%20patients%20and

Abatzoglou JT, Kolden CA, Cullen AC, Sadegh M, Williams EL, Turco M, Jones MW (2025) Climate change has increased the odds of extreme regional forest fire years globally. Nat Commun 16(1):6390. https://doi.org/10.1038/s41467-025-61608-1

Achakulwisut P, Brauer M, Hystad P, Anenberg SC (2019) Global, national, and urban burdens of paediatric asthma incidence attributable to ambient NO(2) pollution: estimates from global datasets. Lancet Planet Health 3(4):e166–e178. https://doi.org/10.1016/S2542-5196(19)30046-4

AG_Pädiatrie_bei_KLUG (2023) Kinder vor den Folgen der Klimakrise schützen

Aguilera R, Corringham T, Gershunov A, Benmarhnia T (2021) Wildfire smoke impacts respiratory health more than fine particles from other sources: observational evidence from Southern California. Nat Commun.12 (1). https://doi.org/10.1038/s41467-021-21708-0

Ahdoot S, Baum CR, Cataletto MB, Hogan P, Wu CB, Bernstein A, SECTION ON MINORITY HEALTH E, INCLUSION Garris Nia Heard MD M, FAAP Brown Kimberly MD, FAAP Chomilo Nathan MD, FAAP Jones Nathaniel MD Rodriguez Patricia MD, FAAP Walker Valencia MD, FAAP Onyema-Melton Ngozi (2024) Climate change and children's health: building a healthy future for every child. Pediatrics 153(3):e2023065505

Ahdoot S, Pacheco SE, CoE H, Paulson JA, Ahdoot S, Baum CR, Bole A, Brumberg HL, Campbell CC, Lanphear BP (2015) Global climate change and children's health. Pediatrics 136(5):e1468–e1484

Alisic E, Zalta AK, van Wesel F, Larsen SE, Hafstad GS, Hassanpour K, Smid GE (2014) Rates of post-traumatic stress disorder in trauma-exposed children and adolescents: meta-analysis. Br J Psychiatry 204:335–340. https://doi.org/10.1192/bjp.bp.113.131227

Andrade L, O'Dwyer J, O'Neill E, Hynds P (2018) Surface water flooding, groundwater contamination, and enteric disease in developed countries: a scoping review of connections and consequences. Environ Pollut 236:540–549. https://doi.org/10.1016/j.envpol.2018.01.104

Anenberg SC, Mohegh A, Goldberg DL, Kerr GH, Brauer M, Burkart K, Hystad P, Larkin A, Wozniak S, Lamsal L (2022) Long-term trends in urban NO(2) concentrations and associated paediatric asthma incidence: estimates from global datasets. Lancet Planet Health 6(1):e49–e58. https://doi.org/10.1016/S2542-5196(21)00255-2

Archer EJ, Baker-Austin C, Osborn TJ, Jones NR, Martínez-Urtaza J, Trinanes J, Oliver JD, González FJC, Lake IR (2023) Climate warming and increasing Vibrio vulnificus infections in North America. Sci Rep 13(1):3893. https://doi.org/10.1038/s41598-023-28247-2

Aristizabal MJ, Anreiter I, Halldorsdottir T, Odgers CL, McDade TW, Goldenberg A, Mostafavi S, Kobor MS, Binder EB, Sokolowski MB, O'Donnell KJ (2020) Biological embedding of experience: a primer on epigenetics. Proc Natl Acad Sci U S A 117(38):23261–23269. https://doi.org/10.1073/pnas.1820838116

Arpin E, Gauffin K, Kerr M, Hjern A, Mashford-Pringle A, Barros A, Rajmil L, Choonara I, Spencer N (2021) Climate change and child health inequality: a review of reviews. Int J Environ Res Public Health 18(20):10896. https://doi.org/10.3390/ijerph182010896

Asseng S, Foster I, Turner NC (2011) The impact of temperature variability on wheat yields. Glob Change Biol 17(2):997–1012

AWMF (2025) Planetary Health in Leitlinien-eine Handreichung zum Anklicken.

Ballester J, Quijal-Zamorano M, Méndez Turrubiates RF, Pegenaute F, Herrmann FR, Robine JM, Basagaña X, Tonne C, Antó JM, Achebak H (2023) Heat-related mortality in Europe during the summer of 2022. Nat Med 29(7):1857–1866. https://doi.org/10.1038/s41591-023-02419-z

Balta I, Lemon J, Murnane C, Pet I, Vintila T, McCleery D, Callaway T, Douglas A, Stef L, Corcionivoschi N (2024) The One Health aspect of climate events with impact on foodborne pathogens transmission. One Health 19:100926. https://doi.org/10.1016/j.onehlt.2024.100926

Bandyopadhyay S, Kanji S, Wang L (2012) The impact of rainfall and temperature variation on diarrheal prevalence in Sub-Saharan Africa. Appl Geogr 33:63–72

Battisti DS, Naylor RL (2009) Historical warnings of future food insecurity with unprecedented seasonal heat. Science 323(5911):240–244

Beggs PJ, Clot B, Sofiev M, Johnston FH (2023) Climate change, airborne allergens, and three translational mitigation approaches. EBioMedicine 93

Benevolenza MA, DeRigne L (2018) The impact of climate change and natural disasters on vulnerable populations: a systematic review of literature. J Hum Behav Soc Environ 29:266–281

Berger SE, Ordway MR, Schoneveld E, Lucchini M, Thakur S, Anders T, Natale L, Barnett N (2023) The impact of extreme summer temperatures in the United Kingdom on infant sleep: implications for learning and development. Sci Rep 13(1). https://doi.org/10.1038/s41598-023-37111-2

Bernstein AS, Sun S, Weinberger KR, Spangler KR, Sheffield PE, Wellenius GA (2022) Warm season and emergency department visits to U.S. Children's hospitals. Environ Health Perspect 130(1):17001–17001. https://doi.org/10.1289/ehp8083

Berry HL (2021) Enabling a youth- and mental health-sensitive greener post-pandemic recovery. World Psychiatry 20(2):152–153. https://doi.org/10.1002/wps.20843

BfS (2023) Influence of climate change on UV exposure. https://www.bfs.de/EN/topics/opt/uv/climate-change/climate-uv-exposure/climate-uv-exposure_node.html. Accessed 17/02/2025

Bianco G, Espinoza-Chávez RM, Ashigbie PG, Junio H, Borhani C, Miles-Richardson S, Spector J (2024) Projected impact of climate change on human health in low-and middle-income countries: a systematic review. BMJ Glob Health 8(Suppl 3):e015550

Blunden J, T. Boyer E (2024) State of the Climate in 2023. vol 105

BMUKN (2024) Too much nitrogen in the environment – what steps are we taking? https://www.bmuv.de/en/topics/sustainability/overview-sustainability/nitrogen-reduction. Accessed 20/02/25

Bolan S, Padhye LP, Jasemizad T, Govarthanan M, Karmegam N, Wijesekara H, Amarasiri D, Hou D, Zhou P, Biswal BK, Balasubramanian R, Wang H, Siddique KHM, Rinklebe J, Kirkham MB,

Bolan N (2024) Impacts of climate change on the fate of contaminants through extreme weather events. Sci Total Environ 909:168388. https://doi.org/10.1016/j.scitotenv.2023.168388
Bole A, Bernstein A, White MJ (2024) The built environment and pediatric health. Pediatrics 153(1):e2023064773
Böse-O'Reilly S, O'Reilly F, Roeßler C (2023) Hitzebelastung bei Kindern. Monatsschrift Kinderheilkunde 171(2):124–129. https://doi.org/10.1007/s00112-022-01682-7
bpd (2023) Klimagerechtigkeit. https://www.bpb.de/themen/klimawandel/dossier-klimawandel/515255/klimagerechtigkeit/
Bundesärztekammer (2021) 125. Deutscher Ärztetag 2021. Anträge und Beschlüsse. TOP II Klimaschutz ist Gesundheitsschutz
Bundesärztekammer (2025) Kinder und Jugendliche konsequent vor Gesundheitsfolgen der Klimakrise schützen
Carlton EJ, Woster AP, DeWitt P, Goldstein RS, Levy K (2016) A systematic review and meta-analysis of ambient temperature and diarrhoeal diseases. Int J Epidemiol 45(1):117–130
Carnie TL, Berry HL, Blinkhorn SA, Hart CR (2011) In their own words: young people's mental health in drought-affected rural and remote NSW. Aust J Rural Health 19(5):244–248. https://doi.org/10.1111/j.1440-1584.2011.01224.x
CDC (2024) About One Health. https://www.cdc.gov/one-health/about/index.html
Cedeno Laurent JG, Williams A, Oulhote Y, Zanobetti A, Allen JG, Spengler JD (2018) Reduced cognitive function during a heat wave among residents of non-air-conditioned buildings: an observational study of young adults in the summer of 2016. PLoS Med 15(7):e1002605. https://doi.org/10.1371/journal.pmed.1002605
Chambliss SE, Pinon CPR, Messier KP, LaFranchi B, Upperman CR, Lunden MM, Robinson AL, Marshall JD, Apte JS (2021) Local and regional-scale racial and ethnic disparities in air pollution determined by long-term mobile monitoring. Proc Natl Acad Sci USA 118(37). https://doi.org/10.1073/pnas.2109249118
Class QA, Abel KM, Khashan AS, Rickert ME, Dalman C, Larsson H, Hultman CM, Langstrom N, Lichtenstein P, D'Onofrio BM (2014) Offspring psychopathology following preconception, prenatal and postnatal maternal bereavement stress. Psychol Med 44(1):71–84. https://doi.org/10.1017/S0033291713000780
Clemens V, von Hirschhausen E, Fegert JM (2022) Report of the intergovernmental panel on climate change: implications for the mental health policy of children and adolescents in Europe-a scoping review. Eur Child Adolesc Psychiatry 31(5):701–713. https://doi.org/10.1007/s00787-020-01615-3
Climate_Mental_Health_Network (2023) Climate Emotions Wheel
Cogen JD, Perkins A, Mockler B, Barton KS, Schwartz A, Boos M, Radhakrishnan A, Rai P, Tandon P, Philipsborn R, Grow HM (2024) Pediatric resident and program director views on climate change and health curricula: a multi-institution study. Acad Med 99(6):654–662. https://doi.org/10.1097/acm.0000000000005633
Cox DT, Maclean IM, Gardner AS, Gaston KJ (2020) Global variation in diurnal asymmetry in temperature, cloud cover, specific humidity and precipitation and its association with leaf area index. Glob Change Biol 26(12):7099–7111
Crimmins AR, Avery CW, Easterling DR, Kunkel KE, Stewart BC, Maycock TK (2023) Fifth national climate assessment
d'Amato G, Chong-Neto HJ, Monge Ortega OP, Vitale C, Ansotegui I, Rosario N, Haahtela T, Galan C, Pawankar R, Murrieta-Aguttes M (2020) The effects of climate change on respiratory allergy and asthma induced by pollen and mold allergens. Allergy 75(9):2219–2228
Daily JP, Parikh S (2025) Malaria. N Engl J Med 392(13):1320–1333. https://doi.org/10.1056/NEJMra2405313

Deng J, Zhang H, Wang Y, Liu Q, Du M, Yan W, Qin C, Zhang S, Chen W, Zhou L, Liu M, Niu B, Liu J (2024) Global, regional, and national burden of dengue infection in children and adolescents: an analysis of the Global Burden of Disease Study 2021. EClinicalMedicine 78:102943. https://doi.org/10.1016/j.eclinm.2024.102943

Ditlevsen P, Ditlevsen S (2023) Warning of a forthcoming collapse of the Atlantic meridional overturning circulation. Nat Commun 14(1):4254. https://doi.org/10.1038/s41467-023-39810-w

Dondorp AM, Lee SJ, Faiz MA, Mishra S, Price R, Tjitra E, Than M, Htut Y, Mohanty S, Yunus EB (2008) The relationship between age and the manifestations of and mortality associated with severe malaria. Clin Infect Dis 47(2):151–157

Dupke S, Buchholz U, Fastner J, Förster C, Frank C, Lewin A, Rickerts V, Selinka HC (2023) Impact of climate change on waterborne infections and intoxications. J Health Monit 8(Suppl 3):62–77. https://doi.org/10.25646/11402

DWD (2022) Was wir 2022 über das Extremwetter in Deutschland wissen

DWD (2024) Faktenpapier 2024 zu Extremwetter in Deutschland

DWD (2025) Deutschlandwetter im Frühjahr 2025. https://www.dwd.de/DE/presse/pressemitteilungen/DE/2025/20250530_pm_fruehjahr_news.html

ECDC (2024) Dengue worldwide overview. https://www.ecdc.europa.eu/en/dengue-monthly#:~:text=As%20of%2023%20January%202025,related%20deaths%20were%20reported%20globally. Accessed 19/02/2025

EPA (2024) Ground-level Ozone Basics. https://www.epa.gov/ground-level-ozone-pollution/ground-level-ozone-basics#wwh. Accessed 17/02/2025

Evans GW (2019) Projected behavioral impacts of global climate change. Annu Rev Psychol 70:449–474. https://doi.org/10.1146/annurev-psych-010418-103023

FAO (2001) Food insecurity: when people live with hunger and fear starvation. FAO,

FAO; IFAD; UNICEF; WFP; WHO (2025) The state of food security and nutrition in the World 2025: addressing high food price inflation for food security and nutrition. Food & Agriculture Org.,

FISI (2025) Ambulanz nachhaltig. https://www.ambulant-nachhaltig.de/amb-n/index.php.

Fowler D, Brimblecombe P, Burrows J, Heal MR, Grennfelt P, Stevenson DS, Jowett A, Nemitz E, Coyle M, Liu X (2020) A chronology of global air quality. Phil Trans R Soc A 378(2183):20190314

Garcia DM, Sheehan MC (2016) Extreme Weather-driven Disasters and Children's Health. Int J Health Serv 46(1):79–105. https://doi.org/10.1177/0020731415625254

Gierke Fv, Keller G, Mezger N (2024) Die grüne Arztpraxis. Medizinisch Wissenschaftliche Verlagsgesellschaft,

Green AC, Fowler HJ, Blenkinsop S, Davies PA (2025) Precipitation extremes in 2024. Nat Rev Earth Environ 6(4):243–245. https://doi.org/10.1038/s43017-025-00666-x

Gutschow B, Gray B, Ragavan MI, Sheffield PE, Philipsborn RP, Jee SH (2021) The intersection of pediatrics, climate change, and structural racism: ensuring health equity through climate justice. Curr Probl Pediatr Adolesc Health Care 51(6):101028. https://doi.org/10.1016/j.cppeds.2021.101028

Halonen JI, Zanobetti A, Sparrow D, Vokonas PS, Schwartz J (2021) Associations between outdoor temperature and markers of inflammation: a cohort study. Environ Health Perspect

Hamlington BD, Bellas-Manley A, Willis JK, Fournier S, Vinogradova N, Nerem RS, Piecuch CG, Thompson PR, Kopp R (2024) The rate of global sea level rise doubled during the past three decades. Commun Earth Environ 5(1). https://doi.org/10.1038/s43247-024-01761-5

Hardeman A, Hidalgo A, Lindgren E, Carlson J (2023) Health consequences and remediation of mold exposure following natural disasters: a scoping review. Ann Allergy Asthma Immunol 131 (5, Supplement 1):S24–S25. https://doi.org/10.1016/j.anai.2023.08.083

Hatfield JL, Boote KJ, Kimball BA, Ziska L, Izaurralde RC, Ort D, Thomson AM, Wolfe D (2011) Climate impacts on agriculture: implications for crop production. Agron J 103(2):351–370

Hauptman M, Woolf AD (2017) Childhood ingestions of environmental toxins: what are the risks? Pediatr Ann 46(12):e466–e471. https://doi.org/10.3928/19382359-20171116-01

He C, Zhu Y, Bachwenkizi J, Chen R, Kan H, Fawzi WW (2025) Assessment of heatwave impacts on child feeding practices across 36 low-income and middle-income countries: a cross-sectional analysis. Lancet Planetary Health. https://doi.org/10.1016/j.lanplh.2025.06.005

Helldén D, Andersson C, Nilsson M, Ebi KL, Friberg P, Alfvén T (2021) Climate change and child health: a scoping review and an expanded conceptual framework. Lancet Planetary Health 5(3):e164–e175

Herrmann A, Eichinger M (2022) Klimawandel und Gesundheitsförderung. In: Leitbegriffe der Gesundheitsförderung. Bundeszentrale für gesundheitliche Aufklärung (BZgA). https://doi.org/10.17623/BZGA:Q4-i156-1.0

Horton R, Beaglehole R, Bonita R, Raeburn J, McKee M, Wall S (2014) From public to planetary health: a manifesto. Lancet 383(9920):847

IOM (2020) Health and Migration, Environment, Climate Change

IPBES (2024) Summary for policymakers of the thematic assessment report on the interlinkages among biodiversity, water, food and health of the intergovernmental science-policy platform on Biodiversity and Ecosystem Services. https://zenodo.org/records/13850290

IPCC (2023) Climate Change 2023: synthesis Report, Summary for Policymakers. Contribution of Working Groups I, II and III to the Sixth Assessment Report of the Intergovernmental Panel on Climate Change [Core Writing Team, H. Lee and J. Romero (eds.)]. IPCC, Geneva, Switzerland

Jones R, Reid P, Macmillan A (2022) Navigating fundamental tensions towards a decolonial relational vision of planetary health. Lancet Planetary Health 6(10):e834–e841

Gilchrist J, Haileyesus T, Murphy MW, Yard EE (2011) Nonfatal sports and recreation heat illness treated in hospital emergency departments–United States, 2001–2009. Morbidity and Mortality Weekly Report (MMWR) 60(29):977–980

Karalexi MA, Tagkas CF, Markozannes G, Tseretopoulou X, Hernández AF, Schüz J, Halldorsson TI, Psaltopoulou T, Petridou ET, Tzoulaki I, Ntzani EE (2021) Exposure to pesticides and childhood leukemia risk: a systematic review and meta-analysis. Environ Pollut 285:117376. https://doi.org/10.1016/j.envpol.2021.117376

Karliner J, Slotterback S, Boyd R, Ashby B, Steele K, Wang J (2020) Health care's climate footprint: the health sector contribution and opportunities for action. European journal of public health 30 (Supplement_5):ckaa165. 843

Keswani A, Akselrod H, Anenberg SC (2022) Health and clinical impacts of air pollution and linkages with climate change. NEJM Evidence 1 (7). https://doi.org/10.1056/evidra2200068

Kistin EJ, Fogarty J, Pokrasso RS, McCally M, McCornick PG (2010) Climate change, water resources and child health. Arch Dis Child 95(7):545–549. https://doi.org/10.1136/adc.2009.175307

KliMeG (2025) Kompetenzzentrum für klimaresiliente Medizin und Gesundheitseinrichtungen. https://klimeg.de

Kotz M, Donat MG, Lancaster T, Parker M, Smith P, Taylor A, Vetter SH (2025) Climate extremes, food price spikes, and their wider societal risks. Environ Res Lett 20(8):081001. https://doi.org/10.1088/1748-9326/ade45f

Kotz M, Levermann A, Wenz L (2024) The economic commitment of climate change. Nature 628(8008):551–557. https://doi.org/10.1038/s41586-024-07219-0

Krautwig T, Krieger A (2022) Kippelemente im Klimasystem. https://www.helmholtz-klima.de/aktuelles/kippelemente-im-klimasystem. Accessed 16.01.2025

Kühnen M, Silva S, Beckmann J, Eberle U, Hahn R, Hermann C, Schaltegger S, Schmid M (2019) Contributions to the sustainable development goals in life cycle sustainability assessment:

insights from the Handprint research project. NachhaltigkeitsManagementForum | Sustainability Management Forum 27(1):65–82. https://doi.org/10.1007/s00550-019-00484-y

Landrigan PJ, Etzel RA (2024) Textbook of children's environmental health. Oxford University Press, USA, Second Edition edn

Lee K, Gjersoe N, O'Neill S, Barnett J (2020) Youth perceptions of climate change: a narrative synthesis. WIREs Clim Change 11(3):e641. https://doi.org/10.1002/wcc.641

Lenton TM, Held H, Kriegler E, Hall JW, Lucht W, Rahmstorf S, Schellnhuber HJ (2008) Tipping elements in the Earth's climate system. Proc Natl Acad Sci U S A 105(6):1786–1793. https://doi.org/10.1073/pnas.0705414105

Lerner H, Berg C (2017) A comparison of three holistic approaches to health: one health, ecohealth, and planetary health. Front Vet Sci 4:163

Li T, Cohen AJ, Krzyzanowski M, Zhang C, Gumy S, Mudu P, Pant P, Liu Q, Kan H, Tong S, Chen S, Kang U, Basart S, Touré NE, Al-Hemoud A, Rudich Y, Tobias A, Querol X, Khomsi K, Samara F, Hashizume M, Stafoggia M, Malkawi M, Wang S, Zhou M, Shi X, Jiang G, Shen H (2025) Sand and dust storms: a growing global health threat calls for international health studies to support policy action. Lancet Planet Health 9(1):e34–e40. https://doi.org/10.1016/s2542-5196(24)00308-5

Liu Z, Jim CY (2021) Playing on natural or artificial turf sports field? Assessing heat stress of children, young athletes, and adults in Hong Kong. Sustain Cities Soc 75:103271

Lopes MC (2024) Climate change and its impact on children and adolescents sleep. Jornal de Pediatria. https://doi.org/10.1016/j.jped.2024.10.009

Malaspina D, Howell EA, Spicer J (2020) Intergenerational echoes of climate change. JAMA Psychiat 77(8):778–780. https://doi.org/10.1001/jamapsychiatry.2020.0604

Mani A, Mullainathan S, Shafir E, Zhao J (2013) Poverty impedes cognitive function. Science 341(6149):976–980. https://doi.org/10.1126/science.1238041

Mann M, McMillan JE, Silver EJ, Stein REK (2021) Children and adolescents with disabilities and exposure to disasters, terrorism, and the COVID-19 pandemic: a scoping review. Curr Psychiatry Rep 23(12):80. https://doi.org/10.1007/s11920-021-01295-z

Marsh GP (1864) Man and nature, or physical geography as modified by human action by George P. Marsh. Sampson Low, Son and Marston,

Martinez-Villalobos C, Fu D, Loikith PC, Neelin JD (2025) Accelerating increase in the duration of heatwaves under global warming. Nat Geosci 18(8):716–723. https://doi.org/10.1038/s41561-025-01737-w

McDermott B, Cobham V, Berry H, Kim B (2014) Correlates of persisting posttraumatic symptoms in children and adolescents 18 months after a cyclone disaster. Aust N Z J Psychiatry 48(1):80–86. https://doi.org/10.1177/0004867413500349

McGushin A, Gasparri G, Graef V, Ngendahayo C, Timilsina S, Bustreo F, Costello A (2022) Adolescent wellbeing and climate crisis: adolescents are responding, what about health professionals? bmj, 379.

McMichael C, Barnett J, McMichael AJ (2012) An ill wind? climate change, migration, and health. Environ Health Perspect 120(5):646–654. https://doi.org/10.1289/ehp.1104375

McShane M, Kumar S, Zuniga L (2024) Implementing and assessing climate change education in a pediatrics residency curriculum. J Grad Med Educ 16(6 Suppl):92–98. https://doi.org/10.4300/jgme-d-24-00053.1

Minwuyelet A, Yewhalaw D, Siferih M, Atenafu G (2025) Current update on malaria in pregnancy: a systematic review. Trop Dis Travel Med Vaccines 11(1):14. https://doi.org/10.1186/s40794-025-00248-1

Mishra BK, Kumar P, Saraswat C, Chakraborty S, Gautam A (2021) Water security in a changing environment: concept, challenges and solutions. Water 13(4). https://doi.org/10.3390/w13040490

Moon C, Braganza S, Bathory E (2024) Incorporating climate change education into residency: a focus on community risks and resources. J Grad Med Educ 16(6 Suppl):86–91. https://doi.org/10.4300/jgme-d-24-00061.1

Myers SS, Masztalerz O, Ahdoot S, Gabrysch S, Gupta J, Haines A, Kleineberg-Massuthe H, Lambrecht NJ, Landrigan PJ, Mahmood J, Pörtner LM, Rohr J, Traidl-Hoffmann C, Wendt AS, Wray B, Rockström J (2025) Connecting planetary boundaries and planetary health: a resilient and stable Earth system is crucial for human health. The Lancet 406(10501):315–319. https://doi.org/10.1016/S0140-6736(25)01256-5

Neumann JE, Anenberg SC, Weinberger KR, Amend M, Gulati S, Crimmins A, Roman H, Fann N, Kinney PL (2019) Estimates of present and future asthma emergency department visits associated with exposure to oak, birch, and grass pollen in the United States. GeoHealth 3(1):11–27

Niu L, Herrera MT, Girma B, Liu B, Schinasi L, Clougherty JE, Sheffield PE (2022) High ambient temperature and child emergency and hospital visits in New York City. Paediatr Perinat Epidemiol 36(1):36–44. https://doi.org/10.1111/ppe.12793

NOAA (2024) 2023 Global Climate Report

Nomura Y, Rompala G, Pritchett L, Aushev V, Chen J, Hurd YL (2021) Natural disaster stress during pregnancy is linked to reprogramming of the placenta transcriptome in relation to anxiety and stress hormones in young offspring. Mol Psychiatry 26(11):6520–6530

Norris FH, Friedman MJ, Watson PJ, Byrne CM, Diaz E, Kaniasty K (2002) 60,000 disaster victims speak: part I. An empirical review of the empirical literature, 1981–2001. Psychiatry 65 (3):207–239. https://doi.org/10.1521/psyc.65.3.207.20173

Nyadanu SD, Dunne J, Tessema GA, Mullins B, Kumi-Boateng B, Bell ML, Duko B, Pereira G (2024) Maternal exposure to ambient air temperature and adverse birth outcomes: an umbrella review of systematic reviews and meta-analyses. Sci Total Environ 917:170236. https://doi.org/10.1016/j.scitotenv.2024.170236

Olson DM, Metz GAS (2020) Climate change is a major stressor causing poor pregnancy outcomes and child development. F1000Res 9. https://doi.org/10.12688/f1000research.27157.1

Pabst R, Sousa CA, Essl F, García-Rodríguez A, Liu D, Lenzner B, Schertler A, Zêzere JL, Capinha C (2025) Global invasion patterns and dynamics of disease vector mosquitoes. Nat Commun 16(1):9127. https://doi.org/10.1038/s41467-025-64446-3

Pacheco SE (2018) Hurricane Harvey and climate change: the need for policy to protect children. Pediatr Res 83(1–1):9–10. https://doi.org/10.1038/pr.2017.280

Park RJ (2022) Hot temperature and high-stakes performance. J Hum Resour 57(2):400–434. https://doi.org/10.3368/jhr.57.2.0618-9535R3

Parsons ES, Jowell A, Veidis E, Barry M, Israni ST (2024) Climate change and inequality. Pediatric research:1–8

Perera FP (2017) Multiple threats to child health from fossil fuel combustion: impacts of air pollution and climate change. Ann Glob Health

Perkins-Kirkpatrick SE, Lewis SC (2020) Increasing trends in regional heatwaves. Nat Commun 11(1). https://doi.org/10.1038/s41467-020-16970-7

Philipsborn R, Ahmed SM, Brosi BJ, Levy K (2016) Climatic drivers of diarrheagenic escherichia coliIncidence: a systematic review and meta-analysis. J Infect Dis 214(1):6–15. https://doi.org/10.1093/infdis/jiw081

Philipsborn RP, Cowenhoven J, Bole A, Balk SJ, Bernstein A (2021) A pediatrician's guide to climate change-informed primary care. Curr Probl Pediatr Adolesc Health Care 51(6):101027. https://doi.org/10.1016/j.cppeds.2021.101027

Pihkala P (2022) Toward a Taxonomy of Climate Emotions. Front Clim 3. https://doi.org/10.3389/fclim.2021.738154

PIK (2025) Planetary Health Check 2025. Potsdam Institute for Climate Impact Research (PIK), Potsdam, Germany

Prescott S, Logan A, Albrecht G, Campbell D, Crane J, Cunsolo A, Holloway J, Kozyrskyj A, Lowry C, Penders J, Redvers N, Renz H, Stokholm J, Svanes C, Wegienka G (2018) The canmore declaration: statement of principles for planetary health. Chall 9(2). https://doi.org/10.3390/challe9020031

Prescott SL (2024) Planetary health: a new approach to healing the Anthropocene. Ann Allergy Asthma Immunol

Quitmann C, Griesel S, Nayna Schwerdtle P, Danquah I, Herrmann A (2023) Climate-sensitive health counselling: a scoping review and conceptual framework. Lancet Planet Health 7(7):e600–e610. https://doi.org/10.1016/S2542-5196(23)00107-9

Randell H, Gray C (2019) Climate change and educational attainment in the global tropics. Proc Natl Acad Sci U S A 116(18):8840–8845. https://doi.org/10.1073/pnas.1817480116

Rausch M (2022) Gesundheitsförderung und Prävention in den Gesundheitsberufen. In: Haring R (ed) Gesundheitswissenschaften. Springer Berlin Heidelberg, Berlin, Heidelberg, S. 419–431. https://doi.org/10.1007/978-3-662-65219-0_35

Redvers N (2021) The determinants of planetary health. Lancet Planet Health 5(3):e111–e112

Redvers N, Celidwen Y, Schultz C, Horn O, Githaiga C, Vera M, Perdrisat M, Plume LM, Kobei D, Kain MC (2022) The determinants of planetary health: an Indigenous consensus perspective. Lancet Planet Health 6(2):e156–e163

Richardson K, Steffen W, Lucht W, Bendtsen J, Cornell SE, Donges JF, Drüke M, Fetzer I, Bala G, von Bloh W, Feulner G, Fiedler S, Gerten D, Gleeson T, Hofmann M, Huiskamp W, Kummu M, Mohan C, Nogués-Bravo D, Petri S, Porkka M, Rahmstorf S, Schaphoff S, Thonicke K, Tobian A, Virkki V, Wang-Erlandsson L, Weber L, Rockström J (2023) Earth beyond six of nine planetary boundaries. Sci Adv 9(37):eadh2458. https://doi.org/10.1126/sciadv.adh2458

Rockström J, Donges JF, Fetzer I, Martin MA, Wang-Erlandsson L, Richardson K (2024) Planetary boundaries guide humanity's future on Earth. Nat Rev Earth Environ 5(11):773–788

Rockström J, Steffen W, Noone K, Persson A, Chapin FS (2009a) A safe operating space for humanity. Nature 461(7263):472–475

Rockström J, Steffen W, Noone K, Persson Å, Chapin FS, Lambin EF, Lenton TM, Scheffer M, Folke C, Schellnhuber HJ, Nykvist B, de Wit CA, Hughes T, van der Leeuw S, Rodhe H, Sörlin S, Snyder PK, Costanza R, Svedin U, Falkenmark M, Karlberg L, Corell RW, Fabry VJ, Hansen J, Walker B, Liverman D, Richardson K, Crutzen P, Foley JA (2009b) A safe operating space for humanity. Nature 461(7263):472–475. https://doi.org/10.1038/461472a

Romanello M, Walawender M, Hsu S-C, Moskeland A, Palmeiro-Silva Y, Scamman D, Ali Z, Ameli N, Angelova D, Ayeb-Karlsson S, Basart S, Beagley J, Beggs PJ, Blanco-Villafuerte L, Cai W, Callaghan M, Campbell-Lendrum D, Chambers JD, Chicmana-Zapata V, Chu L, Cross TJ, van Daalen KR, Dalin C, Dasandi N, Dasgupta S, Davies M, Dubrow R, Eckelman MJ, Ford JD, Freyberg C, Gasparyan O, Gordon-Strachan G, Grubb M, Gunther SH, Hamilton I, Hang Y, Hänninen R, Hartinger S, He K, Heidecke J, Hess JJ, Jamart L, Jankin S, Jatkar H, Jay O, Kelman I, Kennard H, Kiesewetter G, Kinney P, Kniveton D, Kouznetsov R, Lampard P, Lee JKW, Lemke B, Li B, Liu Y, Liu Z, Llabrés-Brustenga A, Lott M, Lowe R, Martinez-Urtaza J, Maslin M, McAllister L, McMichael C, Mi Z, Milner J, Minor K, Minx J, Mohajeri N, Momen NC, Moradi-Lakeh M, Morrisey K, Munzert S, Murray KA, Obradovich N, O'Hare MB, Oliveira C, Oreszczyn T, Otto M, Owfi F, Pearman OL, Pega F, Perishing AJ, Pinho-Gomes A-C, Ponmattam J, Rabbaniha M, Rickman J, Robinson E, Rocklöv J, Rojas-Rueda D, Salas RN, Semenza JC, Sherman JD, Shumake-Guillemot J, Singh P, Sjödin H, Slater J, Sofiev M, Sorensen C, Springmann M, Stalhandske Z, Stowell JD, Tabatabaei M, Taylor J, Tong D, Tonne C, Treskova M, Trinanes JA, Uppstu A, Wagner F, Warnecke L, Whitcombe H, Xian P, Zavaleta-Cortijo

C, Zhang C, Zhang R, Zhang S, Zhang Y, Zhu Q, Gong P, Montgomery H, Costello A (2024) The 2024 report of the Lancet Countdown on health and climate change: facing record-breaking threats from delayed action. Lancet 404(10465):1847–1896. https://doi.org/10.1016/S0140-6736(24)01822-1
Mea R (2024) The 2024 report of the Lancet Countdown on health and climate change: facing record-breaking threats from delayed action. Lancet 404(10465):1847–1896. https://doi.org/10.1016/S0140-6736(24)01822-1
Ruffault J, Curt T, Moron V, Trigo RM, Mouillot F, Koutsias N, Pimont F, Martin-StPaul N, Barbero R, Dupuy J-L, Russo A, Belhadj-Khedher C (2020) Increased likelihood of heat-induced large wildfires in the Mediterranean Basin. Sci Rep 10(1):13790. https://doi.org/10.1038/s41598-020-70069-z
Sanson A, Bellemo M (2021) Children and youth in the climate crisis. BJPsych Bulletin 45(4):205–209. https://doi.org/10.1192/bjb.2021.16
Satapathy P, Khatib MN, Gaidhane S, Zahiruddin QS, Sharma RK, Rustagi S, Al-Jishi JM, Albayat H, Al Fares MA, Garout M, Alrasheed HA, Al-Subaie MF, Rabaan AA, Sah R (2024) Adverse pregnancy outcomes in maternal malarial infection: a systematic review and meta-analysis. New Microbes New Infect 62:101474. https://doi.org/10.1016/j.nmni.2024.101474
Scherenberg V (2023) Nachhaltigkeit im Gesundheitswesen. In: Scherenberg VP, J. (ed) Klima- und Gesundheitsschutz: planetary-Health-Lösungsansätze, vol Themenband, Bd. 10. Apollon University Press, Bremen, S. 69–83
Schmitt A, Malchow B, Hasan A, Falkai P (2014) The impact of environmental factors in severe psychiatric disorders. Front Neurosci 8:19. https://doi.org/10.3389/fnins.2014.00019
Schulz C, Herrmann M (2021) Planetary Health. In: Traidl-Hoffmann C, Schulz C, Herrmann M, Simon B (eds) Planetary Health. Klima, Umwelt und Gesundheit im Anthropozän. Medizinisch Wissenschaftliche Verlagsgesellschaft, Berlin
Semenza JC, Paz S (2021) Climate change and infectious disease in Europe: impact, projection and adaptation. Lancet Reg Health Eur 9:100230. https://doi.org/10.1016/j.lanepe.2021.100230
Sheffield PE, Herrera MT, Kinnee EJ, Clougherty JE (2018) Not so little differences: variation in hot weather risk to young children in New York City. Public Health 161:119–126. https://doi.org/10.1016/j.puhe.2018.06.004
Sheffield PE, Landrigan PJ (2011) Global climate change and children's health: threats and strategies for prevention. Environ Health Perspect 119(3):291–298. https://doi.org/10.1289/ehp.1002233
Sheridan CL, Radmacher SA (1992) Health psychology: challenging the biomedical model. John Wiley & Sons
Sherman JD, MacNeill AJ, Biddinger PD, Ergun O, Salas RN, Eckelman MJ (2023) Sustainable and resilient health care in the face of a changing climate. Annu Rev Public Health 44(1):255–277
Shokri N, Hassani A, Sahimi M (2024) Multi-scale soil salinization dynamics from global to pore scale: a review. Reviews of Geophysics 62 (4):e2023RG000804
Sibomana O, Bukuru J, Saka SA, Uwizeyimana MG, Kihunyu AM, Obianke A, Damilare SO, Bueh LT, Agbelemoge BOG, Oveh RO (2025) Routine malaria vaccination in Africa: a step toward malaria eradication? Malar J 24(1):1. https://doi.org/10.1186/s12936-024-05235-z
SkendŽić S, Zovko M, Živković IP, Lešić V, Lemić D (2021) The impact of climate change on agricultural insect pests. Insects 12(5):440. https://doi.org/10.3390/insects12050440
Smith CJ (2019) Pediatric thermoregulation: considerations in the face of global climate change. Nutrients 11(9):2010. https://doi.org/10.3390/nu11092010
Smith KE, Pollak SD (2021) Rethinking concepts and categories for understanding the neurodevelopmental effects of childhood adversity. Perspect Psychol Sci 16(1):67–93. https://doi.org/10.1177/1745691620920725

Smith M, Golden C, Myers S (2017) Potential rise in iron deficiency due to future anthropogenic carbon dioxide emissions. GeoHealth 1(6):248–257

Solmi M, Radua J, Olivola M, Croce E, Soardo L, Salazar de Pablo G, Il Shin J, Kirkbride JB, Jones P, Kim JH, Kim JY, Carvalho AF, Seeman MV, Correll CU, Fusar-Poli P (2022) Age at onset of mental disorders worldwide: large-scale meta-analysis of 192 epidemiological studies. Mol Psychiatry 27(1):281–295. https://doi.org/10.1038/s41380-021-01161-7

Stanke C, Murray V, Amlot R, Nurse J, Williams R (2012) The effects of flooding on mental health: outcomes and recommendations from a review of the literature. PLoS Curr 4:e4f9f1fa9c3cae. https://doi.org/10.1371/4f9f1fa9c3cae

Steffen W, Richardson K, Rockström J, Cornell SE, Fetzer I, Bennett EM, Biggs R, Carpenter SR, de Vries W, de Wit CA, Folke C, Gerten D, Heinke J, Mace GM, Persson LM, Ramanathan V, Reyers B, Sörlin S (2015) Planetary boundaries: guiding human development on a changing planet. Science 347(6223):1259855. https://doi.org/10.1126/science.1259855

Sullivan A, Baker E, Kurvits T, Popescu A, Paulson AK, Cardinal Christianson A, Tulloch A, Bilbao B, Mathison C, Robinson C (2022) Spreading like wildfire: the rising threat of extraordinary landscape fires

Thompson B, Cohen MJ, Meerman J (2012) World food insecurity and malnutrition: scope, trends, causes and consequences. The impact of climate change and bioenergy on nutrition:21–41

Thompson HM, Sheffield P, Shakeel O, Wood NM, Miller MD (2025) Climate change will impact childhood cancer risks, care and outcomes. BMJ Paediatrics Open 9(1):e003123. https://doi.org/10.1136/bmjpo-2024-003123

Thomson MC, Stanberry LR (2022) Climate change and vectorborne diseases. N Engl J Med 387(21):1969–1978. https://doi.org/10.1056/nejmra2200092

Torres A, Zhao I, Namushi J, Kandawasvika G (2025) Exploring the burden of west nile virus in resource limited regions: challenges and implications for pediatric neurology. In: Seminars in Pediatric Neurology Elsevier, S. 101208

Tradowsky JS, Philip SY, Kreienkamp F, Kew SF, Lorenz P, Arrighi J, Bettmann T, Caluwaerts S, Chan SC, De Cruz L, de Vries H, Demuth N, Ferrone A, Fischer EM, Fowler HJ, Goergen K, Heinrich D, Henrichs Y, Kaspar F, Lenderink G, Nilson E, Otto FEL, Ragone F, Seneviratne SI, Singh RK, Skålevåg A, Termonia P, Thalheimer L, van Aalst M, Van den Bergh J, Van de Vyver H, Vannitsem S, van Oldenborgh GJ, Van Schaeybroeck B, Vautard R, Vonk D, Wanders N (2023) Attribution of the heavy rainfall events leading to severe flooding in Western Europe during July 2021. Clim Change 176(7):90. https://doi.org/10.1007/s10584-023-03502-7

Uejio CK, Christenson M, Moran C, Gorelick M (2017) Drinking-water treatment, climate change, and childhood gastrointestinal illness projections for northern Wisconsin (USA) communities drinking untreated groundwater. Hydrogeol J 25(4):969

UFZ (2024) Questions and answers on extreme water events in Germany. https://www.ufz.de/index.php?en=51222. Accessed 25.10.2025

Uibel D, Sharma R, Piontkowski D, Sheffield PE, Clougherty JE (2022) Association of ambient extreme heat with pediatric morbidity: a scoping review. Int J Biometeorol 66(8):1683–1698. https://doi.org/10.1007/s00484-022-02310-5

UN (1987) Our common future: brundtland report

UN (2015) Transformation unserer Welt: die Agenda 2030 für nachhaltige Entwicklung

UNEP (2021) Climate change in the Mediterranean

UNFCCC (2022) What is the Triple Planetary Crisis? https://unfccc.int/news/what-is-the-triple-planetary-crisis. Accessed 03.02.2025

UNFCCC TUNFCoCC (1992). Treaty Doc No. 102–38, 1771 U.N.T.S. 107

UNICEF (2021a) Children's Climate Risk Index. https://data.unicef.org/resources/childrens-climate-risk-index-report/. Accessed 12. Dezember 2023

UNICEF (2021b) The climate crisis is a child rights crisis. UNICEF,
UNICEF (2023) Children displaced in a changing climate
van Daalen KR, Tonne C, Semenza JC, Rocklov J, Markandya A, Dasandi N, Jankin S, Achebak H, Ballester J, Bechara H, Beck TM, Callaghan MW, Carvalho BM, Chambers J, Pradas MC, Courtenay O, Dasgupta S, Eckelman MJ, Farooq Z, Fransson P, Gallo E, Gasparyan O, Gonzalez-Reviriego N, Hamilton I, Hanninen R, Hatfield C, He K, Kazmierczak A, Kendrovski V, Kennard H, Kiesewetter G, Kouznetsov R, Kriit HK, Llabres-Brustenga A, Lloyd SJ, Batista ML, Maia C, Martinez-Urtaza J, Mi Z, Mila C, Minx JC, Nieuwenhuijsen M, Palamarchuk J, Pantera DK, Quijal-Zamorano M, Rafaj P, Robinson EJZ, Sanchez-Valdivia N, Scamman D, Schmoll O, Sewe MO, Sherman JD, Singh P, Sirotkina E, Sjodin H, Sofiev M, Solaraju-Murali B, Springmann M, Treskova M, Trinanes J, Vanuytrecht E, Wagner F, Walawender M, Warnecke L, Zhang R, Romanello M, Anto JM, Nilsson M, Lowe R (2024) The 2024 Europe report of the lancet countdown on health and climate change: unprecedented warming demands unprecedented action. Lancet Public Health 9(7):e495–e522. https://doi.org/10.1016/S2468-2667(24)00055-0
van Loenhout JAF, Delbiso TD, Kiriliouk A, Rodriguez-Llanes JM, Segers J, Guha-Sapir D (2018) Heat and emergency room admissions in the Netherlands. BMC Public Health 18(1):1–9
Vardoulakis S, Dimitroulopoulou C, Thornes J, Lai K-M, Taylor J, Myers I, Heaviside C, Mavrogianni A, Shrubsole C, Chalabi Z, Davies M, Wilkinson P (2015) Impact of climate change on the domestic indoor environment and associated health risks in the UK. Environ Int 85:299–313. https://doi.org/10.1016/j.envint.2015.09.010
Watson R, Baste I, Larigauderie A, Leadley P, Pascual U, Baptiste B, Demissew S, Dziba L, Erpul G, Fazel A (2019) Summary for policymakers of the global assessment report on biodiversity and ecosystem services of the Intergovernmental science-policy platform on biodiversity and ecosystem services. IPBES Secretariat: Bonn, Germany:22–47
Watts N, Adger WN, Agnolucci P, Blackstock J, Byass P, Cai W, Chaytor S, Colbourn T, Collins M, Cooper A, Cox PM, Depledge J, Drummond P, Ekins P, Galaz V, Grace D, Graham H, Grubb M, Haines A, Hamilton I, Hunter A, Jiang X, Li M, Kelman I, Liang L, Lott M, Lowe R, Luo Y, Mace G, Maslin M, Nilsson M, Oreszczyn T, Pye S, Quinn T, Svensdotter M, Venevsky S, Warner K, Xu B, Yang J, Yin Y, Yu C, Zhang Q, Gong P, Montgomery H, Costello A (2015) Health and climate change: policy responses to protect public health. Lancet 386(10006):1861–1914. https://doi.org/10.1016/S0140-6736(15)60854-6
Whitmee S, Haines A, Beyrer C, Boltz F, Capon AG, de Souza Dias BF, Ezeh A, Frumkin H, Gong P, Head P (2015) The rockefeller foundation–lancet commission on planetary health. Safeguarding human health in the Anthropocene epoch: report of the rockefeller foundation–lancet commission on planetary health. Lancet 386(10007):1973–2028
WHO (2023a) Climate change. World Health Organization (WHO). https://www.who.int/news-room/fact-sheets/detail/climate-change-and-health. Accessed 16.01.2025
WHO (2023b) Operational Framework for Climate-Resilient and Low Carbon Health Systems. License: CC BY-NC-SA 3.0 IGO., Geneva
WHO (2024a) Dengue and severe dengue. https://www.who.int/news-room/fact-sheets/detail/dengue-and-severe-dengue. Accessed 19/02/25
WHO (2024b) World malaria report 2024: addressing inequity in the global malaria response. Licence: CC BY-NC-SA 3.0 IGO. Geneva
WMO (2024) Climate change. https://wmo.int/topics/climate-change. Accessed 14/02/2025
WMO (2025) WMO confirms 2024 as warmest year on record at about 1.55°C above pre-industrial level. https://wmo.int/news/media-centre/wmo-confirms-2024-warmest-year-record-about-155degc-above-pre-industrial-level. Accessed 14/02/2025

Wunderling N, von der Heydt AS, Aksenov Y, Barker S, Bastiaansen R, Brovkin V, Brunetti M, Couplet V, Kleinen T, Lear CH, Lohmann J, Roman-Cuesta RM, Sinet S, Swingedouw D, Winkelmann R, Anand P, Barichivich J, Bathiany S, Baudena M, Bruun JT, Chiessi CM, Coxall HK, Docquier D, Donges JF, Falkena SKJ, Klose AK, Obura D, Rocha J, Rynders S, Steinert NJ, Willeit M (2024) Climate tipping point interactions and cascades: a review. Earth Syst Dynam 15(1):41–74. https://doi.org/10.5194/esd-15-41-2024

Xiong, T., Chen, P., Mu, Y. et al. (2020) Association between ambient temperature and hypertensive disorders in pregnancy in China. Nat Commun 11, 2925

Zangerl KE, Hoernke K, Andreas M, Dalglish SL, Kelman I, Nilsson M, Rockloev J, Bärnighausen T, McMahon SA (2024) Child health prioritisation in national adaptation policies on climate change: a policy document analysis across 160 countries. Lancet Child Adolesc Health

Zhang S, Wang X, Hammarlund EU, Wang H, Costa MM, Bjerrum CJ, Connelly JN, Zhang B, Bian L, Canfield DE (2015) Orbital forcing of climate 1.4 billion years ago. Proc Natl Acad Sci 112(12):E1406–E1413. https://doi.org/10.1073/pnas.1502239112

Zhao Q, Guo Y, Ye T, Gasparrini A, Tong S, Overcenco A, Urban A, Schneider A, Entezari A, Vicedo-Cabrera AM, Zanobetti A, Analitis A, Zeka A, Tobias A, Nunes B, Alahmad B, Armstrong B, Forsberg B, Pan S-C, Íñiguez C, Ameling C, De la Cruz Valencia C, Åström C, Houthuijs D, Dung DV, Royé D, Indermitte E, Lavigne E, Mayvaneh F, Acquaotta F, de'Donato F, Di Ruscio F, Sera F, Carrasco-Escobar G, Kan H, Orru H, Kim H, Holobaca I-H, Kyselý J, Madureira J, Schwartz J, Jaakkola JJK, Katsouyanni K, Hurtado Diaz M, Ragettli MS, Hashizume M, Pascal M, de Sousa Zanotti Stagliorio Coélho M, Valdés Ortega N, Ryti N, Scovronick N, Michelozzi P, Matus Correa P, Goodman P, Nascimento Saldiva PH, Abrutzky R, Osorio S, Rao S, Fratianni S, Dang TN, Colistro V, Huber V, Lee W, Seposo X, Honda Y, Guo YL, Bell ML, Li S (2021) Global, regional, and national burden of mortality associated with non-optimal ambient temperatures from 2000 to 2019: a three-stage modelling study. Lancet Planet Health 5(7):e415–e425. https://doi.org/10.1016/s2542-5196(21)00081-4

Ziska LH, Makra L, Harry SK, Bruffaerts N, Hendrickx M, Coates F, Saarto A, Thibaudon M, Oliver G, Damialis A, Charalampopoulos A, Vokou D, Heiđmarsson S, Guđjohnsen E, Bonini M, Oh J-W, Sullivan K, Ford L, Brooks GD, Myszkowska D, Severova E, Gehrig R, Ramón GD, Beggs PJ, Knowlton K, Crimmins AR (2019) Temperature-related changes in airborne allergenic pollen abundance and seasonality across the northern hemisphere: a retrospective data analysis. The Lancet Planetary Health 3(3):e124–e131. https://doi.org/10.1016/s2542-5196(19)30015-4

Hitze

2

Lukas Häger und Stefanie Haberger

2.1 Fallbeispiel

Fallbeispiel

Der achtjährige Noah wird von seinen Eltern an einem Sommerabend mit Außentemperaturen von 35 °C in die Notaufnahme gebracht. Er hat den Großteil des Tages draußen in einem Fußballcamp verbracht. Am Nachmittag klagte er über starke Kopfschmerzen, Schwindel und Übelkeit, sodass ihn die Eltern dort abholen mussten. Die Mutter berichtet, dass er im Anschluss zunehmend verwirrt wirkte, nur verzögert auf Ansprache reagierte und seine Haut auffällig heiß und trocken erschien. Noah ist ein sonst gesunder und sportlicher Junge. Es sind bei ihm keine Vorerkrankungen bekannt. Bei der ersten Untersuchung beträgt die Körpertemperatur 40,2 °C (rektal). Die Herzfrequenz liegt bei 135/min, der Blutdruck bei 90/60 mmHg und die Atemfrequenz beträgt 26/min. Die Haut ist gerötet, heiß und trocken. Es zeigt sich kein Schweiß. Der Junge ist somnolent, reagiert verzögert auf Ansprache, wirkt unruhig und verwirrt, bietet aber keine fokalen neurologischen Ausfälle. Im Labor zeigen sich erhöhte Leukozyten, eine erhöhte Kreatinkinase (als Hinweis auf Muskelzerfall), eine Hyponatriämie sowie erhöhte Kreatinin- und Harnstoffwerte (als Hinweis auf eine Dehydratation).

L. Häger
Klinik für Kinder- und Jugendmedizin, Universitätsklinikum Tübingen, Tübingen, Deutschland
E-Mail: lukas.haeger@med.uni-tuebingen.de

S. Haberger (✉)
Fachklinik Gaißach, Zentrum für chronisch kranke Kinder und Jugendliche, Gaißach, Deutschland
E-Mail: Stefanie.haberger@drv-bayernsued.de

D. Holzinger (Hrsg.), *Kindergesundheit und Klimawandel*,
https://doi.org/10.1007/978-3-662-71302-0_2

Der Urin ist stark konzentriert. Eine Ultraschalluntersuchung des Abdomens bleibt ohne pathologischen Befund.

Das klinische Bild und die apparativen Befunde sind hochgradig verdächtig auf einen Hitzschlag mit zentralnervöser Beteiligung, ausgelöst durch Überhitzung und unzureichende Wärmeabgabe bei körperlicher Aktivität in heißer Umgebung. Die Behandlung erfolgt durch sofortige Kühlung. Die Kleidung wird entfernt, der Junge wird mit kühlem Wasser besprüht und ein Ventilator unterstützt die Verdunstungskühlung. Kühlpacks werden in die Achselhöhlen und Leisten gelegt. Gleichzeitig wird der Junge in einen gekühlten Raum verlegt. Es wird intravenös isotonische Vollelektrolytlösung verabreicht, um das Volumen aufzufüllen und die Temperatur zu senken, ein Elektrolytausgleich erfolgt bei nachgewiesener Hyponatriämie. Noah wird auf die pädiatrische Intensivstation verlegt. Engmaschig werden dort Vitalzeichen, Urinausscheidung, Elektrolyte und Temperatur überwacht sowie die Kühlung fortgesetzt. Auch mögliche Zeichen eines Multiorganversagens wie bspw. eines Nierenversagens durch Dehydratation und Rhabdomyolyse, werden kontrolliert. Der Junge erholt sich unter dieser Behandlung vollständig. Die Eltern und der Trainer werden abschließend über die Prävention von Hitzeschäden beraten. Ohne rasche Intervention hätte der Hitzschlag potenziell lebensbedrohliche Folgen wie Multiorganversagen oder neurologische Langzeitschäden haben können.◀

2.2 Einführung

"These disasters are not inevitable or natural – they are of our making. (…) The actions we take now will determine millions of children's fate." (UNICEF 2022)

Im Juli 2021 fielen in bestimmten Regionen des Ahrtals, einer Wein- und Wanderregion in den Bundesländern Rheinland-Pfalz und Nordrhein-Westfalen, innerhalb nur eines Tages 150 Liter Regen pro Quadratmeter. Im Zuge der nachfolgenden Überflutungen verloren 180 Menschen ihr Leben, weitaus mehr ihre Heimat und Lebensgrundlage. Die eindrücklichen Bilder der zerstörten Dörfer und Städte erregten in ganz Deutschland Aufsehen und machten das Ausmaß einer Naturkatastrophe sichtbar, deren soziale, wirtschaftliche und gesundheitliche Folgen bis heute andauern. Besonders die mangelnde Vorbereitung der bekanntermaßen flutgefährdeten Region auf ein solches Ereignis und das Fehlen eines effektiven Frühwarnsystems wurden im Anschluss kritisiert. Das Ausmaß der Schäden sowie die mediale und öffentliche Aufmerksamkeit führten letztendlich zu einem Beschluss der Bundesregierung zur Stärkung des Bevölkerungsschutzes, einer Intensivierung der Zusammenarbeit von Bund, Ländern und Kommunen und zur Gründung eines gemeinsamen Kompetenzzentrums. Ein im Juli 2025 verfasster Gedenkbeitrag auf der Internetseite der Bundesregierung (Bundesregierung 2025) erinnert an die Opfer und mahnt, die richtigen Lehren aus den dort gemachten Erfahrungen zu ziehen, um zukünftig besser auf Naturkatastrophen vorbereitet zu sein. Die Begriffe *„Klimawandel“* oder *„menschengemacht“* wurden allerdings nicht genannt.

Im Zuge der fortschreitenden Klimakrise ist im deutschsprachigen Raum mit einer weiter steigenden Frequenz und Intensität von anthropogen verursachten Extremwetterereignissen zu rechnen. Während jedoch Überflutungen, Stürme, Waldbrände und Starkregen durch eindrückliche Bilder und Statistiken in der Berichterstattung imponieren und als Naturkatastrophen wahrgenommen werden, so sind die gravierenden Folgen extremer Hitze weniger offensichtlich und medial präsent. Der Begriff *Hitze* ist, trotz vieler Beispiele für Hitzewellen mit massiven Folgen für Menschen und Umwelt, in der öffentlichen Wahrnehmung kaum mit Schäden für die menschliche Gesundheit verknüpft und wird auch im politischen sowie medizinischen Diskurs häufig vergeblich gesucht. Die zunehmende Gefährdung der menschlichen Gesundheit sowie von sozialen, ökologischen und ökonomischen Systemen bleibt entsprechend weitgehend unbeachtet (Becker et al. 2025). Und doch sind die entsprechenden Zusammenhänge bekannt: Bereits 2015 ratifizierte das *Bundesamt für Bevölkerungsschutz und Katastrophenhilfe* das *Sendai-Rahmenwerk für Katastrophenvorsorge* der Vereinten Nationen, welches Hitzewellen ausdrücklich als Katastrophenfall definiert (UNISDR 2015). Auch der *Lancet Countdown Policy Brief* benennt das Thema als zentrales Handlungsfeld und kritisiert die fehlende Vorbereitung Deutschlands auf den Katastrophenfall (Romanello et al. 2021, 2024). Die Gründe sind vielfältig, jedoch spiegelt die geringe Aufmerksamkeit auch die Sichtweise auf die Klimakrise als Ganzes, welche aktuell von weniger als 20 % der deutschen Bevölkerung als prioritäres Thema erachtet wird (Becker et al. 2025).

Die gesundheitlichen Auswirkungen auf Kinder und Jugendliche, welche als besonders vulnerable Gruppe für eine erhöhte thermische Belastung gelten, sind mannigfaltig und spürbar: Die Hitzeerkrankung (*heat-related illness,* HRI) umfasst ein weites Spektrum, welches von einem milden Sonnenstich mit Schwindel und Kopfschmerzen über Muskelkrämpfe und Synkopen bis hin zum akut lebensbedrohlichen Hitzschlag reicht. Das Wissen um die pädiatrische Grundversorgung besonders des Hitzschlags ist laut einer israelischen Studie flächendeckend als unzureichend anzusehen (Cohen-Ronen et al. 2021). Auch wenn entsprechende Daten bisher fehlen, kann selbiges auch für den deutschsprachigen Raum angenommen werden. Zudem gehen Hitzewellen, wie die Erfahrungen in anderen Ländern (bspw. Kanada 2021) gezeigt haben, mit enormen Schäden für ökologische, ökonomische und soziale Systeme einher. Dies wiederum wirkt sich indirekt auf die Gesundheit von Kindern und Jugendlichen aus. Zu nennen sind beispielsweise die Überlastung medizinischer Versorgungsstrukturen, Schulausfälle und Trinkwasserknappheit (UNICEF 2022; White et al. 2023).

Während die Erfahrungen mit extremer Hitze in anderen Ländern zur systematischen wissenschaftlichen Aufarbeitung und Initiierung präventiver Strukturen führten, so sind in Deutschland (trotz zunehmender Bemühungen in den letzten Jahren) viele Regionen noch unzureichend vorbereitet. So existierten Anfang des Jahres 2025 auf kommunaler und

Länderebene lediglich 25 Hitzeaktionspläne (s. Abschn. 5.6), jedoch größtenteils ohne konkrete Ansätze zum Umgang mit extremen Hitzewellen (Becker et al. 2025).

Das genaue Ausmaß der Veränderungen in einem zukünftigen Klima ist naturgemäß von Modellunsicherheiten geprägt, jedoch herrscht Einigkeit über die Richtung und die Konsequenzen des Klimatrends für die menschliche Gesundheit (Zacharias et al. 2015). Die durch die Klimakrise erwartbare weitere Zunahme an Frequenz, Dauer und Intensität von Hitzeperioden geht, besonders im frühen Kindesalter, mit einer erhöhten Mortalität und Morbidität einher und stellt ein ernst zu nehmendes Gesundheitsproblem dar – auch in Deutschland.

Das vorliegende Kapitel beleuchtet die Thematik systematisch und mit einem speziellen Fokus auf die pädiatrische Perspektive. Nach einem Überblick über Bedeutung und Epidemiologie von Hitzeerkrankungen in der Kinderheilkunde folgt eine detailliertere Betrachtung der Pathophysiologie sowie des klinischen Managements. Ein weiterer Schwerpunkt liegt auf der Prävention. Neben der Bedeutung von Hitzeerkrankungen werden praktische Empfehlungen zu Diagnostik, Therapie und vorbeugenden Maßnahmen vermittelt.

2.2.1 Limitationen

Im deutschsprachigen Raum existiert bisher keine allgemeingültige Leitlinie zum klinischen Management der Hitzeerkrankung bei Kindern und Jugendlichen, Empfehlungen gründen häufig auf pathophysiologischen Überlegungen oder werden aus der Erwachsenenmedizin übernommen. Angesichts der mit der Klimakrise zu erwartenden Zunahme der Inzidenz der Hitzeerkrankung im Kindes- und Jugendalter ist die Formulierung evidenzbasierter Leitlinien dringend erforderlich. Hierfür sind weitere Forschungsbemühungen notwendig. Auf institutioneller Ebene sind bereits vereinzelt Orientierungshilfen und programmatische Ansätze zu finden. Im Folgenden soll der aktuelle Stand bezüglich Klinik, Diagnostik und Therapie der Hitzeerkrankung und assoziierter Komplikationen bei Kindern und Jugendlichen praxisnah und aus der Sicht der jeweils behandelnden Fachdisziplin diskutiert werden. Die im Text, in Tabellen und Abbildungen enthaltenen Empfehlungen stellen die Sichtweise der Autor*innen auf Basis der aktuell verfügbaren Evidenz dar. Sie unterliegen dem wissenschaftlichen Wandel und erheben keinen Anspruch auf Vollständigkeit oder Leitliniencharakter.

2.3 Epidemiologie

Weltweit sind derzeit ca. 559 Mio. Kinder und Jugendliche hochfrequenten und ca. 624 Mio. Kinder und Jugendliche besonders schweren oder lang andauernden Hitzewellen ausgesetzt. Laut einer Studie des Kinderhilfswerkes Unicef erlebten junge

Menschen im Jahr 2023 etwa das Doppelte an Tagen mit extremer Hitze im Vergleich zu ihren Großeltern, bis zum Jahr 2050 könnten ca. 2 Milliarden – und damit fast die gesamte Weltbevölkerung unter 18 Jahren – einer erhöhten Frequenz von Hitzewellen ausgesetzt sein (UNICEF 2022, 2024a).

Besonders betroffen ist die Subsahara-Region (Zentral- und Westafrika). Neben den direkten medizinischen Auswirkungen (Hitzeerkrankungen, Dehydratation) tragen die Extremtemperaturen durch Schädigung der lokalen Ökosysteme, Wasserknappheit und Ernteausfälle zu weiteren Beeinträchtigungen bei: Hierzu zählen Mangelernährung, soziale Konflikte, Verzögerungen der geistigen und körperlichen Entwicklung, eine erhöhte Anfälligkeit für – teils neuartige und veränderte – Infektionserkrankungen und eine vermehrte Allergenexposition (UNICEF 2022, 2024a, b). Die hitzebedingte Morbidität und Mortalität variiert, abhängig beispielsweise von meteorologischen Faktoren, geografischen Begebenheiten und medizinischen Versorgungsstrukturen von Region zu Region, jedoch konnte ein Review der internationalen Studienlage eine generelle Erhöhung der Morbidität und fakultative Erhöhung der Mortalität von Kindern und Jugendlichen im Zuge von extremer Hitze nachweisen (Schapiro et al. 2024). Entsprechende Daten sind für den deutschsprachigen Raum bislang limitiert.

Allerdings haben die großen Hitzewellen in Russland 2010, in Kanada 2021, in Südeuropa und dem Mittelmeerraum 2023 und in Saudi-Arabien 2024 eindrucksvoll deutlich gemacht, dass es sich keinesfalls um ein isoliertes Problem weit entfernter äquatorialer Gebiete handelt. Die kanadische Stadt Vancouver in British-Columbia beispielsweise liegt auf dem gleichen Breitengrad wie Frankfurt und Mainz und war im Zuge der Hitzewelle 2021 besonders hart betroffen. Durch die Ausbildung eines sog. „Hitzedoms“ (s. Abschn. 5.6), kam es hier über fast zwei Wochen zu Temperaturen um die 45 °C, max. sogar 49 °C, mit katastrophalen Folgen für die menschliche Gesundheit sowie ökologische, ökonomische und soziale Systeme (White et al. 2023).

Die kontinuierlich fortschreitende und von mannigfaltigen Faktoren beeinflusste Klimakrise macht eine differenzierte Betrachtung der Epidemiologie hitzebedingter Gesundheitsschädigungen im Kindes- und Jugendalter erforderlich. Eine isolierte Analyse aktueller Zahlen und Statistiken trägt dem Ausmaß des Problems nicht ausreichend Rechnung, Prognosen und Schätzungen sind von Modellunsicherheiten geprägt und stützen sich auf den aktuellen wissenschaftlichen Stand (Zacharias et al. 2015). Auch die im Einzelfall angewandte Methodik in der Datenerhebung (unterschiedliche Definitionen einer Hitzewelle anhand verschiedener Parameter, unterschiedliche Definitionen der assoziierten Morbidität und Mortalität) erschwert eine einheitliche Betrachtung und Vergleichbarkeit. Dennoch belegt die verfügbare Evidenz – global wie in Europa – den Einfluss der zunehmenden thermischen Belastung auf die Gesundheit, insbesondere von Kindern und Jugendlichen (UNICEF 2022).

Doch was genau wird unter dem Begriff „Hitzewelle“ verstanden? Welche Faktoren charakterisieren und beeinflussen die Auswirkungen auf die menschliche Gesundheit?

2.3.1 Anatomie einer Hitzewelle

Unter dem Begriff *Hitzewelle* wird im Allgemeinen eine mehrtägige Periode erhöhter Temperaturen oberhalb des für eine bestimmte Region zu einer bestimmten Zeit typischen Bereichs verstanden, welche mit einer Schädigung von Ökosystemen sowie der menschlichen Gesundheit und Infrastruktur einhergehen kann. Eine allgemeingültige internationale Klassifikation ist bislang allerdings nicht verfügbar. Häufig wird der Definition eine Kombination Perzentilen-basierter Schwellenwerte (basierend auf den täglichen Temperaturmaxima einer Referenzperiode) und einer minimalen Dauer zugrunde gelegt (UNICEF 2022). Der Deutsche Wetterdienst (DWD) spricht, basierend auf entsprechenden Überlegungen, ab einer Temperatur von über 28 °C an mindestens drei aufeinander folgenden Tagen von einer Hitzewelle. Regionale Besonderheiten geografischer, ökologischer oder anthropogener Natur beeinflussen Frequenz und Intensität von Hitzeperioden (DWD 2024). Beispielsweise ist in dicht bebauten Gebieten und Städten das Risiko durch den sog. *urban heat island effect* (u. a. Versiegelung, Fehlen von Grünflächen) stark erhöht und nimmt durch die fortschreitende Urbanisierung weiter zu (Xu et al. 2014).

Der Einfluss auf die menschliche Gesundheit korreliert vornehmlich mit Frequenz, Dauer und Intensität (Durchschnittstemperatur) der thermischen Belastung (UNICEF 2022). Diese Einschätzung wird auch von den Ergebnissen einer Studie der Deutschen Angestellten-Krankenkasse (DAK) zum hitzebedingten Gesundheitsrisiko bei Kindern und Jugendlichen gestützt. Ab einer Tageshöchsttemperatur von 25 °C steigt das Risiko für eine ärztliche Vorstellung aufgrund einer Hitzeerkrankung um ca. das 6,7-fache, ab 30 °C um das 7,7-fache (DAK 2024). Allerdings müssen bei einer Bewertung des Gesundheitsrisikos auch weitere Parameter (bspw. Luftfeuchtigkeit, Windverhältnisse) berücksichtigt werden, deren Einfluss in diesem Zusammenhang noch unzureichend definiert und klassifiziert ist. Der DWD spricht entsprechend von einer gefühlten Temperatur in Bezug auf das menschliche Wohlbefinden und mögliche gesundheitliche Folgen (DWD 2024). Eine Quantifizierung der entsprechenden Zusammenhänge bietet der sog. *hygrothermische Humidity-Index* (Humidex). Beispielsweise liegt die gefühlte Temperatur bei hoher Luftfeuchtigkeit trotz eines gemessenen Wertes von 30 °C bei ca. 40 °C (Humidex von 40), was direkte Auswirkungen auf das Wohlbefinden und die Effektivität des menschlichen Thermoregulationssystems hat (Zacharias et al. 2015). An diesem Konzept orientieren sich auch die Hitzewarnstufen in Deutschland:

- Ab einer gefühlten Temperatur von 32 °C und geringer nächtlicher Abkühlung wird von einer starken, ab 38 °C von einer extremen Wärmebelastung gesprochen (DWD 2024).

Die Anzahl der jährlichen Tage mit starker bzw. extremer thermischer Belastung steigt je nach Region und verwendetem Simulationsmodell um das Sechsfache auf ca. 20 Tage im Jahr bis zum Ende des 21. Jahrhunderts. Rasche (tageweise) Temperaturveränderungen mit erschwerter Akklimatisierung und erhöhter thermischer Belastung zeigen ebenfalls eine tendenzielle Zunahme Zacharias et al. 2015. Eine ausbleibende nächtliche Abkühlung mit der Maximalform sogenannter Tropennächte mit Temperaturen >20 °C gilt als besonders gesundheitsschädlich (DWD 2024).

2.3.2 Die Situation in Deutschland

Auch wenn in Deutschland bisher kein *Hitzedom* beobachtet wurde, so sind Hitzewellen doch ein zunehmend vertrautes Phänomen. In jedem Jahr gibt es neue Temperaturrekorde. Die Folgen für die menschliche Gesundheit sind auch im deutschsprachigen Raum bereits statistisch erfassbar, auch wenn hauptsächlich die Risikogruppe der älteren Menschen repräsentiert ist und valide epidemiologische Daten hitzeassoziierter Erkrankungen für Kinder und Jugendliche bisher fehlen: Für den Sommer des Jahres 2003 belaufen sich die Schätzungen in Deutschland ca. 7600 hitzebedingte Todesfälle über alle Altersklassen (an der Heiden et al. 2019). Eine Studie des Umweltbundesamtes konnte bereits 2015 einen signifikanten Anstieg der Mortalität an Hitzewellentagen um durchschnittlich 9,7 % in der Gesamtbevölkerung zeigen (Zacharias et al. 2015).

Auch konnte bei Erwachsenen für drei aufeinanderfolgende Jahre (2018–2020) eine Übersterblichkeit im Zuge von Hitzewellen nachgewiesen werden. Im Jahr 2018 waren es modelliert 8700 hitzebedingte Sterbefälle, 2019 etwa 6900 und 2020 etwa 3700. Im Jahr 2022 zeigte sich ein erneuter Anstieg auf etwa 4500 Fälle, 2023 waren es 3200. Dieser leichte Rückgang der hitzebedingten Todesfälle könnte auf eine Zunahme hitzeangepasster Verhaltensweisen in der Bevölkerung hindeuten, jedoch sehen die Autor*innen weiterhin eine ernstzunehmende Bedrohung durch Extremtemperaturen und unterstreichen die Notwendigkeit des Schutzes vulnerabler Gruppen (Winklmayr et al. 2022). Für Kinder und Jugendliche – welche zu diesen Gruppen gezählt werden – werden entsprechende Daten somit dringend benötigt.

Laut einer Münchener Studie ist die Hospitalisierungsrate bei Kindern und Jugendlichen an sehr heißen Tagen erhöht (Böse-O'Reilly et al. 2023). Dies wird auch durch Daten aus Australien und den USA gestützt, welche ebenfalls eine Häufung stationärer Aufnahmen an Tagen mit extremer Hitze zeigen (Anderson und Bell 2011; Gasparrini und Armstrong 2011; Nitschke et al. 2007). Laut einer Umfrage der Deutschen Angestellten-Krankenkasse (DAK) werden viele Kinder und Jugendliche jedoch gar nicht ärztlich vorstellig: Etwa 74 % der Befragten gaben an, im Zuge von Hitzetagen gesundheitlich beeinträchtigt zu sein (Schlafprobleme, Kopfschmerzen, Müdigkeit, Appetitlosigkeit, Kreislaufbeschwerden), lediglich 13 % davon wurden ärztlich vorstellig (DAK 2024). Auch pränatal wurde der schädigende Einfluss thermischer Belastung in Deutschland bereits nachgewiesen: Eine aktuelle Studie des Universitätsklinikums Hamburg-Eppendorf belegt, dass Temperaturen über 35 °C in der Woche vor Geburt das Risiko für späte Frühgeburten (SSW 34 + 0 bis 36 + 6) in Deutschland um bis zu 45 % steigern können (Yuzen et al. 2023b).

Gerade in den nördlichen Breiten ist bis zum Jahr 2050 der deutlichste Anstieg in der Frequenz, Länge und Intensität von Hitzewellen zu erwarten. Verschiedene Modellsimulationen aus biometeorologischen Studien prognostizieren eine jährliche Zunahme von Hitzewellen auf mehr als das Doppelte (ca. 130 %) und eine Verdreifachung der Tage mit einer Durchschnittstemperatur über 30 °C auf ca. 40 Tage im Jahr (entspricht etwa der Hälfte des Sommers) bis zum Ende des 21. Jahrhunderts (UNICEF 2022; Zacharias et al. 2015).

2.4 Auswirkungen von Hitze

Was charakterisiert Hitze und Hitzewellen aus der Perspektive der Kinder- und Jugendmedizin? Die ungewöhnlich hohe thermische Belastung stellt eine Herausforderung für den kindlichen Organismus dar. Wird die Kapazität der physiologischen Thermoregulation überschritten, resultiert daraus eine Erhöhung der Körperkerntemperatur (KKT), welche als *„Hyperthermie"* bezeichnet wird. In Abgrenzung zum Fieber handelt es sich hier jedoch nicht um einen induzierten Temperaturanstieg durch Erhöhung des hypothalamischen Sollwertes (bspw. im Rahmen von Infektionen, Autoimmunprozessen), sondern um eine Erwärmung des Körpers in Folge des Versagens physiologischer Kompensationsmechanismen. Die Hyperthermie kann für den kindlichen Organismus weitreichende Folgen bis zur Entwicklung einer sogenannten Hitzekrankheit mit der Maximalform eines Hitzeschocks haben. Das Wissen bezüglich einer angemessenen Diagnostik und Therapie hitzeassoziierter Erkrankungen ist (auch mangels evidenzbasierter Leitlinien) im ambulanten wie stationären Setting nicht immer gegeben (Cohen-Ronen et al. 2021). Besonders beim Hitzeschock ist eine zügige Diagnose und Therapieeinleitung geboten. Eine Sensibilisierung für gefährdete Gruppen und entsprechende Symptome ist somit von großer Bedeutung. Aus pädiatrischer Perspektive handelt es sich bei Hitze und Hitzewellen um ein zunehmendes Risiko für die Gesundheit von Kindern und Jugendlichen, weshalb eine intensive Auseinandersetzung mit den pathophysiologischen Auswirkungen und Konsequenzen für die klinische Praxis vonnöten ist.

2.4.1 Kindliche Physiologie und Pathophysiologie bei Hitzeeinfluss

Die Hitzeerkrankung (*heat-related illness,* HRI) resultiert aus einer erhöhten Hitzebelastung des Körpers in Kombination mit insuffizienten Regulationsmechanismen (Mangus und Canares 2019). Die Körperkerntemperatur (KKT) wird durch den anterioren Hypothalamus reguliert (Normwert: 36,5–37,5 °C) und ist abhängig von der Balance zwischen

Wärmeaufnahme und -abgabe. Die Hitzebelastung setzt sich aus wärmeproduzierenden metabolischen Prozessen und der Absorption von Hitze aus der Umwelt zusammen. Für die Hitzeabgabe stehen dem Körper verschiedene Mechanismen zur Verfügung:

Mechanismen der Hitzeabgabe (nach Bytomski und Squire 2003)

1. Verdunstung: Kühlung der Haut durch Schwitzen (Verdunstungskälte)
2. Konvektion: Hitzetransfer zu angrenzenden Luftströmungen
3. Konduktion: Hitzetransfer zu einem angrenzenden kühleren Objekt
4. Strahlung: Abgabe von infraroter elektromagnetischer Energie

Die Hitzeabgabe durch Strahlung, Konvektion und Konduktion ist nicht möglich, wenn die Umgebungstemperatur die Körpertemperatur übersteigt (normalerweise >35 °C). Den Hauptmechanismus zur Hitzeabgabe stellt die Verdunstungskühlung durch Schwitzen dar. Ab einer relativen Luftfeuchtigkeit von 75 % ist dieser Mechanismus ineffektiv (Lipman et al. 2019; Yip und Tanen 2025).

Erhöht sich die Körperkerntemperatur, wird aus dem anterioren Hypothalamus über efferente Nervenfasern des autonomen Nervensystems die Produktion von Schweiß und eine periphere Vasodilatation induziert. Gleichzeitig werden Herzfrequenz und kardiales Schlagvolumen gesteigert, um möglichst viel warmes Blut zur Kühlung in die Körperperipherie zu transportieren. Hält die Hitzeexposition an, resultiert durch die Umverteilung des Blutvolumens eine Minderperfusion der inneren Organe und eine progrediente Erschöpfung der kardialen Pumpleistung bis hin zum sog. *high output failure,* einer Form der akuten Herzinsuffizienz mit zunächst erhöhtem kardialem Auswurf (Mangus und Canares 2019).

Die Erhöhung der Körperkerntemperatur ist zudem begleitet von einem erhöhten zellulären Sauerstoffbedarf und einer gesteigerten metabolischen Basalrate, diese führt zu einer Tachykardie und Tachypnoe. Eine KKT von >42 °C geht mit einem Funktionsverlust vieler Enzyme einher. Dies betrifft prinzipiell alle Organe, äußert sich aber vornehmlich in besonders vulnerablen Zellen wie den Hepatozyten, dem Gefäßendothel und neuronalen Geweben. Die fortschreitenden Zellschädigungen haben eine immunologische Antwort in Form einer Aktivierung proinflammatorischer Zytokine und Akute-Phase-Proteine zur Folge, welche eine inflammatorische Kaskade auslösen. Bei einer akuten Infektion werden ähnliche Kaskaden ausgelöst, allerdings unterscheidet sich das resultierende Fieber grundlegend von einer Hitzebelastung. Beim Fieber erhöht sich der hypothalamische Temperatur-Sollwert, welcher sich unter Hitzeeinfluss nicht verändert. Letztendlich resultieren diese Veränderungen in einem systemischen Inflammationssyndrom (*systemic response inflammatory syndrom,* SIRS). Zudem wird durch die Schädigung des Gefäßendothels eine Beeinträchtigung der Mikrozirkulation und die Entstehung einer disseminierten intravasalen Gerinnung begünstigt (*disseminated intravasal coagulation,*

DIC). Gleichzeitig entstehen durch das nunmehr durchlässige Gefäßendothel Ödeme in inneren Organen und im zentralen Nervensystem. Auch Endotoxinämien durch ischämiebedingte Störungen der Darmmukosa sind beschrieben (Bein 2024; Bytomski und Squire 2003).

Das Zusammenspiel dieser pathophysiologischen Veränderungen resultiert in multiplen Schädigungen einzelner Organe bis hin zum Multiorganversagen (*multi organ failure*, MOF) (Abb. 2.1).

Die individuelle Hitzetoleranz ist sehr variabel und abhängig von generellem Gesundheitszustand, Kondition, Hydrierungszustand und Akklimatisierungsfähigkeit. Dennoch hat sich der Begriff des *critical thermal maximum* (CTM) etabliert. Dieser ist definiert als der Grad und die Dauer an Hitzebelastung, welche noch ohne Zellschädigungen toleriert werden können. Bei einer Überschreitung des CTM sind bei Kindern schwere hitzebedingte Schäden beschrieben. Das menschliche CTM liegt empirisch etwa bei einer KKT von 41,6–42,0 °C für 1–8 h (Bytomski und Squire 2003; Mangus und Canares 2019).

Die beschriebenen Zusammenhänge gelten grundsätzlich für alle Altersstufen, allerdings bedingen abweichende anatomische und physiologische Besonderheiten eine zwischen Säuglingen, Kleinkindern und Jugendlichen unterschiedliche Hitzeempfindlichkeit und -toleranz (s. Abschn. 2.4.2).

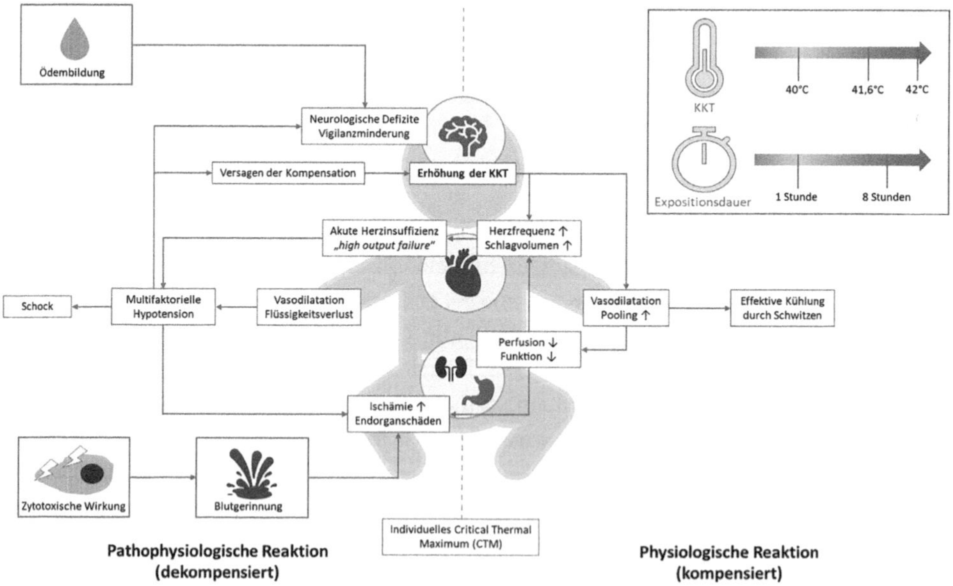

Abb. 2.1 Physiologische und pathophysiologische Reaktionen bei Hitzeexposition und Prinzip des individuellen „critical thermal maximum" in Abhängigkeit von Dauer und Intensität der thermischen Belastung (Mod. nach Bytomski und Squire 2003; Mangus und Canares 2019)

Besonderheiten der Wärmeregulation bei Kindern (mod. nach Xu et al. 2014).

1. Metabolische Hitze: Kinder produzieren pro Kilogramm Körpergewicht mehr metabolische Hitze aus Stoffwechselprozessen als Erwachsene und verfügen über eine höhere metabolische Basalrate.
2. Körperoberfläche: Säuglinge und Klein- bis Grundschulkinder zeichnen sich durch eine größere Körperoberfläche (KOF) in Relation zu ihrem Körpergewicht aus, was zu einer vermehrten Hitzeabsorption beiträgt.
3. Blutzirkulation: Das Blutvolumen sowie die kardiale Auswurfleistung sind geringer als bei Erwachsenen, weshalb die Möglichkeiten zur Akklimatisierung und Hitzeabgabe limitiert sind.
4. Schweißproduktion: Kinder schwitzen weniger als Erwachsene und erst bei höheren Temperaturen.
5. Flüssigkeitshaushalt: Kinder haben ein höheres Risiko für eine Dehydratation bei längerer körperlicher Aktivität.
6. Aktivitätslevel: Kinder und Jugendliche haben aufgrund einer durchschnittlich höheren körperlichen Aktivität im Vergleich zu Erwachsenen einen erhöhten Flüssigkeitsverlust über das Atemminutenvolumen (Perspiratio insensibilis).

Durch diese Besonderheiten sowie eine je nach Alter eingeschränkte Fähigkeit zur Verhaltensanpassung/Selbstfürsorge und ein unausgereiftes Thermoregulationssystem ein je nach Alter noch unausgereiftes Thermoregulationssystem benötigen Kinder und Jugendliche mehr Zeit, um sich an warme Umgebungen anzupassen (Adaptationsprozess). die langfristigen Anpassungsreaktionen haben eine erhöhte Hitzetoleranz zum Ziel und beinhalten vermehrtes, bereits bei geringeren Temperatursteigerungen einsetzendes Schwitzen, einen reduzierten Elektrolytverlust über den Schweiß, eine verringerte Herzfrequenz, einen verminderten Natriumverlust über den Urin durch Hochregulation des Hormons Aldosteron und schließlich eine geringere Körperkerntemperatur (Mangus und Canares 2019).

Verschiedene Grunderkrankungen greifen in die beschriebenen Prozesse ein und erhöhen ebenfalls das Risiko für die Entwicklung und den Schweregrad einer HRI (Abb. 2.2).

Auch pharmakologische Effekte können sich auf wichtige thermoregulatorische Mechanismen auswirken. Verschiedene Substanzen beeinflussen beispielsweise den Flüssigkeitshaushalt und die Hitzeabgabe (Abb. 2.3). Hier können Instrumente wie die *Heidelberger Hitzetabelle* (in der jeweils aktuellen Fassung) oder das Hitze-Manual in der Pädiatrie eine Hilfestellung bieten, welche mögliche unerwünschte Arzneimittelwirkungen verschiedener Substanzen im Rahmen von Hitzewellen auflisten und Maßnahmen zur Risikomodifikation benennen.

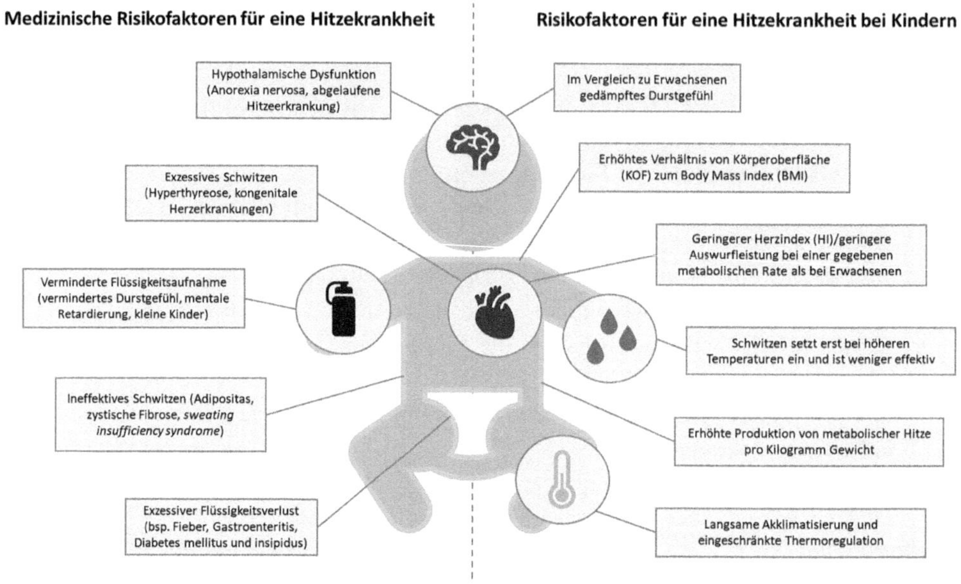

Abb. 2.2 Pädiatrische Besonderheiten in der physiologischen Reaktion auf Hitze und relevante Grunderkrankungen mit erhöhtem Risiko für eine Hitzeerkrankung (Mod. nach Winklmayr et al. 2023)

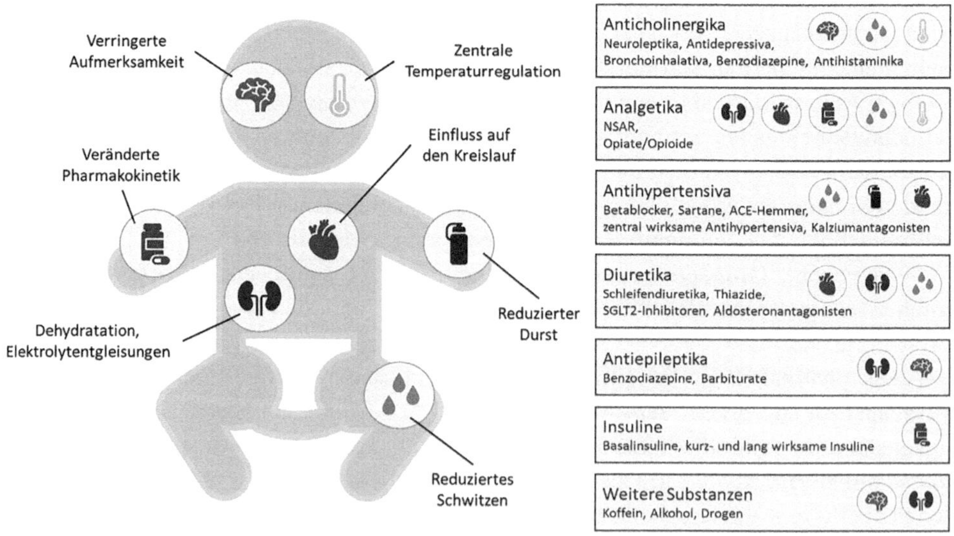

Abb. 2.3 Exemplarische Auswahl der pharmakologischen Wirkung verschiedener Substanzen unter Hitzeeinfluss (Mod. nach Bytomski und Squire 2003; Ishimine 2025; Winklmayr et al. 2023)

Soziale Risikofaktoren beinhalten u. a. die Unachtsamkeit von Bezugspersonen (bspw. Eltern), „warme" Umgebungen (Klassenzimmer, abgeschlossenes Auto) und Veranstaltungen (Sportunterricht in der Mittagshitze) sowie den fehlenden Zugang zu Erfrischungen/ Trinkwasser. Diese fallen je nach Alter des Kindes oder Jugendlichen unterschiedlich ins Gewicht: Kleine Kinder sind wesentlich abhängiger von ihren Bezugspersonen und haben eine geringere Hitzetoleranz als Jugendliche. Das Wissen um entsprechende modifizierbare Risiken ist vornehmlich für eine effektive Präventionsarbeit relevant (s. Abschn. 2.6).

► Die Intensität und Dauer der Hitzeeinwirkung, die Effektivität der physiologischen Kompensationsmechanismen, das Vorliegen von Risikofaktoren und die Akklimatisierungsfähigkeit sind entscheidende Punkte für die individuelle Hitzetoleranz. Bei Säuglingen und Kleinkindern sind zudem relevante anatomische und physiologische Besonderheiten zu berücksichtigen. Der Begriff *critical thermal maximum* bezeichnet ein empirisches Mittel, ab welchem Schädigungen von Organsystemen anzunehmen sind. Die Körperkerntemperatur stellt das zentrale Element der pathophysiologischen Prozesse bei einer Hitzeerkrankung dar.

2.4.2 Vulnerabilität von Kindern und Jugendlichen

Obwohl Kinder und Jugendliche generell als eine vulnerable Gruppe bezeichnet werden (UNICEF 2022), ist das als eine allgemeingültige Aussage aus mehreren Erwägungen heraus schwierig. Dies spiegelt sich auch in der Studienlage wider, welche je nach Region und Erhebungszeitpunkt eine abweichende Morbidität und Mortalität beschreibt (Dotan 2021; Xu et al. 2014). Als mögliche Gründe werden verschiedene Aspekte diskutiert.

Gründe für unterschiedliche regionale Morbidität und Mortalität (mod. nach Dotan 2021; Xu et al. 2014)

1. Adaptationsfähigkeit: Ernährungsstatus, Vorerkrankungen, Impfstatus, Verfügbarkeit von Wasser, Verfügbarkeit von Klimaanlagen, Infrastruktur
2. Charakteristika der Hitzewellen: kleinste Änderungen in Intensität und Dauer haben großen Einfluss auf die gesundheitlichen Auswirkungen, z. T. weichen die Definitionen voneinander ab

3. Unterschiedliche Altersgruppen: bedeuten unterschiedliche Risikoprofile und Adaptationsfähigkeiten, mit steigendem Lebensalter gleicht sich das Risiko der Allgemeinbevölkerung an
4. Drivers of mortality: in Industrienationen haben verbesserte Gesundheitssysteme die gesundheitlichen Auswirkungen von Hitzewellen bereits abgemildert

Diese Erwägungen spiegeln sich auch in Deutschland wider. Während beispielsweise das Risiko für gesundheitliche Beschwerden bei Kindern und Jugendlichen an Tagen mit Temperaturen >30 °C in Hamburg um das 12-fache steigt, so wurde aus Hessen ein ca. 7-faches Risiko und aus Rheinland-Pfalz sogar nur ein 4-faches Risiko berichtet (DAK 2024). Während in der Peri- und Postnatalperiode ein erhöhtes gesundheitliches Risiko durch Hitzeexposition evidenzbasiert erwiesen ist, wird dieses für Säuglinge und Kleinkinder aus pathophysiologischen Erwägungen heraus angenommen (Dotan 2021; Scovronick et al. 2018; Zhu et al. 2024). Weitere Forschungsbemühungen sind notwendig, um die Vulnerabilität von Kindern und Jugendlichen unterschiedlicher Altersstufen klarer zu definieren.

2.5 Hitzeassoziierte Erkrankungen

2.5.1 Vorbemerkungen

Das Spektrum hitzeassoziierter Erkrankungen ist vielfältig und umfasst neben direkten Auswirkungen der Hyperthermie auch sekundäre organbezogene Komplikationen und Folgeerkrankungen. Der Schweregrad reicht von einem milden Sonnenstich mit Schwindel und Kopfschmerzen und belastungsbezogenen Hitzekrämpfen bis zum lebensbedrohlichen Hitzschlag mit potenziell hoher Letalität (direkte UV-assoziierte Schädigungen der Haut werden im *Kap. 2* besprochen). Eine international einheitliche Nomenklatur und Schweregradeinteilung existiert bisher nicht, allerdings hat sich die Einteilung der Hitzekrankheit anhand der vorliegenden Klinik und der Körperkerntemperatur als praktikabel erwiesen und weitläufig durchgesetzt (Abb. 2.4).

Die hohe Variabilität der Symptomatik sowie die fließenden Übergänge zwischen den einzelnen Stadien stellen eine Herausforderung in der Diagnosestellung dar, weshalb bestimmten Warnsignalen (sog. *Red Flags*) für einen kritischen Verlauf eine große Bedeutung zukommt. Insbesondere bei kleinen Kindern umfasst dies beispielsweise den Hautzustand, den Volumen- sowie den neurologischen Status.

Im Kindes- und Jugendalter fehlen für den deutschsprachigen Raum vor allem epidemiologische Daten (u. a. Inzidenz, Mortalität), welche für ein adäquates klinisches Management von großer Bedeutung sind. Neben der Bedeutung der Kodierung für die

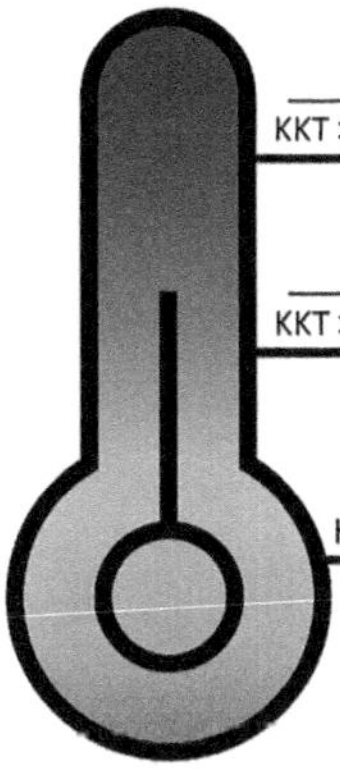

	Entität	Schweregrad	Symptome
KKT >40°C	**Hitzschlag**	lebensbedrohlich	Bewusstseinsstörungen, neurologische Defizite, Herzinsuffizienz, Hypotension, Arrhythmien, Tetanien, Nieren- und Leberversagen, SIRS, heiße Haut
KKT >38°C	**Hitzeerschöpfung**	moderat bis schwer	Durst, Kopfschmerzen, Schwäche, Schwindel, Synkope, Erbrechen, Dehydratation, Tachykardie, Tachypnoe, kalte und feuchte Haut
KKT <37,5°C	**Hitzestress** **Hitzeödeme** **Hitzekrämpfe**	mild	Subjektives, Unwohlsein, Schwellungen, abhängiger, Körperpartien, Krämpfe, beanspruchter, Muskelgruppen

Abb. 2.4 Überblick über hitzeassoziierte Erkrankungen im Kindesalter. *KKT* Körperkerntemperatur, *SIRS* Systemisches inflammatorisches Syndrom (Mod. nach Bein 2024)

Abrechnung können die entsprechenden ICD-Codes auch für epidemiologische Zwecke genutzt werden.

2.5.2 Sonnenstich

Als *Sonnenstich* wird allgemein eine auf das zentrale Nervensystem begrenzte Wirkung der Sonnenstrahlung bezeichnet, welche zu einer meningealen Reizung und aseptischen Meningitis führen kann. Diese wird meist über Übelkeit, Erbrechen, Kopfschmerzen und Unwohlsein symptomatisch, geht jedoch nicht mit einer Erhöhung der Körperkerntemperatur einher. Die Therapie ist supportiv und umfasst das Aufsuchen einer kühleren Umgebung, Ruhe, das Anbieten von kühlen Getränken und eine Oberkörperhochlagerung (Verringerung des intrakraniellen Drucks).

2.5.3 Hitzestress, Hitzeödeme und Hitzekrämpfe

Der Begriff *Hitzestress* bezeichnet eine milde Form der Hitzeerkrankung, welche durch ein subjektives Gefühl des Unbehagens ohne objektivierbare somatische Veränderungen gekennzeichnet ist. Hitzeödeme entstehen durch hydrostatischen Druck in abhängigen Körperpartien (vornehmlich Unterschenkel) durch Vasodilatation und venöses Pooling bei fehlender oder verzögerter Akklimatisierung. Bei Hitzekrämpfen handelt es sich um unwillkürliche, typischerweise schmerzhafte Kontraktionen von – bei exzessivem Training – stark beanspruchter Skelettmuskulatur. Die Risikofaktoren umfassen fehlendes Muskeltraining sowie Dehydratation und mangelnde Akklimatisierung. Diesen milden Formen der Hitzeerkrankung ist gemeinsam, dass die Körperkerntemperatur normal und die Prognose gut ist. Die Therapie ist in allen Fällen supportiv und umfasst das Aufsuchen einer kühleren Umgebung, Ruhe und Regeneration. Im Falle von Hitzeödemen kann eine Kompressionstherapie Linderung bringen, Hitzekrämpfe können durch Hydrierung und leichte Dehnungsübungen behandelt werden (Mangus und Canares 2019).

2.5.4 Hitzeerschöpfung und Synkopen

Die Hitzeerschöpfung wird international auch als Hitzeschädigung bezeichnet. Es handelt sich um eine Verlaufsform der Hitzeerkrankung mit moderater Erkrankungsschwere, welche durch eine Erhöhung der Körperkerntemperatur auf 37–40 °C und einen feucht-kalten bis klammen Hautzustand gekennzeichnet ist. Dieser entsteht beim Versuch des Körpers, den Organismus durch vermehrtes Schwitzen zu kühlen. Die Hitzeerschöpfung verläuft typischerweise ohne Organkomplikationen, milde qualitative oder quantitative Bewusstseinsstörungen sind auf eine adäquate Therapie schnell reversibel. Weitere Symptome umfassen Cephalgien, Dehydratation, Schwindel, Übelkeit, Erbrechen, Schwäche- und Durstgefühl. Die Progression in einen lebensbedrohlichen Hitzschlag ist bei ausbleibender Therapie möglich. Bei zügiger und adäquater Behandlung ist jedoch selten eine stationäre Therapie erforderlich. Die Hitzesynkope wird oft als Unterform der Hitzeerschöpfung angesehen. Sie entsteht durch eine periphere Vasodilatation verursachte Orthostase und ist klinisch durch einen kurzzeitigen Bewusstseinsverlust gekennzeichnet (Mangus und Canares 2019).

2.5.5 Hitzschlag

Der Hitzschlag ist die schwerste Verlaufsform der Hitzeerkrankung und ist mit einer hohen Mortalität assoziiert. Im Zuge des Hitzesommers 2003 betrug die Sterblichkeit über alle Altersklassen ca. 62 % (Misset et al. 2006). Das hohe Risiko von kleinen Kindern und Säuglingen wird anhand von Daten aus den Vereinigten Staaten deutlich. In den letzten 20 Jahren kamen in den USA im Mittel 37 Kinder pro Jahr durch einen Hitzschlag ums Leben, etwa 87 % waren unter drei Jahre alt (Mangus und Canares 2019). Selbst kurze Zeiten der Exposition in scheinbar unkritischen Situationen können in dieser Altersklasse ein erhebliches Risiko darstellen. Beispielsweise kann sich das Innere eines Autos an einem sonnigen Tag mit Außentemperaturen um die 22 °C innerhalb von lediglich 60 Minuten auf etwa 42 °C erwärmen und einen Hitzschlag verursachen. Anhand der Genese werden zwei Typen der Erkrankung unterschieden:

Übersicht

Klassischer Hitzschlag: resultiert aus längerer Hitzeexposition, typischerweise junge Kinder oder Patient*innen mit Risikofaktoren (Vorerkrankungen, pharmakologische Therapien).

Belastungsassoziierter Hitzschlag: resultiert aus schwerer körperlicher Belastung in einer Umgebung mit hohen Temperaturen und hoher Luftfeuchtigkeit bei ansonsten gesunden Patient*innen (bspw. Leistungssport, Arbeiten im Freien).

Klinisch ist die Erkrankung durch einen Anstieg der Körperkerntemperatur auf über 40 °C durch thermoregulatorisches Versagen, einen warm-heißen und trockenen Hautzustand (Anhidrose!) sowie Organkomplikationen (Bewusstseinsstörung, psychische Symptome!) gekennzeichnet. Grundsätzlich sind alle Symptome der Hitzeerschöpfung auch beim Hitzschlag möglich, allerdings können gewisse klinische Warnsignale Hinweise auf die zugrunde liegende Entität geben. Diese umfassen Dysfunktionen des zentralen Nervensystems (Krampfanfälle, Ataxie, Delir, Koma, Anisokorie), Hypotension durch einen distributiv-kardiogenen Schock (sog. *high-output failure*), Arrhythmien, Leber- und Nierenversagen, Elektrolytentgleisungen (Hyponatriämie, Hypocalcämie), Rhabdomyolyse, Tetanien sowie in manchen Fällen Hämatemesis, Hämoptysen, Hämaturie und Hämatochezie (Bytomski und Squire 2003; Mangus und Canares 2019).

▶ Die Variabilität im klinischen Erscheinungsbild und die Notwendigkeit einer schnellen Therapieeinleitung machen den Hitzschlag zu einer großen Herausforderung. Das Outcome ist direkt proportional zur Höhe der Körperkerntemperatur, der Dauer der Hitzeexposition und dem Beginn der Kühlungstherapie.

2.5.6 Komplikationen und Folgeerkrankungen

Neben der Hitzeerkrankung als direkte Auswirkung der thermischen Belastung sind verschiedene organbezogene Komplikationen beschrieben. Betroffen sind vornehmlich die frühkindliche Entwicklung in der Peri- sowie unmittelbaren Postnatalperiode, die Nierenfunktion, Lungen und Atemwege sowie der Volumenstatus und die Elektrolytbalance. Das mögliche Manifestationsspektrum reicht von der Verschlechterung bestehender Vorerkrankungen über vorübergehende Komplikationen bis hin zu eigenständigen neuen Erkrankungsentitäten (Glaser et al. 2016; Xu et al. 2014). Die aktuell verfügbare Evidenz bezieht sich teils auf erwachsene Populationen außerhalb Europas, sodass die Ergebnisse vor dem Hintergrund der im Vorfeld aufgeführten Limitationen aktueller Forschungsbestrebungen für Kinder und Jugendliche im deutschsprachigen Raum diskutiert werden müssen. Beispielsweise sind Arbeiten zur sog. *„Hitzestress-Nephropathie"*, einer Unterform der akuten Nierenschädigung fast ausschließlich aus Sri Lanka und Mittelamerika existent. Pädiatriespezifische Parameter wie durch Hitzewellen verlorene Schultage, reduzierte soziale Interaktion, verminderte kognitive Leistungsfähigkeit und Störungen der psychosozialen Entwicklung sind kaum berücksichtigt (Xu et al. 2014). Vermehrte Forschungsbestrebungen gelten allerdings aktuell dem Einfluss der thermischen Belastung in der prä- und perinatalen Periode. Im Folgenden sollen die wichtigsten Komplikationen und Folgeerkrankungen der Hitzeexposition im Kindesalter exemplarisch wiedergegeben werden.

Prä- und perinatale Komplikationen

Eine Hitzeexposition in der Schwangerschaft kann bereits pränatal einen schädigenden Einfluss haben. Durch die vermehrten Forschungsaktivitäten auf diesem Gebiet in den letzten Jahren finden sich in der Literatur inzwischen Daten sowohl für wärmere als auch gemäßigte Klimazonen. So konnte auf Basis von Daten des Deutschen Wetterdienstes nachgewiesen werden, dass das Risiko für Frühgeburtlichkeit ab einer Lufttemperatur von 30 °C um 20 % und ab 35 °C sogar um 45 % steigt (Zacharias et al. 2015). Kürzlich erhobene Daten einer Hamburger Arbeitsgruppe weisen auf eine mit Hitzestress assoziierte hormonelle Dysregulation und die Triggerung einer Immunantwort als mögliche Ursache für Frühgeburtlichkeit, Geburtsstillstand und geringes Geburtsgewicht hin (Yuzen et al. 2023b). Zudem sind ein niedriges Geburtsgewicht (*small for gestational age,* SGA) und die Inzidenz einer B-Streptokokken-Besiedlung (erhöhtes Risiko einer postpartalen Sepsis) mit Hitze assoziiert (Zhu et al. 2024). Die Prävalenz angeborener Herzfehler nimmt bei einer Hitzeexposition im ersten Trimenon zu. In den USA und Kanada erhobene Daten zeigen eine Zunahme von Vorhofseptumdefekten, Ventrikelseptumdefekten und konotrunkalen Defekten (Zhang et al. 2019). Pathophysiologisch liegt diesen Beobachtungen wahrscheinlich eine in der Schwangerschaft eingeschränkte Thermoregulationsfähigkeit mit Vasodilatation in der Gebärmutter und eingeschränkter Versorgung des Fetus zugrunde. Zudem spielt die Ausschüttung von Stresshormonen wie Cortisol eine Rolle. Der Einfluss temperaturabhängiger Proteinmediatoren sowie der direkt zellschädigende Effekt der Hitze werden aktuell diskutiert (Yuzen et al. 2023a).

Renale Komplikationen

Die Schlüsselrolle der Nieren im thermoregulatorischen System und in der Vermeidung einer Dehydratation des Organismus bedingt zugleich ihre Anfälligkeit für Manifestationen der Hitzeerkrankung (Bein 2024). Die sog. *„heat-stress nephropathy“* (vormals *chronic kidney disease of unknown origin,* CKDu) ist eine eigenständige Variante der chronischen Nierenerkrankung (*chronic kidney disease,* CKD), welche nicht durch eine andere Grunderkrankung wie Diabetes oder Bluthochdruck ausgelöst wird (Glaser et al. 2016). Sie wurde erstmals in agrarkulturellen Gesellschaften in Sri Lanka beschrieben und betrifft vor allem gesunde junge Männer ohne die zu erwartenden Risikofaktoren. Mittlerweile ist die Erkrankung auch in anderen Regionen der Welt wie Indien, Mesoamerika und Ägypten präsent und zeigt eine steigende Prävalenz. Auch im europäischen

Raum werden vermehrt akute Nierenschädigungen und Verschlechterungen einer vorbestehenden Nierenfunktionseinschränkung im Rahmen von Hitzewellen beschrieben (Hajat et al. 2024). Pathogenetisch werden verschiedene Ursachen diskutiert. Zu nennen sind eine direkt durch Hitze induzierte Inflammation (direkte thermisch-toxische Wirkung), die Dehydratation, Elektrolytimbalancen, Hyperurikämie und eine thermisch induzierte Rhabdomyolyse. Aufgrund der Neuartigkeit des Krankheitsbildes ist die verfügbare Literatur sehr begrenzt.

Respiratorische Komplikationen

Bei Hitzeexposition von Kleinkindern und Grundschulkindern sind vermehrt Atemwegsirritationen und eine erhöhte Exazerbationsrate chronischer pulmonaler Erkrankungen beschrieben (Bernstein und Rice 2013; Xu et al. 2014). Hier spielen wahrscheinlich die sich in der Entwicklung befindenden eher schmalen Atemwege eine Rolle. Wahrscheinlich sind die beobachteten Effekte jedoch auch zumindest teilweise durch multifaktorielle Ursachen wie beispielsweise die Exposition gegenüber einer steigenden Ozonkonzentration, Luftverschmutzung und vermehrte Allergenexpositionen erklärbar (Xu et al. 2025), welche ebenfalls im Rahmen von Hitzewellen eine tendenzielle Zunahme zeigen (UNICEF 2022).

Flüssigkeits- und Elektrolythaushalt

Die physiologische Reaktion des Körpers auf thermische Belastung durch Schwitzen kann, je nach Intensität und Dauer der Exposition, zu Volumen- und Elektrolytverschiebungen führen. Die Folgen sind Dehydratation und Exsikkose, Hitzeerschöpfung und -krämpfe sowie Hyponatriämien bei hypotoner Dehydratation.

2.5.7 Klinisches Management

Ersteinschätzung und Red Flags

Die Anamnese bei vermuteter Hitzeerkrankung sollte die Intensität und Dauer der thermischen Exposition, körperliche Belastungsfaktoren (sportliche Betätigung), Umgebungsfaktoren (direkte Sonneneinstrahlung, Kleidung), Risikofaktoren (Vorerkrankungen, pharmakologische Therapien) und bisherige Maßnahmen umfassen. Aufgrund der hohen Mortalität ist ein Screening auf Warnsignale für einen Hitzschlag im Rahmen der ersten Einschätzung unbedingt erforderlich. Grundsätzlich sollte bei einer Körperkerntemperatur über 40 °C, heißer und trockener Haut sowie Vorliegen von Bewusstseinsstörungen an einen Hitzschlag gedacht und entsprechende Maßnahmen eingeleitet werden (Herold 2011; Nicolai et al. 2021). Bei bereits erfolgten Kühlungsmaßnahmen kann die Temperatur allerdings bereits wieder rückläufig sein. Der Bewusstseinszustand kann über

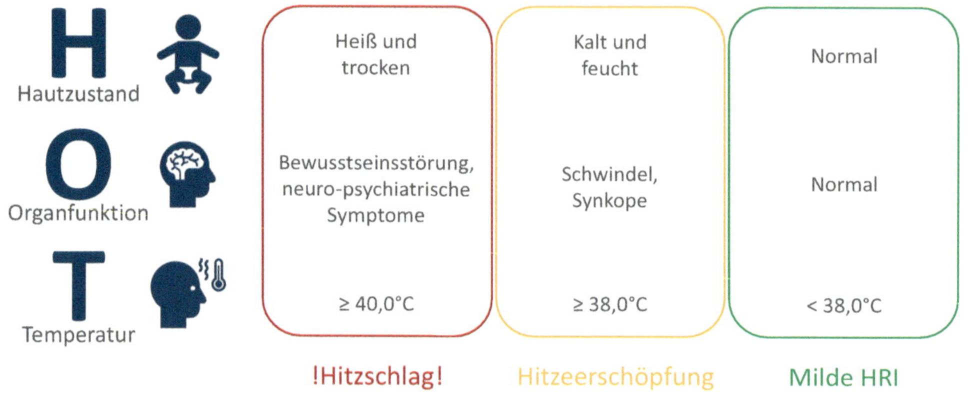

Abb. 2.5 Vorschlag zur Ersteinschätzung bei Hitzeerkrankung (eigene Darstellung)

gebräuchliche Instrumente (AVPU-Schema, pädiatrische *Glasgow Coma Scale*) abgeschätzt werden. Einen Vorschlag zur strukturierten Ersteinschätzung bei vermuteter Hitzeerkrankung gibt Abb. 2.5.

Diagnostische Evaluation

Die Hitzeerkrankung ist eine primär klinische Diagnose und erfordert eine sorgfältige Anamnese und körperliche Untersuchung. Diese umfasst eine Abschätzung des Hydratationsstatus (Gewicht, Hautturgor, Schleimhäute, Urinoutput), einen orientierenden neurologischen Status sowie eine Bestimmung der Vitalparameter (Mangus und Canares 2019). Zur Einschätzung der Kreislauffunktion hat sich die Rekapillarisierungszeit (Recap-Zeit, RKZ) als einfach erhebbarer und verlässlicher Parameter etabliert (Nicolai et al. 2021). Die Durchführung erfolgt durch die Ausübung von Druck auf einen Fingernagel (bei Säuglingen Stirn oder Sternum) über mindestens drei Sekunden und die anschließende Bestimmung der Kapillarfüllungszeit (Dauer bis zur Rückkehr der rosigen Hautfarbe, Normwert: unter 3 s). Eine Messung der Körperkerntemperatur ist obligat und sollte rektal, intravesikal oder ösophageal (je nach klinischem Setting und verfügbarem Equipment) erfolgen (Ishimine 2025). Orale, axilläre und tympanische Messmethoden sind ungenau und sollten daher vermieden werden. Ein kontinuierliches Monitoring der Körpertemperatur ist wünschenswert, jedoch je nach Setting nur schwer durchführbar. Apparative diagnostische Methoden umfassen laborchemische und bildgebende Verfahren. Diese sind bei unklaren oder schweren Verlaufsformen indiziert und dienen der Differenzialdiagnostik sowie der Evaluation von Organdysfunktionen. Einen Überblick über die mögliche Labordiagnostik gibt Tab. 2.1.

Weitere diagnostische Verfahren umfassen eine röntgenologische Bildgebung des Thorax bei vermutetem Lungenödem (im Rahmen der akuten Herzinsuffizienz) sowie ein

Tab. 2.1 Rationale Labordiagnostik bei vermuteter Hitzeerkrankung. Abk. *BGA* Blutgasanalyse, *INR* International Normalized Ratio, *GOT* Glutamat-Oxalazetat-Transaminase, *AST* Aspartat-Aminotransferase, *GPT* Glutamat-Pyruvat-Transaminase, *ALT* Alanin-Aminotransferase (Mod. nach Ishimine 2025)

Parameter	Rationale	Bemerkung
Blutgasanalyse inkl. Blutglukose, Laktat	Hypoglykämie, metabolische Azidose, respiratorische Alkalose	Freizügige Indikation, einfach und aussagekräftig
Elektrolyte (Serum, BGA)	Hypo-/Hypernatriämie, Hypokaliämie, Hypocalciämie, Hyperphospatämie	
Urinstatus	Rhabdomyolyse, Dehydratationsschwere	
Differentialblutbild	Anämie, Ausmaß der Dehydratation (Hämatokrit!)	Vermuteter Hitzschlag
Gerinnungsstatus inkl. Prothrombinzeit, partielle Thromboplastinzeit, INR und D-Dimere	Disseminierte intravasale Gerinnung	
Leberenzyme (GOT/AST, GPT/ALT)	Leberschädigung/-versagen	
Nierenretentionsparameter (Kreatinin, Harnstoff)	Nierenschädigung/-versagen	
Herzenzyme (Troponin)	Ischämie, akute Herzinsuffizienz	
Creatinkinase	Rhabdomyolyse	
Ggf. Alkohol- und Drogenscreening	Risikofaktoren für thermische Schäden, Differentialdiagnostik	Bei Verdacht

Elektrokardiogramm (EKG) bei Arrhythmien. Bei effektiver Kühlung anhaltender persistierender neurologischer oder psychiatrischer Symptomatik sollte eine Darstellung des zentralen Nervensystems (Computertomographie oder Magnetresonanztomographie) erfolgen, um einen erhöhten intrakraniellen Druck (im CT nicht sicher diagnostizierbar) durch ein Hirnödem oder eine intrazerebrale Blutung frühzeitig zu erkennen (Ishimine 2025).

Differentialdiagnosen

Mögliche Differentialdiagnosen der Hyperthermie umfassen infektiologische, endokrinologische, neurologische, psychiatrische und toxikologische Entitäten. Einen Überblick gibt Tab. 2.2.

Tab. 2.2 Differentialdiagnosen der Hyperthermie und klinische Entscheidungsfindung. Abk. *ZNS* Zentrales Nervensystem (Mod. nach Herold 2011; Ishimine 2025; Nicolai et al. 2021)

Entität	Gemeinsamkeiten	Unterschiede
Sepsis/Meningitis	Hohes Fieber, Bewusstseinsstörungen	Infektionsfokus, Temperatur normalerweise <41 °C
Epilepsie	Hyperthermie, Rhabdomyolyse	Klinisch ggf. nicht unterscheidbar
ZNS-Schädigungen/ Enzephalopathien	Neurogenes Fieber, Temperaturdysregulation, Bewusstseinsstörungen, psychiatrische Symptome	Klinisch ggf. nicht unterscheidbar
Alkohol/Drogen	Krampfanfälle, Hyperthermie, Bewusstseinsstörungen, psychiatrische Symptome	Anamnese, toxikologisches Screening
Serotoninsyndrom	Hyperthermie, Bewusstseinsstörungen, autonome Dysfunktion	Anamnese (Medikamente)
Thyreotoxische Krise	Tachykardie, Herzinsuffizienz, Hyperthermie, Bewusstseinsstörungen, psychiatrische Symptome	Anamnese (vorausgehende Infektion, Trauma, Operationen, Iodeinnahme), bei Kindern selten
Malignes neuroleptisches Syndrom	Hyperthermie, Muskelrigidität, Bewusstseinsstörungen, Tremor, autonome Dysfunktion, Hypotension, Arrhythmien	Anamnese (antipsychotische Medikamente)
Maligne Hyperthermie	Hyperthermie, autonome Dysfunktion	Zeitliche Assoziation zu einer Allgemeinanästhesie

Allgemeine Therapieansätze

Die Therapie der Hitzeerkrankungen sowie assoziierter Komplikationen richtet sich nach dem klinischen Schweregrad. Bei milderen Verlaufsformen (Hitzeödeme, Hitzestress, Hitzekrämpfe) reicht eine supportive Behandlung mittels Aufsuchen einer kühleren Umgebung, oraler Rehydratation (Cave! Freies Wasser kann eine bestehende Hyponatriämie verschlimmern) und Ruhe in der Regel aus. Die Therapie kann je nach Allgemeinzustand bei guter Prognose ambulant erfolgen. Die Hitzeerschöpfung erfordert je nach klinischer Manifestation und Risikokonstellation eine stationäre Überwachung, beim Hitzschlag ist eine intensivmedizinische Behandlung mit der Möglichkeit eines differenzierten Überwachung- und Kühlungsmanagements notwendig (Bein 2024). Die Prävalenz von Endorganschädigungen und die Mortalität sind direkt proportional zur Dauer der Hyperthermie (Mangus und Canares 2019), weshalb eine unmittelbar eingeleitete Kühlungstherapie *(rapid cooling)* prinzipiell die entscheidende Maßnahme bei beiden

Entitäten bildet. Bei der Hitzeerschöpfung kann je nach Klinik (Hautzustand, KKT) auf eine Kühlungstherapie verzichtet oder diese verlangsamt werden.

Das Ziel der Kühlungstherapie ist eine Reduktion des hypermetabolen Zustands sowie eine Umverteilung des Blutvolumens aus der Peripherie zugunsten der lebenswichtigen Organe. Während der Behandlung ist ein engmaschiges Monitoring der Temperatur und der Vitalfunktionen unerlässlich. Eine überschießende Hypothermie sollte aufgrund des hohen kardiovaskulären Komplikationsrisikos vermieden werden. Als orientierendes Ziel hat sich eine KKT <39 °C etabliert (Bein 2024; Ishimine 2025), weitere Kühlungsmaßnahmen sollten ab diesem Punkt reduziert oder beendet werden. Die Wahl der Methodik ist abhängig von dem zugrunde liegenden Pathomechanismus, dem Alter sowie den verfügbaren Ressourcen. Zunächst erfolgt die Entkleidung bzw. die Entfernung von Equipment (bspw. Sportler:innen) und der Transport an einen kühleren Ort in der Nähe. Bei Säuglingen und Kleinkindern gilt die evaporative Kühlung als die effektivste Maßnahme (Ishimine 2025; Mangus und Canares 2019). Hierbei werden die Patient:innen mit lauwarmem Wasser besprüht (kalte Flüssigkeit erhöht das Risiko eines *Shivering*), während gleichzeitig eine erhöhte Luftzirkulation (bspw. mittels Fächern) angestrebt wird. Bei erwachsenen Patient*innen konnten so Kühlungsraten von ca. 0,15 °C pro Minute erzielt werden (Ishimine 2025). Die Anwendung von Eispacks und Kühldecken geht mit einem erhöhten Risiko für *Shivering* (s. Abschn. 2.5.7.5 und 2.5.7.6) einher und wird aus diesem Grund kontrovers diskutiert, in der aktuellen ERC-Leitlinie jedoch noch empfohlen (Van de Voorde et al. 2021).

Für die Behandlung des anstrengungsinduzierten Hitzschlags bei älteren Kindern und Jugendlichen hat sich das Eintauchen in Eiswasser (Immersion) als effektive Methode etabliert (Bein 2024; Ishimine 2025; Mangus und Canares 2019). Dies wird allerdings von den Patienten häufig als sehr unangenehm empfunden und das Risiko für *Shivering* ist erhöht. Die intravenöse Gabe normothermen isotonen Volumens kann die Kühlungsprozesse unterstützen. Die Organlavage mit kalter Flüssigkeit im intensivmedizinischen Setting wird kontrovers diskutiert. Letztendlich ist die Evidenz für alle im Vorfeld beschriebenen Maßnahmen gering und bedarf weiterer Forschungsbestrebungen.

Das sog. *Shivering,* im Deutschen als *Muskelzittern* bezeichnet, ist eine natürliche Reaktion des Körpers auf die Einleitung der Kühlungstherapie. Das muskuläre Zittern verbraucht allerdings viel Energie, welche wiederum in Form von Wärme frei wird. Aus diesem Grund ist eine umgehende Therapie des *Shiverings* indiziert, um den Erfolg der Kühlungsmaßnahmen sicherzustellen und das Risiko für Komplikationen zu reduzieren. In der klinischen Praxis haben sich intravenöse Benzodiazepine bewährt (Bytomski und Squire 2003). Eine spezifische Medikation jenseits von supportiver Therapie existiert aktuell nicht. Antipyretisch wirksame Substanzen wie nicht-steroidale Antirheumatika (NSAR) sind bei der Hitzekrankheit wirkungslos. Ähnliches gilt für Dantrolen, welches bei der malignen Hyperthermie, einem als Reaktion auf verschiedene Anästhetika und Muskelrelaxanzien auftretendes Syndrom, in der Anästhesie eingesetzt wird.

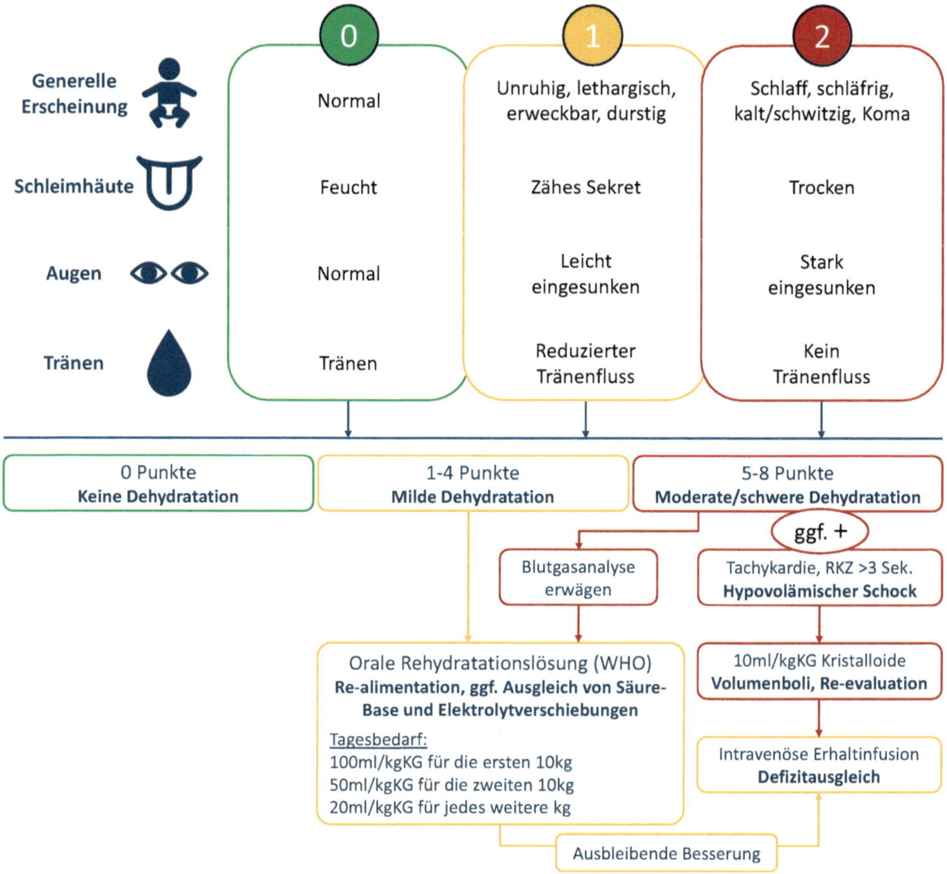

Abb. 2.6 Einschätzung und Management der Dehydratation im Säuglings- und Kleinkindalter (eigene Darstellung, mod. nach Lo Vecchio et al. 2016)

Die Behandlung der Dehydratation erfolgt abhängig vom Schweregrad und dem Serum-Natriumwert (hoher Natriumverlust durch Schwitzen bei fehlender Adaptation möglich). Bei milder und mittelschwerer Dehydratation ist die orale Rehydratation das Mittel der Wahl, nur bei schweren Verlaufsformen oder hypovolämischem Schock ist eine intravenöse Gabe kristalloiden Volumens indiziert (Abb. 2.6). Ein Vorschlag für einen Algorithmus zum klinischen Management der Hitzeerkrankung ist in Abb. 2.7 dargestellt.

Perspektive der ambulanten Versorgung

In der kinderärztlichen Routine außerhalb der Krankenhausversorgung sind milde Verlaufsformen der Hitzeerkrankung (Sonnenbrand, Miliaria, Hitzekrämpfe, Hitzestress) häufiger als die Hitzeerschöpfung oder der Hitzschlag anzutreffen. Die Miliaria bezeichnet ein juckendes Exanthem bei Obstruktion ekkriner Schweißdrüsen und Hitzeexposition,

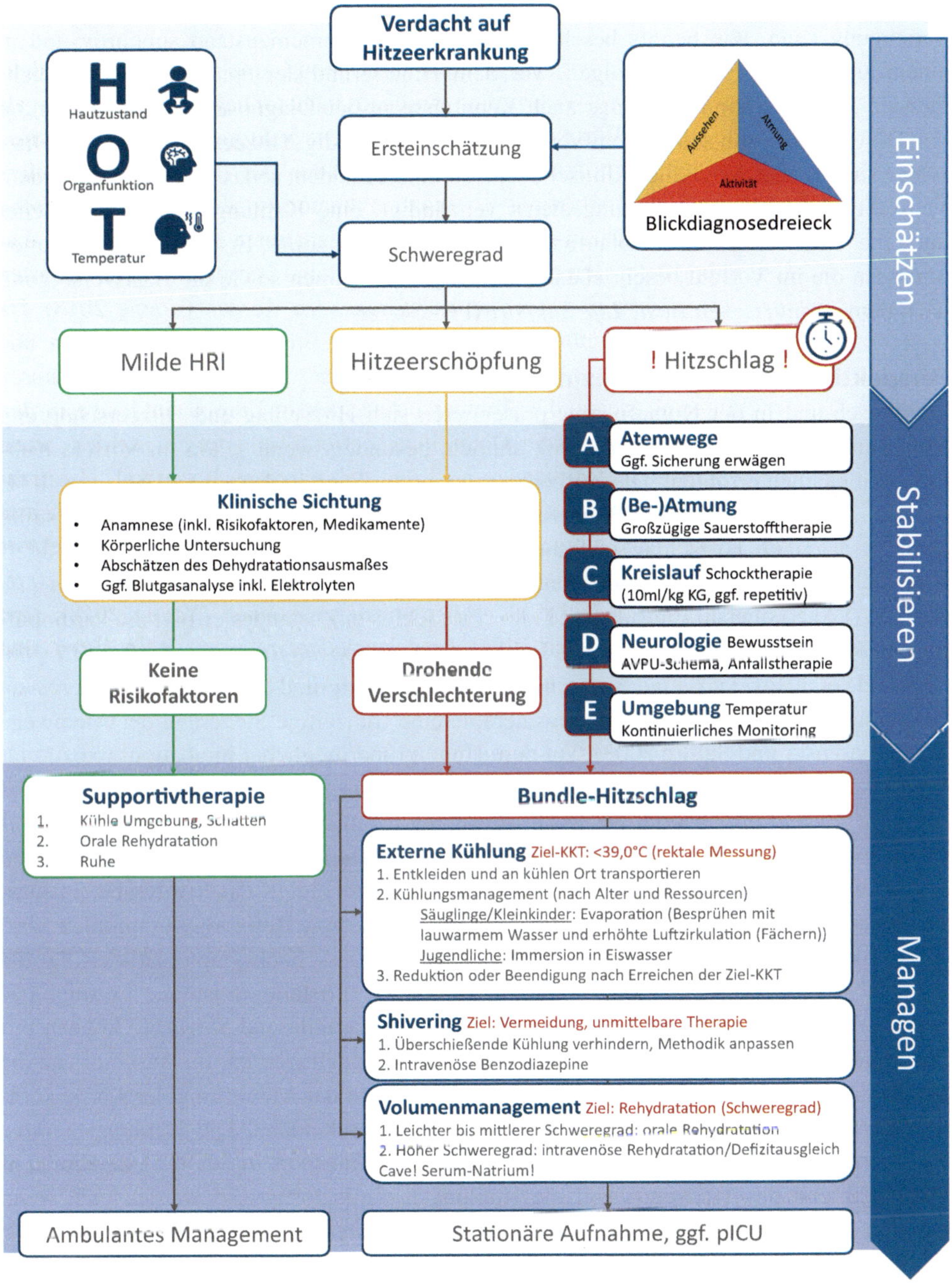

Abb. 2.7 Vorschlag für einen strukturierten Algorithmus zum Akutmanagement der Hitzeerkrankung im Kindes- und Jugendalter. Abk. HRI Hitzeerkrankung, AVPU Alert Voice Pain Unresponsive, KKT Körperkerntemperatur, PICU pädiatrische Intensivstation (eigene Darstellung, mod. nach Ishimine 2025; Bein 2024; Mangus und Canares 2019; Bytomski und Squire 2003)

umgangssprachlich auch als „Hitzepickel“ bezeichnet (Mangus und Canares 2019). Die Versorgung kann, wie bereits beschrieben, je nach Allgemeinzustand supportiv und in einem ambulanten Setting erfolgen. Vor dem Hintergrund der epidemiologisch zunehmenden Prävalenz sind allerdings auch Kenntnisse in der Diagnose und Erstversorgung von Patient*innen mit schwereren Verlaufsformen notwendig. Hitzeerschöpfung und Hitzschlag sind in manchen Fällen klinisch kaum zu unterscheiden, sodass bei entsprechendem Verdacht unmittelbar der Rettungsdienst verständigt, eine Kühlungstherapie eingeleitet und eine Vorstellung in der Notaufnahme initiiert werden sollte. Erste-Hilfe-Maßnahmen umfassen die im Vorfeld beschriebenen Kühlungsmaßnahmen sowie die Basisversorgung nach dem *pädiatrischen Basic Life Support* (PBLS).

Perspektive der Notfallmedizin

Präklinisch und in der Notaufnahme präsentieren sich Hitzschlag und Hitzeerschöpfung häufig anhand der vorliegenden Klinik ähnlich, besonders wenn schon im Vorfeld Kühlungsmaßnahmen erfolgten. Die Körperkerntemperatur kann in diesem Fall bereits <40 °C betragen. Bei Vorliegen einer Bewusstseinsstörung und entsprechender Anamnese sollte dennoch an einen Hitzschlag gedacht werden (Ishimine 2025). Hier hat die unmittelbare Sicherung der Vitalfunktionen nach den Grundsätzen des *Pediatric Advanced Life Support* (PALS) oberste Priorität. Im Falle eines leblosen Zustandes erfolgt die kardiopulmonale Reanimation (CPR) nach den Leitlinien des *European Resuscitation Council* (Van de Voorde et al. 2021). Einige Autor*innen empfehlen aufgrund der erhöhten Inzidenz von Krampfanfällen während der Kühlungstherapie eine frühzeitige Sicherung der Atemwege Zitat (Bytomski und Squire 2003). Vor dem Hintergrund möglicher intubationsassoziierter Komplikationen kann diese Empfehlung allerdings kritisch diskutiert werden, zumindest sollte im Vorfeld eine sorgfältige Risikoabwägung erfolgen. Sowohl während der Hitzeexposition als auch in der Kühlungsphase ist der metabolische Grundumsatz der Zellen erhöht, weshalb aufgrund des erhöhten Bedarfs eine freizügige Sauerstoffgabe (inspiratorischer Sauerstofffluss, FiO_2 von 100 % über Maske mit Reservoir) empfohlen wird (Bytomski und Squire 2003). Bei einer Hypotension oder Schocksymptomatik erfolgt die intravenöse oder intraossäre bolusweise Volumengabe (kristalloide isotone Lösung, 10–20 ml pro kg Körpergewicht). Hitzeassoziierte Krampfanfälle und *Shivering* können mit Benzodiazepinen wie Lorazepam oder Midazolam behandelt werden. Im Anschluss an die initiale Therapie (Primary Survey) sind die Messung und das Monitoring der Körperkerntemperatur und die konsequente Kühlungstherapie entscheidend. Die Kühlungstherapie wird bereits vor Ort initiiert, erst danach erfolgt der Transport in das nächste Krankenhaus. Während des Transports soll die Kühlungstherapie fortgesetzt werden und, wenn möglich, ein Monitoring der Körperkerntemperatur erfolgen (Ishimine 2025).

Perspektive der Intensivmedizin

Jedes Kind mit vermutetem oder diagnostiziertem Hitzschlag sollte auf einer pädiatrischen Intensivstation behandelt werden. Im Vordergrund steht das Management von Komplikationen im Rahmen des Hitzschlags oder des Kühlungsprozesses. Diese schließen Endorgandysfunktionen, metabolische Entgleisungen und Gerinnungspathologien ein (Bein 2024; Ishimine 2025; Mangus und Canares 2019).

Mögliche Komplikationen des Hitzschlags und der Kühlungsmaßnahmen

- Elektrolytentgleisungen und Rhabdomyolyse
- Leber- und Nierenversagen
- Kardiogener und distributiver Schock
- Disseminierte intravasale Gerinnung
- Lungen- und Gehirnödem
- Bewusstseinsstörungen, Krampfanfälle, Delir

Hinsichtlich der speziellen intensivmedizinischen Therapie wird an dieser Stelle auf die einschlägigen Lehrbücher verwiesen.

2.5.8 Prognose, Nachsorge und Kernpunkte

Die Prognose von Kindern und Jugendlichen mit manifester Hitzeerkrankung ist in der Literatur bisher kaum beschrieben. Die Mortalität des klassischen Hitzschlags variiert je nach verwendeter Quelle zwischen 17–70 %, während für die anstrengungsinduzierte Variante bei Jugendlichen und jungen Erwachsenen Raten von 1–15 % angegeben werden (Bytomski und Squire 2003; Ishimine 2025). Maßgeblich für das Outcome sind das Alter, der Schweregrad sowie Beginn und Dauer der Kühlungstherapie. Während die langfristige Prognose bei milderen Verlaufsformen durchweg gut ist, haben Kinder und Jugendliche nach einem überstandenen Hitzschlag ein deutlich erhöhtes Risiko für neurologische Folgekomplikationen (ca. ein Drittel der Patient*innen). Diese werden häufiger bei einer initialen Körperkerntemperatur >42 °C beobachtet und umfassen u. a. Spastiken, Dysarthrien, Ataxien, Koordinations- und Gedächtnisstörungen sowie Verhaltensänderungen (Ishimine 2025; Mangus und Canares 2019). Eine schnelle und konsequente Therapie kann demnach nicht nur die Mortalität, sondern auch das Risiko für die Entwicklung entsprechender Folgekomplikationen deutlich reduzieren. Das Risiko für eine erneute Hitzeerkrankung ist nach überstandenem Hitzschlag erhöht. Betroffenen Patient*innen sollte empfohlen werden, prolongierte thermische Belastungen zu vermeiden und ambulante

Kontrolltermine (Follow-up) im Anschluss an den stationären Aufenthalt wahrzunehmen. Bis zur vollständigen Genesung und Wiederherstellung der thermischen Homöostase sollte auf erneute Hitzeexpositionen sowie körperliche Anstrengungen verzichtet werden.

Prinzipien des diagnostischen und therapeutischen Managements der Hitzeerkrankungen:

- unmittelbare Risikoeinschätzung auf das Vorliegen eines Hitzschlages unter Verwendung der Parameter Körperkerntemperatur, Haut- und Bewusstseinszustand,
- die unmittelbare Sicherung der Vitalfunktionen bei vermutetem oder vorliegendem Hitzschlag hat oberste Priorität (es bietet sich ein Vorgehen nach dem *Pediatric Advanced Life Support* an),
- Beginn und Dauer der Kühlungstherapie sind direkt proportional zum Outcome,
- eine überschießende Hypothermie sollte vermieden werden,
- weitere Organkomplikationen sollten bedacht und eine entsprechende Diagnostik initiiert werden,
- aufgrund möglicher neurologischer Folgeschäden ist eine ambulante Nachsorge sinnvoll.

2.6 Prävention

Vor dem Hintergrund der im Rahmen der Klimakrise zu erwartenden weiter steigenden Frequenz und Intensität von Extremwetterereignissen (beispielsweise Hitzewellen) mit hoher Morbidität und Mortalität (vgl. u. a. Ballester et al. 2023; Rajulapati et al. 2022; Trenczek 2022; UNICEF 2022) ist der Stellenwert der Prävention offenkundig. Die Effektivität entsprechender Maßnahmen wird anhand einer australischen Arbeit aus dem Jahr 2007 eindrucksvoll deutlich. Im Gegensatz zur nördlichen Hemisphäre konnte in der Metropole Adelaide keine Übersterblichkeit im Rahmen von Hitzewellen gezeigt werden, was von den Autoren auf hitzeangepasste Verhaltensweisen der Bevölkerung zurückgeführt wird (Nitschke et al. 2007).

Neben individualmedizinischen Überlegungen sind auch die hohen ökonomischen, ökologischen und sozialen Folgekosten von Extremwetterereignissen zu bedenken (Kotz et al. 2024; Romanello et al. 2024; Winklmayr et al. 2023). Die Flutkatastrophe im Ahrtal im Jahr 2021 führte neben dem Verlust von 180 Menschenleben und Kosten von ca. 40,5 Mrd. Euro (Trenczek 2022) zu einer Überlastung der kommunalen und teils auch überregionalen gesundheitlichen Versorgungsstrukturen. Ähnliche Folgen für Mensch und Umwelt zeigten sich auch im Zuge der Extremtemperaturen 2021 in Kanada (Rajulapati et al. 2022). Hier wurden zudem assoziierte Belastungsfaktoren (u. a. der bereits erwähnte *urban-heat-island*-Effekt) und indirekte Folgen (Wildfeuer, Engpässe in der Trinkwasser- und Nahrungsmittelversorgung, Biodiversitätsverlust) systematisch erfasst und vor dem Hintergrund der fortschreitenden Klimakrise und Urbanisierung diskutiert (White et al. 2023). Die umfassende wissenschaftliche Aufarbeitung dieser beispielhaft genannten Naturkatastrophen aus unterschiedlichen Perspektiven verdeutlicht eindrücklich die folgenden grundlegenden Erwägungen, deren Akzeptanz und Verständnis für eine effektive Prävention entscheidend sind:

- Hitzewellen sind Extremwetterereignisse mit weitreichenden Folgen für die menschliche Gesundheit sowie ökologische, ökonomische und soziale Systeme. Hitzeschutz ist somit Gesundheitsschutz.

Das Sendai-Rahmenwerk definiert Hitzewellen ausdrücklich als Katastrophenfall (UNISDR 2015). Der Lancet Countdown Policy Brief für 2024 benennt den gesundheitlichen Hitzeschutz in Deutschland als eines von drei zentralen, besonders dringlichen Handlungsfeldern zum Schutz von Gesundheit, Klima und Umwelt (Romanello et al. 2024). Der *Lancet Countdown on health and climate change* bezeichnet eine interdisziplinäre, internationale Forschungskooperation, welche anhand von 60 Indikatoren den Fortschritt der Klimakrise sowie die Maßnahmen der einzelnen Staaten fortlaufend evaluiert und entsprechende Handlungsempfehlungen formuliert. Dieser kritisierte bereits im Bericht von 2021 die fehlende Vorbereitung Deutschlands auf „den Katastrophenfall durch mögliche große Hitzewellen" (Romanello et al. 2021). Selbiges bemerkte auch das Bundesministerium für Umwelt, Naturschutz, Bau und Reaktorsicherheit im Rahmen der Handlungsempfehlungen für die Erstellung von Hitzeaktionsplänen, welche im Folgenden als zentrales Element des Hitzeschutzes noch näher beleuchtet werden sollen. Der Fokus lag hier auf der häufig fehlenden oder unzureichenden Formulierung eines konkreten Handlungsbedarfs und dementsprechend mangelnden Umsetzung konkreter Maßnahmen (Straff et al. 2017).

Diese Erkenntnisse führten im Weiteren zu lokalen, regionalen und überregionalen Bestrebungen und Initiativen durch verschiedene staatliche und private Institutionen und Organisationen (u. a. nationale Hitzeschutztage, nationaler Hitzeaktionsplan, Hitzeaktionspläne einzelner Städte). Der Lancet Countdown Policy Bericht von 2024 empfiehlt angesichts des aktuellen Stands des Hitzeschutzes in Deutschland eine sektorenübergreifende Koordination dieser Maßnahmen sowie eine Stärkung der Hitzekompetenz auf individueller Ebene durch Multiplikatoren (Romanello et al. 2024), wodurch bereits eine mögliche Rolle für Gesundheitsfachkräfte im Hitzeschutz definiert wird.

Welche Rolle können Kinderärzt*innen somit im Hitzeschutz spielen? Wie kann eine wirksame Prävention auf individual- und populationsmedizinischer Ebene konkret gelingen? Wie sehen mögliche Handlungsfelder aus? Im Folgenden werden die wichtigsten Überlegungen und Ansätze möglichst praxisnah wiedergegeben.

2.6.1 Grundsätzliche Überlegungen

„Primum non nocere" – zunächst nicht schaden

Dieser von Hippocrates geprägte Satz zur medizinischen Ethik ist grundsätzlich im Rahmen eines Planetary-Health-Ansatzes auch auf die Prävention klimabedingter Gesundheitsschädigungen anwendbar. Die andauernde Subvention fossiler Brennstoffe in Deutschland (im Jahr 2022 umgerechnet ca. 4,5 Mrd. US-Dollar) trägt maßgeblich zur Verstärkung und Beschleunigung von Auswirkungen der Klimakrise wie bspw. Hitzewellen bei, wodurch konsekutiv die menschliche Gesundheit geschädigt wird (Romanello et al. 2024). Der Gesundheitssektor ist hieran in nicht unerheblichem Maße beteiligt (Stand 2019 weltweit für ca. 4,6 % der Emissionen verantwortlich), was scheinbar ein moralisches Dilemma mit sich bringt. Emissionssparende Maßnahmen sollen und dürfen keinen negativen Einfluss auf die Patientensicherheit nehmen, dennoch muss dieser erhebliche Impact diskutiert werden (Traidl-Hoffmann und Trippel 2021). Neben den spezifischen Präventionsbestrebungen im Hinblick auf hitzeassoziierte Gesundheitsschädigungen sind gesellschaftliche und politische Bemühungen zur Reduktion der Treibhausgasemissionen sowie das Einhalten nationaler und internationaler Abkommen zum Erreichen der Klimaziele unabdingbar.

Präventionskonzepte

Grundsätzlich werden in der Gesundheitsförderung und Krankheitsprävention zwei Herangehensweisen unterschieden, welche auch im Hitzeschutz Anwendung finden und die theoretische Basis für verschiedene Maßnahmen darstellen. Der verhaltenspräventive Ansatz stellt eine Veränderung des individuellen Gesundheitsverhaltens hin zu einem gesundheitsförderlichen Verhalten und Reduktion von Risikofaktoren in den Vordergrund. Hierbei finden u. a. Aufklärungsprogramme, Schulungen und Beratungsangebote Anwendung. Die Verhältnisprävention hat eine gesundheitsförderliche und krankheitspräventive Gestaltung der äußeren, individuell nicht beeinflussbaren Umgebungsfaktoren (bspw. Arbeitsplatz, öffentliche Räume) zum Ziel (Mlinarić et al. 2023, Abb. 2.8).

Die Verhältnisprävention gilt als nachhaltigeres Konzept und sollte gemäß *Lancet Policy Countdown* priorisiert werden (Romanello et al. 2024), dennoch können sich beide Ansätze im Sinne einer ganzheitlichen Gesundheitsförderung ergänzen und unterstützen (Mlinarić et al. 2023). Im Folgenden werden Möglichkeiten der praktischen Umsetzung dieser Modelle in der individuellen Hitzekompetenz und im Rahmen von Hitzeaktionsplänen dargestellt. Letztendlich bedarf es jedoch einer Systemtransformation hin zu einer hitzesensiblen und -kompetenten Gesellschaft, um entsprechende Maßnahmen zu koordinieren und effektiv umzusetzen.

Schutz vulnerabler Gruppen und Klimagerechtigkeit

Die Kenntnis von Existenz und Charakteristika gefährdeter Gruppen ist für eine wirksame und spezifische Präventionsarbeit unabdingbar. Das Ausmaß der Hitzebelastung

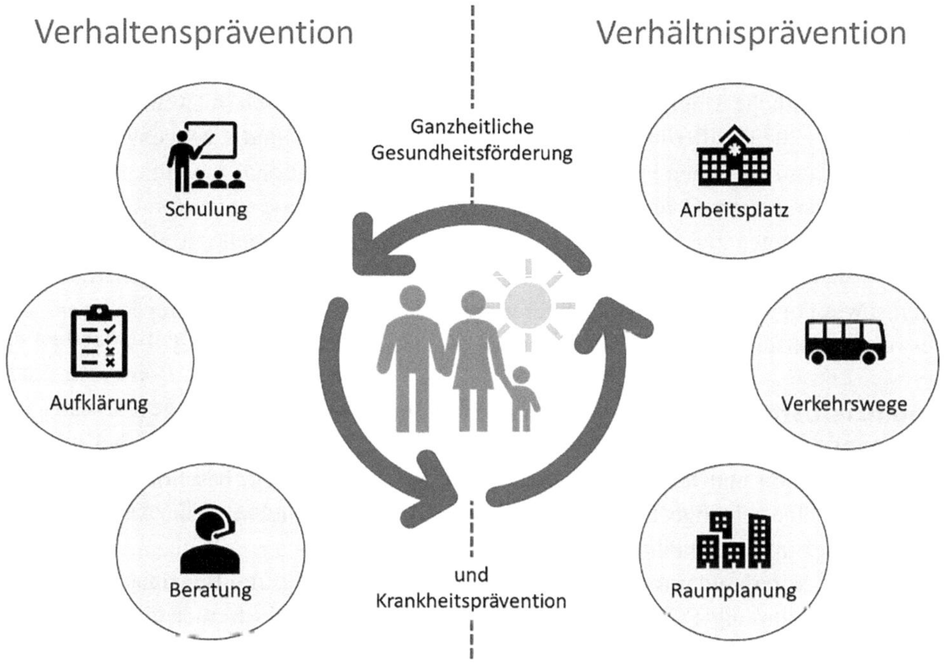

Abb. 2.8 Unterschiede und Zusammenspiel von Verhaltens- und Verhältnisprävention

sowie die Möglichkeit zur Adaptation variieren interindividuell (Jay et al. 2025). Die generelle Vulnerabilität von Kindern und Jugendlichen wurde an anderer Stelle bereits ausführlich besprochen. Es gibt innerhalb und außerhalb dieses Kollektivs teils beeinflussbare medizinische und soziokulturelle Risikofaktoren. Diese umfassen Vorerkrankungen (u. a. Herz-Kreislauf-Erkrankungen, Atemwegserkrankungen, Nierenerkrankungen, Adipositas, Diabetes mellitus) und verschiedene Medikamente, welche bereits exemplarisch beleuchtet wurden (s. Abschn. 2.4.1).

Die weiter oben besprochenen Parameter individuelle Hitzebelastung, Hitzetoleranz und Adaptationsmöglichkeiten sind auch sozialkulturell determiniert (Bolte et al. 2023; Winklmayr et al. 2023). Schwere körperliche Arbeit im Freien, körperliche wie intellektuelle Einschränkungen und damit Abhängigkeit von Betreuungspersonen und deren Versorgung, soziale Isolation, ein niedriger sozioökonomischer Status sowie Obdachlosigkeit sind unabhängige Risikofaktoren, welche in bisherigen Überlegungen noch kaum Berücksichtigung finden. Neben der in diesen Gruppen postulierbaren vermehrten Exposition gegenüber Extremwetter, der teils verringerten Möglichkeiten zur Selbstfürsorge (Alter, geistige und körperliche Einschränkungen, Armut), der erhöhten Vulnerabilität und dem teils eingeschränkten Zugang zu sozialer Unterstützung, ist die niedrige individuelle

Gesundheitskompetenz (Wissen um schädigendes Verhalten und Präventionsmöglichkeiten) ein wichtiger Ansatzpunkt für Verhaltens- und Verhältnisprävention (Bolte et al. 2023; Winklmayr et al. 2023). Bisher sind die Forschungsbestrebungen auf diesem Gebiet gering und gesundheitliche Ungleichheiten werden in Deutschland noch zu wenig thematisiert (Bolte et al. 2023), allerdings wird die Klimagerechtigkeit und Chancengleichheit im Sinne eines ganzheitlichen Planetary-Health-Ansatzes international zunehmend debattiert. So fordert der *Lancet Countdown* explizit die Integration entsprechender Überlegungen in die Bemühungen zur Hitzeprävention in Deutschland (Romanello et al. 2024). Somit ergeben sich eine Vielzahl an mehr oder minder erforschten und definierten Risikofaktoren sowie Folgen von Extremwetterereignissen, welche hinsichtlich ihrer Relevanz und Verwertbarkeit für präventive Überlegungen evaluiert werden müssen.

Modifizierbare Risikofaktoren, Change-Management und Chancennarrativ

Die Identifikation und falls möglich Modifikation der im Vorfeld beschriebenen Risikofaktoren ist eine wichtige Basis für spezifische Präventionsmaßnahmen. Angesichts des potenziellen Einflusses nicht modifizierbarer Risiken (u. a. Alter, Außentemperatur, Luftfeuchtigkeit, Vorerkrankungen, Sozialstatus) bedarf es einerseits des Bewusstseins für eine mögliche Gefährdung (Verhaltensprävention), andererseits jedoch auch der Anpassung modifizierbarer Risikofaktoren (Verhaltens- und Verhältnisprävention). Zu den modifizierbaren Risikofaktoren zählen (wie auch in anderen Bereichen der medizinischen Versorgung) der Lebensstil inkl. des sozialen Umfeldes, die Umgebungsbedingungen (häusliches Umfeld, ggf. Arbeitsplatz) und die Medikation. Diese Elemente sollten (neben der Aufklärung über Hitze als Gesundheitsrisiko) ein wichtiger Bestandteil jeglicher Beratungsgespräche sein.

Die individuelle Primärprävention hitzebedingter Gesundheitsschäden deckt sich in vielerlei Hinsicht mit dem Schutz vor Ultraviolettstrahlung (Krishna et al. 2024; Straff et al. 2017), welche im entsprechenden Kapitel dieses Buches gesondert besprochen wird. Der Ansatz ist multimodal und umfasst eine ausreichende Hydratation, eine klimaangepasste Ernährung, ausreichenden Sonnenschutz und Verhaltensanpassungen bzgl. körperlicher und sportlicher Aktivitäten.

Handlungsfelder zur Verhaltensanpassung bei Hitze und Reduktion von Sonneneinstrahlung

1. Regelmäßige und ausreichende Flüssigkeits- und Nahrungszufuhr
2. Angepasste Kleidung und aktive Kühlung des Körpers
3. Kühlung von Innenräumen
4. Körperliche Belastung und Aufenthalt im Freien vermeiden
5. Sonnenschutz

6. Kinder nicht unbeaufsichtigt im Auto lassen

Die detaillierten Empfehlungen hinsichtlich der einzelnen Handlungsfelder können Tab. 2.3 entnommen werden.

Doch wieso werden entsprechende Maßnahmen in Deutschland noch uneinheitlich und in teils nur geringem Umfang vorgenommen? Das Problemfeld *Hitze,* seine aktuelle sowie zukünftige Relevanz und die gesundheitlichen Auswirkungen sind bekannt, dennoch scheitern konkrete Maßnahmen und Forschungsbestrebungen häufig an mangelnder Koordination, fehlendem Problembewusstsein und fehlenden Anreizen (Herrmann et al. 2019; Traidl-Hoffmann und Trippel 2021). Wie also kann eine Transformation hin zu hitzekompetenten und -resilienten Menschen und Systemen gelingen? Wie können Barrieren und Widerstände modifiziert werden? Eine mögliche Antwort liefert das sogenannte *„Chancennarrativ"*. Dieses Konzept geht davon aus, dass in jeder Krise auch eine Chance auf Veränderung und Verbesserung liegt. Oder anders formuliert: *„Jede Medaille hat zwei Seiten."* (Abb. 2.9)

Angesichts der Herausforderungen durch die Klimakrise bedarf es neben politischen Bemühungen individuellen Engagements, um Barrieren und Widerstände zu überwinden (Traidl-Hoffmann und Trippel 2021). Hier sind die Angehörigen der Gesundheitsfachberufe gefragt, Handlungsfelder in ihrem Kompetenzbereich anzugehen und die Chancen von hitzesensiblen, -kompetenten und -resilienten Menschen, Gesellschaften und Systemen aufzuzeigen.

2.6.2 Medizinische Handlungsfelder

Rollenverständnis der Gesundheitsfachberufe

Angesichts der hohen Relevanz und Dringlichkeit des gesundheitlichen Hitzeschutzes in Deutschland (vgl. Romanello et al. 2024) fallen den Angehörigen jeglicher Gesundheitsfachberufe inkl. Kinderärzt*innen zentrale Aufgaben in den Präventionsbemühungen zu. Die ambulante kinderärztliche Versorgung als erste Anlaufstelle bei Gesundheitsproblemen, mit regelmäßigem Kontakt zu potenziellen Risikogruppen sowie Kenntnis der häuslichen Situation und Versorgung spielt eine wichtige Rolle in Hitzeaktionsplänen (gemäß den *„Handlungsempfehlungen für die Erstellung von Hitzeaktionsplänen"* der Ad-Hoc Arbeitsgruppe von Bund und Ländern 2017 (vgl. Straff et al. 2017). Jedoch fehlt es angesichts der damit einhergehenden Herausforderungen bisher an der Koordination entsprechender Maßnahmen, einer genauen Definition des Aufgabenfeldes sowie an Problembewusstsein und praktischer Umsetzung im Alltag (Herrmann et al. 2019). Die Bundesärztekammer (BÄK) hat vor diesem Hintergrund die Grundsätze des Hitzeschutzes durch Angehörige von Gesundheitsfachberufen in einem Positionspapier zusammengefasst (Bundesärztekammer 2023).

Tab. 2.3 Handlungsfelder, konkrete Empfehlungen und Rationale zur individuellen Primärprävention hitzebedingter Gesundheitsschäden. Abk. *LSF* Lichtschutzfaktor. (mod. nach Bar-OrThomas 2004; Dotan 2021; Green et al. 2011; Herrmann et al. 2019; Sawka et al. 2007; UNICEF 2023)

Handlungsfeld	Empfehlungen	Rationale
Hydratation	Gesunde Kinder: regelmäßig kühle bis lauwarme Getränke	Verzögertes kindliches Durstempfinden
	Körperliche Aktivität: 5–7 ml/kg KG 4 h vor Belastung und ggf. weitere 3–5 ml/kg KG 2 h vor Beginn, 3–5 mL/kg KG/Trinkpause, nach Belastung Rehydratation mit 1–1,5 l pro kg Masseverlust innerhalb von 2–4 h	Signifikanter Abfall der thermoregulatorischen Leistung bereits bei einem Defizit von 1–2 %
	Chronisch kranke Kinder: individuelle Anpassung der Trinkmenge	Abweichende Physiologie
Ernährung	Leichte, fett- und proteinarme Mahlzeiten mehrmals täglich, wasserreiches Obst und Gemüse (z. B. Melone, Gurke)	Reduktion der metabolischen Wärmeproduktion
Kühlstrategien	Klimatisierte Räume oder *cooling zones* aufsuchen Ventilatoren oder feuchte Tücher nutzen Kalte Fußbäder oder lauwarme Duschen Direkte Sonneneinstrahlung vermeiden	
Sonnenschutz	Direkte Sonnenexposition vermeiden, Tragen leichter, atmungsaktiver Kleidung, Kopfbedeckung mit Nackenschutz, Anwendung von Sonnencremes mit hohem LFS, regelmäßig Nachcremen besonders bei Wasserkontakt	Hitze- und UV-Schutz
Verhalten	Aktivitäten in kühlere Tageszeiten verlagern, regelmäßiges Aufsuchen von Schatten oder klimatisierten Räumen/cooling zones, Kinder nicht unbeaufsichtigt in Autos oder geschlossenen Räumen lassen, auf Frühwarnzeichen einer Hitzeerkrankung achten	

(Fortsetzung)

Tab. 2.3 (Fortsetzung)

Handlungsfeld	Empfehlungen	Rationale
Schulungen	Lehrkräfte, Erzieher*innen und Trainer*innen für Hitzeschutz sensibilisieren, Kinder zu Flüssigkeitsaufnahme und geeigneter Kleidung anleiten, Aktivitätspläne anzupassen, Frühwarnzeichen zu identifizieren	UNICEF-B.E.A.T.-Framework: • Be aware • Easily Identify • Act immediately Take to Health Facility
Sport	Schrittweise Akklimatisation über 7–14 Tage, Kühlstrategien (siehe oben, zusätzlich Trink- und Kühlpausen ermöglichen, Kühlwesten empfohlen) etablieren, Belastung an die WBGT anpassen, Sport bei extremen Temperaturen reduzieren oder aussetzen	Wet-Bulb Globe Temperature (WBGT), anstrengungsinduzierten Hitzschlag („*exertional heat stroke*“) vermeiden
Hitzetoleranz	Standardisierte Hitzetoleranztests (HTT) zur Evaluation der Hitzetoleranz bei Risikogruppen und Leistungssport	In der Pädiatrie nur unter spezialisierten, kindgerechten Bedingungen

Grundsätze des Hitzeschutzes durch Angehörige von Gesundheitsfachberufen (vgl. Bundesärztekammer 2023)

1. Übernahme von Verantwortung für den Hitzeschutz
2. Aktive Weiterbildung über hitzeassoziierte Erkrankungen, ihre Behandlung und Prävention und Sensibilisierung von Kolleg*innen und Kollegen
3. Umsetzen von Maßnahmen zum Hitzeschutz im eigenen Handlungsbereich
4. Aktive Beteiligung an lokalen Hitzeschutzbündnissen
5. Aufklärung zu Hitzerisiken und verhaltensbezogenen Präventionsmaßnahmen
6. Integration von Hitze in Forschung und Lehre

Im Konkreten sollen die Kernelemente II–VIII der *Handlungsempfehlungen zur Erstellung von Hitzeaktionsplänen* abgedeckt und operationalisiert werden (Herrmann et al. 2019; Straff et al. 2017). Angehörige von Gesundheitsfachberufen bieten sich als Multiplikator*innen zur Verbreitung von Hitzeschutzmaßnahmen (Verhaltens- und Verhältnisprävention) und Arztpraxen als koordinierende Stellen an (Herrmann et al. 2019). Diese eher allgemeinen Richtlinien und Handlungsvorgaben müssen je nach Setting interpretiert und in aktive Präventionsmaßnahmen umgesetzt werden.

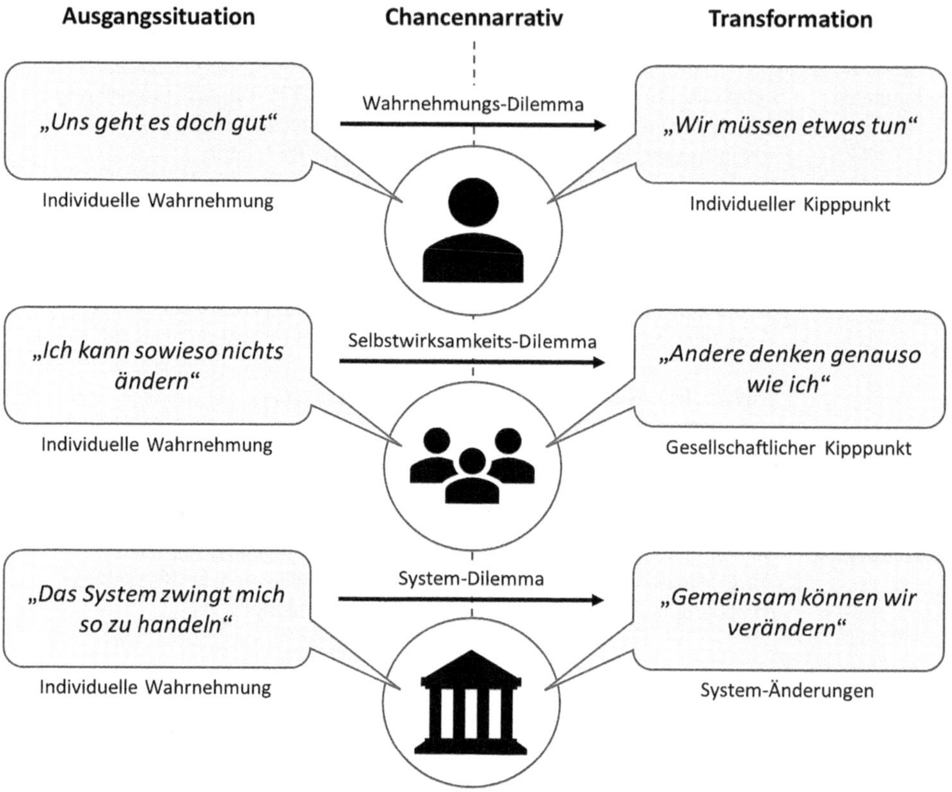

Abb. 2.9 Chancennarrativ (positives Denken) und Prinzipien des Change-Managements

Verhaltenspräventive Handlungsfelder

Verhaltenspräventive Maßnahmen zielen auf die individuelle Hitzekompetenz und -resilienz. Hierunter kann die Akzeptanz von Hitze als potenziell gesundheitsschädigender Faktor sowie das Wissen um vorbeugende Maßnahmen und risikoarmes Verhalten verstanden werden. Konkret beinhaltet dies die aktive Kommunikation von Hitze als Gesundheitsrisiko in Verbindung mit entsprechenden Präventionsmaßnahmen gegenüber Patient*innen, aber auch gegenüber Mitarbeitenden (bspw. Praxisteam). Dies kann beispielsweise über Beratungsgespräche, zielgruppenspezifische Aufklärung und das Auslegen von Informationsmaterial erfolgen (Herrmann et al. 2019; Straff et al. 2017). In diesem Sinne kann auch eine proaktive Kontaktaufnahme zu Risikopatient*innen (Hitzeschutzmaßnamen im häuslichen Umfeld, Analyse und Aktivierung des sozialen Netzwerkes zur Reduktion der Vulnerabilität) und die Identifikation und Kommunikation von akuten Gefahrensituationen (Hitzewellen, Tropennächte, Extremwetter bspw. über Warn-Apps, Newsletter des Deutschen Wetterdienstes) notwendig sein (Herrmann et al. 2019). Um der Vielzahl an Risikofaktoren Rechnung zu tragen, sollte eine individuelle Risikoeinschätzung anhand physiologischer und personenbezogener Parameter erfolgen (Jay et al. 2025). Hier kann eine spezielle „Klimasprechstunde" eine Möglichkeit sein, den neuen Herausforderungen Rechnung zu tragen (Kap. 7 *Klimasensible Gesundheitsberatung*).

Verhältnispräventive Handlungsfelder

Naturgemäß konzentrieren sich Überlegungen zur Verhältnisprävention zunächst auf die kinderärztliche Versorgung. Jedoch müssen auch die Mitarbeitenden des Gesundheitswesens in ihren jeweiligen Arbeitsbereichen bedacht werden. In manchen Fällen können entsprechende Maßnahmen beiden Gruppen zugutekommen. Konkret schließt dies die Klimatisierung von Räumen, die Bereitstellung von Getränken und die Anpassung von Arbeitsabläufen (bspw. Sprechzeiten eher morgens oder abends anbieten, Vermeidung von starker Arbeitsbelastung in den Mittagsstunden) ein (Herrmann et al. 2019). Auf das Patientenkollektiv bezogen sind belastende Untersuchungen (bspw. Langzeit-EKG) an heißen Tagen eher zu vermeiden, in der körperlichen Untersuchung sollte auf Dehydratationszeichen geachtet werden. Die Medikamentenliste sollte aktiv hinsichtlich eines potenziellen Risikos geprüft und ggf. nach sorgfältiger individueller Risikoabwägung angepasst werden. Dies betrifft v. a. dehydratationsfördernde, nephrotoxische und zentral dämpfende Substanzen (Interaktion mit wichtigen Adaptationsmechanismen wie Durst, Schwitzen, Vasodilatation, zentraler Temperaturregulation, Aufmerksamkeit), zudem ist die Sicherheit und Wirksamkeit einiger Präparate unter Hitzestress nicht garantiert (u. a. Lagerungsbedingungen, unerwünschte Arzneimittelwirkungen, Pharmakokinetik, Bioverfügbarkeit (Herrmann et al. 2019).

Eine Übersicht zu den betreffenden Substanzen findet sich im s. Abschn. 2.4.1, es empfiehlt sich das Vorgehen anhand einer Checkliste zum hitzeadaptierten Medikamentenmanagement.

Vorschlag für eine vereinfachte Checkliste zum Medikamentenmanagement

- Regelmäßige Durchführung und Dokumentation eines Arzneimittel-Checks
- Regelmäßige Kontrolle und Dokumentation des Lagerungsstatus (sachgerechte Lagerung, Kontrolle der Temperatur, Verantwortlichkeiten)
- Trink- und Einnahmeplan schriftlich mitgegeben
- Regelmäßige Labor- und Kontrolltermine (Elektrolyte, Nierenretentionsparameter je nach eingesetzter Substanz)
- Schulsport- und Freizeitempfehlungen dokumentiert
- Eltern aufgeklärt und Merkblatt ausgehändigt

Eine Prüfung der häuslichen Bedingungen vor Ort auf Hitzekompatibilität ist wünschenswert, in der Praxis allerdings natürlich schwer durchführbar (Herrmann et al. 2019).

Stationäre Versorgung

In der Kindernotaufnahme stellt die Vorbereitung auf eine potenziell große Zahl hitzegeschädigter und -gefährdeter Patient*innen und Patienten im Zuge von Hitzewellen den wichtigsten präventionsmedizinischen Ansatz dar. Neben der effektiven und sicheren Diagnostik und Therapie muss der zunehmenden Ressourcen- und Personalknappheit Rechnung getragen werden. In der Neufassung der abgestuften Notaufnahmekriterien stellen beispielsweise eine Dehydratation, Präsynkopen oder eine passagere Hypotonie keine zwingenden Gründe für eine stationäre Aufnahme dar (in der Erwachsenenmedizin, vgl. Herrmann et al. 2019). Als problematisch muss allerdings das flächendeckend mangelnde Wissen um das klinische Management der Hitzeerkrankung angesehen werden (Cohen-Ronen et al. 2021), welches unter diesen Voraussetzungen einen Risikofaktor für Fehler und somit die Patientensicherheit darstellt. Hier können Standardverfahrensanweisungen (sog. *standard operating procedures,* SOP) für den Umgang mit Hitzeerkrankten (Risikofaktoren, Diagnostik, Therapie, stationäre Aufnahmekriterien) sowie die strukturierte Weiterbildung der Mitarbeitenden einen wichtigen Beitrag in der Versorgung darstellen. In der stationären Versorgung gelten die im Vorfeld formulierten verhaltens- und verhältnispräventiven Handlungsfelder. Im stationären Entlassmanagement spielen die Aufklärung der Eltern, die sorgfältige Prüfung der Entlassmedikation (siehe verhältnispräventive Handlungsfelder) und ggf. die Information über ein bestehendes Risiko an die weiterbehandelnde Instanz (Kinderärzt*in, Rehabilitation) eine wichtige Rolle (vgl. Herrmann et al. 2019).

Informationsmaterialien

Der britische Hausarztverband nutzt im Rahmen eines zentral organisierten 10-Punkte-Plans auf dem Weg zur Klimaneutralität das sog. *Green Impact for Health Toolkit* in der ambulanten Versorgung. Es handelt sich um einen umfangreichen Katalog an Präventionsmaßnahmen, aus welchem ein individualisiertes Programm je nach Anforderungen und Bedürfnissen der Praxis zusammengestellt werden kann (Traidl-Hoffmann und Trippel 2021). In analoger Weise wurden auch im deutschsprachigen Raum bereits entsprechende Informationsmaterialien (auch spezifisch für den pädiatrischen Bereich) zur Verfügung gestellt, welche bei der Initiierung von Präventionsmaßnahmen behilflich sein können.

Übersicht

- *Gesundheitshinweise zur Prävention hitzebedingter Gesundheitsschäden* der WHO 2019. https://iris.who.int/server/api/core/bitstreams/cf7ef6ca-0fc6-466b-91f9-265a1223f7e2/content
- Leitfaden *Ökologische Nachhaltigkeit in der ärztlichen Praxis.* https://www.ambulant-nachhaltig.de/amb-n-wAssets/docs/leitfaeden/20250430_OENAG_Aerztliche_Praxen.pdf
- *Hitze-Manual – Klimaresiliente kinder- und jugendärztliche und kinderkrankenpflegerische Versorgung* – ein Manual des Ausschusses Kindergesundheit und Klimawandel des Bundesverbands der Kinder- und Jugendärzte (BVKJ): https://klimadocs.de/hitzemanual-paediatrie
- Broschüre Klimaschutz ist Kinderschutz mit Hitze-Infos. https://klimadocs.de/paediatrie-broschuere-mit-hitze-infos auch in Papierform bestellbar unter https://klimadocs.de/klimaschutz-ist-kinderschutz-material
- *Resilienz im Wandel – Ressourcen, Checklisten und Literatur* des Kindernetzwerks e. V. https://www.kindernetzwerk.de/uploads/files/Resilienz-im-Wandel/KKH_RESWandel_LiteraturundChecklisten_250424.pdf
- https://www.klima-mensch-gesundheit.de/hitzeschutz/babys-und-kinder/
- Bundesinstitut für öffentliche Gesundheit: https://www.kindergesundheit-info.de/themen/risiken-vorbeugen/sonnenschutz/hitzeschutz/
- KLUG: https://www.klimawandel-gesundheit.de/handlungsfelder-und-projekte/hitze/ bzw. https://hitze.info/

2.6.3 Hitzeaktionspläne

Neben den im Vorfeld vorgestellten individualpräventiven Ansätzen sind auch Institutionen und Organisationen (Länder, Städte, Kommunen, Unternehmen, Krankenhäuser, Praxen) in Deutschland angehalten, zum Schutz der Gesamtbevölkerung und im Besonderen der vulnerablen Gruppen den gesundheitsschädlichen Folgen von Hitze entgegenzuwirken. Der fehlenden Formulierung eines konkreten Handlungsbedarfes sowie der mangelnden Koordination und Umsetzung von Maßnahmen (Romanello et al. 2021; Straff et al. 2017) soll durch sog. *Hitzeaktionspläne* (HAP) begegnet werden. Hierunter wird ein optimalerweise schriftlich festgehaltenes und öffentlich zugängliches Hitzeschutz-Konzept unter Berücksichtigung spezifischer Anforderungen und Gegebenheiten der Institution oder Region verstanden, welches verhaltens- und verhältnispräventive Maßnahmen subsumiert, koordiniert und in konkrete Handlungen umsetzt. Ein Fokus liegt auf einer effektiven Kommunikation, der Förderung situationsangepassten Risikoverhaltens und der Etablierung präventiver Handlungsstrategien (Straff et al. 2017). Die Ausarbeitung

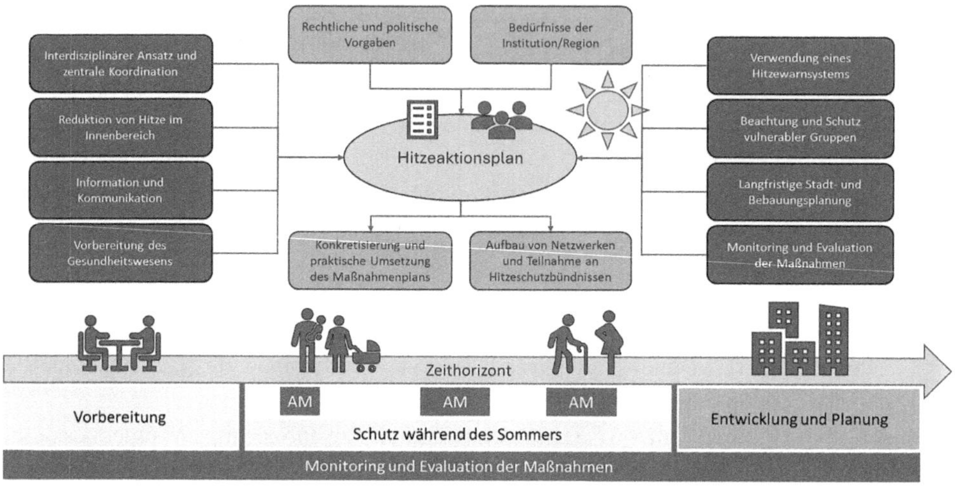

Abb. 2.10 Schematischer Aufbau eines Hitzeaktionsplans anhand der Kernpunkte und definierten Zeithorizonte der WHO. Abk. *AM* Akutmanagement bei Hitzewellen (Mod. nach Straff et al. 2017)

entsprechender Konzepte erfolgt basierend auf Empfehlungen der World Health Organisation (WHO), welche 2017 durch eine Ad-hoc Arbeitsgruppe von Bund und Ländern in den *Handlungsempfehlungen für die Erstellung von Hitzeaktionsplänen zum Schutz der menschlichen Gesundheit* für den deutschsprachigen Raum formuliert und konkretisiert wurden (Straff et al. 2017). Im Kern können acht programmatische Kernpunkte in verschiedenen Zeithorizonten mit kurzfristigen und langfristigen Inhalten und Zielen unterschieden werden (Abb. 2.10).

Hitzeaktionspläne sollen sowohl Ansätze der Verhaltens- als auch der Verhältnisprävention berücksichtigen. Verhaltenspräventive Maßnahmen umfassen überwiegend die im Vorfeld beschriebenen Schulungen und Beratungen zur Verhaltensanpassung (Tab. 2.3). Obwohl prinzipiell einfach und kostengünstig umsetzbar, fehlt es jedoch an der flächendeckenden Umsetzung verhältnispräventiver Maßnahmen, dies betrifft u. a. Trinkwasserversorgung, Arbeitsplatzgestaltung, Mobilität, Stadtplanung. Für eine genauere Lektüre sei an dieser Stelle auf die entsprechende verfügbare Literatur (vgl. u. a. Barker 2022; Böse-O'Reilly et al. 2025) und die Empfehlungen der WHO, des Bundesministeriums für Gesundheit und der Deutschen Allianz für Klimawandel und Gesundheit (KLUG) verwiesen (Bundesministerium_für_Gesundheit 2024; Straff et al. 2017).

Management von Akutereignissen

Hitzewellen sind als Extremwetterereignisse zu begreifen, welche eines schnellen und konsequenten Akutmanagements bedürfen. Die bisherigen Erfahrungen mit extremen Hitzewellen – beispielsweise in Frankreich 2003 (Misset et al. 2006) und Kanada 2021 (Rajulapati et al. 2022) – haben dies auf eindrucksvolle Weise deutlich gemacht.

Entsprechend greifen hier die Grundsätze des Katastrophenschutzes bzw. der Katastrophenmedizin. Auch wenn entsprechende Elemente in Hitzeaktionsplänen enthalten sein sollten, ist dies aktuell noch nicht flächendeckend gegeben (Becker et al. 2025). Die Maßnahmen umfassen u. a. die Bildung von Krisenstäben, Verteilung von Zuständigkeiten, Kommunikationsstrategien, Schaffung von Kühlräumen (auch langfristig über mehrere Tage), Bereitstellung von Getränken, Evakuierungsstrategien und ggf. Beschäftigungsverbote in Risikobereichen. Die umfassende Aufarbeitung der Auswirkungen einer Hitzewelle als Extremwetterereignis im kanadischen Vancouver im Jahr 2021 liefert einen eindrücklichen Präzedenzfall eines auch in Deutschland möglichen Szenarios: Wird die warme Luft durch eine Hochdruckzone in der Atmosphäre über einem geografisch anfälligen Gebiet eingeschlossen, so bildet sich eine Kuppel, welche als *Hitzedom* bezeichnet wird. Ähnlich einem Treibhaus kann die Wärme nicht entweichen, durch Verdunstung erhöht sich die Luftfeuchtigkeit und es entstehen extrem hohe Temperaturen bei gleichzeitiger Trockenheit und Wassermangel. Die Folge ist eine plötzliche, massive thermische Belastung, welche innerhalb weniger Tage zu mehreren zehntausend Toten führen kann (Henderson et al. 2022). Auch Regionen Deutschlands wie u. a. das Rheintal und große Städte wie München oder Frankfurt (*urban heat island effect*) gelten als gefährdet für die Entstehung eines Hitzedoms (Becker et al. 2025, Abb. 2.11).

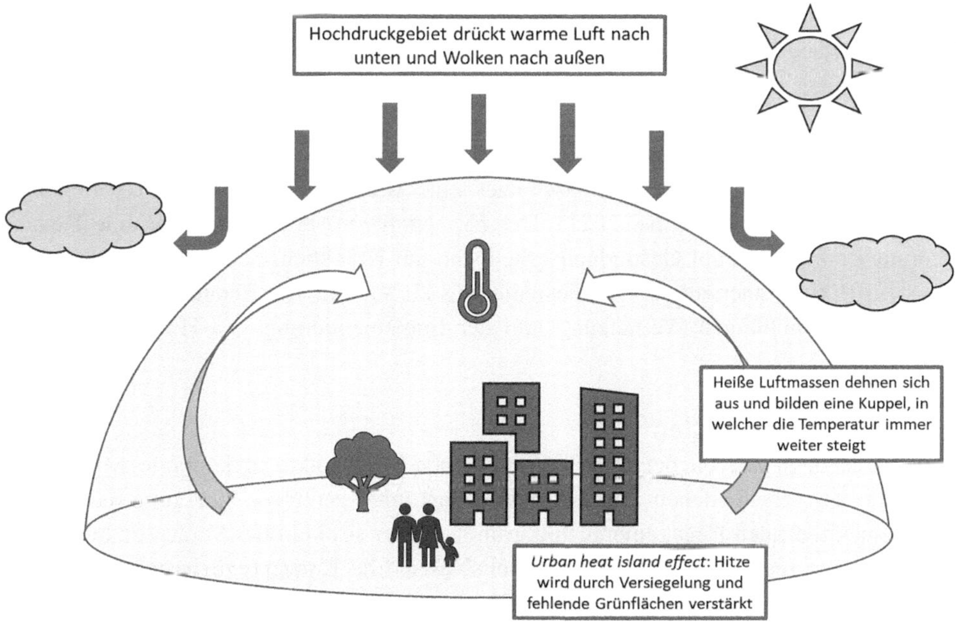

Abb. 2.11 Entstehung und Meteorologie eines Hitzedoms (Mod. nach Becker et al. 2025)

Eine wirksame und zügige Umsetzung im Katastrophenfall erfordert ein Umdenken hin zur Wahrnehmung extremer Hitze als Naturkatastrophe mit einer potenziell hohen Anzahl an Todesopfern und die Bereitstellung der für ein wirksames Akutmanagement benötigten personellen und materiellen Ressourcen.

Resiliente Gesundheitssysteme

Der Begriff *Resilienz* definiert die Belastbarkeit eines Individuums oder Systems, also die Fähigkeit im Vorfeld von, während und nach erwartbaren wie nicht erwartbaren Krisensituationen eine optimale Leitungsfähigkeit zu gewährleisten oder wiederherzustellen. Entsprechende Überlegungen bezogen auf das deutsche Gesundheitssystem sind weder neu noch ausschließlich durch die Klimakrise bedingt, gewinnen jedoch durch diese an Bedeutung. Im Zuge der zunehmenden Hitzeperioden müssen sich Gesundheits- und Sozialsysteme auf höhere Belastungen (u. a. erhöhte Arbeitsbelastung, Mehrkosten, Personalausfälle) und Krisensituationen vorbereiten und gleichzeitig ihrer Verantwortung in der Reduktion der Treibhausgasemissionen, der Abfallproduktion und in der sozialen Klimagerechtigkeit nachkommen. Der *ExpertInnenrat der Bundesregierung* sieht angesichts der aktuellen Situation und der Herausforderungen an die Regelversorgung das deutsche Gesundheitssystem nicht ausreichend auf solche Krisensituationen vorbereitet (ExpertInnenrat der Bundesregierung 2024). Wie kann dieser Situation, bezogen auf hitzebedingte Herausforderungen, begegnet werden? Das Konzept des *grünen Krankenhauses* (engl. *green hospital*) beinhaltet die klimafreundliche Umgestaltung von Institutionen des Gesundheitssektors (Krankenhäuser, Praxen) in verschiedenen Bereichen (u. a. Architektur, Begrünung, Klimatisierung, diagnostische und therapeutische Prozesse, Nahrungs- und Flüssigkeitsangebot, Mobilität, Schulungen und Weiterbildungen). Zudem spielen die Reduktion der Emissionen und der Abfallproduktion sowie die Ausbildungen von Multiplikator*innen des Klimaschutzes eine wichtige Rolle in den Überlegungen (Traidl-Hoffmann und Trippel 2021). Der *ExpertInnenrat* erachtet zudem eine Neuausrichtung des Systems auf Gesundheitserhalt statt auf Krankheitsbehandlung als wichtigen Baustein (ExpertInnenrat_der_Bundesregierung 2024), was die Bedeutung systemischer Präventionsbemühungen, Vernetzung und der Implementierung von Hitzeaktionsplänen hervorhebt.

Informationsmaterialien

Die Umsetzung der von der WHO empfohlenen Kernpunkte in konkrete Maßnahmen innerhalb der verschiedenen Zeithorizonte bedarf einer zentralen Steuerung und Vernetzung, eines zentralen Engagements und grundlegender struktureller Voraussetzungen. Um den einzelnen Institutionen des Gesundheitswesens die Konzeptualisierung und Gestaltung zu vereinfachen, stellt das Bundesministerium für Gesundheit einen Musterplan für den Hitzeschutz in Krankenhäusern zur Verfügung, welcher spezifische Maßnahmen (u. a. Personalwesen, Prozesse, Patientenmanagement) in der Vorbereitung auf und im Akutmanagement von Hitzewellen verschiedener Intensitätsstufen (nach DWD) berücksichtigt. Dieser ist nicht als verpflichtend abzuarbeitende Checkliste zu begreifen, sondern soll eine auf den individuellen Vorbereitungsstand und das Risiko vor Ort anzupassende Orientierungshilfe darstellen. Neben den langfristigen Empfehlungen mit teils erhöhtem Investitionsbedarf liegt der Fokus v. a. auf kurzfristig und kostengünstig umsetzbaren Maßnahmenbündeln. Hierdurch soll die Implementierung vereinfacht, die Adhärenz gesteigert und eine erhöhte Verbindlichkeit erreicht werden (Bundesministerium_für_Gesundheit 2024). Durch eine effektive Präventionsarbeit kann das Ausmaß der zu erwartenden hitzebedingten Schäden an menschlicher Gesundheit, Infrastruktur sowie ökologischen und ökonomischen Systemen reduziert werden, weshalb auch ein erhöhter Investitionsbedarf letztendlich als eine langfristige Kostenreduktion begriffen werden sollte.

Weitere Musteraktionspläne und Checklisten finden sich auf der Website von KLUG. Hitzeaktionspläne stellen (im Großen wie im kleinen Umfang und Setting) ein geeignetes und wichtiges Instrument dar, um hitzeassoziierte Gesundheitsschäden und Mortalität kurz- sowie langfristig zu reduzieren (Bundesministerium_für_Gesundheit 2024).

2.7 Fazit für die Praxis

Zusammenfassend sind Hitzewellen als anthropogen verursachte Naturkatastrophen zu betrachten, welche massive Auswirkungen auf die menschliche Gesundheit haben. Kinder und Jugendliche sind aufgrund ihrer physiologischen sowie psychologischen Besonderheiten eine vulnerable Gruppe. Die pädiatrische Hitzeerkrankung ist facettenreich: das Spektrum reicht von einem milden Sonnenstich mit Kopfschmerzen und Schwindel über Hitzekrämpfe und Synkopen mit durchweg guter Prognose bis hin zu Hitzeerschöpfung und Hitzschlag mit hoher Letalität bei verzögerter Therapieeinleitung. Die Variabilität in Schweregrad und assoziierter Symptomatik macht das klinische Management zu einer Herausforderung, wobei dem frühzeitigen Erkennen und Einleitung einer konsequenten Kühlungstherapie bei schweren Verlaufsformen eine besondere Bedeutung zukommt. Aktuell ist im deutschsprachigen Raum keine evidenzbasierte klinische Leitlinie verfügbar.

Systematischen und koordinierten Präventionsbemühungen sowie der Vorbereitung auf den Katastrophenfall kommen eine große Bedeutung zu. Hitzeaktionspläne sind die zentralen Elemente des Hitzeschutzes in Deutschland. Kinderärzt*innen, Pflegende und alle Angehörigen von Gesundheitsfachberufen sind in diesem Modell Multiplikator*innen des Hitzeschutzes, vermitteln ihren Patient*innen individuelle Hitzekompetenz (Möglichkeiten zur Verhaltensanpassung) und identifizieren Risikopatient*innen. Dies kann beispielsweise im Rahmen einer Klimasprechstunde geschehen, in welcher auch dem Screening und ggf. der Anpassung der Medikation eine wichtige Rolle zukommt.

Bis zum Jahr 2050 wird beinahe jedes Kind und jeder Jugendliche weltweit Folgen von extremer Hitze ausgesetzt sein, die massivste Zunahme wird in Ländern der nördlichen Hemisphäre erwartet. Im ambulanten und stationären Bereich der pädiatrischen Versorgung ist eine kritische Auseinandersetzung mit dem Thema erforderlich, um eine adäquate Behandlung sicherzustellen und dringend benötigte weitere Forschungsbemühungen hinsichtlich hitzebedingter Gesundheitsschäden im Kindes- und Jugendalter anzuregen. Hierzu sind Daten über Kinder sowie Jugendliche und Hitze erforderlich. Aufgrund der in vielerlei Hinsicht aktuell nicht ausreichenden Bemühungen im Hitzeschutz ist individuelles und kollektives Engagement gefragt. Eine gesellschaftliche Transformation hin zu einer hitzesensiblen und -kompetenten Gesellschaft ist notwendig, da die mit fortschreitender Klimakrise in Frequenz, Dauer und Intensität weiter zunehmenden Hitzewellen ein ernstzunehmendes Gesundheitsrisiko für Kinder und Jugendliche darstellen.

Acknowledgements Die Autor*innen wurden fachlich von Prof. Dr. med. Stephan Böse-O'Reilly (Leiter AG Globale Umwelt-Gesundheit und Klimawandel, Institut und Poliklinik für Arbeits-, Sozial- und Umweltmedizin, LMU Klinikum, München), Dr. med. Thomas Lob-Corzilius (Koordinator WAG Umweltmedizin der Gesellschaft Päd. Allergologie und Umweltmedizin), Dr. med. Ellen Heimberg (Oberärztin interdisziplinäre pädiatrische Intensivstation, Universitätskinderklinik Tübingen) und Dr. med. Bernd Fode (Oberarzt Allgemeinpädiatrie, Asthma- und Allergieambulanz, Universitätskinderklinik Tübingen) unterstützt und beraten.

Literatur

an der Heiden M, Muthers S, Niemann H, Buchholz U, Grabenhenrich L, Matzarakis A (2019) Schätzung hitzebedingter Todesfälle in Deutschland zwischen 2001 und 2015. Bundesgesundheitsblatt – Gesundheitsforschung – Gesundheitsschutz 62(5):571–579. https://doi.org/10.1007/s00103-019-02932-y

Anderson GB, Bell ML (2011) Heat waves in the United States: mortality risk during heat waves and effect modification by heat wave characteristics in 43 U.S. communities. Environ Health Perspect 119(2):210–218. https://doi.org/10.1289/ehp.1002313

Ballester J, Quijal-Zamorano M, Mendez Turrubiates RF, Pegenaute F, Herrmann FR, Robine JM, Basagana X, Tonne C, Anto JM, Achebak H (2023) Heat-related mortality in Europe during the summer of 2022. Nat Med 29(7):1857–1866. https://doi.org/10.1038/s41591-023-02419-z

Bar-Or OR, Thomas W (2004) Pediatric exercise medicine. From physiologic principles to health care application. Human Kinetics, Champaign, Ill

Barker M (2022) Klimawandel als Herausforderung für das Gesundheitswesen – Das Aktionsbündnis Hitzeschutz Berlin. Pädiatrische Allergologie 4(2022):44–47

Becker C, Griebe T, Weingart C (2025) Heat dome in Germany and how well we are prepared for it. Z Gerontol Geriatr 58(4):254–260. https://doi.org/10.1007/s00391-025-02459-9

Bein T (2024) Pathophysiology and management of heat illness. Med Klin Intensivmed Notfmed 119(5):373–380. https://doi.org/10.1007/s00063-023-01072-1

Bernstein AS, Rice MB (2013) Lungs in a warming world: climate change and respiratory health. Chest 143(5):1455–1459. https://doi.org/10.1378/chest.12-2384

Bolte G, Dandolo L, Gepp S, Hornberg C, Lumbi SL (2023) Klimawandel und gesundheitliche Chancengerechtigkeit: Eine Public-Health-Perspektive auf Klimagerechtigkeit. J Health Monit S6. https://doi.org/10.25646/11769

Bose-O'Reilly S, Matthies-Wiesler F, Ritterhoff J, Schoierer J, Hellmann A, Matzarakis A (2025) Proposals for the prevention health consequences of heat stress as a cross-sectional task in the health care system. Gesundheitswesen 87(8–09):555–559. https://doi.org/10.1055/a-2388-5663

Böse-O'Reilly S, O'Reilly F, Roeßler C (2023) Hitzebelastung bei Kindern. Monatsschrift Kinderheilkunde 171(2):124–129. https://doi.org/10.1007/s00112-022-01682-7

Bundesärztekammer (2023) Positionspapier der Bundesärztekammer zum gesundheitsbezogenen Hitzeschutz. https://www.bundesaerztekammer.de/fileadmin/user_upload/BAEK/Themen/Klimawandel/Positionspapier_Hitzeschutz_neu.pdf. Zugegriffen: 05. Aug 2025

Bundesministerium_für_Gesundheit (2024) Musterhitzeschutzplan für Krankenhäuser. https://www.bundesgesundheitsministerium.de/fileadmin/Dateien/3_Downloads/H/Hitzeschutzplan/Musterhitzeschutzplan_Krankenhaeuser_BF.pdf. Zugegriffen: 17. Aug 2025

Bundesregierung (2025) Flutkatastrophe im Ahrtal 2021. https://www.bundesregierung.de/breg-de/aktuelles/gedenken-flut-ahrtal-2364150. Zugegriffen: 15. Aug 2025

Bytomski JR, Squire DL (2003) Heat illness in children. Curr Sports Med Rep 2(6):320–324. https://doi.org/10.1249/00149619-200312000-00007

Cohen-Ronen N, Rimon A, Cohen N, Capua T (2021) Heat stroke: knowledge and practices of medical professionals in pediatric emergency medicine departments – a survey study. Isr J Health Policy Res 10(1):35. https://doi.org/10.1186/s13584-021-00469-7

DAK (2024) Gesundheitsrisiko Hitze. DAK – Kinder- und Jugendreport. https://caas.content.dak.de/caas/v1/media/81206/data/848327b9df4aef6cd8dd785b9afbe00b/240927-download-praesentation-kjr-hitze.pdf. Zugegriffen: 25. Aug 2025

Dotan R (2021) Determinants of exertional heat stroke: are children and youth indeed more vulnerable? J Athl Train 56(8):801–802. https://doi.org/10.4085/1062-6050-1001.21

DWD (2024) Wetter- und Klimalexikon. Hitzewelle. https://www.dwd.de/DE/service/lexikon/Functions/glossar.html?lv3=624852&lv2=101094. Zugegriffen: 25. Aug 2025

ExpertInnenrat_der_Bundesregierung (2024) 2. Stellungnahme des ExpertInnenrats „Gesundheit und Resilienz". Deutsche Bundesregierung. https://www.bundesregierung.de/resource/blob/975228/2299664/547bb80c349fd4a46b74d17928eba02d/2024-07-18-expertinnenrat-stellungnahme-2-data.pdf. Zugegriffen: 17. Aug 2025

Gasparrini A, Armstrong B (2011) The impact of heat waves on mortality. Epidemiology 22(1):68–73. https://doi.org/10.1097/EDE.0b013e3181fdcd99

Glaser J, Lemery J, Rajagopalan B, Diaz HF, Garcia-Trabanino R, Taduri G, Madero M, Amarasinghe M, Abraham G, Anutrakulchai S, Jha V, Stenvinkel P, Roncal-Jimenez C, Lanaspa MA, Correa-Rotter R, Sheikh-Hamad D, Burdmann EA, Andres-Hernando A, Milagres T, Weiss I, Kanbay M, Wesseling C, Sanchez-Lozada LG, Johnson RJ (2016) Climate change and the emergent epidemic of CKD from heat stress in rural communities: the case for heat stress nephropathy. Clin J Am Soc Nephrol 11(8):1472–1483. https://doi.org/10.2215/CJN.13841215

Green AC, Williams GM, Logan V, Strutton GM (2011) Reduced melanoma after regular sunscreen use: randomized trial follow-up. J Clin Oncol 29(3):257–263. https://doi.org/10.1200/JCO.2010.28.7078

Hajat S, Casula A, Murage P, Omoyeni D, Gray T, Plummer Z, Steenkamp R, Nitsch D (2024) Ambient heat and acute kidney injury: case-crossover analysis of 1 354 675 automated e-alert episodes linked to high-resolution climate data. Lancet Planet Health 8(3):e156–e162. https://doi.org/10.1016/S2542-5196(24)00008-1

Henderson SB, McLean KE, Lee MJ, Kosatsky T (2022) Analysis of community deaths during the catastrophic 2021 heat dome: Early evidence to inform the public health response during subsequent events in greater Vancouver. Canada. Environ Epidemiol 6(1):e189. https://doi.org/10.1097/EE9.0000000000000189

Herold V (2011) Internistische Intensivmedizin. Eine praxisorientierte Darstellung, vol 2. Regensburg

Herrmann A, Haefeli WE, Lindemann U, Rapp K, Roigk P, Becker C (2019) Epidemiology and prevention of heat-related adverse health effects on elderly people. Z Gerontol Geriatr 52(5):487–502. https://doi.org/10.1007/s00391-019-01594-4

Ishimine P (2025) Heat stroke in children. UptoDate. https://www.uptodate.com/contents/heat-stroke-in-children. Zugegriffen: 25. Aug 2025

Jay O, Vanos J, Gagnon D, Tartarini F (2025) To save lives in heatwaves, focus on how human bodies work. Nature 644(8075):35–38. https://doi.org/10.1038/d41586-025-02461-6

Kotz M, Levermann A, Wenz L (2024) The economic commitment of climate change. Nature 628(8008):551–557. https://doi.org/10.1038/s41586-024-07219-0

Krishna S, Kim R, Pochtar E, Papaioannou H (2024) Heat-related illness and sun safety strategies for pediatric populations. Curr Opin Pediatr 36(6):702–709. https://doi.org/10.1097/MOP.0000000000001382

Lipman GS, Gaudio FG, Eifling KP, Ellis MA, Otten EM, Grissom CK (2019) Wilderness medical society clinical practice guidelines for the prevention and treatment of heat illness: 2019 update. Wilderness Environ Med 30(4S):S33–S46. https://doi.org/10.1016/j.wem.2018.10.004

Lo Vecchio A, Vandenplas Y, Benninga M, Broekaert I, Falconer J et al. An international consensus report on a new algorithm for the management of infant diarrhoea. Acta Paediatr. 2016 Aug;105(8):e384-9. https://doi.org/10.1111/apa.13432. Epub 2016 May 27. PMID: 27101938

Mangus CW, Canares TL (2019) Heat-related illness in children in an era of extreme temperatures. Pediatr Rev 40(3):97–107. https://doi.org/10.1542/pir.2017-0322

Misset B, De Jonghe B, Bastuji-Garin S, Gattolliat O, Boughrara E, Annane D, Hausfater P, Garrouste-Orgeas M, Carlet J (2006) Mortality of patients with heatstroke admitted to intensive care units during the 2003 heat wave in France: a national multiple-center risk-factor study. Crit Care Med 34(4):1087–1092. https://doi.org/10.1097/01.CCM.0000206469.33615.02

Mlinarić M, Moebus S, Betsch C, Hertig E, Schröder J, Loss J, Moosburger R, van Rüth P, Gepp S, Voss M, Straff W, Kessel T-M, Goecke M, Matzarakis A, Niemann H (2023) Klimawandel und Public Health in Deutschland – Eine Synthese der Handlungsoptionen des Sachstandsberichts Klimawandel und Gesundheit 2023. J Health Monit S6. https://doi.org/10.25646/11771

Nicolai T, Hoffmann F, Schön, C, Reiter K (2021) Pädiatrische Notfall- und Intensivmedizin, Bd 6. Aufl., Berlin, Heidelberg

Nitschke M, Tucker GR, Bi P (2007) Morbidity and mortality during heatwaves in metropolitan Adelaide. Med J Aust 187(11–12):662–665. https://doi.org/10.5694/j.1326-5377.2007.tb01466.x

Rajulapati CR, Gaddam RK, Nerantzaki SD, Papalexiou SM, Cannon AJ, Clark MP (2022) Exacerbated heat in large Canadian cities. Urban Climate 42:101097. https://doi.org/10.1016/j.uclim.2022.101097

Romanello M, McGushin A, Di Napoli C, Drummond P, Hughes N, Jamart L, Kennard H, Lampard P, Solano Rodriguez B, Arnell N, Ayeb-Karlsson S, Belesova K, Cai W, Campbell-Lendrum D, Capstick S, Chambers J, Chu L, Ciampi L, Dalin C, Dasandi N, Dasgupta S, Davies M, Dominguez-Salas P, Dubrow R, Ebi KL, Eckelman M, Ekins P, Escobar LE, Georgeson L, Grace D, Graham H, Gunther SH, Hartinger S, He K, Heaviside C, Hess J, Hsu SC, Jankin S, Jimenez MP, Kelman I, Kiesewetter G, Kinney PL, Kjellstrom T, Kniveton D, Lee JKW, Lemke B, Liu Y, Liu Z, Lott M, Lowe R, Martinez-Urtaza J, Maslin M, McAllister L, McMichael C, Mi Z, Milner J, Minor K, Mohajeri N, Moradi-Lakeh M, Morrissey K, Munzert S, Murray KA, Neville T,

Nilsson M, Obradovich N, Sewe MO, Oreszczyn T, Otto M, Owfi F, Pearman O, Pencheon D, Rabbaniha M, Robinson E, Rocklov J, Salas RN, Semenza JC, Sherman J, Shi L, Springmann M, Tabatabaei M, Taylor J, Trinanes J, Shumake-Guillemot J, Vu B, Wagner F, Wilkinson P, Winning M, Yglesias M, Zhang S, Gong P, Montgomery H, Costello A, Hamilton I (2021) The 2021 report of the Lancet Countdown on health and climate change: code red for a healthy future. Lancet 398(10311):1619–1662. https://doi.org/10.1016/S0140-6736(21)01787-6

Romanello M, Walawender M, Hsu SC, Moskeland A, Palmeiro-Silva Y, Scamman D, Ali Z, Ameli N, Angelova D, Ayeb-Karlsson S, Basart S, Beagley J, Beggs PJ, Blanco-Villafuerte L, Cai W, Callaghan M, Campbell-Lendrum D, Chambers JD, Chicmana-Zapata V, Chu L, Cross TJ, van Daalen KR, Dalin C, Dasandi N, Dasgupta S, Davies M, Dubrow R, Eckelman MJ, Ford JD, Freyberg C, Gasparyan O, Gordon-Strachan G, Grubb M, Gunther SH, Hamilton I, Hang Y, Hanninen R, Hartinger S, He K, Heidecke J, Hess JJ, Jamart L, Jankin S, Jatkar H, Jay O, Kelman I, Kennard H, Kiesewetter G, Kinney P, Kniveton D, Kouznetsov R, Lampard P, Lee JKW, Lemke B, Li B, Liu Y, Liu Z, Llabres-Brustenga A, Lott M, Lowe R, Martinez-Urtaza J, Maslin M, McAllister L, McMichael C, Mi Z, Milner J, Minor K, Minx J, Mohajeri N, Momen NC, Moradi-Lakeh M, Morrisey K, Munzert S, Murray KA, Obradovich N, O'Hare MB, Oliveira C, Oreszczyn T, Otto M, Owfi F, Pearman OL, Pega F, Perishing AJ, Pinho-Gomes AC, Ponmattam J, Rabbaniha M, Rickman J, Robinson E, Rocklov J, Rojas-Rueda D, Salas RN, Semenza JC, Sherman JD, Shumake-Guillemot J, Singh P, Sjodin H, Slater J, Sofiev M, Sorensen C, Springmann M, Stalhandske Z, Stowell JD, Tabatabaei M, Taylor J, Tong D, Tonne C, Treskova M, Trinanes JA, Uppstu A, Wagner F, Warnecke L, Whitcombe H, Xian P, Zavaleta-Cortijo C, Zhang C, Zhang R, Zhang S, Zhang Y, Zhu Q, Gong P, Montgomery H, Costello A (2024) The 2024 report of the Lancet Countdown on health and climate change: facing record-breaking threats from delayed action. Lancet 404(10465):1847–1896. https://doi.org/10.1016/S0140-6736(24)01822-1

Sawka MN, Burke LM, Eichner ER, Maughan RJ, Montain SJ, Stachenfeld NS (2007) American College of Sports Medicine position stand. Exercise and fluid replacement. Med Sci Sports Exerc 39 (2):377–390. https://doi.org/10.1249/mss.0b013e31802ca597

Schapiro LH, McShane MA, Marwah HK, Callaghan ME, Neudecker ML (2024) Impact of extreme heat and heatwaves on children's health: a scoping review. J Climate Change Health 19:100335. https://doi.org/10.1016/j.joclim.2024.100335

Scovronick N, Sera F, Acquaotta F, Garzena D, Fratianni S, Wright CY, Gasparrini A (2018) The association between ambient temperature and mortality in South Africa: a time-series analysis. Environ Res 161:229–235. https://doi.org/10.1016/j.envres.2017.11.001

Straff W, Mücke HG, Baeker R Baldermann C, Braubach A, Litvinovitch J (2017) Handlungsempfehlungen für die Erstellung von Hitzeaktionsplänen zum Schutz der menschlichen Gesundheit. https://www.bmuv.de/fileadmin/Daten_BMU/Download_PDF/Klimaschutz/hap_handlungsempfehlungen_bf.pdf. Accessed 1 Aug 2025

Traidl-Hoffmann CT, Trippel K (2021) Überhitzt. Die Folgen des Klimawandels für unsere Gesundheit: was wir tun können. Bibliographisches Institut. Berlin: Dudenverlag

Trenczek J, Lühr O, Eiserbeck L, Leuschner V (2022) Schäden der Sturzfluten und Überschwemmungen im Juli 2021 in Deutschland. https://www.prognos.com/sites/default/files/2022-07/Prognos_KlimawandelfolgenDeutschland_Detailuntersuchung%20Flut_AP2_3b_.pdf. Accessed 1 Aug 2025

UNICEF (2022) The coldest year of the rest of their lives: protecting children from the escalating impacts of heatwaves UNICEF. https://www.unicef.org/reports/coldest-year-rest-of-their-lives-children-heatwaves

UNICEF (2023) Protecting children from heat stress. https://www.unicef.org/media/139926/file/Protecting-children-from-heat-stress-A-technical-note-2023.pdf,

UNICEF (2024a) Almost half a billion children live in areas experiencing at least twice as many extremely hot days as their grandparents. https://www.unicef.org/press-releases/almost-half-billion-children-live-areas-experiencing-least-twice-many-extremely-hot

UNICEF (2024b) The State of the World's Children 2024. https://www.unicef.org/reports/state-of-worlds-children/2024:~:text=Exposure%20to%20extreme%20heatwaves,shortages%20become%20the%20new%20normal

UNISDR (2015) Sendai framework for disaster risk reduction 2015–2030. New York

Van de Voorde P, Turner NM, Djakow J, de Lucas N, Martinez-Mejias A, Biarent D, Bingham R, Brissaud O, Hoffmann F, Johannesdottir GB, Lauritsen T, Maconochie I (2021) European Resuscitation Council Guidelines 2021: paediatric life support. Resuscitation 161:327–387. https://doi.org/10.1016/j.resuscitation.2021.02.015

White RH, Anderson S, Booth JF, Braich G, Draeger C, Fei C, Harley CDG, Henderson SB, Jakob M, Lau CA, Mareshet Admasu L, Narinesingh V, Rodell C, Roocroft E, Weinberger KR, West G (2023) The unprecedented Pacific Northwest heatwave of June 2021. Nat Commun 14(1):727. https://doi.org/10.1038/s41467-023-36289-3

Winklmayr C, Matthies-Wiesler F, Muthers S, Buchien S, Kuch B, An der Heiden M, Mucke HG (2023) Heat in Germany: Health risks and preventive measures. J Health Monit 8(Suppl 4):3–32. https://doi.org/10.25646/11651

Winklmayr C, Muthers S, Niemann H, Mucke HG, Heiden MA (2022) Heat-Related Mortality in Germany From 1992 to 2021. Dtsch Arztebl Int 119(26):451–457. https://doi.org/10.3238/arztebl.m2022.0202

Xu J, Su Z, Liu C, Nie Y, Cui L (2025) Climate change, air pollution and chronic respiratory diseases: understanding risk factors and the need for adaptive strategies. Environ Health Prev Med 30:7. https://doi.org/10.1265/ehpm.24-00243

Xu Z, Sheffield PE, Su H, Wang X, Bi Y, Tong S (2014) The impact of heat waves on children's health: a systematic review. Int J Biometeorol 58(2):239–247. https://doi.org/10.1007/s00484-013-0655-x

Yip K, Tanen D (2025) Hitzekrankheit im Überblick. MSD Manual. https://www.msdmanuals.com/de/profi/verletzungen-vergiftungen/hitzekrankheit/hitzekrankheit-im-überblick. 2025

Yuzen D, Graf I, Diemert A, Arck PC (2023a) Climate change and pregnancy complications: from hormones to the immune response. Front Endocrinol (Lausanne) 14:1149284. https://doi.org/10.3389/fendo.2023.1149284

Yuzen D, Graf I, Tallarek AC, Hollwitz B, Wiessner C, Schleussner E, Stammer D, Padula A, Hecher K, Arck PC, Diemert A (2023b) Increased late preterm birth risk and altered uterine blood flow upon exposure to heat stress. EBioMedicine 93:104651. https://doi.org/10.1016/j.ebiom.2023.104651

Zacharias S, Koppe C, Mücke H-G (2015) Climate change effects on heat waves and future heat wave-associated IHD mortality in Germany. Climate 3(1):100–117

Zhang W, Spero TL, Nolte CG, Garcia VC, Lin Z, Romitti PA, Shaw GM, Sheridan SC, Feldkamp ML, Woomert A, Hwang SA, Fisher SC, Browne ML, Hao Y, Lin S, Prevention NBD, S, (2019) Projected Changes in maternal heat exposure during early pregnancy and the associated congenital heart defect burden in the United States. J Am Heart Assoc 8(3):e010995. https://doi.org/10.1161/JAHA.118.010995

Zhu Z, Zhang T, Benmarhnia T, Chen X, Wang H, Wulayin M, Knibbs LD, Yang S, Xu L, Huang C, Wang Q (2024) Estimating the burden of temperature-related low birthweight attributable to anthropogenic climate change in low-income and middle-income countries: a retrospective, multicentre, epidemiological study. Lancet Planet Health 8(12):e997–e1009. https://doi.org/10.1016/S2542-5196(24)00242-0

3 Pneumologie, Allergologie und Dermatologie

Thomas Lob-Corzilius, Ina Beeretz und Christine Happle

3.1 Fallbeispiel

Fallbeispiel

Der achtjährige Tim wird im Juli während einer Hitzewelle notfallmäßig mit akuter Atemnot vorgestellt. Er hat seit dem vierten Lebensjahr ein bekanntes allergisches Asthma bronchiale mit Sensibilisierung gegen Gräserpollen. Tim lebt in einem Ballungsgebiet, er geht zur Schule und spielt in seiner Freizeit gern Fußball. Trotz regelmäßiger Anwendung seiner Controller-Therapie mit inhalativem Kortikosteroid und leitliniengerechter Hyposensibilisierung haben sich die Beschwerden in den letzten Jahren verschlechtert. Die Eltern berichten, dass Tim besonders an heißen Tagen und bei deutlich erhöhten Ozonkonzentrationen unter verstärkten Symptomen leidet.

T. Lob-Corzilius
WAG Umweltmedizin der Gesellschaft Päd. Allergologie und, Umweltmedizin, Aachen, Deutschland
E-Mail: thlob@uminfo.de

I. Beeretz (✉)
Department of Paediatrics, Hospital of Innichen, SABES- Südtiroler Sanitätsbetrieb, Bozen, Italien
E-Mail: ina.beeretz@charite.de

Institute of International Health, Charite Berlin, Berlin, Deutschland

C. Happle
Päd. Pneumologie, Allergologie und Neonatologie, Med. Hochschule Hannover, Hannover, Deutschland
E-Mail: tine.happle@gmail.com

D. Holzinger (Hrsg.), *Kindergesundheit und Klimawandel*,
https://doi.org/10.1007/978-3-662-71302-0_3

Sie bitten um das Verschreiben von zwei zusätzlichen Salbutamol-Sprays, da sie im Auto und bei der Großmutter ein Dosieraerosol vorhalten wollen. Zudem fragen sie nach gezielten Möglichkeiten der Therapieeskalation und Sekundärprävention, damit Tim weiterhin im Fußballverein mitmachen kann.◄

3.2 Einfluss des Klimawandels auf kinderpneumologische und -allergologische Erkrankungen

Die kindlichen Atemwege, Lungen und Haut stehen in direktem Kontakt mit der Umwelt und sind daher von sich verändernden Umweltfaktoren wie hohen Außentemperaturen, niedriger Luftfeuchtigkeit und Sonnenschein besonders stark betroffen (US_EPA 2023; Lee et al. 2024; Biagioni et al. 2023). Im Folgenden wird der Einfluss des Klimawandels auf pädiatrische Erkrankungsbilder in den Bereichen Pneumologie, Allergologie und Dermatologie näher beleuchtet. Aber: Medizin ist keine exakte Wissenschaft und die Zukunft vorhersagen kann, wie schon im Einführungskapitel umfassend erläutert, niemand. Das aktuelle Kapitel stellt also eine Zusammenfassung der bisher belastbaren Daten und Konzepte zu den Veränderungen in der pädiatrischen Pneumologie, Allergologie und Dermatologie dar, die aktuell ihm Rahmen der Erderwärmung und industriell verursachten Luftverschmutzung beobachtet werden können und die unsere Patient*innen sehr wahrscheinlich in den kommenden Jahren noch stärker beeinflussen werden. Dabei konzentrieren wir uns auf die Effekte, die im deutschsprachigen Raum bereits wirksam sind und in der Zukunft voraussichtlich zunehmend spürbar sein werden, wie z. B. eine Verlängerung der Pollenflugzeit oder erhöhte Ozonbelastung. Wenn für das jeweilige Thema aus dem europäischen Raum keine Daten vorliegen, werden Studien aus anderen Teilen der Welt herangezogen, um grundsätzliche, mit dem Klimawandel einhergehende Veränderungen zu beschreiben.

In diesem Kapitel kann weder ein Anspruch auf Vollständigkeit erhoben werden noch eine Prädiktion vorgenommen werden, ob und wie sich die beschriebenen Effekte durch mögliche disruptive Faktoren ändern. Möglicherweise machen sich Veränderungen durch den Klimawandel in der Pädiatrie im deutschsprachigen Raum mittel- bis langfristig anders bemerkbar als in anderen Teilen der Welt. Wir gehen auch nicht auf die Effekte einer klimawandelgetriggerten, vermutlich noch ansteigenden Migration ein. Die Einwanderung von Familien aus Krisenregionen hat Auswirkungen auf alle Teile der Pädiatrie, in der Kinderlungenheilkunde z. B. durch den besonderen Behandlungsbedarf von Kindern mit Tuberkulose (Glasauer et al. 2019).

Auch möchten wir gleich zu Beginn dieses Kapitels anmerken, dass die beschriebenen Effekte des Klimawandels nicht schwarz-weiß sind, sondern hochkomplex und – auch im Hinblick auf einzelne Komponenten wie den Temperaturanstieg – mit zum Teil unklaren oder regional sehr unterschiedlichen Auswirkungen. Während z. B. aus allergologischer

Sicht der Vormarsch der Ambrosia-Pflanzen nach Mittel- und Nordeuropa bedenklich ist (Lake et al. 2017), kann ein möglicher hitze- und trockenheitassoziierter Rückgang der Birkenpopulation in vielen Regionen des deutschsprachigen Raums zu Beschwerdereduktion bei vielen Allergiker*innen führen (Dyderski et al. 2025). Dies ist jedoch sicher kein Trost, denn egal ob global, regional oder lokal: Der Klimawandel wird negativen Einfluss auf die Kindergesundheit haben.

Deswegen ist uns, nach der Beschreibung der Krankheitsbilder und Konzepte, das letzte Unterkapitel besonders wichtig: Was können wir als Gesellschaft und wir als Kinderärzt*innen ganz konkret tun, damit der Einfluss des Klimawandels auf Lunge, Immunsystem und Haut von Kindern so gering wie möglich ist? Nach Meinung der Autor*innen dieses Kapitels sind Wissen, Zuversicht und konkretes Handeln zentral und wir hoffen, Sie teilen unsere Hoffnung, dass Ihre Handlungen einen positiven Effekt haben werden.

3.2.1 Einfluss auf die kindliche Lungenentwicklung

Die Exposition gegenüber klimawandelassoziierten Faktoren im frühen Lebensalter kann die Lungengesundheit ein Leben lang einschränken und wurde mit wiederkehrenden Atemwegsinfektionen, verminderter Lungenfunktion und einer erhöhten Häufigkeit von kindlichem Asthma in Verbindung gebracht (Gehring et al. 2013; Guarnieri und Balmes 2014; Bignier et al. 2024).

Die Lungenentwicklung beginnt in den ersten Schwangerschaftswochen und setzt sich bis etwa zwei Jahre nach der Geburt fort. Das Lungenwachstum dauert dann noch bis zum Alter von ungefähr 20 Jahren an, wobei die Lungenfunktion in diesem Alter ihren Höhepunkt erreicht, bevor sie allmählich abnimmt (Stocks et al. 2013). Besonders vulnerabel ist die kindliche Lunge in ihrer Entwicklungsphase, in der späten Schwangerschaft und den ersten Lebensjahren. Aber auch in der späteren Kindheit sind die kindlichen Atemwege aus mehreren Gründen besonders vulnerabel für klimawandelbedingte Schädigungen (Abb. 3.1). Kinder sind viel draußen und so Umweltfaktoren über einen längeren Zeitraum direkt und unter körperlicher Aktivität ausgesetzt. Sie zeigen ein höheres relatives Atemminutenvolumen als Erwachsene und atmen mehr durch den Mund, was die pulmonale Deposition von Schadstoffen begünstigt. Ihre „Atemhöhe" befindet sich zudem aufgrund der kleinen Körpergröße häufiger in bodennäherem Abstand, wo Schadstoffkonzentrationen z. B. durch Autoabgase meist höher sind (Bignier et al. 2024).

Eine französische Kohortenstudie mit 343 Mutter-Kind-Paaren konnte zeigen, dass die Exposition gegenüber Hitze- und Kältewellen bei weiblichen Neugeborenen mit einer verminderten funktionellen Residualkapazität und erhöhter Atemfrequenz im ersten Lebenshalbjahr assoziiert war (Guilbert et al. 2023). Zahlreiche Studien belegen zudem, dass Kinder, die in der Kindheit Luftschadstoffen wie Ozon und Feinstaub (Particulate Matter: (PM) in der Größe bis 2,5 μm: PM2.5) ausgesetzt sind, eine reduzierte

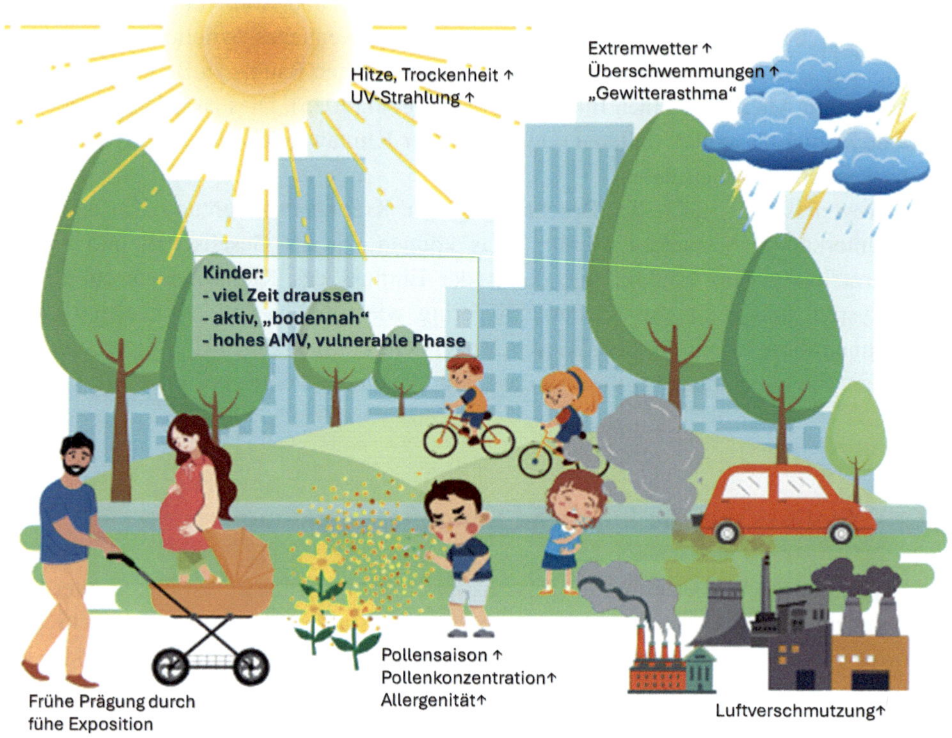

Abb. 3.1 Klimawandelassoziierte Faktoren, die die kindliche Lungengesundheit und Allergien negativ beeinflussen

Lungenfunktion haben, was ein wichtiger Indikator für die Entwicklung vieler Atemwegserkrankungen und entscheidender Faktor für die künftige Gesundheit der Atemwege ist (Garcia et al. 2021). Eine kalifornische Studie zeigte bei >1700 Schulkindern ohne besondere Grunderkrankungen, dass Luftverschmutzung die Lungenentwicklung zwischen dem zehnten und 18. Lebensjahr negativ beeinträchtigt und zu klinisch signifikanten Defiziten in der erreichten Lungenfunktion (funktionelle Einsekundenkapazität, FEV1) führte (Gauderman et al. 2004). Eine weitere Studie aus Taiwan mit >25.000 Proband*innen, die über den Zeitraum 2000–2014 durchgeführt wurde, demonstrierte, dass die langfristige Exposition gegenüber Feinstaub PM 2.5 in der Kindheit unabhängig vom Vorliegen von Asthma oder anderen Lungenerkrankungen mit einer signifikanten Verschlechterung der Lungenfunktion bis ins junge Erwachsenenalter verbunden ist (Guo et al. 2019). Diese Beobachtungen zeigen, dass klimawandelassoziierte Umwelteinflüsse unabhängig von spezifischen Erkrankungen die Lungengesundheit von Kindern negativ beeinflussen können.

Die Europäische Umweltagentur (European Environmental Agency, EEA) schätzt, dass in Europa pro Jahr 1200 Kinder unter 18 Jahren an den Folgen der Luftverschmutzung sterben (EEA 2023). Die derzeit gültigen EU-Grenzwerte für NO_2, PM2.5 und Ozon liegen deutlich oberhalb von Schwellen, die für einen effektiven Gesundheitsschutz nötig wären. So gibt das deutsche Umweltbundesamt für das Jahr 2023 eine PM2.5-Jahresmittelwertbelastung der deutschen Bevölkerung von 9,5 $\mu g/m^3$ an (Umweltbundesamt 2023), die an fast allen (79 % der) Messstationen in Deutschland deutlich über dem WHO-Richtwert von 5 $\mu g/m^3$ liegt (WHO 2021).

Im Jahr 2024 hat die EU im Trilog von Parlament, Kommission und Ministerrat in einer neuen Luftqualitätsrichtlinie (2024/2881) eine Verschärfung der bisherigen Grenzwerte beschlossen, die bis 2030 erreicht werden sollen. Danach soll die Jahresmittelwertbelastung für die Bevölkerung für NO_2 auf 20 $\mu g/m^3$ und für PM2.5 auf 10 $\mu g/m^3$ gesenkt werden (EU_Parlament 2024a).

3.2.2 Asthma bronchiale

Epidemiologie

Im aktuellen Jahrhundert hat sich die Krankheitsepidemiologie grundlegend verändert. Die anthropogenen Umweltveränderungen des Klimawandels sind hier ein wesentlicher Faktor, insbesondere in der Prävalenzerhöhung von allergischen Erkrankungen und Asthma (Le Souef et al. 2024). Ein Asthmaanfall tritt auf, wenn ein Auslöser wie ein Virus, Luftallergene oder Luftverschmutzung bzw. eine Kombination daraus eine Entzündungsreaktion verursacht, die zu einer Bronchialkonstriktion der kleinen Atemwege führt. In Deutschland beträgt die 12-Monats-Prävalenz für Asthma bronchiale bei Kindern und Jugendlichen laut der Basisstudie zur Gesundheit von Kindern und Jugendlichen in Deutschland (KiGGS) 3,5 % (Mädchen 2,6 %, Jungen 4,4 %), im 10-Jahres-KIGGS-Follow-up ist bei Jungen die Häufigkeit leicht, jedoch nicht statistisch signifikant gestiegen (RKI 2018).

Mit dem Klimawandel zusammenhängende Variablen wie Temperaturanstieg und Hitzewellen, Extremwetterereignisse, Luftverschmutzung und veränderte Niederschlagsverteilung können sich direkt auf Asthma bei Kindern auswirken, z. B. über Veränderungen der Pollenproduktion und -freisetzung, der Allergenexposition oder des Mikrobioms (Le Souef et al. 2024). Auch wenn die Asthmaprävalenz in Deutschland über die letzten Dekaden angestiegen ist, gibt es keine Prognosen, die den Einfluss des Klimawandels auf pädiatrische Asthmaerkrankungen im deutschsprachigen Raum klar beschreiben. Die Umweltschutzbehörde der USA (EPA) hat hingegen 2023 eine Projektion gewagt (US_EPA 2023): in ihrem Bericht prognostiziert sie, dass Kinder durch den Klimawandel und damit einhergehende schlechtere Luftqualität vermehrt von Asthma betroffen sein werden, wobei bei in den USA bei 2 °C globaler Erwärmung mit ca. 35.000 und bei 4 °C mit ca. 90.000 zusätzlichen Asthmafällen pro Jahr gerechnet wird, was einer 4- bzw. 11%igen Zunahme im Vergleich zur jetzigen Situation entspräche.

Hierbei wird prognostiziert, dass 98 % der neuen Asthmafälle bei 4 °C Erwärmung auf klimabedingte Änderungen der Luftschadstoffkonzentrationen zurückzuführen sind, wobei Ozon allein für 82 % der Fälle verantwortlich wäre. Auch die Weltasthmaorganisation (WAO) geht davon aus, dass die Luftverschmutzung mit ihren vielfältigen Folgen für die Atemwege sich als stärkster klimawandelbedingter Faktor auf die Asthmaprävalenz bei Kindern auswirken wirkt, da sie aufgrund des raschen Anstiegs der Verbrennung fossiler Brennstoffe, der Überbevölkerung und Urbanisierung sowie aufgrund von Waldbränden und Abholzung weltweit zugenommen hat (Le Souef et al. 2024).

Pathophysiologie

Luftverschmutzung ist ein bekannter Auslöser von Asthmaanfällen und wird inzwischen als Ursache von Asthma angesehen, wobei Faktoren wie Feinstaub (PM2.5) epigenetische Effekte auf Signalwege der Lungenentwicklung und Immunologie haben und Transkriptom, epigenetische Signatur und das Atemwegsmikrobiom verändern (Thurston et al. 2020; Gonzalez et al. 2024; Tuazon et al. 2022).

So werden von Feinstaub z. B. die Epithelfunktion, Hypoxie-Reaktion, Interleukin-17- und TNF-Signalübertragung sowie Immun- und Entzündungsprozesse verändert und der Umbau der Atemwege, die Zellmigration und die hypoxieinduzierten Glykolyse beeinflusst (Gonzalez et al. 2024). Studien zeigen zudem einen Zusammenhang zwischen steigender Feinstaub- (PM2.5) und NO_2-Belastung mit klinischen Parametern wie reduzierter forcierter Exspirationsvolumen (FEV1) als Hinweis auf bronchiale Obstruktion (Biagioni et al. 2023).

Waldbrände zeigen beispielhaft und besonders stark den klimawandelbedingten Anstieg der Luftverschmutzung und deren Einfluss auf Asthma bei Kindern. Zwischen 2008 und 2012 waren schätzungsweise mehr als 7 Mio. Kinder in den USA jährlich gegenüber Waldbränden exponiert – und die Anzahl an Waldbränden in Nordamerika und anderen Teilen der Welt ist in den vergangenen Jahren deutlich gestiegen (Le Souef et al. 2024; Xu et al. 2024). Die Exposition gegenüber Waldbrandrauch wurde mit kindlichen Asthmaexazerbationen, Giemen, Lungenentzündung und Bronchitis in Verbindung gebracht (Xu et al. 2020). Eine Studie aus New York dokumentierte während der Waldbrände in der kanadischen Quebec-Region im Juni 2023 einen mehr als zehnfachen Anstieg der PM2.5-Konzentration, was zu einem sprunghaften, 30%igen Anstieg der Notfallvorstellungen wegen pädiatrischen Asthmaexazerbationen führte (Kai Chen et al. 2023).

Neben der erhöhten Luftschadstoffbelastung beeinflusst der Klimawandel Asthma bronchiale vor allem durch folgende Faktoren: verlängerte Pollensaisons, extreme Temperaturen, Phänomene wie „Gewitterasthma“ – welches im Folgenden näher erklärt wird – und das erhöhte Risiko für zunehmende Feuchtigkeit in Gebäuden durch zunehmenden Starkregen und Überschwemmungen (Lake et al. 2017; Thien et al. 2018; Murrison et al. 2019).

Die Veränderung der Pollensaison in Zeiten steigender globaler Temperaturen lässt sich für Deutschland klar nachvollziehen: Die globale Erwärmung ist mit einem früheren Beginn und einer längeren Dauer der Pollensaison assoziiert (Bergmann et al. 2020). Abb. 3.2A illustriert die Verschiebungen der Jahreszeiten und Pollensaisons in Deutschland über die letzten sechs Dekaden, wobei eine Verkürzung des phänologischen Winters und eine Verlängerung pollenreicher Jahreszeiten auffällt. In Deutschland beginnt im Vergleich zu 1961 die Haselblüte inzwischen knapp drei Wochen früher (DWD 2020) und auch internationale Daten aus den letzten zwei Jahrzehnten zeigen eine Vorverlegung der Pollensaison um 20 Tage (Zhang und Steiner 2022) sowie einen erheblichen Anstieg der täglichen Pollenkonzentrationen (Lee et al. 2021). Für die USA wird erwartet, dass gegen Ende des 21. Jahrhunderts die Pollensaison der relevanten Hauptallergenen bis zu sechs Wochen früher beginnen, über zwei Wochen länger dauern und die jährliche Gesamtpollenemission um bis zu 40 % zunehmen wird (Zhang und Steiner 2022; Zhang et al. 2015).

Am Beispiel der Ambrosia soll die Veränderung der geografischen Verteilung allergener Pflanzen unter Einfluss des Klimawandels näher erläutert werden: In den letzten

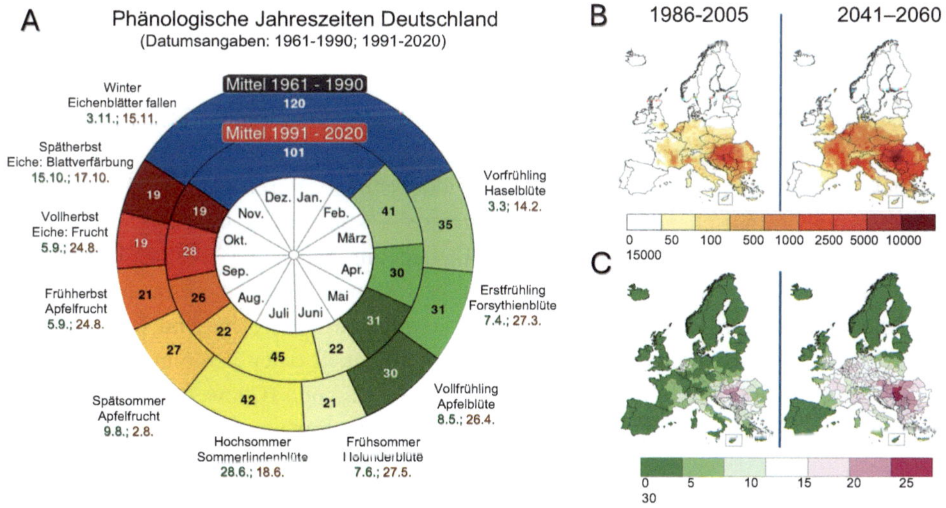

Abb. 3.2 Einfluss des Klimawandels auf Saisonalität und Ausbreitung pollentragender Pflanzen. A: Verschiebung der phänologischen Jahreszeiten in Deutschland in den letzten sechs Dekaden (modifiziert nach (DWD 2020)), B: Vorangehende (1986–2005) und zukünftig projizierte (2041–2060) monatliche Ambrosia-Pollenwerte (Skala: Pollen pro Kubikmeter) in Europa und C: Prognostizierte Sensibilisierungsraten (Skala %) in diesem Zeitraum (B und C modifiziert nach (Lake et al. 2017))

Dekaden breitete sich der aus Amerika stammende Neophyt Ambrosia (Traubenkraut), der in den USA wichtiges Allergen für Patient*innen mit allergischer Rhinitis und Asthma ist, innerhalb von Europa nach Norden aus (Rauer et al. 2021). Aufgrund weiterhin steigender Temperaturen und günstiger Niederschläge gehen viele Autor*innen davon aus, dass sich die Verbreitung von (aktuell) Mitteleuropa in Richtung nord- und osteuropäischer Länder ausweiten wird (Abb. 3.2), zudem wirken sich Temperaturanstiege und Phänomene wie Trockenheit und CO_2-Anstieg verstärkend auf die Allergenität und Menge der Ambrosiapollen aus (Ziska et al. 2019). Im Jahr 2016 waren etwa 33 Mio. Europäer gegen Ambrosia sensibilisiert und auch wenn bislang noch zu wenig bekannt ist, um zukünftige Allergieraten zu projizieren, schätzen manche Autor*innen, dass sich diese Zahlen in den kommenden Dekaden mehr als verdoppeln werden (Abb. 3.2B; (Lake et al. 2017)).

Ein weiterer Faktor, der die Asthmaausprägung und Exazerbationen beeinflusst, sind (Extrem-)Wetterereignisse wie Stürme, Gewitter oder Überflutungen. „Gewitterasthma" (engl. „thunderstorm asthma") ist ein Phänomen, das Asthmaexazerbationen beschreibt, die insbesondere bei Personen mit Pollen- oder Schimmelpilzallergie bei Gewitter ausgelöst werden können (Le Souef et al. 2024). Dramatisch trat dies 2016 in Melbourne auf, als es nach einem Gewitter zu einem Anstieg der Krankenhausaufnahmen von Menschen mit Asthmaanfällen (Kinder und Erwachsene) um >990 % kam; in der Stadt wurden 35 Menschen mit Asthma mit schwersten Asthmaanfällen auf Intensivstationen aufgenommen und zehn der Patient*innen (meist jüngere Erwachsene) starben (Thien et al. 2018). Erklärt wird dieses Phänomen durch eine passager extrem erhöhte Graspollenkonzentration in der Luft, wobei die elektrostatische Aufladung der Atmosphäre und die luftfeuchtigkeitsbedingte Osmose der Pollen zur verstärkten Pollenrupturierung und Allergenfreisetzung, oft gebunden an Feinstäube, führt (Price et al. 2023). Bislang ist Gewitterasthma für Kinder im deutschsprachigen Raum allerdings ein nur selten auftretendes Problem (Straub et al. 2022).

Auch Überflutungen infolge extremer Niederschläge durch Regen, Schnee oder Hagel – meteorologisch sog. Starkwettereignisse – können als indirekte Ursache für eine Asthmaauslösung angesehen werden, da sie zur Belastung mit Schimmelpilzen führen können. In von Überschwemmungen betroffenen Häusern, insbesondere wenn sozioökonomisch schwache Familien mit nur begrenzten Ausweich- und Renovierungsmöglichkeiten betroffen sind, steigt die Wahrscheinlichkeit einer Schimmelpilzbelastung z. B. mit Cladosporium, Alternaria oder Penicillium spp. (Chew et al. 2006), was wiederum das Risiko für Asthma und Asthmaexazerbationen erhöht (Murrison et al. 2019).

Maßnahmen

Beachtung finden sollte in diesem Unterkapitel neben den klimawandelassoziierten Ursachen und Triggern von Asthma auch der klimaschädigende Effekt von Inhalationstherapien: Treibmittel in Dosieraerosolen tragen wesentlich zu den Treibhausemissionen des Medizinsektors bei (Vartiainen et al. 2024). Dosieraerosole haben im Vergleich zu Trockeninhalationssystemen ein vielfach höheres Klimaschädigungspotenzial (global warming potential (GWP)). CO_2 hat ein GWP von 1, das in den meisten Asthmasprays verwendete Norfluran besitz ein GWP von 1530, und das auch in Dosieraerosolen eingesetzte Apafluran sogar ein GWP von 3600 (AWMF 2024). Abb. 3.3 stellt die Einsparmöglichkeiten in Kg CO_2 dar, die durch die Umstellung einer Inhalationstherapie von Dosieraerosol auf Trockeninhalation innerhalb von einem Jahr pro Patienten erlangt werden kann. Natürlich sollen alle Kinder und Jugendliche mit Asthma die bestmögliche und an ihre jeweiligen Bedürfnisse angepasste Therapie erhalten; aber auch in der pädiatrischen Asthmatherapie kann nach wiederholten Instruktionsübungen mit Patient*in und Bezugsperson incl. Elternratgebermaterialien erwogen werden, den Anteil besonders klimaschädigender Dosieraerosole zugunsten klimafreundlicherer Pulverinhalatoren zu reduzieren (AWMF 2024).

Um den Effekten des Klimawandels in der Asthmatherapie zu begegnen, ist es wichtig, dass behandelnde Kinderärzt*innen mit ihren Patient*innen bzw. deren Bezugspersonen über klimawandelassoziierte Asthma-Risiko- und oben genannte Triggerfaktoren sprechen. Um Asthma im Kontext des Klimawandels vorzubeugen und optimal zu behandeln, müssen Familien die Gefahren von Schadstoff- und Allergenbelastungen im Kontext des Klimawandels kennen und nach Möglichkeit in ihrem Umfeld analysieren können. Sehr hilfreich sind hierbei Informationsquellen wie die Luftschadstoffkarten der Umweltbundesamtes (https://www.umweltbundesamt.de/daten/luft/luftdaten). Auch aktuelle Pollenanalysen können über digitale Applikationen oder Internetseiten wie die des Deutschen Wetterdienstes (https://www.dwd.de/DE/leistungen/gefahrenindizespollen/gefahrenindexpollen.html) abgerufen werden. Weitere Maßnahmen zur Reduktion der Allergenlast und weiteren Prävention und Therapie sollten leitliniengerecht erfolgen (NVL 2020).

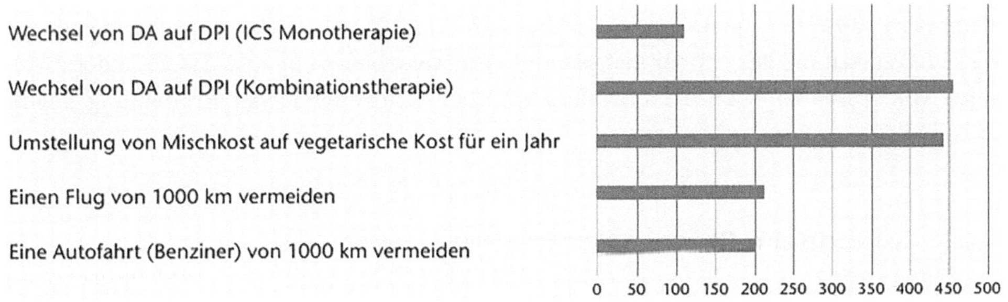

Abb. 3.3 Einsparmöglichkeit des CO_2 Verbrauch in kg CO_2 bei Umstellung der Inhalationstherapie von Dosieraerosol (DA) auf DPI (Dry Powder Inhaler; Trockeninhalation. (ICS: inhalatives Corticosteroid; km: Kilometer (AWMF 2024b).

Bei der Verordnung von Inhalationstherapien sollen bei gleichwertigem zu erwartendem Therapieeffekt klimaschädigende Aspekte in Erwägung gezogen werden (AWMF 2024).

HEPA-(High Efficiency Particulate Air)Filter können die Schadstoffbelastung in Innenräumen reduzieren, jedoch ist trotz umfangreicher Forschung deren Wirksamkeit bei Kindern mit Asthma bislang nicht bewiesen (Mansoor et al. 2024). Familien mit Kindern, die an Asthma leiden, sollten die besonderen Risiken von Extremwetterereignissen wie „Gewitterasthma", Waldbränden und Überflutungen kennen, damit sie im Falle solcher Ereignisse ihr Krankheitsmanagement anpassen und leichter Notfallmaßnahmen ergreifen können (z. B. Fenster schließen, lange Aufenthalte und Sport draußen vermeiden, Maske erwägen (z. B. FFP „filtering face piece" der Schutzklasse 2), sich in Innenräumen aufhalten, Notfallmedikation benutzen).

Luftverschmutzung ist im Kontext von Asthma, wie in den Abschnitten weiter oben beschrieben, ein zentrales Thema. Durch den im Oktober 2024 ergangenen, neuen EU-Richtlinienbeschluss soll bis 2030 europaweit ein Jahresmittelwert von 10 $\mu g/m^3$ PM2.5 und 20 $\mu g/m^3$ NO_2 erzielt werden (EU_Parlament 2024b) – dies ist sicher ein weiterer Schritt in eine verbesserte Prävention.

Auch das Bekämpfen von Neophyten wie Ambrosia gehört zu den Maßnahmen, die helfen können, die Auswirkungen des Klimawandels für Menschen mit Asthma zu verringern, z. B. durch Bekämpfung von Beständen, Meidung von Verschleppung von Pflanzen und Überwachung der Ausbreitung von neuen Beständen; Hinweise hierzu gibt es z. B. vom Bundesamt für Umwelt, Naturschutz, nukleare Sicherheit und Verbraucherschutz (UBA 2024).

Zusammenfassung
Asthma ist eine stark vom Klimawandel beeinflusste Erkrankung ist, da Atemwege und Immunsystem direkt mit den sich verändernden Umweltfaktoren konfrontiert sind (Landrigan et al. 2019). Klimafaktoren wirken sich signifikant auf die Entstehung und den Verlauf von Asthma aus, wobei insbesondere Luftverschmutzung und das veränderte Auftreten von Aeroallergenen die Prävalenz und den Schweregrad der Erkrankung negativ beeinflussen.

3.2.3 Allergische Rhinokonjunktivitis

Epidemiologie
Die allergische Rhinokonjunktivitis (AR) ist in Deutschland häufig: Laut der Studie zur Gesundheit von Kindern und Jugendlichen in Deutschland (KIGGS-Studie) beträgt die 12-Monats-Prävalenz der AR in Deutschland 8,8 % (7,2 % bei Mädchen und 10,4 % bei Jungen) (RKI 2018). Ähnlich wie bei Asthma hat der Klimawandel auch bei der AR einen signifikanten Einfluss auf die Prävalenz und Ausprägung der Erkrankung, denn Häufigkeit

und Schweregrad der AR nehmen im Rahmen des Klimawandels zu (Celebi Sozener et al. 2023).

Pathophysiologie

Ein aktueller Überblick über mehr als 90 internationale epidemiologische Studien zeigt, dass insbesondere hohe Außentemperaturen, niedrige Luftfeuchtigkeit und intensive Sonneneinstrahlung mit einem Anstieg von Prävalenz und Morbidität der AR assoziiert sind (Biagioni et al. 2023). Auch hier sind die im vorangehenden Abschnitt für Asthma bronchiale beschriebenen Verschiebungen der Pollensaison und -belastung und die veränderte Ausbreitung allergener Pflanzen (Abb. 3.2) entscheidende Mechanismen.

Im deutschsprachigen Raum betrifft die zunehmende Sensibilisierung durch die Ausbreitung von Neophyten z. B. das Allergen Ambrosia (s. Abschn. 2.2.2. und (Lake et al. 2017)). Die zunehmende Dauer und Stärke der Pollensaison ist auch für AR-typische saisonale Allergene wie Hasel und Birke in Deutschland klar belegt (DWD 2020; Biedermann et al. 2019). Eine Langzeitstudie aus Seoul mit mehr als 8000 Kindern über mehr als 20 Jahre (1998–2019) dokumentierte die dortige Verlängerung der Baumpollensaison von jährlich 98 auf 140 Tage, verbunden mit einer jährlichen Zunahme der Baumpollensensibilisierungen um 0,28 % (Lee et al. 2021). Anzumerken ist in diesem Kontext, dass die Birke in Europa durch den Klimawandel „partiell bedroht" ist, da sie vergleichsweise wenig resistent gegenüber Hitze und Trockenheit ist (Dyderski et al. 2025). Abgesehen von der Tatsache, dass Baumsterben auch für AR-Patient*innen keine wirklich gute Nachricht sein kann, wird diese Tatsache vermutlich auch dadurch kaum zu Erleichterung bei Kindern mit AR führen, da die Birke sich durch Erhöhung ihrer Pollenmenge bei Hitze und Trockenheit (Ranpal et al. 2024), eine Verlängerung der Pollensaison (Kolek et al. 2021) und durch Ausbreitung in nördlichere Regionen (Saikkonen et al. 2025) gegen den Klimawandel „wehrt".

Ähnlich wie beim Asthma erhöht die Luftverschmutzung Prävalenz und Ausprägung der AR zusätzlich. Viele Arbeiten weisen darauf hin, dass sowohl die Entstehung als auch Symptomverschlechterungen der AR durch Luftverschmutzung begünstigt werden (Zareba et al. 2024). Dies wird durch Veränderungen des Atemwegsepithels (Park et al. 2024; Li et al. 2024) und der Allergenität von Pollen erklärt: In Gebieten mit hoher Luftbelastung verändern Pollenkörner ihre Struktur und Allergenität, was schon im vorangehenden Abschn. 2.2.2 eingehend beschrieben wurde (Stawoska et al. 2023). Es besteht z. B. ein signifikanter Zusammenhang zwischen lebenslanger Luftschadstoffbelastung und Sensibilisierung gegen Hausstaubmilben (Oftedal et al. 2007). Durch Starkregen und Überschwemmungen kann zudem je nach Wohn- und sozioökonomischer Situation auch Schimmelpilzexposition befördert werden, was Sensibilisierungen der dort lebenden Kinder fördert (Biagioni et al. 2023) und deren AR-Risiko erhöhen kann.

Zudem wird die Epithelbarriere der oberen Atemwege in Hitzeperioden, die im Rahmen des Klimawandels immer öfter und stärker auftreten, kompromittiert, wodurch lokale

Inflammation und Suszeptibilität für AR und deren Symptomatik deutlich zunehmen können (Celebi Sozener et al. 2023).

Maßnahmen

Auch im Hinblick auf die AR ist es eine wichtige Aufgabe von Kinderärzt*inen, betroffene Familien über klimawandelassoziierte Risikofaktoren und Trigger der AR wie Luftverschmutzung, Hitze und veränderten Pollenflug aufzuklären. Wie beim Asthma sollten auch von AR betroffene Patient*innen und deren Bezugspersonen wissen, wie sie über digitale Quellen aktuelle Informationen zur Schadstoff- und Allergenbelastung erhalten (z. B. https://www.umweltbundesamt.de/daten/luft/luftdaten, https://www.dwd.de/DE/leistungen/gefahrenindizespollen/ gefahrenindexpollen.html). AR-Prävention und -Therapie sollten leitliniengerecht erfolgen, wobei bei der AR die Effektivität von HEPA-Filtern zu Reduktion der Symptomlast klar belegt ist (Bergmann et al. 2021). Bei zunehmender oder schon eindeutiger AR muss spätestens im Grundschulalter eine adäquate Allergiediagnostik erfolgen und mindestens eine symptomatische Therapie verordnet werden sowie entsprechend den klaren allergologischen Empfehlungen der Fachgesellschaften eine spezifische Immuntherapie (SIT) als einzig bisher bekannte Kausaltherapie begonnen werden, um so einer weiteren Verschlimmerung bzw. einem „Etagenwechsel" mit Asthma vorzubeugen (. Auch Kinder und Jugendliche profitieren von der Bekämpfung von Neophyten wie Ambrosia (UBA 2024), da hierdurch Pollenlast und damit Symptomschwere bei Allergiker*innen und Neusensibilisierungen gegenüber diesem Allergen gemindert werden können.

Zusammenfassung

Für die AR lässt sich festhalten, dass Atemwege und Immunsystem durch ihre enge Beziehung zur Umwelt stark vom Klimawandel betroffenen sind (Landrigan et al. 2019), daher werden Prävalenz und Ausprägung der AR im Rahmen des Klimawandels voraussichtlich weiter zunehmen (Celebi Sozener et al. 2023). Es ist wichtig, diesen Aspekt in die Beratung von Familien mit allergischen Erkrankungen einzubinden.

3.3 Einfluss des Klimawandels auf kinderdermatologische Erkrankungen

Wie Lunge und Atemwege ist auch die Haut ein Organ, das in direktem Austausch mit der Umwelt steht. Ultraviolette (UV-)Strahlung, Allergene, Toxine, Temperatur und Feuchtigkeit interagieren direkt mit der Hautbarriere, ihrem Mikrobiom und ihren sensorischen und immunologischen Systemen (Wang et al. 2024). Der Klimawandel beeinflusst daher die Prävalenz und Ausprägung kinderdermatologischer Erkrankungen – insbesondere solcher, die mit Sonnenexposition, Umweltreizstoffen und infektiöser Übertragung in Verbindung stehen – deutlich.

Infektiöse Erkrankungen mit dermatologischer Manifestation werden im Kapitel zur Infektiologie umfassend beschrieben. Das aktuelle Kapitel konzentriert sich auf den Einfluss des Klimawandels auf UV-Schäden der Haut während der Kindheit, auf die atopische Dermatitis und auf die klimawandelassoziierte Ausbreitung von Tierarten, die dermatologische Krankheitsbilder hervorrufen. Letzteres wird am Beispiel des Eichenprozessionsspinners exemplarisch dargestellt.

Auch in diesem Unterkapitel besteht kein Anspruch auf Vollständigkeit. Der Klimawandel hat Effekte auf eine Vielzahl dermatologischer Krankheitsbilder (Belzer und Parker 2023). Die hier genannten wurden aufgrund ihrer hohen Prävalenz bei Kindern ausgewählt, und anhand ihrer wird beispielhaft erklärt, wie der Klimawandel Prävalenz und Symptome beeinflusst und was Kinderärzt*innen in der Beratung und Betreuung betroffener Familien beachten sollten.

3.3.1 UV-bedingte Hautschäden

Epidemiologie

Durch UV-Strahlung hervorgerufene Hautschäden, insbesondere Hautkrebs, nehmen seit Jahrzehnten im deutschsprachigen Raum kontinuierlich zu (Baldermann und Weiskopf 2020). Dies steht im Zusammenhang mit einer klimawandelassoziierten erhöhten UV-Exposition: Seit Messbeginn zu Anfang der 1950er-Jahre hat die Sonnenscheindauer in Deutschland im Mittel um ca. 10 % zugenommen (DWD 2023). Die hierdurch verstärkte UV-Belastung ist besonders für Kinder kritisch (Sun et al. 2024). Während UV-Strahlung in jedem Alter einen Risikofaktor für vorzeitige Hautalterung und Hautkrebs darstellt, besteht bei Kindern ein erhöhtes Risiko einer übermäßigen UV-Exposition, denn sie verbringen auch während des Sommers einen großen Teil der Tageszeiten mit besonders hoher UV-Strahlung im Freien, z. B. in Schul- oder Kindergartenpausen, bei Sportveranstaltungen oder beim Spielen (Baig et al. 2023). Insgesamt erfolgt im Schnitt beinahe ein Viertel der gesamten lebenslangen Sonnenexposition eines Menschen bis zum Alter von 18 Jahren (Godar et al. 2003).

Pathophysiologie

UV-Strahlung führt zu Inflammation, einer gestörten Hautbarriere und Zellschäden (Abb. 3.4), zudem besteht eine klare Assoziation zwischen der kumulativen Sonnenexposition und der Entwicklung von Melanomen und nicht melanozytärem Hautkrebs (Vitols und Oates 1997).Sonnenbrände in der Kindheit steigern das Risiko für ein malignes Melanom im späteren Leben um das 2- bis 3-Fache (Schoierer et al. 2024).

Eine repräsentative Umfrage unter >500 Sorgeberechtigten in Deutschland aus dem Jahr 2023 ergab, dass bei 78 % der unter 10-Jährigen regelmäßig Sonnencreme angewandt wurde und dass bei 22 % der Kinder in den vergangenen zwölf Monaten mindestens ein Sonnenbrand aufgetreten war (Gorig et al. 2021). Betreuungspersonen mit mittlerem

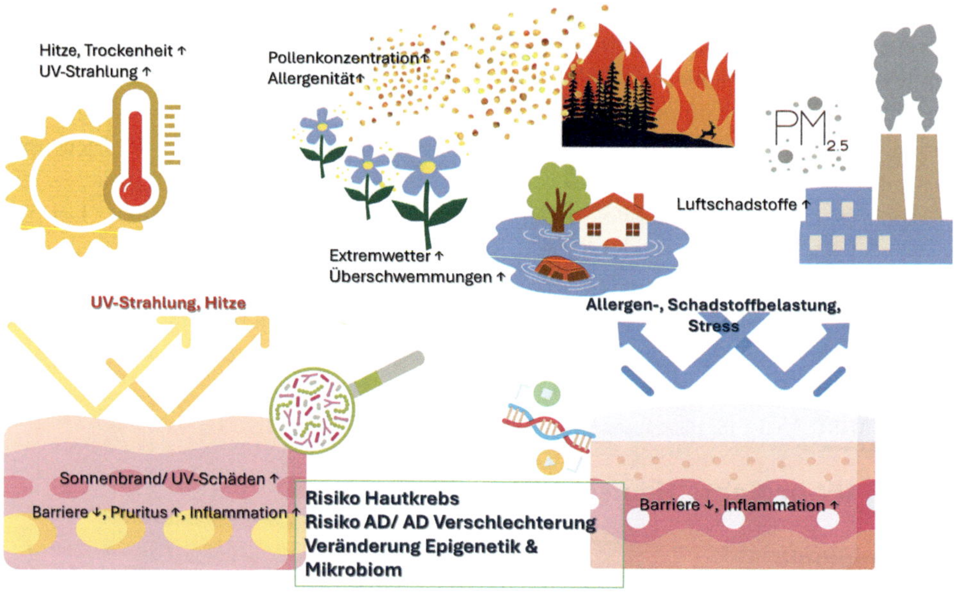

Abb. 3.4 Einfluss des Klimawandels auf die Haut und AD. Hitze und UV-Strahlung führen zu einer Störung der Hautbarriere und Inflammation, die die Entstehung von Hautkrebs begünstigen und die AD verschlimmern können. Auch die veränderte Pollen- und gesteigerte Schadstoffbelastung sowie Überflutungen können die AD durch Inflammation und Veränderungen und in Mikrobiom und Epigenetik verschlimmern

und hohem Bildungsniveau gaben dabei signifikant seltener einen Sonnenbrand bei ihrem Kind an als solche mit geringem Bildungsgrad. Die Prävention von UV-bedingten Hautschäden bei Kindern ist also in Deutschland unzureichend und sollte insbesondere in bildungsfernen Schichten gefördert werden.

Maßnahmen

In der Beratung von Eltern und Kindern durch Kinderärzt*innen aber auch in weiteren betreuenden Einrichtungen wie Schulen, Kindergärten und Sportvereinen sollten Präventionsmaßnahmen gegen Sonnenbrände höchste Priorität haben. Dies gelingt mittels konsequentem UV-Schutz durch Kleidung, Kopfbedeckung und Sonnencreme. Da ein Großteil der durch Sonneneinstrahlung verursachten Hautschäden vor der Pubertät auftritt, sind Klein- und Schulkinder die wichtigste Zielgruppe für Hautkrebsprävention mittels Sonnenschutz (Vitols und Oates 1997). Zu Zeiten mit hoher Sonnenstrahlenintensität (im Sommer besonders zwischen 11 und 15 Uhr) sollten sich Kinder im Schatten aufhalten. Natürlich soll dies nicht bedeuten, dass zum Schutz vor UV-Schäden der Aufenthalt von Kindern im Freien grundsätzlich vermieden oder stark eingeschränkt werden sollte. Sonnenlicht und Aufenthalte im Freien sind wichtig für eine gesunde Entwicklung und die mentale Gesundheit von Kindern (Brussoni et al. 2015), können vor allergischen Erkrankungen schützen (Rueter et al. 2021) und sind für den Vitamin-D-Stoffwechsel und ein funktionierendes Immunsystem notwendig (Shraim et al. 2022). Kinderärzt*innen sind hier wichtige Ansprechpartner*innen, um mit den Familien einen guten Weg zwischen zu geringer Sonnenexposition und Sonnenbrand zu finden. Öffentliche Quellen wie das Bundesamt für Strahlenschutz (BfS) oder die Gesellschaft für pädiatrische Allergologie und Umweltmedizin (GPAU) stellen hilfreiche Handreichungen für alle Altersstufen (BfS 2019; GPAU 2021) zur Verfügung.

Zusammenfassung

Es zeigt sich, dass im deutschsprachigen Raum durch den Klimawandel die Sonneneinstrahlung und UV-Belastung von Kindern, die sich naturgemäß viel im Freien aufhalten, deutlich zugenommen haben. Präventionsprogramme, die auf konsequenten Sonnenschutz und die Aufklärung von Kindern (Vitols und Oates 1997) und Sorgeberechtigten – insbesondere solchen mit niedrigem Bildungsgrad (Gorig et al. 2021) – abzielen, können dabei helfen, UV-Schädigungen der Haut in der Kindheit zu vermeiden und so das Risiko für vorzeitige Hautalterung und Hautkrebs zu minimieren.

3.3.2 Atopische Dermatitis

Epidemiologie

Kinder mit atopischer Dermatitis (AD) gehören zu einem Patient*innenkollektiv, das von den Auswirkungen des Klimawandels und der Luftverschmutzung besonders nachteilig betroffen ist, da sie durch eine chronisch gestörte Hautbarriere den sich wandelnden Umweltfaktoren in vieler Hinsicht direkter und ungeschützter ausgesetzt sind (Lee et al. 2024; Wang et al. 2024). In Deutschland beträgt die 12-Monats-Prävalenz der atopischen Dermatitis bei Kindern und Jugendlichen laut der Basisstudie zur Gesundheit von Kindern und Jugendlichen in Deutschland (KiGGS) 7 % (Mädchen 7,4 %, Jungen 6,6 %) (RKI 2018). Bei etwa einem Drittel der AD-Patient*innen liegt der Erkrankungsbeginn im ersten Lebensjahr (Lee et al. 2024).

Pathophysiologie

Neben genetischer Prädisposition sind Umweltfaktoren wie Hitze und die Exposition gegenüber Luftschadstoffen und Allergenen, die zu einer gesteigerten Inflammation und ungünstigen Effekten auf das Mikrobiom der Haut und die epigenetische Signatur der Hautzellen haben, bei der Pathophysiologe der AD entscheidend (Abb. 3.4, (Wang et al. 2024)).

Hohe Temperaturen fördern die Produktion von proinflammatorischen Zytokinen und Juckreiz, was die AD verschlimmern kann (Hui-Beckman et al. 2023). Manche Autor*innen vermuten, dass subklinische Miliaria bei Hitzeexposition und Schwitzen die Entstehung der AD begünstigen (Haque et al. 2013). Hitze, insbesondere nächtlich, kann den AD-assoziierten Juckreiz deutlich verstärken und Schlafstörungen verursachen (Luschkova et al. 2021). Insgesamt ist die Studienlage zu den Auswirkungen der Erderwärmung auf die AD jedoch nicht eindeutig. Eine über acht Jahre laufende, prospektive, longitudinale Kohortenstudie zu pädiatrischer AD aus den USA zeigte, dass Phasen mit hoher Außentemperatur mit schlechter AD-Kontrolle assoziiert waren (Sargen et al. 2014). In mehreren anderen Studien jedoch, z. B. aus Italien, Dänemark und wiederum den USA, wurden erhöhte Temperaturen mit *geringeren* AD-Schweregraden und Prävalenzen in Verbindung gebracht (Patella et al. 2020; Hamann et al. 2018; Silverberg et al. 2013). Die Effekte von klimawandelassoziierten Hitzeperioden scheinen also regional unterschiedlich zu sein und es bedarf weiterer Forschung, um die Auswirkungen dieses Faktors auf die kindliche AD besser zu verstehen.

Auch die Luftverschmutzung hat auf die AD, ähnlich wie auf Asthma und AR, einen negativen Einfluss. Feinstaub dringt in die Haut ein, stört ihre natürliche Barrierefunktion und verursacht oxidativen Stress und Entzündungen ((Paik et al. 2024), Abb. 3.4). Dies kann die Hautgesundheit früh negativ beeinflussen: In einer polnischen Studie zeigte sich, dass eine erhöhte Feinstaubbelastung (PM2.5) in utero und in den ersten drei Lebensmonaten das Risiko für AD-Symptome im ersten Lebensjahr verdoppelt (Jedrychowski et al. 2011). Auch nach Waldbränden, bei denen die Luftschadstoffbelastung in der Umgebung sprunghaft ansteigt, nehmen pädiatrische Notfallvorstellungen wegen AD (Wang et al. 2024) sowie AD-assoziierte Google-Suchen nach Begriffen wie „Juckreiz“, ‚Ekzem‘ und „rote Haut“ (Fadadu et al. 2022) signifikant zu.

Auch die Veränderungen in der Allergen- bzw. Pollenbelastung, die mit dem Klimawandel einhergehen, können die AD negativ beeinflussen (Abb. 3.4). Nicht selten tritt eine Verschlechterung der AD-Symptome während der Pollensaison auf, z. B. bei Sensibilisierung gegen Gräserpollen (Werfel et al. 2015). Damit sind viele Kinder mit AD von denselben klimawandelassoziierten saisonalen Veränderungen der Pollenexposition betroffen, die weiter oben bereits unter 2.2.2 und 2.2.3 für Asthma und AR ausführlich beschrieben wurden.

Auch Extremwetterereignisse wie Stürme oder Überflutungen können die AD verschlimmern: Eine retrospektive, bevölkerungsbasierte taiwanesische Studie ergab, dass dort Überschwemmungen mit einem erhöhten Risiko pädiatrischer Notaufnahmebesuche wegen AD assoziiert waren (Chen et al. 2021). Die Autor*innen vermuteten, dass dies auf einen Anstieg von Schimmelpilz- und weiteren Allergen- und Schadstoffbelastungen nach Überflutungen zurückzuführen sein könnte. Einige Übersichtsartikel beschrieben den Effekt von Überschwemmungen auf AD in unterschiedlichen Altersstufen, konzentrierten sich jedoch meist auf mentale Belastungen durch die Katastrophe als hauptsächlichen AD-aggravierenden Faktor (Dayrit et al. 2018; Tempark et al. 2013; Bandino et al. 2015).

Maßnahmen

In der klimasensiblen Behandlung von Kindern und Jugendlichen mit AD sollte darauf geachtet werden, dass klimawandelassoziierte Risikofaktoren und Trigger der AD wie Hitze, Luftverschmutzung und veränderter Pollenflug bei betroffenen Familien bekannt sind. Die Familien sollten dabei unterstützt werden, Schutz- und Managementmaßnahmen so gut es geht an ihre jeweilige Lebenssituation anzupassen. Dies gelingt durch schon unter 2.2.2 und 2.2.3 genannte digitale Hilfen zur aktuellen Information über Schadstoff- und Allergenbelastung. Auch eine Anpassung an Hitzeperioden (z. B. Sonnenexposition meiden, Aufhalten in kühlen Räumen, Kühlung) kann für AD-Patient*innen besonders wichtig sein. Hilfreiche Informationen hierzu stellt z. B. die Bundeszentrale für gesundheitliche Aufklärung (BzgA) (z. B. (BzgA 2023)) oder die Gesellschaft für pädiatrische Allergologie und Umweltmedizin (z. B. (GPAU 2020)) zur Verfügung. Die durch den Klimawandel in vielen Familien verursachte psychische Belastung kann in Familien mit AD, deren mentale Belastung oft höher ist als in Familien ohne AD (Blanco Sequeiros et al. 2024), erhöht sein. In diesem Zusammenhang möchten wir auf das Kap. 5 dieses Buches hinweisen, in dem Strategien zur diesbezüglichen Betreuung von Patient*innen und ihren Familien genannt werden.

Zusammenfassung

Für die AD lässt sich festhalten, dass Haut und Immunsystem durch ihre enge Beziehung zur Umwelt stark vom Klimawandel betroffenen sind (Landrigan et al. 2019), und ihre Prävalenz und Ausprägung werden im Rahmen des Klimawandels voraussichtlich weiter zunehmen (Celebi Sozener et al. 2023).

3.3.3 Eichenprozessionsspinner

Epidemiologie

Der Eichenprozessionsspinner (EPS, Thaumetopoea pityocampa) ist ein unscheinbarer, grau-brauner Nachtfalter, der warm-trockenes Klima bevorzugt und dessen Verbreitung im deutschsprachigen Raum durch den Klimawandel seit Jahrzehnten deutlich zunimmt, was zum vermehrten Auftreten der toxisch-irritativen Hauterkrankung Lepidopterismus bei Kindern führt (Utikal et al. 2009).

Der EPS ist in Zentral- und Südeuropa beheimatet und weit verbreitet. Aufgrund des zunehmend wärmeren Klimas vergrößert sich sein Ausbreitungsgebiet nordwärts, sodass EPS-Ausbrüche häufiger und intensiver besonders in Norddeutschland, den Niederlanden und Südengland, wo er vorher nicht oder selten vorzufinden war, auftreten (de Boer und Harvey 2020; van Oudenhoven et al. 2008). Mittlerweile sind nicht nur Nordfrankreich, Belgien, Holland, England und Österreich, sondern auch wärmere Gegenden Deutschlands betroffen (Abb. 3.5a). Die Ausbreitung nach Norden wurde möglich durch eine Abnahme der Spätfröste, wodurch der Schlupf der EPS-Larven synchronisiert wurde (Rahlenbeck

A B

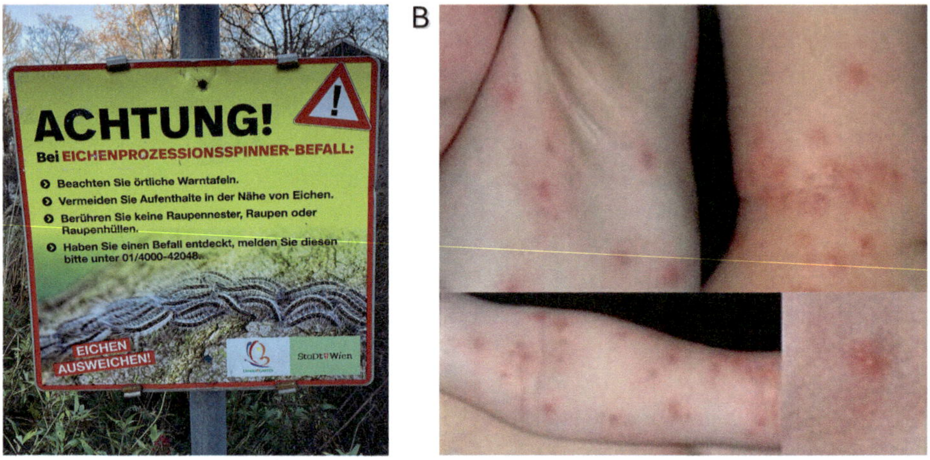

Abb. 3.5 Eichenrindenprozessionsspinnerbefall und Lepidopterismus (Photographie der Autorin). A: Warnschild in Wien. B: Makulopapulöse und urtikarielle Läsionen z.T. mit Vesiken in der Achselhöhle und an Händen und Ärmchen eines Kleinkindes nach Kontakt zu EPS-Haaren (Abb. modifiziert nach (Muller, Tilgen, & Pfohler, 2011) [CH1])

2017; Wellenstein und Luhl 1972). In den letzten Jahren gab es in verschiedenen Regionen Deutschlands Epidemien durch Raupen der Eichenprozessionsspinner (Eichelberg et al. 2021; Sobczyk 2014; Utikal et al. 2009). Dagegen ging 2024 der Befall des Eichenprozessionsspinners aufgrund kühleren und feuchteren Wetters im Frühjahr zurück. Regionale Unterschiede sind aber weiterhin vorhanden. So zeigt sich eine starke Verbreitung z. B. in Niedersachsen, während die Anzahl der Nester in Nordrhein-Westfalen (NRW) weniger geworden sind. Am stärksten sind die Bundesländer Berlin, Brandenburg, Sachsen-Anhalt, Baden-Württemberg, NRW und Bayern betroffen. Des Weiteren kann es in Trockenjahren zu Massenvermehrungen kommen; dann befällt der Eichenprozessionsspinner auch jüngere Bäume und große geschlossene Waldgebiete (NABU 2013). In der Schweiz tritt der Falter eher in Nord- und Nord-West-Regionen auf (Blaser et al. 2022). Witterung und Waldbestände sowie Verfügbarkeit und Qualität der Nahrung, das Auftreten von Konkurrenzarten sowie Fressfeinden, Parasiten und Krankheiten können die Entwicklung wärmeliebender Insekten so auch des EPS beeinflussen und weisen darauf hin, dass diese Faktoren ein komplexes Wirkungsgeflecht bilden in dem veränderte Klimabedingungen sowohl direkt als auch indirekt wirken können. Deshalb ist es im Zuge des Klimawandels für ein erfolgreiches Schädlingsmanagement wichtig, umfangreiche Kenntnisse zu erlangen (Feicht 2012).

Pathophysiologie

Die EPS-Larven wandern typischerweise in meterlangen Prozessionen den Baumstamm entlang und sind bedeutende Eichenschädlinge. Gelegentlich, insbesondere in starken

Befallsjahren, befällt er auch einige andere Baumarten wie die Hainbuche. Besonders einzelnstehende Bäume bzw. lichte Waldränder von Wohngebieten oder Parks sind betroffen. Beim Lepidopterismus (*Lepidopterae* = Schmetterlinge) handelt es sich um meist toxisch-irritative, selten auch allergische Typ-1-Reaktionen, die durch Ausschüttung von Histamin, Thaumetopoein und weiteren Kininen aus den Haaren (Setae) von Schmetterlingen sowie deren Raupen hervorgerufen werden können (Eichelberg et al. 2021; Utikal et al. 2009). Die leicht abbrechenden, mit Widerhaken versehenen Raupenhärchen (Setae, „Brennhaare") können durch den Wind weit verfrachtet werden. Laut einer Studie von Maier et al. ist der Kontakt mit in der Luft befindlichen Setae hauptverantwortlich für das Auftreten der Krankheit (Maier et al. 2003). Symptome umfassen Kontaktdermatitis (Abb. 3.5b), eine Pharyngitis oder Konjunktivitis mit okularen Komplikationen (Tan et al. 2021). Begleitend können Schwindel, Fieber, Müdigkeit auftreten. Bei Inhalation der Setae kann es zu Bronchitis und Asthma-Symptomen kommen. Zudem wurden anaphylaktische Reaktionen beschrieben (Bosma und Jans 1998). Der EPS tritt vorwiegend in warmen Sommermonaten auf (Stadt_Wien 2021). Die Härchen können bis zu zehn Jahre in der Umwelt aktiv bleiben, da sie hitze- und UV-resistent sind (Maier 2021).

Maßnahmen

Um Hautschäden durch EPS vorzubeugen, sollten Befallsareale gemieden werden und Raupen oder deren Nester nicht berührt werden. Bei Kontakt mit den EPS-Haaren wird ein Kleidungswechsel empfohlen und es kann versucht werden, mit einem Klebeband vorhandene Brennhaare von der Haut zu entfernen. Auch ein Duschbad mit Haarreinigung und Waschen der Kleidung werden empfohlen. Bei Augenbeteiligung sollte ein Spülen mit Wasser, bei Hautreaktionen eine lokale Kühlung, evtl. eine topische Therapie mit topischen Kortikosteroiden erfolgen. Bei Konjunktivitis sollten ophthalmologische Externa, die auch ein Antiseptikum enthalten, appliziert werden. Bei Juckreiz können orale Antihistaminika, bei respiratorischen Symptomen Betasympathomimetika und/oder steroidhaltige Dosieraerosolen angewandt werden. Schwerere Verläufe können eine systemische Kortikosteroidtherapie notwendig machen.

Als öffentliche Gesundheitsmaßnahme kann eine räumliche Absicherung befallener Gebiete erfolgen, auch die mechanische Bekämpfung z. B. durch Absaugen der Raupen beziehungsweise der Nester durch spezielle Industriestaubsauger oder Verbrennen durch Abflammen ist möglich. Auch eine biologische Bekämpfung, z. B. durch Förderung natürlicher Feinde (Vögel, Schlupfwespen, Fledermäuse) kann versucht werden (van Oudenhoven et al. 2008). In Städten mit erhöhtem Befall wie bspw. in Wien gibt es eine gesetzlich geregelte „Eichenprozessionsspinner-Verordnung", die z. B. Eigentümer*innen von Gärten verpflichtet, rechtzeitig Vorsorgemaßnahmen zu treffen (Magistrat_Wien 2005).

Zusammenfassung

Durch den EPS verursachter Lepidopterismus ist ein Problem der öffentlichen Gesundheit mit zunehmender Bedeutung aufgrund jährlich wiederkehrender Ausbrüche, die in manchen Regionen epidemische Ausmaße annehmen können. Hauptverantwortlich für das Auftreten der Krankheit ist der Kontakt mit in der Luft befindlichen Setae (Maier et al. 2003). Es ist von einer hohen Dunkelziffer auszugehen (Rahlenbeck 2017). Aufgrund neuer Ausbreitungsgebiete und Auftreten von Epidemien muss der EPS in der Differentialdiagnose im kinderärztlichen Bereich bedacht werden.

3.4 Präventive und therapeutische Maßnahmen

Der Klimawandel stellt eine wachsende Herausforderung für die Kindergesundheit dar. Atemwege, Immunsystem und Haut sind durch ihren direkten Umweltkontakt stark vom Klimawandel betroffen. Kinderärzt*innen kommt eine Schlüsselrolle bei der Erkennung, Behandlung und Prävention klimabedingter Gesundheitsfolgen in diesen Organsystemen zu. Gleichzeitig ist ein gesamtgesellschaftliches Handeln für effektiven Klimaschutz unerlässlich. Obenstehende Fakten illustrieren die dringende Notwendigkeit von Präventions- und Anpassungsmaßnahmen zum Schutz der Kindergesundheit. Dies ist umso wichtiger, als die Auswirkungen des Klimawandels auf die Luftqualität weiter zunehmen werden.

Auf ärztlicher Ebene ist es neben der leitliniengerechten Behandlung von kinderallergologischen, -pneumologischen und -dermatologischen Erkrankungen eine zentrale Aufgabe, Familien über klimawandelassoziierte Risiko- und Triggerfaktoren für pädiatrische Erkrankungen von Haut, Immunsystem und Atemwegen aufzuklären. Zudem ist eine frühzeitige spezifische Immuntherapie (Hyposensibilierung) sinnvoll zur Reduktion der Morbidität und Verhinderung eines Etagenwechsels von AR auf Asthma. Ärzt*innen können eine Vorbildfunktion z. B. durch eine nachhaltige Praxis erfüllen und Aufklärungsarbeit leisten. Auch in ihrer ärztlichen Arbeit sollten sie klimarelevante Aspekte in Erwägung ziehen und z. B. in der Asthmatherapie klimafreundliche Präparate wie Pulverinhalationen kennen und nach Möglichkeit verordnen. Kinderärzt*innen kommt jedoch nicht nur in der direkten Patient*innenversorgung eine wichtige Rolle zu, sie können auch an vielen Stellen als Fürsprecher*innen für den Klimaschutz zum Wohl der Kindergesundheit fungieren. Konkret sind hier z. B. Engagement und „Lautwerden" im Bereich Luftqualität, Sonnenschutz, Verkehrsentscheide und Mobilität und Ernährung von Kindern zu nennen.

Für Patient*innen und Sorgeberechtigte ist eine umfassende Schulung zu Präventions- und Anpassungsstrategien zentral. Patient*innen sollten klimawandelassoziierte Symptomtrigger wie erhöhte UV-Strahlung, Pollenflug und Wetterphänomene kennen und ihre Aktivitäten an Luftqualität und Pollenflug anpassen, wobei digitale Warnsysteme z. B. für Pollenflug oder Schadstoffbelastung bei der Adaptation von Betroffenen an besondere Risikosituationen helfen können. Besondere Aufmerksamkeit erfordert das Phänomen des „Gewitterasthmas", das zu schweren Asthmaanfällen führen kann. Maßnahmen wie Allergenvermeidung und Wohnraumchecks können die Allergenbelastung reduzieren. Sonnenschutz ist wichtig, um Hautschäden und Melanomen vorzubeugen, hier profitieren insbesondere Familien mit jungen Kindern und niedrigem Bildungsgrad von einer ausführlichen ärztlichen Beratung. Familien mit Kindern sollten ihre Umwelt wahrnehmen und gefährliche Pflanzen und Tiere wie den Eichenprozessionsspinner kennen, damit sie den Kontakt zu ihnen vermeiden und dabei helfen können, deren weitere Ausbreitung zu verhindern.

Auf gesellschaftlicher und politischer Ebene besteht aus Sicht der Autor*innen der vornehmliche Handlungsbedarf: Die WHO-Luftqualitätsleitlinien von 2021 zeigen, dass die aktuellen EU-Grenzwerte für NO_2, PM2.5 und Ozon deutlich zu hoch sind: in fast allen Deutschen Luftschadstoffmessstationen (97 %) wird der WHO-Richtwert für PM2.5 nicht eingehalten (Umweltbundesamt 2023; WHO 2021). Auch ein Ausbau des bundesweiten digitales Pollenmonitorings nach bayerischem Vorbild (ePIN; Gesundheit: Elektronisches Polleninformationsnetzwerk Bayern (ePIN)) sowie ein verbessertes Entsorgungskonzept für Dosieraerosole wären wünschenswert. Betreuungspersonen und Kinder ab ca. dem Schulalter selbst sollten über Präventionsmaßnahmen wie UV- und Hitzeschutz aufgeklärt werden. Die Stadtplanung sollte allergologische Aspekte berücksichtigen, etwa durch allergiker*innenfreundliche Bepflanzung und klimaangepasste Schulhofgestaltung. Programme, die die Ausbreitung von Neophyten wie Ambrosia und Tierarten wie dem Eichenprozessionsspinner entgegenwirken, sind fortzuführen und auszubauen.

Die wichtigste Forderung ist aber die nach einem konsequent umgesetzten Klimaschutz und der Förderung von Forschung und Innovation zur Eindämmung des Klimawandels. Gesellschaftliche Initiativen zur Aufklärung und Sensibilisierung sind zentral, um Hoffnung zu machen und diese Veränderungen anzustoßen.

3.5 Fazit für die Praxis

Der Klimawandel stellt ein zunehmendes Problem für Patient*innen mit pulmologischen und dermatologischen Erkrankungen dar. Die wissenschaftliche Evidenz zeigt messbare negative Effekte auf die Entstehung und den Verlauf von Atemwegs- und Hauterkrankungen und Allergien.

Kernbotschaften

- Kinder sind besonders vulnerabel für klimawandelassoziierte Schäden von Haut, Atemwegen und Immunsystem
- Der Klimawandel verstärkt bestehende kinderpneumologische, -allergologische und -dermatologische Erkrankungen und begünstigt deren Neuentstehung

- Die Belastung durch UV-Strahlen und Hitze sowie Luftschadstoffe und Allergene nimmt zu und erfordert verstärkte Präventionsmaßnahmen
- Präventive Maßnahmen auf allen Ebenen sind dringend erforderlich

Praktische Handlungsempfehlungen

- Risikopatient*innen frühzeitig erkennen und engmaschig überwachen
- Präventionsstrategien mit Familien besprechen
- Inhalations-, Hautpflege- und Immuntherapie konsequent bewerben und unterstützen, z. B. durch Patient*innenschulungsangebote
- UV-Schutz konsequent umsetzen
- Klimaaspekte in Therapieentscheidungen einbeziehen
- Als Kinderärzt*in Klimaschutz unterstützen

Literatur

AWMF (2024) Klimabewusste Verordnung von Inhalativa. AWMF_Aktuell_Registernummer 053–059 https://www.awmf.org/service/awmf-aktuell/klimabewusste-verordnung-von-inhalativa

Baig IT, Petronzio A, Maphet B, Chon S (2023) A Review of the Impact of Sun Safety Interventions in Children. Dermatol Pract Concept 13(1). https://doi.org/10.5826/dpc.1301a66

Baldermann C, Weiskopf D (2020) Behavioral and structural prevention of skin cancer: implementation and effectiveness. Hautarzt 71(8):572–579. https://doi.org/10.1007/s00105-020-04613-3

Bandino JP, Hang A, Norton SA (2015) The Infectious and noninfectious dermatological consequences of flooding: a field manual for the responding provider. Am J Clin Dermatol 16(5):399–424. https://doi.org/10.1007/s40257-015-0138-4

Belzer A, Parker ER (2023) Climate change, skin health, and dermatologic disease: a guide for the dermatologist. Am J Clin Dermatol 24(4):577–593. https://doi.org/10.1007/s40257-023-00770-y

Bergmann KC, Berger M, Klimek L, Pfaar O, Werchan B, Werchan M, Zuberbier T (2021) Nonpharmacological measures to prevent allergic symptoms in pollen allergy: a critical review. Allergol Select 5:349–360. https://doi.org/10.5414/ALX02294E

Bergmann KC, Buters J, Karatzas K, Tasioulis T, Werchan B, Werchan M, Pfaar O (2020) The development of birch pollen seasons over 30 years in Munich, Germany-An EAACI Task Force report. Allergy 75(12):3024–3026. https://doi.org/10.1111/all.14470

BfS (2019) Sonne, aber sicher – Sonnenschutz für Kinder in der Grundschule. https://www.bfsde/SharedDocs/Downloads/BfS/DE/broschueren/unterricht-uv/handreichung-gs-inhalt-onlinepdf?_blob=publicationFile&v=8

Biagioni B, Cecchi L, D'Amato G, Annesi-Maesano I (2023) Environmental influences on childhood asthma: climate change. Pediatr Allergy Immunol 34(5):e13961. https://doi.org/10.1111/pai.13961

Biedermann T, Winther L, Till SJ, Panzner P, Knulst A, Valovirta E (2019) Birch pollen allergy in Europe. Allergy 74(7):1237–1248. https://doi.org/10.1111/all.13758

Bignier C, Havet L, Brisoux M, Omeiche C, Misra S, Gonsard A, Drummond D (2024) Climate change and children's respiratory health. Paediatr Respir Rev. https://doi.org/10.1016/j.prrv.2024.07.002

Blanco Sequeiros A, Sinikumpu SP, Jokelainen J, Huilaja L (2024) Psychiatric comorbidities of childhood-onset atopic dermatitis in relation to Eczema Severity: a register-based study among 28,000 subjects in Finland. Acta Derm Venereol 104:adv40790. https://doi.org/10.2340/actadv.v104.40790

Blaser SG, M; Bader, M; Wermelinger, B; Studhalter, S; Queloz, V (2022) The oak processionary moth. Swiss Federal Institute WSL Fact Sheet ISSN 2624-8077

Bosma AH, Jans HW (1998) A severe anaphylactic shock caused by spraying the oak processionary caterpillar (Thaumetopoea processionea) in North Brabant. Ned Tijdschr Geneeskd 142(27):1567–1569

Brussoni M, Gibbons R, Gray C, Ishikawa T, Sandseter EB, Bienenstock A, Chabot G, Fuselli P, Herrington S, Janssen I, Pickett W, Power M, Stanger N, Sampson M, Tremblay MS (2015) What is the relationship between risky outdoor play and health in children? A systematic review. Int J Environ Res Public Health 12(6):6423–6454. https://doi.org/10.3390/ijerph120606423

BzgA (2023) Kinder bei Hitze schützen. https://www.kindergesundheit-infode/themen/risiken-vorbeugen/sonnenschutz/hitzeschutz/

Celebi Sozener Z, Treffeisen ER, Ozdel Ozturk B, Schneider LC (2023) Global warming and implications for epithelial barrier disruption and respiratory and dermatologic allergic diseases. J Allergy Clin Immunol 152(5):1033–1046. https://doi.org/10.1016/j.jaci.2023.09.001

Chen NT, Chen MJ, Wu CD, Guo YL (2021) Emergency room visits for childhood atopic dermatitis are associated with floods? Sci Total Environ 773:145435. https://doi.org/10.1016/j.scitotenv.2021.145435

Chew GL, Wilson J, Rabito FA, Grimsley F, Iqbal S, Reponen T, Muilenberg ML, Thorne PS, Dearborn DG, Morley RL (2006) Mold and endotoxin levels in the aftermath of Hurricane Katrina: a pilot project of homes in New Orleans undergoing renovation. Environ Health Perspect 114(12):1883–1889. https://doi.org/10.1289/ehp.9258

Dayrit JF, Bintanjoyo L, Andersen LK, Davis MDP (2018) Impact of climate change on dermatological conditions related to flooding: update from the International Society of Dermatology Climate Change Committee. Int J Dermatol 57(8):901–910. https://doi.org/10.1111/ijd.13901

de Boer JG, Harvey JA (2020) Range-expansion in processionary moths and biological control. Insects 11(5). https://doi.org/10.3390/insects11050267

DWD (2020) Die phänologische Uhr. https://www.dwdde/DE/klimaumwelt/klimaueberwachung/phaenologie/produkte/phaenouhr/phaenouhrhtml

DWD (2023) Deutschlandwetter im Jahr 2023. https://www.dwdde/DE/presse/pressemitteilungen/DE/2023/20231229_deutschlandwetter_jahr2023_newshtml

Dyderski MK, Paz-Dyderska S, Jagodzinski AM, Puchalka R (2025) Shifts in native tree species distributions in Europe under climate change. J Environ Manage 373:123504. https://doi.org/10.1016/j.jenvman.2024.123504

EEA (2023) Luftverschmutzungswerte in ganz Europa immer noch nicht auf einem sicheren Niveau, insbesondere für Kinder. https://www.eeaeuropaeu/de/highlights/luftverschmutzungswerte-in-ganz-europa-immer

Eichelberg J, Hertl M, Wolter M, Juratli HA (2021) Lepidopterismus: Erfahrungen mit dem Eichenprozessionsspinner in Marburg. J Dtsch Dermatol Ges 19(Suppl 1):44–46. https://doi.org/10.1111/ddg.14483

EU_Parlament (2024a) Ambient air quality and cleaner air for Europe. S. 9_TA(2024)0319. https://www.europarl.europa.eu/doceo/document/TA-9-2024-0319_EN.pd

EU_Parlament (2024b) RICHTLINIE (EU) 2024/2881 DES EUROPÄISCHEN PARLAMENTS UND DES RATES vom 23. Oktober 2024 über Luftqualität und saubere Luft für Europa. https://www.eur-lexeuropaeu/legal-content/DE/TXT/PDF/?uri=OJ:L_202402881

Fadadu RP, Chen JY, Wei ML (2022) Associations between wildfire air pollution and online search interest for skin diseases and symptoms. JAAD Int 8:128–130. https://doi.org/10.1016/j.jdin.2022.06.014

Feicht EW, M (2012) Verbreitung und Populationsdynamik des Eichenprozessionsspinners. LWF aktuell 88

Garcia E, Rice MB, Gold DR (2021) Air pollution and lung function in children. J Allergy Clin Immunol 148(1):1–14. https://doi.org/10.1016/j.jaci.2021.05.006

Gauderman WJ, Avol E, Gilliland F, Vora H, Thomas D, Berhane K, McConnell R, Kuenzli N, Lurmann F, Rappaport E, Margolis H, Bates D, Peters J (2004) The effect of air pollution on lung development from 10 to 18 years of age. N Engl J Med 351(11):1057–1067. https://doi.org/10.1056/NEJMoa040610

Gehring U, Gruzieva O, Agius RM, Beelen R, Custovic A, Cyrys J, Eeftens M, Flexeder C, Fuertes E, Heinrich J, Hoffmann B, de Jongste JC, Kerkhof M, Klumper C, Korek M, Molter A, Schultz ES, Simpson A, Sugiri D, Svartengren M, von Berg A, Wijga AH, Pershagen G, Brunekreef B (2013) Air pollution exposure and lung function in children: the ESCAPE project. Environ Health Perspect 121(11–12):1357–1364. https://doi.org/10.1289/ehp.1306770

Glasauer S, Altmann D, Hauer B, Brodhun B, Haas W, Perumal N (2019) First-line tuberculosis drug resistance patterns and associated risk factors in Germany, 2008–2017. PLoS ONE 14(6):e0217597. https://doi.org/10.1371/journal.pone.0217597

Godar DE, Urbach F, Gasparro FP, van der Leun JC (2003) UV doses of young adults. Photochem Photobiol 77(4):453–457. https://doi.org/10.1562/0031-8655(2003)077%3c0453:udoya%3e2.0.co;2

Gonzalez D, Infante A, Lopez L, Ceschin D, Fernandez-Sanchez MJ, Canas A, Zafra-Mejia C, Rojas A (2024) Airborne fine particulate matter exposure induces transcriptomic alterations resembling asthmatic signatures: insights from integrated omics analysis. Environ Epigenet 11(1):dvae026. https://doi.org/10.1093/eep/dvae026

Gorig T, Sodel C, Pfahlberg AB, Gefeller O, Breitbart EW, Diehl K (2021) Sun protection and sunburn in children aged 1–10 years in Germany: prevalence and determinants. Children (Basel) 8(8). https://doi.org/10.3390/children8080668

GPAU (2020) Neurodermitis I: Krankheitsbild und Auslöser. https://www.gpaude/media/2015/pdfs/ER_Neurodermitis_Ipdf

GPAU (2021) Eltern- und Kinderinformation: Sonnenschutz. file:///C:/Users/49163/Downloads/EKI_Sonnenschutzpdf

Guarnieri M, Balmes JR (2014) Outdoor air pollution and asthma. Lancet 383(9928):1581–1592. https://doi.org/10.1016/S0140-6736(14)60617-6

Guilbert A, Hough I, Seyve E, Rolland M, Quentin J, Slama R, Lyon-Caen S, Kloog I, Bayat S, Siroux V, Lepeule J (2023) Association of prenatal and postnatal exposures to warm or cold air temperatures with lung function in young infants. JAMA Netw Open 6(3):e233376. https://doi.org/10.1001/jamanetworkopen.2023.3376

Guo C, Hoek G, Chang LY, Bo Y, Lin C, Huang B, Chan TC, Tam T, Lau AKH, Lao XQ (2019) Long-term exposure to Ambient Fine Particulate Matter (PM2.5) and lung function in children, adolescents, and young adults: a longitudinal cohort study. Environ Health Perspect 127(12):127008. https://doi.org/10.1289/EHP5220

Hamann CR, Andersen YMF, Engebretsen KA, Skov L, Silverberg JI, Egeberg A, Thyssen JP (2018) The effects of season and weather on healthcare utilization among patients with atopic dermatitis. J Eur Acad Dermatol Venereol 32(10):1745–1753. https://doi.org/10.1111/jdv.15023

Haque MS, Hailu T, Pritchett E, Cusack CA, Allen HB (2013) The oldest new finding in atopic dermatitis: subclinical miliaria as an origin. JAMA Dermatol 149(4):436–438. https://doi.org/10.1001/2013.jamadermatol.109

Hui-Beckman JW, Goleva E, Leung DYM, Kim BE (2023) The impact of temperature on the skin barrier and atopic dermatitis. Ann Allergy Asthma Immunol 131(6):713–719. https://doi.org/10.1016/j.anai.2023.08.007

Jedrychowski W, Perera F, Maugeri U, Mrozek-Budzyn D, Miller RL, Flak E, Mroz E, Jacek R, Spengler JD (2011) Effects of prenatal and perinatal exposure to fine air pollutants and maternal fish consumption on the occurrence of infantile eczema. Int Arch Allergy Immunol 155(3):275–281. https://doi.org/10.1159/000320376

Kai Chen YM, Michelle L. Bell, Wan Yang (2023) Canadian Wildfire Smoke and Asthma Syndrome Emergency Department Visits in New York City. JAMA. https://pmc.ncbi.nlm.nih.gov/articles/PMC10514869/

Kolek F, Plaza MDP, Leier-Wirtz V, Friedmann A, Traidl-Hoffmann C, Damialis A (2021) Earlier Flowering of Betula pendula Roth in Augsburg, Germany, Due to Higher Temperature, NO(2) and Urbanity, and Relationship with Betula spp. Pollen Season. Int J Environ Res Public Health 18(19). https://doi.org/10.3390/ijerph181910325

Lake IR, Jones NR, Agnew M, Goodess CM, Giorgi F, Hamaoui-Laguel L, Semenov MA, Solmon F, Storkey J, Vautard R, Epstein MM (2017) Climate change and future pollen allergy in Europe. Environ Health Perspect 125(3):385–391. https://doi.org/10.1289/EHP173

Landrigan PJ, Fuller R, Fisher S, Suk WA, Sly P, Chiles TC, Bose-O'Reilly S (2019) Pollution and children's health. Sci Total Environ 650(Pt 2):2389–2394. https://doi.org/10.1016/j.scitotenv.2018.09.375

Le Souef PN, Adachi Y, Anastasiou E, Ansotegui IJ, Badellino HA, Banzon T, Beltran CP, D'Amato G, El-Sayed ZA, Gomez RM, Hossny E, Kalayci O, Morais-Almeida M, Nieto-Garcia A, Peden DB, Phipatanakul W, Wang JY, Wan IJ, Wong G, Xepapadaki P, Papadopoulos NG (2024) Global change, climate change, and asthma in children: Direct and indirect effects – A WAO Pediatric Asthma Committee Report. World Allergy Organ J 17(11):100988. https://doi.org/10.1016/j.waojou.2024.100988

Lee KS, Kim K, Choi YJ, Yang S, Kim CR, Moon JH, Kim KR, Lee YS, Oh JW (2021) Increased sensitization rates to tree pollens in allergic children and adolescents and a change in the pollen season in the metropolitan area of Seoul Korea. Pediatr Allergy Immunol 32(5):872–879. https://doi.org/10.1111/pai.13472

Lee W, Chaudhary F, Agrawal DK (2024) Environmental Influences on Atopic Eczema. J Environ Sci Public Health 8(2):101–115. https://doi.org/10.26502/jesph.96120209

Li J, Wei H, Wang N, Chen J, Zhang W, An Z, Song J, Liang Y, Liu X, Wu W (2024) Concurrent ozone and high temperature exacerbates nasal epithelial barrier damage in allergic rhinitis mice: Insights from the nasal transcriptome and nasal microbiota. J Hazard Mater 480:135800. https://doi.org/10.1016/j.jhazmat.2024.135800

Luschkova D, Zeiser K, Ludwig A, Traidl-Hoffmann C (2021) Atopic eczema is an environmental disease. Allergol Select 5:244–250. https://doi.org/10.5414/ALX02258E

Magistrat_Wien (2005) Verordnung des Magistrats der Stadt Wien betreffend Eichenprozessionsspinner (Eichenprozessionsspinner-Verordnung). Dokumentnummer GEMRE_WI_90101_S420_000

Maier H (2021) Was kommt dort durch die Luft geflogen …? Hautnah 20:56–61

Maier H, Spiegel W, Kinaciyan T, Krehan H, Cabaj A, Schopf A, Honigsmann H (2003) The oak processionary caterpillar as the cause of an epidemic airborne disease: survey and analysis. Br J Dermatol 149(5):990–997. https://doi.org/10.1111/j.1365-2133.2003.05673.x

Mansoor J, Zia Ul Haq M, Ahsan Z, Bilal M, Fatima SS (2024) Effect of high-efficiency particulate air filter on children with asthma: a systematic review protocol of RCTs. BMJ Open 14(12):e087493. https://doi.org/10.1136/bmjopen-2024-087493

Muller CS, Tilgen W, Pfohler C (2011) Caterpillar dermatitis revisited: lepidopterism after contact with oak processionary caterpillar. BMJ Case Rep 2011. https://doi.org/10.1136/bcr.03.2011.3967

Murrison LB, Brandt EB, Myers JB, Hershey GKK (2019) Environmental exposures and mechanisms in allergy and asthma development. J Clin Invest 129(4):1504–1515. https://doi.org/10.1172/JCI124612

NABU (2013) NABU-HINTERGRUND – Der Eichenprozessionsspinner. https://www.nabu.de/imperia/md/content/nabude/wald/130506-nabu-hintergrundpapier-eichenprozessionsspinner-2.pdf

NVL (2020) Nationale Versorgungsleitlinie Asthma. https://www.awmforg/service/awmf-aktuell/nationale-versorgungsleitlinie-asthma

Oftedal B, Brunekreef B, Nystad W, Nafstad P (2007) Residential outdoor air pollution and allergen sensitization in schoolchildren in Oslo Norway. Clin Exp Allergy 37(11):1632–1640. https://doi.org/10.1111/j.1365-2222.2007.02823.x

Paik K, Na JI, Huh CH, Shin JW (2024) Particulate matter and its molecular effects on skin: implications for various skin diseases. Int J Mol Sci 25(18). https://doi.org/10.3390/ijms25189888

Park JH, Moon JW, Yang HW, Song DJ, Park IH (2024) Effect of air pollutants on allergic inflammation in structural cells of the Nasal Mucosa. Clin Exp Otorhinolaryngol 17(2):147–159. https://doi.org/10.21053/ceo.2023.00079

Patella V, Florio G, Palmieri M, Bousquet J, Tonacci A, Giuliano A, Gangemi S (2020) Atopic dermatitis severity during exposure to air pollutants and weather changes with an Artificial Neural Network (ANN) analysis. Pediatr Allergy Immunol 31(8):938–945. https://doi.org/10.1111/pai.13314

Oea P (2022) Leitlinie zur Allergen-Immuntherapie bei IgE-vermittelten allergischen Erkrankungen. Allergologie 9(45):643–702

Price D, Hughes KM, Dona DW, Taylor PE, Morton DAV, Stevanovic S, Thien F, Choi J, Torre P, Suphioglu C (2023) The perfect storm: temporal analysis of air during the world's most deadly epidemic thunderstorm asthma (ETSA) event in Melbourne. Ther Adv Respir Dis 17:17534666231186726. https://doi.org/10.1177/17534666231186726

Rahlenbeck SUJ (2017) Raupen mit reizenden Brennhaaren. Deutsches Ärzteblatt 18:897–898

Ranpal S, von Bargen S, Gilles S, Luschkova D, Landgraf M, Bogawski P, Traidl-Hoffmann C, Buttner C, Damialis A, Fritsch M, Jochner-Oette S (2024) Continental-scale evaluation of downy birch pollen production: Estimating the impacts of global change. Environ Res 252(Pt 4):119114. https://doi.org/10.1016/j.envres.2024.119114

Rauer D, Gilles S, Wimmer M, Frank U, Mueller C, Musiol S, Vafadari B, Aglas L, Ferreira F, Schmitt-Kopplin P, Durner J, Winkler JB, Ernst D, Behrendt H, Schmidt-Weber CB, Traidl-Hoffmann C, Alessandrini F (2021) Ragweed plants grown under elevated CO(2) levels produce pollen which elicit stronger allergic lung inflammation. Allergy 76(6):1718–1730. https://doi.org/10.1111/all.14618

RKI (2018) Allergische Erkrankungen bei Kindern und Jugendlichen in Deutschland. J Health Monit 3(3). https://doi.org/10.17886/RKIGBE2018075

Rueter K, Jones AP, Siafarikas A, Chivers P, Prescott SL, Palmer DJ (2021) The influence of sunlight exposure and sun protecting behaviours on allergic outcomes in early childhood. Int J Environ Res Public Health 18 (10). https://doi.org/10.3390/ijerph18105429

Saikkonen K, Saikkonen O, Helander M, Saloniemi I (2025) Betula pendula Roth. survival and growth in treeline is affected by genotype and environment. Sci Rep 15(1):3597. https://doi.org/10.1038/s41598-025-87478-7

Sargen MR, Hoffstad O, Margolis DJ (2014) Warm, humid, and high sun exposure climates are associated with poorly controlled eczema: PEER (Pediatric Eczema Elective Registry) cohort, 2004–2012. J Invest Dermatol 134(1):51–57. https://doi.org/10.1038/jid.2013.274

Schoierer J, Lehmann H, Koster-Lange J, Gerke J (2024) Climate change-a health issue (also) for families and their young children? Bundesgesundheitsblatt Gesundheitsforschung Gesundheitsschutz 67(12):1343–1349. https://doi.org/10.1007/s00103-024-03977-4

Shraim R, MacDonnchadha C, Vrbanic L, McManus R, Zgaga L (2022) Gene-environment interactions in Vitamin D status and sun exposure: a systematic review with recommendations for future research. Nutrients 14(13). https://doi.org/10.3390/nu14132735

Silverberg JI, Hanifin J, Simpson EL (2013) Climatic factors are associated with childhood eczema prevalence in the United States. J Invest Dermatol 133(7):1752–1759. https://doi.org/10.1038/jid.2013.19

Sobczyk (2014) Der Eichenprozessionsspinner in Deutschland Historie – Biologie – Gefahren – Bekämpfung. BfN Schriften 365. https://www.bfn.de/publikationen/bfn-schriften/bfn-schriften-365-der-eichenprozessionsspinner-deutschland-historie

Stadt_Wien (2021) Eichenprozessionsspinner – Schutzmaßnahmen und Meldung. https://www.wiengvat/gesundheit/strukturen/gesundheitsrecht/eichenprozessionsspinnerhtml

Stawoska I, Myszkowska D, Oliwa J, Skoczowski A, Weselucha-Birczynska A, Saja-Garbarz D, Ziemianin M (2023) Air pollution in the places of Betula pendula growth and development changes the physicochemical properties and the main allergen content of its pollen. PLoS ONE 18(1):e0279826. https://doi.org/10.1371/journal.pone.0279826

Stocks J, Hislop A, Sonnappa S (2013) Early lung development: lifelong effect on respiratory health and disease. Lancet Respir Med 1(9):728–742. https://doi.org/10.1016/S2213-2600(13)70118-8

Straub A, Fricke V, Olschewski P, Seubert S, Beck C, Bayr D, Kolek F, Plaza MP, Leier-Wirtz V, Kaschuba S, Traidl-Hoffmann C, Buermann W, Gerstlauer M, Damialis A, Philipp A (2022) The phenomenon of thunderstorm asthma in Bavaria, Southern Germany: a statistical approach. Int J Environ Health Res 32(12):2678–2694. https://doi.org/10.1080/09603123.2021.1985971

Sun W, Sun H, Yu C (2024) The causal effects of childhood sunburn occasions on melanoma: A univariable and multivariable Mendelian randomization study. Open Med (Wars) 19(1):20241078. https://doi.org/10.1515/med-2024-1078

Tan MKH, Jalink MB, Sint Jago NFM, Ho L, Arnold van Vliet JH, Das T, de Faber J, Wisse RPL (2021) Ocular complications of oak processionary caterpillar setae in the Netherlands; case series, literature overview, national survey and treatment advice. Acta Ophthalmol 99(4):452–455. https://doi.org/10.1111/aos.14607

Tempark T, Lueangarun S, Chatproedprai S, Wananukul S (2013) Flood-related skin diseases: a literature review. Int J Dermatol 52(10):1168–1176. https://doi.org/10.1111/ijd.12064

Thien F, Beggs PJ, Csutoros D, Darvall J, Hew M, Davies JM, Bardin PG, Bannister T, Barnes S, Bellomo R, Byrne T, Casamento A, Conron M, Cross A, Crosswell A, Douglass JA, Durie M, Dyett J, Ebert E, Erbas B, French C, Gelbart B, Gillman A, Harun NS, Huete A, Irving L, Karalapillai D, Ku D, Lachapelle P, Langton D, Lee J, Looker C, MacIsaac C, McCaffrey J, McDonald CF, McGain F, Newbigin E, O'Hehir R, Pilcher D, Prasad S, Rangamuwa K, Ruane L, Sarode V, Silver JD, Southcott AM, Subramaniam A, Suphioglu C, Susanto NH, Sutherland MF, Taori G, Taylor P, Torre P, Vetro J, Wigmore G, Young AC, Guest C (2018) The Melbourne epidemic thunderstorm asthma event 2016: an investigation of environmental triggers, effect on health services, and patient risk factors. Lancet Planet Health 2(6):e255–e263. https://doi.org/10.1016/S2542-5196(18)30120-7

Thurston GD, Balmes JR, Garcia E, Gilliland FD, Rice MB, Schikowski T, Van Winkle LS, Annesi-Maesano I, Burchard EG, Carlsten C, Harkema JR, Khreis H, Kleeberger SR, Kodavanti UP, London SJ, McConnell R, Peden DB, Pinkerton KE, Reibman J, White CW (2020) Outdoor Air

Pollution and New-Onset Airway Disease. An Official American Thoracic Society Workshop Report. Ann Am Thorac Soc 17(4):387–398. https://doi.org/10.1513/AnnalsATS.202001-046ST

Tuazon JA, Kilburg-Basnyat B, Oldfield LM, Wiscovitch-Russo R, Dunigan-Russell K, Fedulov AV, Oestreich KJ, Gowdy KM (2022) Emerging Insights into the Impact of Air Pollution on Immune-Mediated Asthma Pathogenesis. Curr Allergy Asthma Rep 22(7):77–92. https://doi.org/10.1007/s11882-022-01034-1

UBA (2024) Klimawandel und Pollenallergien. https://www.bmuvde/themen/gesundheit/gesundheit-im-klimawandel/pollenallergien

Umweltbundesamt (2023) Luftqualität 2023. https://www.umweltbundesamtde/sites/default/files/medien/3521/publikationen/uba_hgp_luftqualitaet_dtpdf

US_EPA (2023) Climate Chage and Children's Health and Well-Being in the United States. https://www.epagov/cira/climate-change-and-childrens-health-report

Utikal J, Booken N, Peitsch WK, Kemmler N, Goebeler M, Goerdt S (2009) Caterpillar dermatitis. An increasing dermatologic problem in warmer regions of Germany. Hautarz t60(1):48–50. https://doi.org/10.1007/s00105-008-1567-2

van Oudenhoven A PE, Van Vliet AJH, Moraal LG (2008) Climate change exacerbates the oak processionary caterpillar problem in The Netherlands. Gewasbescherming 6(39):236–237

Vartiainen V, Woodcock AA, Wilkinson A, Janson C, Bjornsdottir U, Haahtela T, Lehtimaki L (2024) Thoughtful prescription of inhaled medication has the potential to reduce inhaler-related greenhouse gas emissions by 85. BMJ Open Respir Res 11 (1). https://doi.org/10.1136/bmjresp-2023-001782

Vitols P, Oates RK (1997) Teaching children about skin cancer prevention: why wait for adolescence? Aust N Z J Public Health 21(6):602–605. https://doi.org/10.1111/j.1467-842x.1997.tb01763.x

Wang SP, Stefanovic N, Orfali RL, Aoki V, Brown SJ, Dhar S, Eichenfield LF, Flohr C, Ha A, Mora C, Murase JE, Rosenbach M, Srinivas SM, Thyssen JP, Wei ML, Irvine AD, Abuabara K (2024) Impact of climate change on atopic dermatitis: A review by the International Eczema Council. Allergy 79(6):1455–1469. https://doi.org/10.1111/all.16007

Wellenstein G, Luhl R (1972) Control of harmful caterpillars using polyhedrosis viruses pathogenetic to insects and chemical stressors. Naturwissenschaften 59(11):517. https://doi.org/10.1007/BF00609829

Werfel T, Heratizadeh A, Niebuhr M, Kapp A, Roesner LM, Karch A, Erpenbeck VJ, Losche C, Jung T, Krug N, Badorrek P, Hohlfeld JM (2015) Exacerbation of atopic dermatitis on grass pollen exposure in an environmental challenge chamber. J Allergy Clin Immunol 136 (1):96–103 e109. https://doi.org/10.1016/j.jaci.2015.04.015

WHO (2021) WHO global air quality guidelines: particulate matter (PM2.5 and PM10), ozone, nitrogen dioxide, sulfur dioxide and carbon monoxide. https://www.who.int/publications/i/item/9789240034228

Xu R, Ye T, Huang W, Yue X, Morawska L, Abramson MJ, Chen G, Yu P, Liu Y, Yang Z, Zhang Y, Wu Y, Yu W, Wen B, Zhang Y, Hales S, Lavigne E, Saldiva PHN, Coelho M, Matus P, Roye D, Klompmaker J, Mistry M, Breitner S, Zeka A, Raz R, Tong S, Johnston FH, Schwartz J, Gasparrini A, Guo Y, Li S, Multi-Country Multi-City Collaborative Research N (2024) Global, regional, and national mortality burden attributable to air pollution from landscape fires: a health impact assessment study. Lancet 404(10470):2447–2459. https://doi.org/10.1016/S0140-6736(24)02251-7

Xu R, Yu P, Abramson MJ, Johnston FH, Samet JM, Bell ML, Haines A, Ebi KL, Li S, Guo Y (2020) Wildfires, Global Climate Change, and Human Health. N Engl J Med 383(22):2173–2181. https://doi.org/10.1056/NEJMsr2028985

Zareba L, Piszczatowska K, Dzaman K, Soroczynska K, Motamedi P, Szczepanski MJ, Ludwig N (2024) The Relationship between Fine Particle Matter (PM2.5) Exposure and Upper Respiratory Tract Diseases. J Pers Med 14 (1). https://doi.org/10.3390/jpm14010098

Zhang Y, Bielory L, Mi Z, Cai T, Robock A, Georgopoulos P (2015) Allergenic pollen season variations in the past two decades under changing climate in the United States. Glob Chang Biol 21(4):1581–1589. https://doi.org/10.1111/gcb.12755

Zhang Y, Steiner AL (2022) Projected climate-driven changes in pollen emission season length and magnitude over the continental United States. Nat Commun 13(1):1234. https://doi.org/10.1038/s41467-022-28764-0

Ziska LH, Makra L, Harry SK, Bruffaerts N, Hendrickx M, Coates F, Saarto A, Thibaudon M, Oliver G, Damialis A, Charalampopoulos A, Vokou D, Heidmarsson S, Gudjohnsen E, Bonini M, Oh JW, Sullivan K, Ford L, Brooks GD, Myszkowska D, Severova E, Gehrig R, Ramon GD, Beggs PJ, Knowlton K, Crimmins AR (2019) Temperature-related changes in airborne allergenic pollen abundance and seasonality across the northern hemisphere: a retrospective data analysis. Lancet Planet Health 3(3):e124–e131. https://doi.org/10.1016/S2542-5196(19)30015-4

Infektiologie

4

Ina Beeretz, Laura Jung, Robin Kobbe und Nina Schoebi

4.1 Fallbeispiel

Ein dreijähriger Junge stellt sich während einer Hitzeperiode im Hochsommer in der Pädiatrischen Praxis mit Fieber, Bauchschmerzen und schleimiger Diarrhoe vor. Bei Fehlen von Zeichen von Dehydratation oder Risikofaktoren für einen schweren Verlauf wird vorerst symptomatisch vorgegangen und eine orale Rehydratationslösung verschrieben. Es

I. Beeretz (✉)
Department of Paediatrics, Hospital of Innichen, SABES- Südtiroler Sanitätsbetrieb, Bozen, Italien
E-Mail: ina.beeretz@charite.de

Institute of International Health, Charité Berlin, Berlin, Deutschland

L. Jung
Division of Infectious Diseases and Tropical Medicine, Leipzig University Hospital Center, Leipzig, Deutschland
E-Mail: laura.jung@medizin.uni-leipzig.de

R. Kobbe
Institute for Infection Research and Vaccine Development (IIRVD), University Medical Centre Hamburg-Eppendorf, Hamburg, Deutschland
E-Mail: robin.kobbe@bnitm.de

Department of Infectious Disease Epidemiology, Bernhard Nocht Institute for Tropical Medicine, Hamburg, Deutschland

N. Schoebi
Division of Pediatric Infectious Disease, Department of Pediatrics, Inselspital, Bern University Hospital, University of Bern, Bern, Schweiz
E-Mail: nina.schoebi@insel.ch

D. Holzinger (Hrsg.), *Kindergesundheit und Klimawandel*,
https://doi.org/10.1007/978-3-662-71302-0_4

erfolgt keine spezifische Diagnostik. Nach 48 h wird der Junge bei Persistenz der Symptome erneut vorgestellt. In dieser Konsultation berichtet die Familie, dass andere Kinder in der Kindertagesstätte offenbar ähnliche Symptome hätten. Die Pädiaterin entschließt sich zur Stuhluntersuchung, andere Diagnostik wird nicht vorgenommen. Die Stuhl-PCR weist neben *Salmonella enterica enterica* auch enterotoxische (ETEC) und enteroadhäsive (EAEC) Escherichia coli nach. Diese Resultate liegen am Folgetag, dem mittlerweile sechsten Tag der Erkrankung, vor. Es geht dem kleinen Patienten inzwischen deutlich besser, daher entscheidet sich die Pädiaterin gegen eine antibiotische Therapie.

Zwischenzeitlich haben sich drei weitere Kinder zwischen zwei und fünf Jahren in ihren jeweiligen pädiatrischen Praxen vorgestellt, zudem mussten zwei Säuglinge unter sechs Monate mit septischem Zustandsbild hospitalisiert werden. Bei einem Säugling werden Salmonellen in der Blutkultur nachgewiesen, die auf Grund der Resistenztestung mit einem intravenösen Reserve-Antibiotikum behandelt werden. Es erfolgt eine Meldung an das Gesundheitsamt, welches eine Ausbruchsuntersuchung in der Kindertagesstätte durchführt. Dort werden auch zwei Betreuungspersonen identifiziert, die an leichten gastroenteritischen Beschwerden leiden.

Eine Abklärung in der Kindertagesstätte zeigt keine persistierende, kontaminierte Quelle. Auf rektale Abstriche zur Screeninguntersuchung wird verzichtet, jedoch werden die Standard-Hygienemaßnahmen intensiviert. Am ehesten wird als Auslöser von einer Fruchtcrème ausgegangen – möglicherweise im Rahmen einer unterbrochenen Kühlkette – mit kurzzeitiger Kontamination der Küchenutensilien/Waschbecken. Eine Kind-zu-Kind- bzw. Betreuungsperson-zu-Kind-Übertragung ist zwar denkbar, aufgrund der zeitlichen Zusammenhänge bzw. zeitgleicher Symptomatik und Fehlen einer Infektionssequenz wird diese als eher unwahrscheinlicher angesehen.

4.2 Einführung

Die in Kap. 1 beschriebenen globalen klimatischen Veränderungen wirken sich erheblich auf die menschliche Gesundheit aus. Betroffen sind dabei sowohl übertragbare als auch nicht übertragbare Erkrankungen (Romanello et al. 2024). Laut aktuellen Studien werden voraussichtlich mehr als die Hälfte der infektiösen Erkrankungen durch den Klimawandel zunehmen (Mora et al. 2022).

Als klimasensible Infektionskrankheiten gelten dabei solche, deren auslösende Pathogene oder deren Übertragung, z. B. durch Vektoren (Träger von Krankheitserregern wie Mücken oder Zecken), durch klimatische Bedingungen beeinflusst werden. Beispiele sind krankheitsübertragende Mücken, deren Brut- und Übertragungsbedingungen sich mit steigenden Temperaturen verbessern, oder die Ausbreitung von wasser- und lebensmittelbedingten Erkrankungen, die durch Extremwetterereignisse begünstigt werden (Semenza et al. 2022). Umweltbedingungen beeinflussen nicht nur die Übertragung, Vermehrung,

Entwicklung und Genetik von Infektionserregern, sondern auch das Verhalten, die Vermehrung, Entwicklung, Genetik, die Verbreitung, und Langlebigkeit von Vektoren sowie die von Zwischen-, Reservoir- und den Endwirten, wie dem Menschen. Sie bestimmen außerdem die Durchführbarkeit und Wirksamkeit von Präventions- und Schutzmaßnahmen, wie beispielsweise der Mückenbekämpfung. Folgende Faktoren spielen hier eine besondere Rolle.

4.2.1 Veränderte Saisonalität

Als Folge der aktuellen Klimaveränderungen im mitteleuropäischen Raum wird eine Ausweitung von Risikogebieten, beispielsweise von zeckenübertragenen Erkrankungen in nördlichere und höhergelegene Regionen, beobachtet. Zum anderen lässt sich auch eine veränderte Saisonalität (vor allem mildere Winter sowie verlängerte Frühjahrs- und Herbstsaison) mit deutlich verlängerten Aktivitätszeiten von Vektoren sowie Übertragungszeiten verschiedener Infektionen feststellen (Probst et al. 2023). Durch wärmere Winter kommt es zunehmend auch zur Überwinterung und damit dauerhafter Ansiedlung von importierten Erregern wie beispielsweise dem West-Nil-Virus (Semenza und Paz 2021).

Für einige vornehmlich respiratorische Erreger wurde in den letzten Jahren eine veränderte Saisonalität und Zunahme der Inzidenz und Morbidität in europäischen Ländern beobachtet. Beispiele aus der Pädiatrie sind Influenza, ParvoB19, EBV und Streptokokken, die auch in Zusammenhang mit der SARS-CoV-2-Pandemie gebracht werden (Contes und Liu 2025; Goldberg-Bockhorn et al. 2024; Maglione et al. 2025). Diese wahrscheinlich multifaktoriell bedingten Phänomene machen eine verstärkte Surveillance unabdingbar, um ein klareres Bild des Einflusses von Klimaveränderungen auf diese saisonal auftretenden Infektionen zu bekommen und präventivmedizinisch tätig werden zu können. Zusätzliche, mit dem Klimawandel im Zusammenhang stehende Faktoren, wie der zunehmende globale Verlust der Biodiversität, können zudem die Ausbreitung bestimmter Erreger weiter fördern und machen den Übertritt von zoonotischen Erregern (z. B. Influenza- oder Coronaviren) auf den Menschen wahrscheinlicher. Damit kann sich auch das Risiko für das Auftreten von Pandemien erhöhen (Carlson et al. 2025).

4.2.2 Antimikrobielle Resistenzen

Migration und klimatische Veränderungen spielen eine entscheidende Rolle bei der Zunahme antimikrobieller Resistenzen (AMR). Die Entwicklung von AMR ist komplex und wird durch Faktoren wie intensive Tierhaltung, den Import multiresistenter Erreger (MRE), den steigenden Antibiotikaverbrauch und nosokomiale Infektionen begünstigt (Klapproth et al. 2023). Auch in der Pädiatrie gewinnen daher Surveillance-Systeme,

Hygienemaßnahmen und ein rationaler Antibiotikaeinsatz zunehmend an Bedeutung (Abeles et al. 2024; Hübner et al. 2019).

Zudem legen neuere Studien nahe, dass der Klimawandel selbst die Verbreitung von Antibiotikaresistenzen beschleunigen könnte, da steigende Temperaturen mit einer Zunahme von Antibiotikaresistenzen einhergehen (Fernández Salgueiro et al. 2024). Während diese Erkenntnisse auf einen Zusammenhang zwischen Temperaturanstieg und Resistenzentwicklung hindeuten, konnte ein kausaler Zusammenhang bislang nicht eindeutig belegt werden. Dennoch unterstreichen die Ergebnisse die Notwendigkeit, die Auswirkungen des Klimawandels auf die Ausbreitung von AMR genauer zu untersuchen.

4.2.3 Kinder unter fünf Jahren als vulnerable Gruppe

Kinder unter fünf Jahren sind besonders von einem steigenden Infektionsrisiko betroffen, da sie aufgrund physiologischer und immunologischer Gegebenheiten sowie ihrer Verhaltensmuster anfälliger für Infektionen sind. Zudem weisen viele Infektionserkrankungen, beispielsweise Malaria oder Durchfallerkrankungen, bei Kindern ein höheres Komplikationsrisiko auf (Sheffield und Landrigan 2011). Durch andere Folgen des Klimawandels, etwa erhöhte Raten an Mangelernährung, nimmt wiederum die Suszeptibilität für Infektionen weiter zu (Helldén et al. 2021).

Indirekt beeinflusst ein erhöhtes Infektionsrisiko während der Schwangerschaft zudem die Gesundheit von Neugeborenen, indem es das Risiko für Frühgeburten, niedriges Geburtsgewicht oder schwerwiegende Fehlbildungen wie Mikrozephalie, wie im Fall von Zika-Virus-Infektionen, erhöht (Marbán-Castro et al. 2021).

Bereits heute sind Infektionserkrankungen global die häufigste Todesursache von Kindern unter fünf Jahren, die prognostizierten Veränderungen können zu einer Steigerung der Mortalitätsraten führen, insofern keine ausreichenden Mitigations- und Adaptationsmaßnahmen ergriffen werden (Perin et al. 2022).

Das folgende Kapitel beleuchtet die Auswirkungen des Klimawandels auf pädiatrische Infektionen, indem es die relevanten klimatischen Mechanismen, pathogenetische Zusammenhänge und die besondere Anfälligkeit von Kindern in den Fokus nimmt. Es liefert eine Grundlage für Diskussionen über präventive und adaptive Strategien, die auf die besonderen Bedürfnisse dieser vulnerablen Gruppe abzielen.

4.3 Vektorübertragene Infektionen

Das Verständnis über historische und zukünftige Auswirkungen des Klimawandels auf durch Vektoren übertragene Infektionserkrankungen (Tab. 4.1) ermöglicht ein besseres Erkennen und Diagnostizieren dieser bisher oft vernachlässigten, bzw. neuen und wiederauftretenden Infektionskrankheiten (sog. emerging infections) sowie möglicherweise die

Tab. 4.1 Liste einiger relevanter durch Vektoren übertragener Infektionskrankheiten

Infektionskrankheit	Erreger	Vektoren	Vorkommen/ klimarelevante Entwicklungen
Dengue-Fieber, Chikungunya-Fieber, Zika-Virus-Infektion	DENV1-4, CHKV, ZIKV	Aedes Moskitos	Menschen, Primaten Zika auch sexuell übertragbar
West-Nil-Fieber	West-Nil-Virus	Culex Mücken	Vögel, Pferde
Frühsommer-Meningoenzephalitis	FSME-Virus	Zecken (v.a *Ixodes ricinus*)	Wildtiere, Ausbreitung, Tourismus und Freizeitaktivität, Vorkommen in "Hotspots"
Leishmaniose	diverse Leishmania spp.	Sandfliegen	Säugetiere (Hunde, Nutztiere), Nager
Malaria	diverse Plasmodium spp.	Anopheles Moskitos	Menschen, zunehmende Reiseaktivität, Migration
Krim-Kongo-Fieber	CCHFV	Zecken (v.a. *Hyalomma*)	Wildtiere, Ausbreitung, Berufsrisiko, Tourismus und Freizeitaktivität
Rickettsiosen	Bakterien *Rickettsia*	diverse Zecken spp.	
Lyme-Borreliose	*Borrelia burgdorferi sensu lato*	Zecken (v.a. *Ixodes ricinus*)	

Entwicklung von und Beratung zu Strategien zur Abschwächung und Anpassung an den Klimawandel.

4.3.1 Epidemiologie

Stechmücken sind für die Übertragung vieler medizinisch wichtiger Krankheitserreger wie Viren, Protozoen, Fadenwürmer und seltener auch Bakterien verantwortlich, die Krankheiten wie Dengue, Malaria oder Filariose verursachen können. Da Stechmücken etwa die Hälfte der Weltbevölkerung bedrohen, insbesondere in tropischen und subtropischen Regionen, sind sie gemessen an der Morbidität und Mortalität vektorübertragener Krankheiten die gefährlichsten Tiere, mit denen die Menschheit konfrontiert ist. Vor allem die Malaria, aber auch andere vektorübertragene Infektionskrankheiten haben die Entwicklung der Menschheit nicht nur sozioökonomisch, sondern auch politisch und entwicklungsbiologisch stark beeinflusst (WHO 2024c). Jährlich erkranken, in der Tendenz steigend, mindestens 400 Mio. Menschen an durch Vektoren übertragenen Krankheiten und mehr als 500.000 sterben – bildlich gesprochen also jede Minute ein Mensch – an den Folgen eines Mückenstichs (WHO 2024c). Die verschiedenen Krankheitserreger werden dabei entweder rein mechanisch oder aber biologisch übertragen. Letztgenannter Übertragungsmodus ist von teils komplexen genetischen, physiologischen Faktoren und Umweltfaktoren abhängig. Weibliche Stechmücken nehmen den Erreger bei der Blutmahlzeit von infizierten Wirbeltieren auf und übertragen ihn bei der nächsten Blutmahlzeit auf den nachfolgenden Wirt. Die Effizienz eines Vektors bei der Übertragung, die sogenannte Vektorkapazität, ist abhängig von Faktoren wie der Wirtspräferenz, Opportunismus bei der Blutmahlzeit, Abundanz von Vektor und Wirt sowie der Überlebenswahrscheinlichkeit der Stechmücken bei unterschiedlichen Umweltbedingungen, also auch in hohem Maße von Klimaveränderungen (Garrett Jones 1964). Eine bedeutende Schlüsselkomponente der Vektorkapazität ist dabei die sogenannte Vektorkompetenz einer Stechmücke, definiert durch die Fähigkeit, einen Erreger aufzunehmen und zu übertragen (Kenney und Brault 2014; Kramer 2016).

Neben Stechmücken, Gnitzen, Sandmücken und anderen Arthropoden sind im europäischen Raum vor allem auch Zecken wichtige Vektoren. Für die beiden wichtigsten Erkrankungen, die Lyme-Borreliose und die Frühsommer-Meningoenzephalitis (FSME), ist *Ixodes ricinus* (gemeiner Holzbock) der Hauptüberträger. In den letzten Jahrzehnten ist die Zahl gemeldeter FSME-Fälle in europäischen Endemiegebieten massiv gestiegen, was nicht allein auf eine verbesserte Diagnostik und Überwachung zurückzuführen ist (Kuyucu und Hekimoglu 2024; Semenza und Suk 2018). Die Entwicklung von Zecken ist sehr sensibel für klimatische Faktoren, insbesondere Temperatur und Feuchtigkeit, wobei sie Überflutungen sehr gut überstehen (Rapp et al. 2024). Und obwohl die Zeckendichte nicht immer direkt mit der regionalen Zunahme von FSME oder Borreliose in Verbindung zu bringen ist, wurde die Ausbreitung von *Ixodes ricinus* in höhere Breiten, wie in den Norden Schwedens, und höhere Lagen in Österreich und Deutschland und konsekutiv dort auftretende Krankheitsfälle gut dokumentiert. Für die Zukunft wird temperaturabhängig eine weitere Ausbreitung von Zecken in höher gelegene Regionen prognostiziert. Die Übertragungswahrscheinlichkeiten von FSME, Borreliose und auch von Krim-Kongo-Hämorrhagischem-Fieber ist jedoch von vielen weiteren Faktoren abhängig, wie der Saisonalität, Größe der Wildtier- und Nagetierpopulationen, menschlicher Bevölkerungsdichte und Aktivitäten in Tourismus und Freizeit (Souza und Weaver 2024).

4.3.2 Malaria

Im Jahr 2023 erkrankten weltweit geschätzte 263 Mio. Menschen an Malaria, von denen 597.000, die meisten davon Kinder im Alter unter fünf Jahren in Afrika südlich der Sahara an den Folgen der Infektion starben (WHO 2024e). Trotz des Fortschritts in der Bekämpfung dieser tödlichsten aller parasitären vektorübertragenden Erkrankungen durch wirksame Kontrollmaßnahmen wie insektizidbehandelte Moskitonetze, verschiedene chemopräventive Ansätze für Risikogruppen und neu zugelassene Impfungen gegen *Plasmodium falciparum* gibt es bedrohliche Entwicklungen. Neue biologisch-evolutionäre Veränderungen der Plasmodien, wie z. B. Deletionen und Mutationen, die etablierte Diagnostik von Schnelltests erschweren und Resistenzen gegen Artemisinin-Präparate vermitteln, und der Moskitos, die Insektizidresistenzen vermitteln, gefährden die bereits errungenen Erfolge in der Zukunft.

Die globale Ausbreitung von *Anopheles stephensi,* einer Moskitoart, die sich an den urbanen Lebensstil der Menschen angepasst hat, humanitäre Notsituationen durch globale bewaffnete Konflikte und klimabedingte Naturkatastrophen erzeugen Bedingungen, welche durch Bevölkerungswachstum, Vertreibung und Flucht, Veränderungen ökologischer Lebensräume und das Zusammenbrechen des Gesundheitssystems das Malariarisiko weiter erhöhen. Plasmodien haben einen relativ komplexen Lebenszyklus mit zahlreichen Variablen in den ökologischen, biologischen und sozialen Interaktionen zwischen Mensch und Moskito. Dies erhöht einerseits die Wahrscheinlichkeit, dass der Klimawandel die Endemizität und Inzidenz von Malaria verändert, andererseits macht diese Sensibilität bezüglich Umweltveränderungen eine Vorhersage künftiger Szenarien sehr schwierig. Trotz zahlreicher Literatur zu diesem Thema und wahrgenommener Dringlichkeit einer globalen Vorhersage gibt es für die meisten der in Betracht kommenden Szenarien kaum Projektionen der Auswirkungen künftiger Klimaveränderungen auf Malaria im globalen Maßstab (Booth 2018; Souza und Weaver 2024). Vorhersagen beziehen sich meist auf zu erwartende kurzfristige Auswirkungen von Extremwetterereignissen auf die lokale Inzidenz und nicht auf globale Entwicklungen, assoziierte Todesfälle oder auf Erfolg oder Misserfolg von globalen Maßnahmen wie die der aufkommenden Impfprogramme (Otto et al. 2023; Tompkins und Thomson 2018).

In der Europäischen Union ist die Malaria zwar nicht endemisch, jedoch werden jedes Jahr, vor allem zum Ende der jeweiligen Sommerferien in den Monaten Juli bis September, mehrere tausend reiseassoziierte Malariafälle importiert und gemeldet. Sehr selten kommt es zudem auch durch die Einschleppung infektiöser *Anopheles*-Mücken zu Fällen von flughafenassoziierter Malaria. Obwohl es auch in Deutschland stellenweise *Anopheles*-Arten gibt, die unter geeigneten Umweltbedingungen Plasmodien übertragen könnten, ist entsprechend der Erklärungen zu Vektorkapazität und Vektorkompetenz eine Etablierung der Malaria aus Expertensicht in näherer Zukunft unwahrscheinlich. Hierfür müsste ein relevanter und anhaltender Kontakt zwischen unbehandelten bzw. noch nicht behandelten infizierten Personen und empfänglichen *Anopheles*-Populationen in persistierend heißem Klima hergestellt sein.

Dennoch müssen Mediziner*innen bei momentan jährlich knapp tausend Fällen in Deutschland jederzeit mit dem medizinischen Notfall einer importierten Malaria rechnen und bei entsprechenden Symptomen, die klinisch nicht von anderen fieberhaften Infektionserkrankungen unterschieden werden können, eine Ausschlussdiagnostik initiieren. Dies gilt insbesondere auch deshalb, weil die Zahl globaler Flugreisen, bedingt durch Urlaub und Heimatbesuche von EU-Bürgern, die Freunde und Verwandte in ihren malariaendemischen Herkunftsländern besuchen (sogenannte „Visiting Friends and Relatives"; VFR) zunehmen. VFR sind besonders gefährdet und machten im Jahr 2023 in Deutschland 65 % der 985 gemeldeten Malariafälle aus (Hallmaier-Wacker et al. 2024; Kessel et al. 2024; Vygen-Bonnet und Stark 2018). Es wird daher dringend allen niedergelassenen Haus- und Kinderärzt*innen empfohlen proaktiv auf diese Patientengruppe zuzugehen und nach einem geplanten Heimatbesuch zu fragen, da VFR häufig unvorbereitet für längere Zeit in ländliche Gebiete mit engem Kontakt zur lokalen Bevölkerung verreisen. So kann rechtzeitig präventiv eine schützende individuelle reisemedizinische Beratung zur expositionellen und chemopräventiven Malariaprophylaxe sowie zu Reiseimpfungen erfolgen. Details zur Prävention und Behandlung der Malaria sind in Leitlinien und Empfehlungen der Fachgesellschaften nachzulesen (Ständige Impfkommission 2024).

4.3.3 Arboviren

Der Begriff Arboviren leitet sich vom englischen „arthropod-borne viruses" ab und definiert biologisch und ökologisch Viren, die zwischen hämatophagen Arthropoden als Vektoren und Wirbeltieren als Wirte übertragen werden. Die Vektoren nehmen Arboviren während der Viruszirkulation in den peripheren Blutgefäßen des infizierten Wirbeltiers durch Blutmahlzeit auf. Die Arboviren überwinden anatomische und physiologische Barrieren im Vektor und vermehren sich während der sogenannten extrinsischen Inkubationszeit, bis sie die Speicheldrüsen des Vektors erreichen und bereit sind, beim nächsten Saugakt auf ein anderes Wirbeltier horizontal übertragen zu werden (Young 2018). Da viele Arboviren erst ab Temperaturen von 11–15 °C in ihrem Vektor replizieren und disseminieren, dieser Prozess aber umso schneller erfolgt, je höher die Temperaturen sind, können Arboviren mit steigenden Temperaturen auch in Europa, inklusive in den Sommer- und frühen Herbstmonaten in Deutschland, effektiv übertragen werden, wenn sowohl Viren als auch Vektoren vorhanden sind. Da Arboviren auch vertikal, also transovarial und stadienübergreifend von einer Generation von Arthropoden auf die nächste übertragen werden können, sind einige dieser Viren in der Lage, im Eistadium des Vektors zu überwintern (Lequime et al. 2016).

Von den circa 150 Arboviren, die Menschen infizieren können (Young 2018), sind die durch Stechmücken übertragenen RNA-Viren besonders relevant. RNA-Viren sind mit ihren kleinen und schnell mutierenden Genomen äußerst anpassungsfähig und ökologisch eng mit ihren Vektoren und Wirten verbunden. Ein Kennzeichen der Arbovirus-Epidemiologie ist eine zunächst eher stille, inapparente, und enzootische (lokal begrenzte) Übertragung, die durch einen sogenannten „Spill Over" und passende Bedingungen dann eruptive Epidemien hervorrufen können. Diese treten auf in Form von zahlreichen asymptomatischen Infektionen, fieberhaften Erkrankungen mit Hautausschlag, Meningo-Enzephalitiden, Arthritiden, hämorrhagischem Fieber und Schock-Symptomen. Insbesondere in tropischen Ländern haben Arbovirosen bisher ein breites Spektrum an leichten oder schweren symptomatischen Erkrankungen mit erheblicher Morbidität und Mortalität verursacht, deren wichtigster Vertreter Dengue darstellt.

Dengue

Vier verschiedene Serotypen von Dengue-Viren (DENV1-4) können Erkrankungen beim Menschen hervorrufen, wobei erste historische Berichte von Epidemien aus dem 18. Jahrhundert aus Asien, Afrika und Nordamerika stammen (Gubler 1998). Menschen sind die Hauptamplifikationswirte, die DENV in epidemischen Zyklen hält. Dengue kann als milde, nicht schwere fieberhafte Krankheit auftreten, allerdings auch als hämorrhagisches Denguefieber (DHF) tödlich verlaufen. Heute ist das DHF eine der Hauptursachen für Krankenhausaufenthalte und Todesfälle bei Kindern in Regionen mit Dengue-Epidemien (Gubler 2006). *Aedes aegypti*, die Gelbfiebermücke, war und ist der primäre DENV-Vektor in städtischen Epidemien, während die sich zunehmend ausbreitende Tigermücke (*Ae. albopictus*) Überträger in suburbanen/ländlichen Gebieten ist (Abb. 4.1A). Die Ausbreitung von *Aedes*-Stechmückenarten in Europa spielt ebenfalls bei Chikungunya- und Zika-Virus-Infektionen eine Rolle.

DENV verursacht mittlerweile mehr Erkrankungen und Todesfälle als jede andere arbovirale Infektion, insbesondere in Asien, aber auch in anderen meist tropischen und subtropischen Regionen (Braack et al. 2018). In den letzten Jahrzehnten hat die weltweite Inzidenz von Dengue und DHF dramatisch zugenommen, was gut dokumentiert an globaler Vernetzung, Zunahme der Transportwege von Waren und dem internationalen Reiseverkehr liegt und die Ausbreitung von DENV über infizierte Reisende und Vektoren ermöglicht. Auch in Europa ist Dengue endemisch mit zuletzt stark steigenden Zahlen importierter Fälle, was wiederum bei gleichzeitiger Expansion von *Aedes aegypti* und insbesondere *Aedes albopictus* das Risiko autochthoner Fälle erhöht. Nach der Etablierung dieser invasiven Vektoren kam es bereits zu europäischen Epidemien in Madeira, Südfrankreich, Kroatien, Spanien, Italien und Frankreich mit über 300 bestätigten autochthonen Übertragungen im Jahr 2024 (ECDC 2024a) (Abb. 4.2).

Die Diagnose einer frischen DENV-Infektion kann, wie bei vielen anderen Arbovirosen, durch den Nachweis von spezifischer RNA durch die Reverse Transkriptase Polymerase Kettenreaktion (RT-PCR) sensitiv und spezifisch in der ersten Krankheitswoche gestellt werden. Der Nachweis von DENV-NS-1-Antigen während der Akutphase

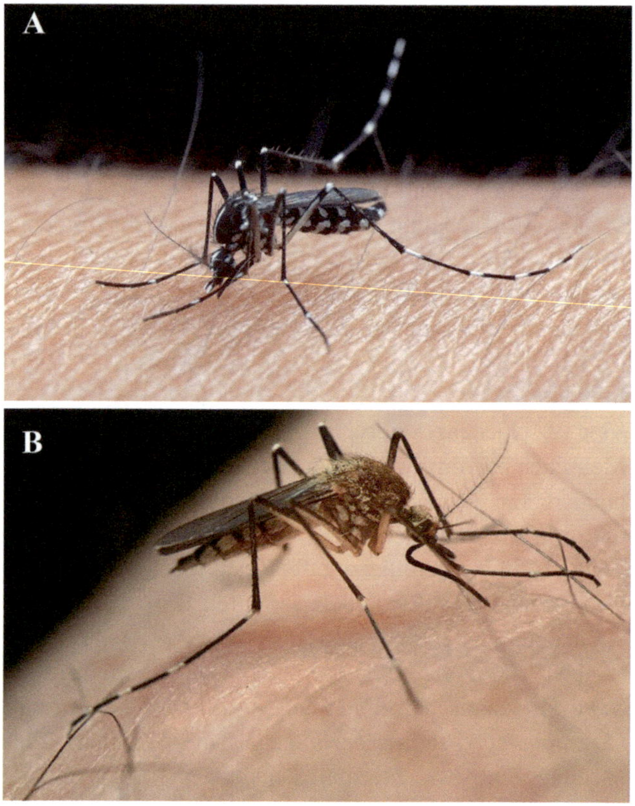

Abb. 4.1 A) Aedes albopictus (Vogel und Schaub 2021) (dort Abb. 4.5), B) Gemeine Stechmücke (Culex) (Vogel und Schaub 2021) dort Abb. 4.4

der Infektion bis in die Rekonvaleszenz kann schnell und kosteneffektiv als Point-of-Care(POC)-Test gelingen. DENV-IgG- und IgM-Antikörper-Untersuchungen spielen eine wichtige Rolle in der Diagnose von DENV-Sekundärinfektion, trotz Kreuzreaktivität mit anderen Flaviviren. Nach durchgemachter DENV-Infektion besteht in der Regel zwar eine lebenslange Immunität gegen denselben DENV-Serotyp, aber nur teilweise und vorübergehend ein gewisser Schutz gegen die drei übrigen Serotypen. Es gibt sogar Belege dafür, dass eine aufeinanderfolgende Infektion mit verschiedenen Serotypen die Krankheitsschwere und das Risiko von DHF erhöht, da die produzierten Antikörper den neuen Serotyp nicht neutralisieren, sondern stattdessen einen verstärkenden Effekt (antibody-dependent enhancement) haben können (Katzelnick et al. 2017). Eine spezifische antivirale Therapie existiert nicht, weswegen symptomatisch mit Paracetamol und ausreichender Flüssigkeitszufuhr behandelt werden muss. Zudem muss besonders auf Warnzeichen für einen hämorrhagischen Verlauf und Schock geachtet werden und bei Blutungszeichen, Schockzeichen, extremer Schwäche oder Unruhe, starken Bauchschmerzen,

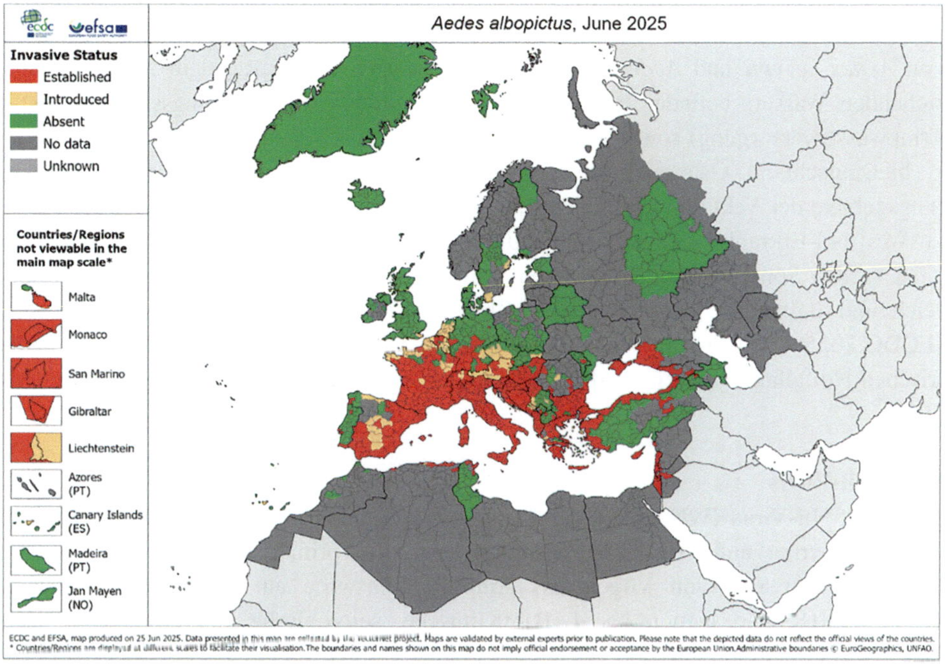

Abb. 4.2 Verteilung von *Aedes albopictus,* Juni 2025 (ECDC 2025a, b)

Erbrechen oder Atemnot eine sofortige Vorstellung im Krankenhaus erfolgen. Eine Leitlinie zur Diagnostik und Therapie von Dengue und anderen Arbovirosen wurde kürzlich in Zusammenarbeit aller relevanten Fachdisziplinen erarbeitet (AWMF 2025).

Ein Lebendimpfstoff mit dem Namen Qdenga (Takeda) ist für Reisende in der EU zugelassen, aber nur für Risikoreisende und unter bestimmten Voraussetzungen empfohlen (Ständige Impfkommission 2024). Ob es in der zeitnahen Zukunft erweiterte Indikationen oder sogar neue Impfstoffe geben wird, kann zum aktuellen Zeitpunkt nicht abgesehen werden.

Insbesondere auch tagsüber kann ein konsequenter Mückenschutz das Risiko, an Dengue zu erkranken, verringern. Neben langer, heller Kleidung, Moskitonetzen und -gittern stehen zahlreiche Repellentien zum Auftragen zur Verfügung, um Stechmücken fernzuhalten. Weltweit haben sich Diethyltoluamid (DEET) und Icaridin als die wirkungsvollsten Substanzen erwiesen, wobei Präparate mit jeweils weniger als 20 % Wirkstoff nicht empfehlenswert sind (Rothe et al. 2023). Auch für Schwangere, stillende Mütter und Säuglinge sind diese Produkte mit gewissen Einschränkungen geeignet, jedoch sollten spezifische Hinweise in den Packungsbeilagen beachtet werden (Rothe et al. 2023). Um die weitere Ausbreitung von Dengue zu verhindern, sollen insbesondere auch bereits Infizierte aktiv durch Mückenschutz (Fenster- und Bettnetze, Kleidung und Repellentien) vor weiteren Stichen geschützt werden. Im Mittelpunkt der öffentlichen Aufklärungsarbeit in Endemiegebieten stehen ansonsten die Beseitigung/Verringerung von Brutstätten von *Aedes aegypti* und *Aedes albopictus,* welche sich in der Regel in Ansammlungen stehenden Wassers befinden, eine Verbesserung von Wasserversorgungssystemen (z. B. Trinkwasserversorgung) sowie die Sicherungen von Tanks/Zisternen.

In Deutschland, Österreich, der Schweiz bzw. in ganz Europa nehmen die Verbreitungsgebiete der Vektoren ungehindert zu. Es kann damit gerechnet werden, dass ähnlich zu West-Nil-Erkrankungen auch autochthone Dengue-Fälle, aber auch Chikungunya und Zika, in den Sommermonaten auftreten werden. Allein im Jahr 2025 konnten in Frankreich und Italien 65 lokal erworbene Chikungunya-Infektionen nachgewiesen werden (ECDC 2025b). Daher sollte ein Wissen und Bewusstsein in Kinderarztpraxen und pädiatrischen Notfallambulanzen für diese Erkrankungen vorhanden sein (Paz-Bailey und Nett 2025).

West-Nil-Virus

Das West-Nil-Virus (WNV) aus der Familie *Flaviviridae* ist weltweit (Afrika, Europa, Asien, Amerika und Ozeanien) verbreitet und wird primär durch Stechmücken der Gattung *Culex spp.* von Vögeln als Amplifikationswirte auf Pferde und Menschen als Fehlwirte übertragen (Abb. 4.1B). Klinische, serologische und phylogeografische Daten legen nahe, dass WNV zunächst sporadisch durch Zugvögel nach Europa eingeschleppt wurde, wo es sich in den Sommermonaten zunächst lokal über die ansässige Stechmücken- und Vogelfauna verbreitet hat (Young et al. 2021). WNV besitzt auch die Fähigkeit, den Winter in überwinternden *Culex spp.*-Weibchen zu überleben (Kampen et al. 2021). Vorteilhafte klimatische Verhältnisse mit einem feuchten Frühjahr und einem überdurchschnittlich warmen Sommer verbunden mit genetischer Fitness, also einer guten Fähigkeit des importierten Virus sich zu vermehren, sorgten im Jahr 2018 dafür, dass WNV sich etablieren konnte und erstmalig bei einem verendeten Vogel im Zoo von Halle (Saale) nachgewiesen wurde (Ziegler et al. 2019). Seither wird in Deutschland jährlich in einer zunehmenden Zahl von Bundesländern (Ziegler et al. 2019, 2020) WNV bei Wild- und Zoovögeln sowie erkrankten Pferden und Menschen nachgewiesen (Frank et al. 2022; Pietsch et al. 2020). Neben dem serologischen und direkten Nachweis von WNV im Blut ist es wichtig zu wissen, dass der molekulare Nachweis von WNV-RNA aus Urin, wie bei anderen Flaviviren auch, noch Wochen nach der Infektion möglich ist und als diagnostisches Mittel in Betracht gezogen werden sollte (Pietsch et al. 2020).

Die allermeisten WNV-Infektionen verlaufen asymptomatisch, nur ca. 20 % der infizierten Menschen zeigen leichte grippale Symptome mit Abgeschlagenheit, Kopf- und Gliederschmerzen, Lymphknotenschwellungen mit oder ohne makulopapulösem Exanthem; 1 % aller Infizierten, vor allem aber ältere Personen über 70 Jahre, entwickeln eine neuroinvasive Verlaufsform, im Englischen *West Nile Virus neuroinvasive Disease* (WNND) genannt. Klinisch zeigt sich WNND als Meningoenzephalitis mit neurologischen Symptomen und Ausfällen, die in ca. 50 % auch zu anhaltenden Schäden führt, weswegen fortan WNV als Ursache von pädiatrischen Meningitiden und Enzephalitiden auch im deutschsprachigen Raum in Betracht gezogen werden sollte (Rudolph et al. 2022). Neben dem Lebensalter als Risikofaktor für einen schweren Verlauf haben in Analogie zu COVID-19 Menschen mit chronischen Erkrankungen und Immundefizienz (Habarugira et al. 2020), insbesondere bei B-Zell-Depletion nach Therapie mit Anti-CD20-Antikörpern oder Defekten im Typ-I-Interferon-Pathway, ein stark erhöhtes Risiko für WNND (Gervais et al. 2023; Kapadia et al. 2023; Thebault et al. 2023).

FSME

Die durch Zecken übertragene Frühsommer-Meningoenzephalitis (FSME) befällt als Zoonose das zentrale Nervensystem von Menschen und Tieren (Gritsun et al. 2003; RůŽek et al. 2010). Verursacher ist ein Flavivirus, welches drei Subtypen umfasst und in der Natur vor allem von Zecken des *Ixodes ricinus*-Komplexes übertragen wird und in verschiedenen Wildtieren zirkuliert. FSME verursacht leichte bis schwere Langzeitfolgen und kann mitunter tödlich verlaufen, wobei der Subtyp FSME-Eu in 10 % der Fälle schwere Symptome mit neurologischen Folgeerscheinungen verursacht und eine Sterblichkeitsrate von 1–2 % aufweist (RKI 2024b). Geografisch tritt FSME regional in fragmentierten Infektionsherden, den sogenannten Hotspots, auf. Diese sind schwer zu identifizieren und häufig räumlich und zeitlich sehr variabel (Dobler et al. 2011). Da es sich um eine meldepflichtige Erkrankung handelt, konnte in den letzten Jahren ein deutlicher Anstieg der FSME-Inzidenz dokumentiert werden, mit dem Trend einer Zunahme von jährlich 2 % in Deutschland (European Centre for Disease Prevention and Control 2022). Nicht nur bei der Gesamtzahl der gemeldeten Fälle, sondern auch bei der räumlichen Verteilung der Gebiete, in denen das Virus aktiv zirkuliert, wurden erhebliche Zunahmen der meist saisonal (April bis November) auftretenden Enzephalitis beobachtet, wobei neue FSME-Naturherde in zuvor nicht endemischen Ländern entstanden sind (Dagostin et al. 2023). Die Verbreitung von FSME wird durch das Zusammenspiel zahlreicher klimatischer, umweltbedingter und ökologischer Faktoren bestimmt, die in der Summe eine entscheidende Rolle für den Lebenszyklus von Zecken und die Verbreitung von FSME spielen (Beermann et al. 2023). Es gibt keine spezifische Behandlung der FSME, weshalb präventive Maßnahmen eine hohe Bedeutung haben. Ein Früherkennungssystem, angelehnt an die weitere Ausbreitung und rechtzeitige Erkennung von Fällen, kann das Bewusstsein verbessern und integrierte One-Health-Maßnahmen durch die Gesundheitsbehörden ermöglichen.

FSME kann durch eine aktive Impfung und persönliche Schutzmaßnahmen, die den Kontakt mit infizierten Zecken und dadurch auch andere Erkrankungen wie die Borreliose reduzieren, effektiv verhindert werden. In Österreich ist die FSME-Impfung im kostenlosen Kinderimpfplan enthalten, während sie in Deutschland für Personen, die in Risikogebieten leben oder dahin reisen bzw. arbeitsbedingt exponiert sind, empfohlen wird (RKI 2024a).

Krim-Kongo-Hämorrhagisches-Fieber (CCHF)

In den letzten Jahren werden zunehmend häufiger Zecken der Gattung *Hyalomma spp.* in Gebieten Europas gefunden, in denen diese Zeckenart bisher nicht vorkam. *Hyalomma* spielt eine wichtige Rolle als Überträger verschiedener Krankheitserreger, insbesondere dem Krim-Kongo-Hämorrhagischen-Fieber (CCHF), einer gefürchteten klinisch oft schwer verlaufenden Zoonose, gekennzeichnet durch Fieber und Blutungen. CCHF wurde 1944 erstmals bei sowjetischen Soldaten auf der Krim beschrieben und etwas später erfolgte die Isolation des Virus bei einem kongolesischen Kind mit ähnlichen Symptomen (Whitehouse 2004).

Da CCHF eng mit dem Kontakt und Auftreten der Vektoren verbunden ist, kommt der potenziellen weiteren Ausbreitung dieser Zeckenart große Bedeutung zu. Eine Reihe von Tieren, sogenannte Amplifikationswirte, bei denen Infektionen asymptomatisch verlaufen, tragen zur Ausbreitung von CCHF bei. Selten werden Viren auch durch direkten Kontakt mit Blut, Sekreten oder Gewebe infizierter Tiere auf Halter*innen landwirtschaftlicher Nutztiere, Veterinär*innen und Schlachter*innen übertragen. In letzter Zeit wurden vermehrt autochthone CCHF-Fälle in Gebieten Europas beobachtet, in denen das Virus zuvor nicht vorkam, darunter Griechenland, Bulgarien, Portugal und Spanien. In anderen Ländern, darunter z. B. auch Frankreich, ist das Virus in Zecken und Tieren nachgewiesen worden, hat sich aber bisher nicht auf den Menschen übertragen. In Deutschland, Österreich und der Schweiz wurden in den letzten Jahren erstmals Hyalomma-Zecken gefunden, was eindeutig mit wechselnden klimatischen Faktoren und außergewöhnlichen Wetterereignissen in Form von hohen Temperaturen und Trockenheit, insbesondere im Zeitraum von April bis September, in Zusammenhang gebracht wird. Um das weitere Risiko von CCHF abzuschätzen, muss neben der klimabedingten Ausbreitung der Hyalomma-Zecken auch der Kontakt zu diesen Vektoren in Betracht genommen werden. Dies sind z. B. Zug- und Rastplätze von Vögeln, Wildtierbestand und Nutztierhaltung sowie Dichte und Aktivitäten der Bevölkerung.

4.3.4 Lyme-Borreliose

Die am häufigsten durch Vektoren übertragene Infektionskrankheit in Deutschland ist die Lyme-Borreliose. Sie betrifft alle Altersklassen. Verursacht wird die Borreliose durch spiralförmige Bakterien der Gattung *Borrelia burgdorferi sensu lato,* die ebenfalls von *Ixodes-ricinus*-Zecken übertragen werden. Das klinische Bild ist sehr variabel mit Entzündungen des zentralen Nervensystems (Neuroborreliose), der Gelenke (Lyme Arthritis) und des Herzens (Lyme-Karditis) sowie typischen Hauterscheinungen (Erythema migrans, Acrodermatitis chronica athrophicans).

In der Vergangenheit wurde das Auftreten der Lyme-Borreliose entsprechend der Verbreitung ihrer Vektoren zwischen dem 40. und 60. nördlichen Breitengrad angegeben. Aktuell führt der Klimawandel in einem komplexen Zusammenspiel zwischen

Umwelt, Wirtstieren, Zecken und Menschen vorwiegend durch milde, feuchte Winter und warme Frühlings- und Herbstmonate zu erhöhter Zeckendichte und -aktivität sowie häufigeren Kontakten zwischen Mensch und Zecke, was eine höhere Inzidenz der Lyme-Borreliose zur Folge hat. Trockene, sehr heiße Sommer sind allerdings für *Ixodes ricinus* von Nachteil. Eindeutige Zahlen existieren im deutschsprachigen Raum nicht, da die Lyme-Borreliose hier nicht überall meldepflichtig ist. Bei bevölkerungsrepräsentativen serologischen Untersuchungen in Deutschland war bisher allenfalls ein leichter Anstieg der Seroprävalenz zu beobachten (Böhm et al. 2023; Hassenstein et al. 2022; Woudenberg et al. 2020). Internationale Daten zeigen in den letzten Jahren eine Ausbreitung und Zunahme der Inzidenz der Lyme-Borreliose, beispielsweise im Mittleren Westen der USA und in Kanada, und Modellierungen sprechen von einer prognostizierten Zunahme von über 20 % bei einem Anstieg der mittleren Jahrestemperatur von 2 °C und Expert*innen befürchten ein ähnliches Szenario für den europäischen Raum (Voyiatzaki et al. 2022).

4.4 Lebensmittel- und wassergebundene Infektionen

Erreger, die via Nahrungsmittel oder kontaminiertem Wasser Infektionen auslosen, können bakteriell, viral oder auch parasitär-/protozoenvermittelt sein. Das typische Krankheitsbild sind akute oder chronische Gastroenteritiden oder auch insbesondere bei Kleinkindern und Säuglingen unspezifische Fieberzustände oder Sepsis. Insbesondere bakterielle und virale Infektionen gehen in der Akutphase mit Fieber einher, Erkrankungen durch Salmonellen, Campylobacter oder E. coli, zum Teil mit blutiger, schleimiger Diarrhoe. Insbesondere Säuglinge unter sechs Monaten oder immunsupprimierte Patient*innen haben ein Risiko für schwere, invasive Verläufe mit Bakteriämien und meningitischer Beteiligung.

Weltweit und insbesondere in ressourcenlimitierten Gebieten sind solche durch Kontamination von Wasser oder Lebensmitteln ausgelösten Infektionen gewichtig. Jedes Jahr erkranken 600 Mio. bzw. sterben 420.000 Menschen aufgrund lebensmittel- oder wassergebundener Infektionen, von Letzteren sind ein Drittel Kinder hauptsächlich unter fünf Jahren. Insgesamt versterben infolge von Diarrhoe schätzungsweise mehr als 500.000 Kinder pro Jahr (WHO 2024b, 2025a; Pandey und Galvani 2023). Da viele dieser Infektionen vermeidbar sind, hat die WHO eine globale Food-Safety-Strategie 2022–2030 erlassen (WHO 2022).

Der diagnostische Ansatz bei diesen Erkrankungen hat sich über die Zeit gewandelt. Früher waren zur Erregeridentifikation klassische Kulturen nötig, dabei handelte es sich um einen zeitintensiven und aufwendigen Prozess. In den letzten Jahren haben sich auch hier die modernen PCR-Methoden etabliert. Diese Methode birgt aber die Gefahr, dass Erreger nachgewiesen und behandelt werden, die keine klinische Relevanz haben, aber dennoch dazu führen, dass mehr und zum Teil unnötige antibiotische Therapien eingeleitet werden. Diese Überlegungen stehen im Gegensatz zur Tatsache, dass in der Mehrzahl der Fälle eine rein symptomatische Therapie ausreichend ist (Shane et al. 2017).

Verschiedene Faktoren beeinflussen die Infektionsketten von lebensmittel- und wassergebundenen Infektionen, was es schwierig macht, den exakten Einfluss der Klimaveränderungen kausal zu definieren. Einerseits handelt es sich um sehr heterogene Erreger mit sehr variablem, regionalem Vorkommen (wie z. B. *Salmonella typhi/paratyphi*), die mitunter relevant abhängig sind vom Hygienestandard bzw. sozioökonomischen Status. Hier sind entsprechend gewöhnliche Tourist*innen weit weniger gefährdet als Langzeitaufenthalter*innen oder VFR-Reisende. Des Weiteren spielen Wirtsspezifika wie Alter, Mangelernährung, angeborene oder erworbene Immunschwäche, aber auch die Übertragungswege eine wichtige Rolle. Zudem kommt der internationalen Reisetätigkeit aber auch der Globalisierung der Nahrungsversorgung eine wichtige Rolle zu. Hier ist hauptsächlich der Import von Krankheitserregern, insbesondere von hochresistenten Erregern, zu erwähnen (de Mesquita Souza Saraiva et al. 2022; Mora et al. 2022). Da viele dieser Erkrankungen neben einer nahrungsmittelassoziierten Infektionskette auch durch engen Kontakt von Mensch zu Mensch übertragen werden, sind insbesondere Kleinkinder in engen räumlichen Verhältnissen (wie Kindertagesstätten) besonders gefährdet, zu erkranken. Außerdem spielen exogene Faktoren, wie Unterbrechung der Kühlketten, in der Entstehung von nahrungsmittelassoziierten Infektionen eine wichtige Rolle.

Verschiedene Faktoren haben bei lebensmittel- und wassergebundenen Infektionen eine wichtige Bedeutung: Höhere Umgebungstemperaturen als eine Folge des Klimawandels scheint einen variablen Einfluss auf diese Infektionen zu haben. Modelle weisen darauf hin, dass eine Erhöhung der Durchschnittstemperaturen insbesondere die Inzidenz von bakteriellen Gastroenteritiden erhöhen kann (Carlton et al. 2016; Chua et al. 2021). Es wird postuliert, dass wärmere Temperaturen den Lebenszyklus von Bakterien günstig beeinflussen, wohingegen für virale Infektionen eher eine Reduktion der Krankheitslast modelliert wird, wobei die genauen Hintergründe dafür nicht eindeutig geklärt sind. Es scheint aber durchaus plausibel, wenn man sich die gut beschriebene Rotaviren-Saisonalität mit Höhepunkt in den kalten, trockenen Monaten vor Augen führt (Levy et al. 2009). Die Datenlage bei protozoenvermittelten Infektionen ist sehr limitiert, es gibt z. B. Daten, die eine Zunahme von cryptosporidienassoziierten Durchfallerkrankungen im Zusammenhang mit Temperaturerhöhung zeigen (Chua et al. 2021; Hu et al. 2007). Neben der Temperaturerhöhung spielen auch andere klimatische Veränderungen eine wichtige Rolle, wie zum Beispiel längere Warmwetterperioden, aber auch Extremwetterphasen mit Veränderungen der Niederschlagsmenge und dem damit verbundenen Risiko von Überflutungen. Letztere betreffen Gebiete mit vorgängiger, ausgedehnter Trockenphase besonders schwer. Überflutungen begünstigen die Erregerevolution und Transmission in zweierlei Hinsicht, zum einen durch eine direkte Kontamination von Wasser- oder auch Nahrungsquellen, zum anderen durch die Zerstörung von Getreidefeldern und somit einer wichtigen Nahrungsgrundlage, was letztlich zu Mangelernährung führen kann und somit die Anfälligkeit für gastrointestinale Infektionen erhöht (Wade et al. 2014). Die Assoziation von Überflutungen und Durchfallerkrankungen bei Kindern ist dementsprechend gut beschrieben (Zhang et al. 2019). Global betrachtet wird in den tropischen und subtropischen Regionen von einer akzentuierten Bedrohung ausgegangen, wobei hier natürlich Faktoren wie Hygienestandard, sozioökonomische Situation, Mangelernährung, Zugang zum Gesundheitssystem etc. eine stärkere Relevanz haben (Carlton et al. 2016). Die letzten zehn Jahre haben eindrücklich gezeigt, dass solche Extremwetterphänomene nicht mehr nur auf tropische oder subtropische Regionen beschränkt sind. In Zentraleuropa kam es nach massiven Niederschlagsmengen im Jahr 2013 und 2024 zu starken Überflutungen (Deutsche_Welle 2024). Im Anschluss wurde in Halle, Deutschland, eine Häufung von cryptosporidienassoziierten Durchfallerkrankungen bei Kindern nach dem Spielen auf wieder getrockneten Überflutungsfeldern nachgewiesen (Gertler et al. 2015).

In der Regel müssen auch bakterielle Gastroenteritiden nicht antibiotisch behandelt werden, sondern eine rein symptomatische Therapie, die primär die ausreichende Hydrierung sicherstellt, ist ausreichend. Eine antibiotische Therapie ist hauptsächlich Risikopatient*innen, z. B. immunsupprimierten Kindern, Säuglingen in den ersten Lebensmonaten oder nicht selbstlimitierend verlaufenden schweren Fälle vorbehalten (AWMF 2024).

Die o. g. Beobachtung, dass bakterielle Gastroenteritiden tendenziell zu- und virale eher abnehmen werden, hebt weiter die Wichtigkeit der „diagnostic und antibiotic stewardship" hervor. Denn, treffen diese Vorhersagen zu, dann kann davon ausgegangen werden, dass die Kombination der hochsensitiven PCR-Diagnostik zusammen mit der erhöhten effektiven Wahrscheinlichkeit für eine bakterielle Genese auch zu einem zunehmenden Auftreten von bakteriellen Gastroenteritiden mit entsprechendem Erregernachweis führen wird. Dies ist aber nicht gleichbedeutend mit einer Indikation für eine antibiotische Therapie zu werten. Es wird von entscheidender Bedeutung werden, PCR-Diagnostik im Stuhl sehr gezielt einzusetzen, und zwar primär dann, wenn eine antibiotische Therapie auch tatsächlich indiziert ist. Wird die PCR-Diagnostik unkritisch eingesetzt, wird dies zu vermehrtem, zum Teil nicht indiziertem, Einsatz von Antibiotika führen, was unweigerlich Resistenzprobleme nach sich ziehen wird.

Ein weiterer interessanter Aspekt, den es zu berücksichtigen gilt, ist die Assoziation von antibiotischer Therapie bei shigatoxinproduzierendem E. coli (STEC) und dem erhöhten Risiko eines hämolytisch-urämischen Syndroms. In diesem Kontext zeigt eine kanadische Arbeit, dass mit jedem Grad Temperaturerhöhung der Maximaltemperatur die Zahl der STEC-Infektionen um drei Fälle pro 10.000.000 Personen steigt. Ebenfalls wurde eine positive Assoziation von STEC-Infektionen mit Zunahme der Niederschlagsmenge beobachtet (Nagarajan et al. 2025). Somit könnte ein potenziertes Risiko für HUS durch direkte Zunahme von STEC, aber auch durch unkritischen Einsatz von antibiotischen Therapien zustande kommen.

Nachdem im vorangegangenen Abschnitt hauptsächlich auf Infektionen mit gastroenteritischen oder systemischen Symptomen eingegangen wurden, gibt es aber auch andere klinische Merkmale von wassergebundenen Infektionen.

Sich erwärmende Meeresgebiete in Deutschland verändern das mikrobiologische Ökosystem. In den letzten Jahren kam es vermehrt zu menschlichen Infektionen mit *Vibrio vulnificus,* einem Nicht-Cholera-Vibrion (Fernández Salgueiro et al. 2024; Metelmann et al. 2020). Dieses verursacht vorwiegend Wund- und Ohrinfektionen nach Kontakt mit kontaminiertem Meerwasser sowie Gastroenteritiden nach dem Konsum nicht ausreichend gegarter Meerestiere. Da bis März 2020 keine Meldepflicht für diese Erreger in Deutschland bestand, ist ein exaktes Abschätzen der Inzidenz schwierig. Im deutschsprachigen Raum kommt es zu diesen Infektionen v. a. in Sommermonaten bei Wassertemperaturen über 20 °C im Meer (in Deutschland in Nord- und Ostsee) aber auch in Flussmündungen, Buchten, Bodden und Brackwässern sowie in manchen Binnenseen (z. B. Neusiedler See) (Brehm et al. 2021; Fleischmann et al. 2021; Herrmann et al. 2023; Umweltbundesamt 2023). Immunsupprimierte sowie chronisch erkrankte Menschen haben ein deutlich erhöhtes Risiko für schwere Krankheitsverläufe bis hin zur Sepsis. Schon bei klinischem Verdacht sollte daher eine kalkulierte antiinfektive Therapie erfolgen und bei Wundinfektionen eine chirurgische Sanierung erwogen werden. Aufgrund des fortschreitenden Klimawandels muss in den kommenden Jahren mit dem vermehrten Auftreten von Infektionen mit Nicht-Cholera-Vibrionen gerechnet werden (Brehm et al. 2021; RKI 2023; ECDC 2025a).

Eine weitere Hautmanifestation ist die sogenannte „Whirlpool-Follikulitis" (englisch „hot tub" Folliculitis) verursacht u. a. durch *Pseudomonas aeruginosa.* Abb. 4.3 zeigt diese Hautveränderungen. Erhöhte Wassertemperaturen und längere Hitzeperioden mit daraus resultierenden schwierigen, teils nicht suffizienten Hygienemaßnahmen bei Aufenthalt von vielen Menschen bspw. in Schwimmbädern oder Whirlpools begünstigen die Erregervermehrung. *P. aeruginosa* kann sich auch in Form einer Otitis externa („swimmer's ear"/„surfer's ear") klinisch äußern. Risikofaktoren sind das weibliche Geschlecht, lange Expositionsdauer sowie Hautverletzungen (Dinulos und Dinulos 2023; Hlavsa et al. 2018; Hyllestad et al. 2019; Jacob und Tschen 2020). Hier sind insbesondere auch Kinder als Risikogruppe zu erwähnen. Das Exanthem ist oft schmerzhaft, juckend mit pinken Papeln/Pusteln und Knötchen auf den exponierten Stellen, insbesondere gluteal, am Stamm bzw. den Extremitäten. Malaise und geringgradiges Fieber können gleichzeitig auftreten. Der Ausschlag (Abb. 4.3) erscheint 8–48 h nach der Exposition und verschwindet spontan innerhalb von 1–2 Wochen. Immunsupprimierte Patient*innen haben ein erhöhtes Risiko für sich ausweitende Haut- und in der Folge systemische/invasive Manifestationen. Diese schwereren Verläufe benötigen eine antibiotische Behandlung, welche aufgrund der Resistenzlage teils schwierig sein kann (Dinulos und Dinulos 2023). *P. aeruginosa* zeigt sich als zunehmend vorkommender Erreger in Trinkwasserverteilungsstellen. Das Keimspektrum scheint sich die letzten Jahre zunehmend zu ändern, sodass aktuell die drei am häufigsten vorkommenden opportunistischen Keime *Legionella pneumophila, Mycobacterium avium* und *P. aeruginosa* sind (LeChevallier et al. 2024; Tribelli und López 2022) (Abb. 4.3).

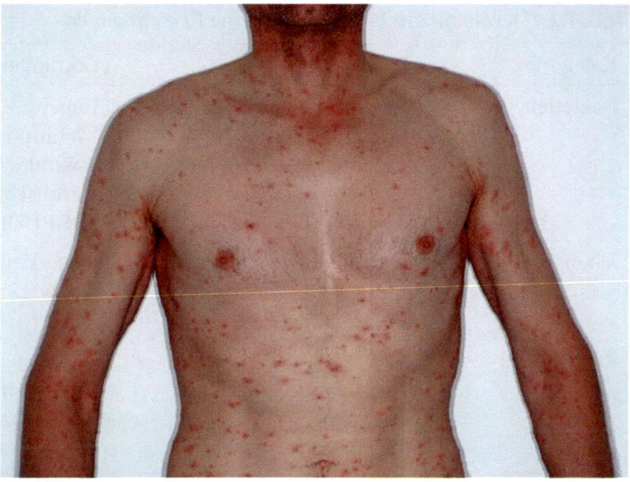

Abb. 4.3 Whirlpool-Follikulitis; dort Abb. 10

4.5 Weitere Infektionserkrankungen

4.5.1 Dermatologisch-infektiologische Erkrankungen

Im Zusammenhang mit den Klimaveränderungen und zunehmender Migration nehmen infektiöse Hauterkrankungen sowohl bekannter als auch neuer Erreger an Bedeutung als Humanpathogene zu. Der Begriff Klima umfasst hier insbesondere die meteorologische Elemente Temperatur, Luftfeuchtigkeit, atmosphärischen Druck, Wind, Regenfall und atmosphärische Partikelbelastung. Hauterkrankungen können durch direkte, aber auch indirekte Klimaeffekte entstehen. Höhere Temperaturen beeinflussen die Inzidenz infektiöser Hauterkrankungen durch die Vermehrung und geografische Ausweitung von Mikroorganismen. Dies betrifft insbesondere durch Viren, Pilze oder Vektoren verursachte Dermatosen (Guarddon Pueyo and Abeck 2024). Extreme Umweltbedingungen wie auch Überschwemmungen und deren Folgen können zu einer Veränderung in der Verteilung und dem Verhalten von lebenden Organismen führen, die wiederum Hauterkrankungen auslösen können. Nichtinfektiöse Hautaffektionen und chronische Hauterkrankungen werden im Kap. 2 näher beschrieben. Bei Verschlechterung bereits bestehender chronischer Hauterkrankungen wie bspw. der Neurodermitis kann es zu einer Keimbesiedlung und infektiös-dermatologischen Erkrankung kommen.

Einige Beispiele dermatologisch-infektiologischer Erkrankungen sind in Tab. 4.2 aufgeführt. Es ist zu beachten, dass diese Hautmanifestationen aufgrund bereits beschriebener multifaktorieller Ursachen nur teilweise mit der Klimaveränderung in Zusammenhang

Tab. 4.2 Dermatologisch-infektiologische Erkrankungen

Kategorie	Erreger	Erkrankung
Bakterien	Staphylokokken/ Streptokokken Pseudomonas aeruginosa	Impetigo "Whirlpool-Follikulitis"/ "swimmer's ear" (AWMF 2011; Deutsche Gesellschaft für Pädiatrische Infektiologie (DGPI) 2024)
Viren	Coxsackie Molluscum contagiosum Herpes simplex 1	Hand-Fuß-Mund Dellwarzen Herpes labialis, Hautläsionen
Parasiten	Sarcoptes scabiei	Milbengänge (RKI 2009) Scabies crustose (Kinder-_und_ Jugendärzte_im_Netz 2025) S. nodosa/norvegica Sekundäres Exanthem S. incognito
Pilze	Dermatophyten *Trichophyton, Microsporum* Candida-Arten	Tinea corporis Tinea capitis (AWMF 2022; Drerup and Brasch 2022) Windeldermatitis u. a
Algenassoziiert	Cyanobakterien/ Blaualgen	Kontaktdermatitis u. a. (AGES 2023; Umweltbundesamt 2016)
Insektenassoziiert	div. Mückenpopulationen	Erythem/Schwellung Sekundärinfektionen durch Kratzen
Larven	Kutane Larva migrans	Wandernde Hautläsion, v. a. Füßen

gebracht werden können. Die folgenden Differentialdiagnosen sollten jedoch im klinisch-kinderärztlichen Alltag bedacht werden. Leitlinien für die Therapie dermatologisch-infektiologischer Erkrankungen sowie nützliche weiterführende Links sind in Tab. 4.3 aufgeführt.

Im folgenden Abschnitt wird exemplarisch auf zwei Erkrankungen, die Leishmaniose und die Zerkariendermatitis, eingegangen, welche sich u. a. durch Hautmanifestationen äußern. Aufgrund von Überschneidungen der Abschnitte wassergebundene Infektionen und dermatologische-infektiologische Erkrankungen verweisen wir auch auf den vorigen Abschnitt zur weiteren Literatur.

Leishmaniose

Die Leishmaniose ist in (sub-)tropischen Ländern und in Mittelmeerstaaten wie z. B. in Spanien weit verbreitet. Die durch Schmetterlings-/Sandmücken (Phlebotomus) übertragene Erkrankung, welche Hunde als Hauptreservoir hat, verursacht dort vorwiegend die viszerale, aber auch die kutane Leishmaniose.

Man unterscheidet klinisch drei Formen der Leishmaniose: die viszerale, die mucokutane und die kutane Form (Abb. 4.4). Bei der viszeralen Form sind Milz, Leber,

Tab. 4.3 Nachschlagewerke für dermatologisch-infektiologische Erkrankungen bzgl. Therapie und Management

Quelle	Titel/Inhalt	Institution/Herausgeber	Relevante Themen
DGPI-Leitlinie zu Staphylococcus aureus (2011) https://dgpi.de/wp-content/uploads/2013/04/013-038l_S2k_Staphyococcus_aureus_2011-09.pdf	S2k-Leitlinie zur Diagnostik und Therapie bei Staphylococcus-aureus-Infektionen	DGPI/AWMF	Therapieempfehlungen bei bakteriellen Hautinfektionen
RKI-Ratgeber Skabies https://www.rki.de/DE/Content/Infekt/EpidBull/Merkblaetter/Ratgeber_Skabies.html	Ratgeber Infektionskrankheiten – Skabies	Robert Koch-Institut (RKI)	Übertragung, Diagnose und Therapie von Skabies
Kinderaerzte-im-Netz Skabies-Therapie https://www.kinderaerzte-im-netz.de/krankheiten/kraetze-skabies/therapie	Patienteninformation zur Skabies-Behandlung	Berufsverband für Kinder- und Jugendärzt*innen (BVKJ)	Praktische Hinweise zur Behandlung bei Kindern
DTG-Leitlinienübersicht https://www.dtg.org/index.php/empfehlungen-und-leitlinien/leitlinien.html	Empfehlungen & Leitlinien zu tropenmedizinischen Erkrankungen	Deutsche Tropenmedizinische Gesellschaft (DTG)	Hautinfektionen im tropenmedizinischen Kontext
UBA Cyanocenter-Forschung https://www.umweltbundesamt.de/themen/wasser/wasserforschung-im-uba/cyanocenter#…	Forschung zu toxischen Cyanobakterien	Umweltbundesamt (UBA)	Risikobewertung und Umweltdermatologie
Infektiöse Dermatosen https://link.springer.com/article/https://doi.org/10.1007/s00112-022-01.496-7	Infektiöse Hauterkrankungen in der klinischen Praxis	Springer Medizin (Der Internist)	Diagnostik und Therapie infektiöser Dermatosen

(Fortsetzung)

Tab. 4.3 (Fortsetzung)

Quelle	Titel/Inhalt	Institution/Herausgeber	Relevante Themen
AWMF-Leitlinie 013-003 https://register.awmf.org/de/leitlinien/detail/013-003	S2k-Leitlinie Haut- und Weichteilinfektionen	AWMF Leitlinien	Bakterielle Hautinfektionen
ABSAP-Guidelines https://dgpi.de/absap-guidelines	Antibiotic Stewardship Guidelines Pädiatrie	Deutsche Gesellschaft für Pädiatrische Infektiologie (DGPI)	Rationaler Antibiotikaeinsatz bei Kindern

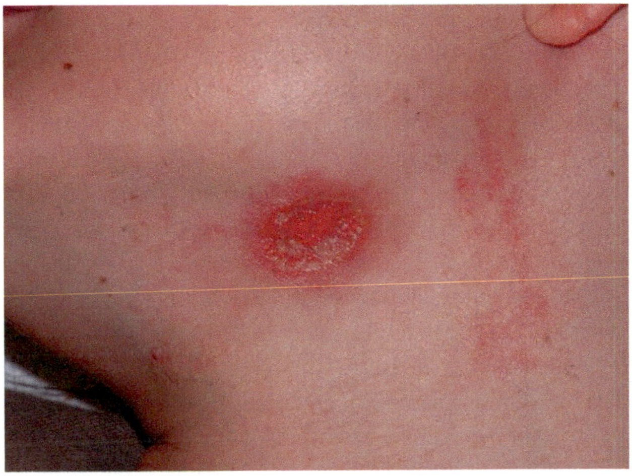

Abb. 4.4 Leishmaniose Hautaffektion (mit freundlicher Genehmigung von Prof. Dr. med. A. Stich, Universitätsklinikum Würzburg)

Lymphknoten und Knochenmark betroffen. Kinder gehören neben Immunsupprimierten zur Risikogruppe. Die Anzahl der mit Leishmanien (einzelligen begeißelten Parasiten insbesondere *L. infantum*) infizierten Hunde hat in Deutschland in den letzten Jahren stark zugenommen und das Ausbreitungsgebiet der Sandmücke aufgrund gestiegener Temperaturen in Richtung Norden verschoben. Die Inkubationszeit beträgt im Schnitt Wochen bis 2–6 Monate bei der kutanen Form bzw. bis 8 Monate bei der visceralen Form, es sind jedoch auf seltenere Fälle von bis zu mehreren Jahren beschrieben. Bei Hunden kann die Inkubationszeit sogar bis zu 7–8 Jahren bestehen. Importhunde in den deutschsprachigen Raum könnten die Erkrankungszahlen steigen lassen, sie ist jedoch weiterhin gering (sog. „Reise-Leishmaniosen") (Hemmer et al. 2018; WHO 2024d; Scherer und Simmenroth 2024; Semenza und Suk 2018; Stark et al. 2009; Tropenmedizin 2025; van der Auwera et al. 2022).

Zerkariendermatitis

Die Bade- oder Zerkariendermatitis wird durch im Wasser lebende Larven von Saugwürmern der Familie Schistosomen (Trematoden-Larven, Zerkarien) hervorgerufen. Meistens handelt es sich hierbei um durch Wasservögel übertragene Schistosomen (Selbach et al. 2016; Soldánová et al. 2013). Die in Europa am häufigsten vorkommende Art von Saugwürmern, die für die Zerkariendermatitis verantwortlich sind, sind *Trichobilharzia*-Arten *wie T. szidati* (Horák et al. 2015). Während längerer Hitzeperioden und dadurch steigender Wassertemperatur werden Tausende von Larven von den Wasserschnecken ausgestoßen und überleben etwa zwei bis drei Tage. Die Larven können sich aktiv in die menschliche Dermis einbohren und eine entzündlich-inflammatorische Reaktion hervorrufen (Selbach et al. 2016). Der Mensch ist Fehlwirt, eine Weiterentwicklung der Larven im Menschen ist bisher nicht bekannt. In der Regel sind die Symptome stark ausgeprägt, aber kurz anhaltend. Es kann zu stark juckenden mechanischen Reizerscheinungen an Haut-

und Schleimhäuten bzw. toxisch-irritativen, teilweise auch allergischen Reaktionen kommen. Kontakturtikaria, toxisch-irritative Dermatitis, teils mit Papeln, Keratokonjunktivitis, Pharyngitis, Rhinitis sind weitere Symptome. In schweren Fällen kann es zu einem anaphylaktischen Schock kommen. In den meisten Fällen ist die Erkrankung benigne und es genügt die Therapie mit Antihistaminika und/oder topischen Steroiden. Es wird davon ausgegangen, dass die Zerkariendermatitis aufgrund des benignen Verlaufs, der nicht zu Arztkonsultationen führt, selten diagnostiziert wird bzw. teilweise mit Insektenstichen oder allergischen Reaktionen verwechselt wird (Soldánová et al. 2013).

In den letzten Jahren wird immer häufiger ein epidemieartiges Auftreten der Zerkariendermatitis in Zentraleuropa und im deutschsprachigen Raum beobachtet (Allerberger et al. 1994; Chamot et al. 1998; Hörweg et al. 2006; Liberato et al. 2019; Selbach et al. 2016). Die Erkrankung kann als emerging bzw. re-emerging disease betrachtet werden (Bispo et al. 2024; Soldánová et al. 2013). Ein Faktor ist die Zunahme des Freizeit- und arbeitsbedingten Aufenthaltes in von Zerkarien befallenen Süßwassergebieten, in denen sich der Lebensraum des Zwischenwirtes, der Schnecke, befindet. Zu den weiteren Faktoren gehört der Klimawandel, der zu Veränderungen in den Populationen von migratorischen Wasservögeln und Süßwasserschnecken beiträgt und künstliche, artenarme Biotope, welche durch den Verlust ökologischer Schutzfaktoren extreme Umweltbedingungen nicht ausgleichen können. Auslöser für Massenauftreten sind meist lang andauernde Hitzeperioden, während derer die Wassertemperaturen permanent zwischen 26 und 28 °C liegen (Bispo et al. 2024).

Trematoden reagieren empfindlich auf Temperaturveränderungen: Geringe Veränderungen der Wassertemperatur können bereits die Parasitenentwicklung und -transmission beschleunigen und führen somit zu einer Zunahme der Zerkarien (Beugnet und Chalvet-Monfray 2013; Horák et al. 2015; Poulin 2006). Zusätzlich erhöhen warme Temperaturen, aufgrund des längeren Aufenthaltes der Menschen im Wasser, die Wahrscheinlichkeit, sich mit Zerkarien zu infizieren (Chamot et al. 1998; Liberato et al. 2019; Mas-Coma et al. 2009).

Präventiv kann ein artenreicher Fischbesatz Makrophyten und Schnecken reduzieren – hier sind besonders Amurkarpfen *(Ctenopharyngodon idella)* als Pflanzenfresser und Schleien *(Tinca tinca)* für die Reduktion der Schnecken effektiv. Des Weiteren sollte die Zahl der Wasservögel möglichst niedrig gehalten werden., z. B. Anlocken von Enten durch Futter sollte an einem Badegewässer vermieden werden. Eine Bekämpfung ist durch Einsammeln der Schnecken möglich. Keinesfalls sollten Molluskizide eingesetzt werden. Das Eincremen mit Vaseline reduziert die Infektionsgefahr, das Verwenden von mit Niclosamid angereicherten Badecremes ist umstritten und kann bei Kindern nur eingeschränkt verwendet werden (Liberato et al. 2019) (Abb. 4.5).

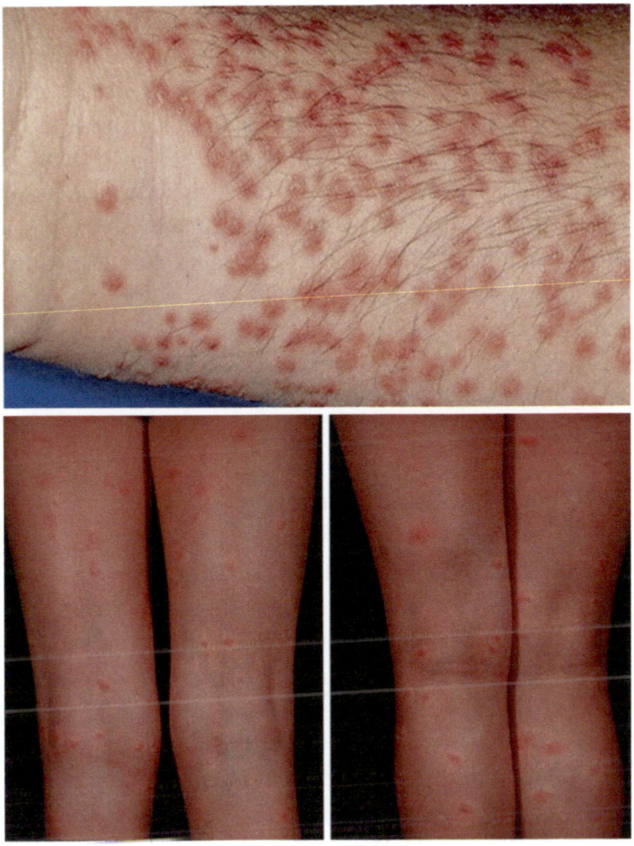

Abb. 4.5 Zerkariendermatitis dort Abb. 11 oder dort Abb. 6

4.6 Präventive und therapeutische Maßnahmen

Präventive und therapeutische Maßnahmen für pädiatrische Infektionen infolge des Klimawandels erfordern ein ganzheitliches Vorgehen auf verschiedenen Ebenen (Edlinger et al. 2022; Lob-Corzilius et al. 2020).

4.6.1 Verstärktes Monitoring und Früherkennung

Behandelnde Ärzt*innen sollten insbesondere auf die zunehmende Häufigkeit von Infektionskrankheiten achten, die durch Klimaextreme begünstigt werden. Beispiele hier sind durch warme Winter begünstigte vektorbedingte Erkrankungen (z. B. West-Nil-Virus-Infektionen) oder durch Überschwemmungen begünstigte wasserbedingte Infektionen. Die veränderte Saisonalität der Erkrankungen sollte ebenfalls berücksichtigt werden. Informationen stellen dafür in der Regel die nationalen Einrichtungen der Öffentlichen Gesundheit (z. B. Robert Koch-Institut in Deutschland) bereit.

Für neu auftretende, vormals häufig als „tropische" Erkrankungen geltende Infektionen können Meldepflichten hilfreiche Mittel sein, um die Ausbreitung und mögliche autochthone Übertragungen überwachen zu können. Auch die Verbreitung von Vektoren, z. B. *Anopheles*-Mücken oder *Hyalomma-Zecken* sollte verstärkt beobachtet werden, um auf mögliche Infektionen vorbereitet zu sein. Aufgrund der „One-Health"-Aspekte von zoonotischen Erkrankungen ist ein intensiver Austausch zwischen Tier- und Humanmediziner*innen im Sinne einer ganzheitlichen Ökosystem-Surveillance notwendig, um Lücken in der Vektoren- und Infektionsüberwachung überbrücken zu können (Schönherr et al. 2023).

4.6.2 Gesundheitsberatung

Klimasensible Gesundheitsberatung in der kinderärztlichen Praxis ist ein zunehmend wichtiger Ansatz, um den Auswirkungen des Klimawandels auf die Gesundheit von Kindern zu begegnen, insbesondere auch im Bereich von Infektionskrankheiten. In der kinderärztlichen Beratung können Eltern und Kinder/Jugendliche über die Gefahren von extremen Wetterereignissen und deren Einfluss auf ihre Gesundheit informiert werden.

Die Bedeutung von präventiven Maßnahmen wie Impfungen, Hygienepraktiken und der Schutz vor Insektenstichen sollte besonders hervorgehoben werden. Zudem ist es wichtig, dass Kinder regelmäßig, v. a. nach Risikoexposition, auf Vektoren (z. B. Zecken), Stiche und Infektionszeichen untersucht werden, die im Zusammenhang mit klimabedingten Veränderungen auftreten können.

Indem Fachkräfte in der Praxis diese Themen in die Beratung integrieren, können sie nicht nur auf die Anpassung an die Auswirkungen des Klimawandels hinwirken, sondern auch zur Minderung dieser Gefahren beitragen und gleichzeitig das Bewusstsein für eine gesunde, nachhaltige Lebensweise schärfen (Schwienhorst-Stich et al. 2023). Wichtig ist ebenso die Partizipation der Kinder und Jugendlichen selbst (Hartmann 2022).

Empfehlenswerte Literatur zu Kommunikation und Klimawandel bietet das Toolkit der WHO zu Klimawandel und Kommunikation, welches auch eine Hilfestellung für die klimasensible Gesundheitsberatung liefert (WHO 2024a). In Kap. 7 dieses Buches wird dieses Thema näher beleuchtet.

4.6.3 Impfungen

Impfungen spielen eine zentrale Rolle in der Prävention von Infektionskrankheiten und sind ein unverzichtbarer Baustein zur Abmilderung der gesundheitlichen Folgen des

Klimawandels (Kim et al. 2023). Welche Impfungen dabei zu priorisieren sind, ist regional unterschiedlich und an die jeweilige Epidemiologie anzupassen. Beispiele sind hier FSME-Impfungen in Mitteleuropa oder Cholera-Impfungen in Subsahara-Afrika und Südostasien. Vor Reisen sollte daher in jedem Fall eine gesonderte Impfberatung stattfinden.

Nicht für alle Infektionen, die klimawandelbedingt zunehmen, stehen jedoch bereits Impfungen auf dem Markt zur Verfügung, z. B. West-Nil-Fieber oder Borreliose. Zudem sind vorhandene Impfungen teilweise nicht für alle zugänglich. Eine verstärkte Impfstoffforschung und -bereitstellung sowie der globale Zugang zu Impfungen sind entscheidend, um Kinder wirksam vor den gesundheitlichen Risiken des Klimawandels zu schützen (Kim et al. 2023).

Ein zunehmend besorgniserregendes Problem ist die wachsende Impfablehnung unter Eltern und Jugendlichen, die in vielen Regionen zu einem Wiederanstieg vermeidbarer Infektionskrankheiten, beispielsweise Masern, geführt hat (Pandey und Galvani 2023; ECDC 2024b; WHO 2025b). Faktoren wie Fehlinformationen, die Verbreitung von Verschwörungstheorien über soziale Medien sowie ein abnehmendes Vertrauen in öffentliche Gesundheitsinstitutionen tragen zu dieser Entwicklung bei (Bauer et al. 2021; Larson et al. 2022; Schernhammer et al. 2022; Sprengholz et al. 2022). Dies hat schwerwiegende Konsequenzen für Kinder, die durch den Klimawandel einem erhöhten Risiko für Infektionskrankheiten ausgesetzt sind. Niedrige Impfraten gefährden zudem die Herdenimmunität, was zu einem erhöhten Übertragungsrisiko und schweren Krankheitsverläufen, insbesondere bei vulnerablen Gruppen wie Säuglingen und immunsupprimierten Kindern, führen kann. Angesichts der klimabedingten Zunahme von infektiösen Bedrohungen ist es entscheidend, durch gezielte Aufklärungsmaßnahmen, die Bekämpfung von Desinformation und den Ausbau niedrigschwelliger Impfangebote das Vertrauen in Impfungen wiederherzustellen und die Akzeptanz zu fördern, um die Gesundheit von Kindern nachhaltig zu schützen.

Dafür sind gezielte Strategien erforderlich, die auf Verständnis, Vertrauen und effektiver Kommunikation basieren. Der Rolle von Gesundheitsfachkräften ist hierbei entscheidend: Eine klare, fundierte Impfempfehlung durch Ärzt*innen oder Pflegekräfte kann Eltern davon überzeugen, ihre Kinder impfen zu lassen.

Die folgenden Techniken sind für eine erfolgreiche Impfkommunikation empfehlenswert (nach ECDC 2025c, Hall et al. 2012; MacDonald et al. 2018; Opel et al. 2018)

- Zuhören und Bedenken ernst nehmen: Eltern ihre Sorgen aussprechen lassen und ihnen in einer vertrauensvollen Atmosphäre begegnen.

- Motivierende Gesprächstechniken nutzen: Offene Fragen stellen, reflektiert zuhören und Missverständnisse korrigieren.
- Einfache, klare Sprache: Impfstoffrisiken und -nutzen verständlich und ohne akademische Fachbegriffe erklären.
- Fokus auf persönliche und gemeinschaftliche Vorteile: Vorteile der Impfung für das eigene Kind und den Schutz der Gemeinschaft hervorheben.
- Aufklärungsmaterialien bereitstellen: Eltern verlässliche Informationsmaterialien und seriöse Quellen anbieten.
- Jede Interaktion als Chance nutzen: Impfaufklärung in routinemäßige Arztbesuche integrieren und langfristig Vertrauen aufbauen.

4.6.4 Politische Maßnahmen

Auf politischer und institutioneller Ebene sind verstärkte Initiativen zur Reduktion von Treibhausgasemissionen und zur Anpassung von Gesundheitssystemen an die Auswirkungen des Klimawandels erforderlich.

Zentrale Bedeutung kommt dabei der Mitigation, auch innerhalb des Gesundheitssystems, zu. Der zügige Ausstieg aus fossilen Energieträgern sowie der Ausbau erneuerbarer Energien sind entscheidend, um die langfristigen gesundheitlichen Risiken des Klimawandels, einschließlich eines Anstiegs von Infektionserkrankungen, zu verringern (Grobusch und Grobusch 2022; Schwienhorst-Stich et al. 2023).

Darüber hinaus müssen Gesundheitssysteme widerstandsfähiger gegen die bereits spürbaren Auswirkungen klimatischer Veränderungen werden. Hierzu zählen der Aufbau von Frühwarnsystemen für klimabedingte Krankheitsausbrüche, die Förderung zielgerichteter Forschung zu klimabedingten Infektionen sowie die Entwicklung von Gesundheitsprogrammen, die besonders gefährdete Gruppen wie Schwangere, Kinder und Jugendliche gezielt schützen (Rocklöv et al. 2023).

Eine stärkere Verzahnung von Klimapolitik und Gesundheitsstrategien auf nationaler und internationaler Ebene ist unerlässlich, um nachhaltige Lösungen zu entwickeln. Dies erfordert interdisziplinäre Zusammenarbeit zwischen (Veterinär-)Medizin, Klimaforschung, öffentlicher Gesundheitsvorsorge und Bildungseinrichtungen, um lokale Prioritäten für die Krankheitsbekämpfung und wissenschaftliche Forschung zu identifizieren, Wissen auszutauschen und gezielte Präventionsstrategien umzusetzen (Schwienhorst-Stich et al. 2023).

4.7 Fazit für die Praxis

Der Klimawandel beeinflusst zunehmend das Auftreten und die Dynamik pädiatrischer Infektionskrankheiten. Neben der Ausbreitung neuer Erreger und einer veränderten Saisonalität bestehender Infektionen treten vermehrt Krankheiten im deutschsprachigen Raum auf, die früher hauptsächlich in tropischen Regionen vorkamen. Auch die Ausweitung von Infektionsgebieten, wie im Fall der FSME, und die zunehmende Antibiotikaresistenz stellen wachsende Herausforderungen dar.

Die Ursachen dieser Entwicklungen sind komplex und umfassen nicht nur klimatische Veränderungen, sondern auch Faktoren wie globale Migration, intensive Tierhaltung, internationalen Reiseverkehr sowie sozioökonomische Faktoren.

Um diesen Entwicklungen wirksam zu begegnen, gewinnen Surveillance-Systeme und Präventionsmaßnahmen weiter an Bedeutung. Neben einer umfassenden Hygieneförderung und Impfprogrammen ist es entscheidend, durch wissenschaftlich fundierte Kommunikation und Bildung auf allen gesellschaftlichen Ebenen – von der Politik über Schulen bis hin zum Gesundheitswesen – ein besseres Verständnis für die Prävention und Kontrolle von Infektionskrankheiten zu schaffen.

- Kinder und Jugendliche sind aufgrund ihrer Physiologie und Verhaltensweisen besonders anfällig für Infektionskrankheiten, welche klimawandelbedingt ansteigen.
- Pädiatrische Infektionen sowohl durch „alte Bekannte" sowie ehemals vorwiegend in tropischen Regionen vorkommende Krankheiten nehmen zu. Dies erfordert verstärkte Maßnahmen zur Surveillance und Prävention.
- Ein vertieftes Wissen über diese Erkrankungen wird im kinderärztlichen Alltag zunehmend wichtiger, sowohl bei der Differentialdiagnose als auch in der Beratung von Familien.
- Schulungen und Aufklärung sind essenziell – sowohl für angehende Mediziner*innen als auch für Lehrkräfte, Eltern, Familien sowie Kinder und Jugendliche selbst. Auch politische Akteur*innen müssen in die Präventionsstrategien eingebunden werden.

Literatur

Abeles SR, Kline A, Lee P (2024) Climate change and resilience for antimicrobial stewardship and infection prevention. Curr Opin Infect Dis 37(4):270–276. https://doi.org/10.1097/qco.0000000000001032

Allerberger F, Wötzer G, Dierich MP, Moritz C, Fritsch P, Haas W (1994) Occurrence of swimmer's itch in Tyrol. Immun Infekt 22(1):30–32

AWMF (2011) S2k + IDA Leitlinie: Diagnostik und Therapie Staphylococcus aureus bedingter Infektionen der Haut und Schleimhäute. https://dgpi.de/s2k-ida-leitlinie-diagnostik-und-therapie-staphylococcus-aureus-bedingter-infektionen-der-haut-und-schleimhaute/. Zugegriffen: 17. Februar 2025

AWMF (2022) S1-Leitlinie Onychomykose. https://register.awmf.org/de/leitlinien/detail/013-003. Zugegriffen: 17. Februar 2025

AWMF (2024) S2k-Leitlinie Akute infektiöse Gastroenteritis im Säuglings-, Kindes- und Jugendalter

AWMF (2025) S1-Leitlinie Arbovirosen

Bauer A, Tiefengraber D, Wiedermann U (2021) Towards understanding vaccine hesitancy and vaccination refusal in Austria. Wien Klin Wochenschr 133(13):703–713. https://doi.org/10.1007/s00508-020-01777-9

Beermann S, Dobler G, Faber M, Frank C, Habedank B, Hagedorn P, Kampen H, Kuhn C, Nygren T, Schmidt-Chanasit J, Schmolz E, Stark K, Ulrich RG, Weiss S, Wilking H (2023) Auswirkungen von Klimaveränderungen auf Vektor- und Nagetier-assoziierte Infektionskrankheiten. J Health Monit S3. https://doi.org/10.25646/11392

Beugnet F, Chalvet-Monfray K (2013) Impact of climate change in the epidemiology of vector-borne diseases in domestic carnivores. Comp Immunol Microbiol Infect Dis 36(6):559–566. https://doi.org/10.1016/j.cimid.2013.07.003

Bispo MT, Calado M, Maurício IL, Ferreira PM, Belo S (2024) Zoonotic threats: the (Re)emergence of cercarial dermatitis, its dynamics, and impact in Europe. Pathogens 13(4). https://doi.org/10.3390/pathogens13040282

Böhm S, Woudenberg T, Stark K, Böhmer MM, Katz K, Kuhnert R, Schlaud M, Wilking H, Fingerle V (2023) Seroprevalence, seroconversion and seroreversion of Borrelia burgdorferi-specific IgG antibodies in two population-based studies in children and adolescents, Germany, 2003 to 2006 and 2014 to 2017. Euro Surveill 28(34). https://doi.org/10.2807/1560-7917.Es.2023.28.34.2200855

Booth M (2018) Climate change and the neglected tropical diseases. Adv Parasitol 100:39–126. https://doi.org/10.1016/bs.apar.2018.02.001

Braack L, Gouveia de Almeida AP, Cornel AJ, Swanepoel R, Cd, Jager (2018) Mosquito-borne arboviruses of African origin: review of key viruses and vectors. Parasit Vectors 11(1):29. https://doi.org/10.1186/s13071-017-2559-9

Brehm TT, Dupke S, Hauk G, Fickenscher H, Rohde H, Berneking L (2021) Nicht-Cholera-Vibrionen – derzeit noch seltene, aber wachsende Infektionsgefahr in Nord- und Ostsee. Der Internist 62(8):876–886. https://doi.org/10.1007/s00108-021-01086-x

Carlson CJ, Brookson CB, Becker DJ, Cummings CA, Gibb R, Halliday FW, Heckley AM, Huang ZYX, Lavelle T, Robertson H, Vicente-Santos A, Weets CM, Poisot T (2025) Pathogens and planetary change. Nat Rev Biodiversity 1(1):32–49. https://doi.org/10.1038/s44358-024-00005-w

Carlton EJ, Woster AP, DeWitt P, Goldstein RS, Levy K (2016) A systematic review and meta-analysis of ambient temperature and diarrhoeal diseases. Int J Epidemiol 45(1):117–130. https://doi.org/10.1093/ije/dyv296

Chamot LT, Rougemont, (1998) Public health importance and risk factors for cercarial dermatitis associated with swimming in Lake Leman at Geneva, Switzerland. Epidemiol Inf 120(3):305–314. https://doi.org/10.1017/s0950268898008826

Chua PLC, Huber V, Ng CFS, Seposo XT, Madaniyazi L, Hales S, Woodward A, Hashizume M (2021) Global projections of temperature-attributable mortality due to enteric infections: a modelling study. Lancet Plan Health 5(7):e436–e445. https://doi.org/10.1016/s2542-5196(21)00152-2

Contes KM, Liu BM (2025) Epidemiology, clinical significance, and diagnosis of respiratory viruses and their co-infections in the post-COVID Era. Pathogens 14(3). https://doi.org/10.3390/pathogens14030262

Dagostin F, Tagliapietra V, Marini G, Cataldo C, Bellenghi M, Pizzarelli S, Cammarano RR, Wint W, Alexander NS, Neteler M, Haas J, Dub T, Busani L, Rizzoli A (2023) Ecological and environmental factors affecting the risk of tick-borne encephalitis in Europe, 2017 to 2021. Euro Surveill 28(42). https://doi.org/10.2807/1560-7917.Es.2023.28.42.2300121

de Mesquita Souza Saraiva M, Lim K, do Monte DFM, Givisiez PEN, Alves LBR, de Freitas Neto OC, Kariuki S, Júnior AB, de Oliveira CJB, Gebreyes WA,, 2022 de Mesquita Souza Saraiva M, Lim K, do Monte DFM, Givisiez PEN, Alves LBR, de Freitas Neto OC, Kariuki S, Júnior AB, de Oliveira CJB, Gebreyes WA (2022) Antimicrobial resistance in the globalized food chain: a One Health perspective applied to the poultry industry. Braz J Microbiol 53(1):465–486https://doi.org/10.1007/s42770-021-00635-8

Deutsche_Welle (2024) Are extreme floods the new normal for Germany? https://www.dw.com/en/are-extreme-floods-the-new-normal-for-germany/a-69255435. Zugegriffen: 01. Febr 2025

Dinulos JE, Dinulos JG (2023) Present and future: Infectious tropical travel rashes and the impact of climate change. Ann Allergy Asthma Immunol 130(4):452–462. https://doi.org/10.1016/j.anai.2022.12.025

Dobler G, Hufert F, Pfeffer M, Essbauer S (2011) Tick-borne encephalitis: from microfocus to human disease. Progress Parasitol. https://doi.org/10.1007/978-3-642-21396-0

Drerup KA, Brasch J (2022) Tinea capitis bei Kindern – ein buntes Krankheitsbild. Monatsschrift Kinderheilkunde. https://doi.org/10.1007/s00112-022-01496-7

ECDC (2024a) Local transmission of dengue virus in mainland EU/EEA, 2010-present. European Centre for Disease Prevention and Control. https://www.ecdc.europa.eu/en/all-topics-z/dengue/surveillance-and-disease-data/autochthonous-transmission-dengue-virus-eueea. Zugegriffen: 27. Jan 2025

ECDC (2024b) Threat assessment brief: Measles on the rise in the EU/EEA – Considerations for public health response. https://www.ecdc.europa.eu/en/publications-data/threat-assessment-brief-measles-rise-eueea-considerations-public-health-response. Zugegriffen: 17. Febr 2025

ECDC (2025a) ECDC Geoportal: Vibrio Map Viewer. ECDC. https://geoportal.ecdc.europa.eu/vibriomapviewer/. Zugegriffen: 27. Jan 2025

ECDC (2025b) Seasonal surveillance of chikungunya virus disease in the EU/EEA. https://www.ecdc.europa.eu/en/chikungunya-virus-disease/surveillance-and-updates/seasonal-surveillance

ECDC (2025c) Tools and methods for promoting vaccination acceptance and uptake: a social and behavioural science approach. https://www.ecdc.europa.eu/en/publications-data/tools-and-methods-promoting-vaccination-acceptance-and-uptake

Edlinger M, Schneider M, Lagally L, Lob-Corzilius T, Mertes H, Deering K, Schoierer J, Böse-O'Reilly S (2022) Klimawandel und Kindergesundheit: eine bundesweite Befragung von Pädiater*innen in Deutschland. Z Evid Fortbild Qual Gesundhwes 172:102–111. https://doi.org/10.1016/j.zefq.2022.03.007

European Centre for Disease Prevention and Control (2022) Tick-borne encephalitis; Annual epidemiological report for 2020. https://www.ecdc.europa.eu/en/publications-data/tick-borneencephalitis-annual-epidemiological-report-2020

Fernández Salgueiro M, Cernuda Martínez JA, Gan RK, Arcos González P (2024) Climate change and antibiotic resistance: a scoping review. Environ Microbiol Rep 16(5):e70008. https://doi.org/10.1111/1758-2229.70008

Fleischmann S, Alter T, Hammerl JA (2021) Erregersteckbrief Vibrio. Nationale Forschungsplattform für Zoonosen

Frank C, Offergeld R, Lachmann R, Stark K (2022) Gekommen, um zu bleiben? Bei autochthonen West-Nil-Virus-Infektionen steht regional die Saison 2022 vor der Tür. Epidemiol Bull 25/26:18–20. https://doi.org/10.25646/10171

Garrett Jones C (1964) Prognosis for interruption of malaria transmission through assessment of the mosquito's vectorial capacity. Nature 204(4964):1173–1175. https://doi.org/10.1038/2041173a0

Gertler M, Dürr M, Renner P, Poppert S, Askar M, Breidenbach J, Frank C, Preußel K, Schielke A, Werber D, Chalmers R, Robinson G, Feuerpfeil I, Tannich E, Gröger C, Stark K, Wilking H (2015) Outbreak of cryptosporidium hominis following river flooding in the city of Halle (Saale), Germany, August 2013. BMC Infect Dis 15(1):88. https://doi.org/10.1186/s12879-015-0807-1

Gervais A, Rovida F, Avanzini MA, Croce S, Marchal A, Lin S-C, Ferrari A, Thorball CW, Constant O, Le Voyer T, Philippot Q, Rosain J, Angelini M, Pérez Lorenzo M, Bizien L, Achille C, Trespidi F, Burdino E, Cassaniti I, Lilleri D, Fornara C, Sammartino JC, Cereda D, Marrocu C, Piralla A, Valsecchi C, Ricagno S, Cogo P, Neth O, Marín-Cruz I, Pacenti M, Sinigaglia A, Trevisan M, Volpe A, Marzollo A, Conti F, Lazzarotto T, Pession A, Viale P, Fellay J, Ghirardello S, Aubart M, Ghisetti V, Aiuti A, Jouanguy E, Bastard P, Percivalle E, Baldanti F, Puel A, MacDonald MR, Rice CM, Rossini G, Murray KO, Simonin Y, Nagy A, Barzon L, Abel L, Diamond MS, Cobat A, Zhang S-Y, Casanova J-L, Borghesi A (2023) Autoantibodies neutralizing type I IFNs underlie West Nile virus encephalitis in ~40% of patients. J Exp Med 220(9). https://doi.org/10.1084/jem.20230661

Goldberg-Bockhorn E, Hagemann B, Furitsch M, Hoffmann TK (2024) Invasive group a streptococcal infections in europe after the COVID-19 pandemic. Deutsches Arzteblatt Int 121(20):673–680. https://doi.org/10.3238/arztebl.m2024.0127

Gritsun TS, Lashkevich VA, Gould EA (2003) Tick-borne encephalitis. Antiviral Res 57(1):129–146. https://doi.org/10.1016/s0166-3542(02)00206-1

Grobusch LC, Grobusch MP (2022) A hot topic at the environment–health nexus: investigating the impact of climate change on infectious diseases. Int J Infect Dis 116:7–9. https://doi.org/10.1016/j.ijid.2021.12.350

Guarddon Pueyo C, Abeck D (2024) Klimawandel-spezifische Erkrankungsbilder: Gebiet Haut- und Geschlechtskrankheiten. Bayerisches Ärzteblatt

Gubler DJ (1998) Dengue and dengue hemorrhagic fever. Clin Microbiol Rev 11(3):480–496. https://doi.org/10.1128/cmr.11.3.480

Gubler DJ (2006) Dengue/Dengue Haemorrhagic Fever: History and Current Status. In: New Treatment Strategies for Dengue and Other Flaviviral Diseases. S. 3–22. https://doi.org/10.1002/0470058005.ch2

Habarugira G, Suen WW, Hobson-Peters J, Hall RA, Bielefeldt-Ohmann H (2020) West nile virus: an update on pathobiology, epidemiology, diagnostics, control and „one health" implications. Pathogens 9(7). https://doi.org/10.3390/pathogens9070589

Hall K, Gibbie T, Lubman DI (2012) Motivational interviewing techniques – facilitating behaviour change in the general practice setting. Aust Fam Physician 41(9):660–667

Hallmaier-Wacker LK, van Eick MD, Briët O, Delamare H, Falkenhorst G, Houzé S, Noël H, Rebolledo J, van Bortel W, Gossner CM (2024) Airport and luggage (Odyssean) malaria in Europe: a systematic review. Euro Surveill 29(41). https://doi.org/10.2807/1560-7917.Es.2024.29.41.2400237

Hartmann W (2022) Auswirkungen von Klimawandel und Umweltverschmutzung auf Kinder und Jugendliche. Kinder- und Jugendarzt

Hassenstein MJ, Janzen I, Krause G, Harries M, Melhorn V, Kerrinnes T, Kemmling Y, Castell S (2022) Seroepidemiology of Borrelia burgdorferi s.l. among German National Cohort (NAKO) Participants, Hanover. Microorganisms 10(11). https://doi.org/10.3390/microorganisms10112286

Helldén D, Andersson C, Nilsson M, Ebi KL, Friberg P, Alfvén T (2021) Climate change and child health: a scoping review and an expanded conceptual framework. Lancet Planetary Health 5(3):e164–e175. https://doi.org/10.1016/s2542-5196(20)30274-6

Hemmer CJ, Emmerich P, Loebermann M, Frimmel S, Reisinger EC (2018) Mücken und Zecken als Krankheitsvektoren: der Einfluss der Klimaerwärmung. DMW – Deutsche Medizinische Wochenschrift 143(23):1714–1722. https://doi.org/10.1055/a-0653-6333

Herrmann A, Mews C, Hansen H, Lenzer B, Schwienhorst-Stich E-M, Quitmann C (2023) Klimasensible Gesundheitsberatung. Z Allgemeinmed 99(8):426–436. https://doi.org/10.1007/s44266-023-00139-8

Hlavsa MC, Cikesh BL, Roberts VA, Kahler AM, Vigar M, Hilborn ED, Wade TJ, Roellig DM, Murphy JL, Xiao L, Yates KM, Kunz JM, Arduino MJ, Reddy SC, Fullerton KE, Cooley LA, Beach MJ, Hill VR, Yoder JS (2018) Outbreaks Associated with Treated Recreational Water – United States, 2000–2014. MMWR Morb Mortal Wkly Rep 67(19):547–551. https://doi.org/10.15585/mmwr.mm6719a3

Horák P, Mikeš L, Lichtenbergová L, Skála V, Soldánová M, Brant SV (2015) Avian Schistosomes and Outbreaks of Cercarial Dermatitis. Clin Microbiol Rev 28(1):165–190. https://doi.org/10.1128/cmr.00043-14

Hörweg C, Sattmann H, Auer H (2006) Cercarial dermatitis in Austria: questionnaires as useful tools to estimate risk factors? Wien Klin Wochenschr 118(3):77–80. https://doi.org/10.1007/s00508-006-0674-2

Hu W, Tong S, Mengersen K, Connell D (2007) Weather variability and the incidence of cryptosporidiosis: comparison of time series poisson regression and SARIMA models. Ann Epidemiol 17(9):679–688. https://doi.org/10.1016/j.annepidem.2007.03.020

Hübner J, Both Uv, Tenenbaum T, Weichert S, Liese J, Hufnagel M, Pecar A, Strenger V, Simon Ac, V. Strenger, A. Simon (2019) Antibiotic Stewardship: Konzeption und Umsetzung in der stationären Kinder- und Jugendmedizin: S2k-Leitlinie

Hyllestad S, Lange H, Guzman-Herrador B, MacDonald E, Lund V, Aavitsland P, Vold L (2019) An outbreak of skin rash traced to a portable floating tank in Norway, May 2017. Euro Surveill 24(38). https://doi.org/10.2807/1560-7917.Es.2019.24.38.1900134

Jacob JS, Tschen J (2020) Hot tub-associated pseudomonas folliculitis: a case report and review of host risk factors. Cureus 12(9):e10623. https://doi.org/10.7759/cureus.10623

Kampen H, Tews BA, Werner D (2021) First evidence of West Nile virus overwintering in mosquitoes in Germany. Viruses 13(12). https://doi.org/10.3390/v13122463

Kapadia RK, Staples JE, Gill CM, Fischer M, Khan E, Laven JJ, Panella A, Velez JO, Hughes HR, Brault A, Pastula DM, Gould CV (2023) Severe arboviral neuroinvasive disease in patients on Rituximab therapy: a review. Clin Infect Dis 76(6):1142–1148. https://doi.org/10.1093/cid/ciac766

Katzelnick LC, Gresh L, Halloran ME, Mercado JC, Kuan G, Gordon A, Balmaseda A, Harris E (2017) Antibody-dependent enhancement of severe dengue disease in humans. Science 358(6365):929–932. https://doi.org/doi:10.1126/science.aan6836

Kenney JL, Brault AC (2014) Chapter Two – the role of environmental, virological and vector interactions in dictating biological transmission of Arthropod-Borne Viruses by mosquitoes. In:

Maramorosch K, Murphy FA (eds) Advances in virus research, Bd 89. Academic Press, S. 39–83. https://doi.org/10.1016/b978-0-12-800172-1.00002-1
Kessel J, Rosanas-Urgell A, Dingwerth T, Goetsch U, Haller J, Huits R, Kattenberg JH, Meinecke A, Monsieurs P, Sroka M, Witte T, Wolf T (2024) Investigation of an airport-associated cluster of falciparum malaria in Frankfurt, Germany, 2022. Euro Surveill 29(5). https://doi.org/10.2807/1560-7917.Es.2024.29.5.2300298
Kim CL, Agampodi S, Marks F, Kim JH, Excler J-L (2023) Mitigating the effects of climate change on human health with vaccines and vaccinations. Front Public Health 11:1252910. https://doi.org/10.3389/fpubh.2023.1252910
Klapproth H, Klapproth L, Ruegamer T, Uhl F, Jantsch J, Fabri M (2023) Bakterielle Infektionen der Haut im Kontext von Klimawandel und Migration. Die Dermatologie 74(11):851–857. https://doi.org/10.1007/s00105-023-05231-5
Kramer LD (2016) Complexity of virus–vector interactions. Curr Opin Virol 21:81–86. https://doi.org/10.1016/j.coviro.2016.08.008
Kuyucu AC, Hekimoglu O (2024) Predicting the distribution of Ixodes ricinus in Europe: integrating microclimatic factors into ecological niche models. Parasitology 151(9):1012–1023. https://doi.org/10.1017/s003118202400132x
Larson HJ, Gakidou E, Murray CJL (2022) The Vaccine-Hesitant Moment. N Engl J Med 387(1):58–65. https://doi.org/10.1056/NEJMra2106441
LeChevallier MW, Prosser T, Stevens M (2024) Opportunistic pathogens in drinking water distribution systems-a review. Microorganisms 12 (5). https://doi.org/10.3390/microorganisms12050916
Lequime S, Paul RE, Lambrechts L (2016) Determinants of Arbovirus vertical transmission in mosquitoes. PLoS Pathog 12(5):e1005548. https://doi.org/10.1371/journal.ppat.1005548
Levy K, Hubbard AE, Eisenberg JNS (2009) Seasonality of rotavirus disease in the tropics: a systematic review and meta-analysis. Int J Epidemiol 38(6):1487–1496. https://doi.org/10.1093/ije/dyn260
Cd, Liberato, Berrilli F, Bossù T, Magliano A, Di Montalbano FM, Di Cave D, Sigismondi M, Cannavacciuolo A, Scaramozzino P (2019) Outbreak of swimmer's itch in central Italy: description, causative agent and preventive measures. Zoonoses Public Health 66(4):377–381. https://doi.org/10.1111/zph.12570
Lob-Corzilius T, Mambrey V, Böse O'Reilly S, Schoirer J, Mertes H (2020) Klimawandel und Kindergesundheit in der pädiatrischen Praxis – Welche Aufgaben müssen wir bewältigen? Kinder- und Jugendarzt
MacDonald NE, Desai S, Gerstein B (2018) Working with vaccine-hesitant parents: an update. Paediatr Child Health 23(8):561–562. https://doi.org/10.1093/pch/pxy144
Maglione M, Tipo V, Barbieri E, Ragucci R, Ciccarelli AS, Esposito C, Carangelo L, Giannattasio A (2025) Changes in respiratory viruses' activity in children during the COVID-19 pandemic: a systematic review. J Clin Med 14(4). https://doi.org/10.3390/jcm14041387
Marbán-Castro E, Goncé A, Fumadó V, Romero-Acevedo L, Bardají A (2021) Zika virus infection in pregnant women and their children: a review. Eur J Obst Gynecol Reprod Biol 265:162–168. https://doi.org/10.1016/j.ejogrb.2021.07.012
Mas-Coma S, Valero MA, Bargues MD (2009) Climate change effects on trematodiases, with emphasis on zoonotic fascioliasis and schistosomiasis. Vet Parasitol 163(4):264–280. https://doi.org/10.1016/j.vetpar.2009.03.024
Metelmann C, Metelmann B, Gründling M, Hahnenkamp K, Hauk G, Scheer C (2020) Vibrio vulnificus, eine zunehmende Sepsisgefahr in Deutschland? Anaesthesist 69(9):672–678. https://doi.org/10.1007/s00101-020-00811-9

Mora C, McKenzie T, Gaw IM, Dean JM, Hv H, Knudson TA, Setter RO, Smith CZ, Webster KM, Patz JA, Franklin EC (2022) Over half of known human pathogenic diseases can be aggravated by climate change. Nat Clim Chang 12(9):869–875. https://doi.org/10.1038/s41558-022-01426-1

Nagarajan B, Cabrera A, Miller MR, Kirpalani A (2025) The impact of climate variation on the spread of Shiga toxin-producing E. coli. Ped Nephrol (Berlin, Germany) 40(1):159–164. https://doi.org/10.1007/s00467-024-06508-0

Opel DJ, Zhou C, Robinson JD, Henrikson N, Lepere K, Mangione-Smith R, Taylor JA (2018) Impact of childhood vaccine discussion format over time on immunization status. Acad Pediatr 18(4):430–436. https://doi.org/10.1016/j.acap.2017.12.009

Österreichische Agentur für Gesundheit und Ernährungssicherheit GmbH (2023) Cyanobakterien. www.ages.at/download/sdleyJ0eXAiOiJKV1QiLCJhbGciOiJIUzI1NiJ9.eyJpYXQiOjE2MDk0NTkyMDAsImV4cCI6NDA3MDkwODgwMCwidXNlciI6MCwiZ3JvdXBzIjpbMCwtMV0sImZpbGUiOiJmaWxlYWRtaW4vQUdFU18yMDIyLzJfTUVOU0N93GxPSy_e_7IbpfY28/0_Umwelt_Wasser_Cyanobakterien_BF.pdf

Otto FEl, Zachariah M, Saeed F, Siddiqi A, Kamil S, Mushtaq H, Arulalan T, AchutaRao K, Chaithra ST, Barnes C, Philip S, Kew S, Vautard R, Koren G, Pinto I, Wolski P, Vahlberg M, Singh R, Arrighi J, van Aalst M, Thalheimer L, Raju E, Li S, Yang W, Harrington LJ, Clarke BC (2023) Climate change increased extreme monsoon rainfall, flooding highly vulnerable communities in Pakistan. Environ Res: Climate 2. https://doi.org/10.1088/2752-5295/acbfd5

Pandey A, Galvani AP (2023) Exacerbation of measles mortality by vaccine hesitancy worldwide. Lancet Glob Health 11(4):e478–e479. https://doi.org/10.1016/s2214-109x(23)00063-3

Paz-Bailey G, Nett RJ (2025) Differentiating dengue, Zika, and chikungunya in paediatric populations. Lancet Child Adolesc Health 9(9):614–615. https://doi.org/10.1016/S2352-4642(25)00194-4

Perin J, Mulick A, Yeung D, Villavicencio F, Lopez G, Strong KL, Prieto-Merino D, Cousens S, Black RE, Liu L (2022) Global, regional, and national causes of under-5 mortality in 2000–19: an updated systematic analysis with implications for the sustainable development goals. The Lancet Child Adolesc Health 6(2):106–115. https://doi.org/10.1016/s2352-4642(21)00311-4

Pietsch C, Michalski D, Münch J, Petros S, Bergs S, Trawinski H, Lübbert C, Liebert UG (2020) Autochthonous West Nile virus infection outbreak in humans, Leipzig, Germany, August to September 2020. Euro Surveil 25(46). https://doi.org/10.2807/1560-7917.Es.2020.25.46.2001786

Poulin R (2006) Global warming and temperature-mediated increases in cercarial emergence in trematode parasites. Parasitology 132(1):143–151. https://doi.org/10.1017/s0031182005008693

Probst J, Springer A, Topp A-K, Bröker M, Williams H, Dautel H, Kahl O, Strube C (2023) Winter activity of questing ticks (Ixodes ricinus and Dermacentor reticulatus) in Germany – Evidence from quasi-natural tick plots, field studies and a tick submission study. Ticks Tick Born Dis 14(6):102225. https://doi.org/10.1016/j.ttbdis.2023.102225

Rapp J, Springer A, Strube C (2024) Ixodes ricinus ticks survive flooding. Ticks Tick Born Dis 15(6):102417. https://doi.org/10.1016/j.ttbdis.2024.102417

RKI (2023) Auswirkungen des Klimawandels auf Infektionskrankheiten. https://www.rki.de/DE/Themen/Gesundheit-und-Gesellschaft/Klimawandel/Projekte/Klimawandel_Infektionskrankheiten. Zugegriffen: 17. Febr 2025

RKI (2024a) Antworten auf häufig gestellte Fragen zur FSME-Impfung. RKI. https://www.rki.de/SharedDocs/FAQ/FSME/FSME-Impfung/FSME-Impfung.html. Zugegriffen: 27. Jan 2025

RKI (2024b) FSME (Frühsommer-Meningoenzephalitis). Robert Koch-Institut. https://www.rki.de/DE/Content/InfAZ/F/FSME/FSME.html. Zugegriffen: 27. Jan 2025

Rocklöv J, Semenza JC, Dasgupta S, Robinson EJZ, Abd El Wahed A, Alcayna T, Arnés-Sanz C, Bailey M, Bärnighausen T, Bartumeus F, Borrell C, Bouwer LM, Bretonnière P-A, Bunker A,

Chavardes C, van Daalen KR, Encarnação J, González-Reviriego N, Guo J, Johnson K, Koopmans MPG, Máñez Costa M, Michaelakis A, Montalvo T, Omazic A, Palmer JRB, Preet R, Romanello M, Shafiul Alam M, Sikkema RS, Terrado M, Treskova M, Urquiza D, Sjodin H, Farooq Z, Sewe M, MacGuire F, Zavitsanou E, Milonas P, Papachristos D, Bisia M, Balatsos G, Antonatos S, Martinez-Urtaza J, Triñanes J, Williams M, Dekramanjian B, Broome K, Johnson O, Bouwer L, Costa MM, Martin A, Kotova L, Wübbelmann T, Walsh F, Stiles P, Baron J, Hatfield C, Heidecke J, Singh P, Bosello F, Mehryar S, Best Pd, Hartung T, Abourashed A, Bellver J, Cerecedo C, Lowe R, Bautista ML, Moreira de Carvalho B, Fletcher C, Rosenbluth J, Corradini M, Ramon J, Brodie LP, Llabres A, El Wahed AA, Ceruti A, Truyen U, Rodrigues S, Ågren E, Grandi G, Widgren S, Parvage M, Bergström M, Alam MS, Haque R, Khan WA, Valsecchi A, Barahona L, Realp E, Roode Sd (2023) Decision-support tools to build climate resilience against emerging infectious diseases in Europe and beyond. Lancet Reg Health – Europe 32:100701. https://doi.org/10.1016/j.lanepe.2023.100701

Romanello M, Walawender M, Hsu S-C, Moskeland A, Palmeiro-Silva Y, Scamman D, Ali Z, Ameli N, Angelova D, Ayeb-Karlsson S, Basart S, Beagley J, Beggs PJ, Blanco-Villafuerte L, Cai W, Callaghan M, Campbell-Lendrum D, Chambers JD, Chicmana-Zapata V, Chu L, Cross TJ, van Daalen KR, Dalin C, Dasandi N, Dasgupta S, Davies M, Dubrow R, Eckelman MJ, Ford JD, Freyberg C, Gasparyan O, Gordon-Strachan G, Grubb M, Gunther SH, Hamilton I, Hang Y, Hänninen R, Hartinger S, He K, Heidecke J, Hess JJ, Jamart L, Jankin S, Jatkar H, Jay O, Kelman I, Kennard H, Kiesewetter G, Kinney P, Kniveton D, Kouznetsov R, Lampard P, Lee JKW, Lemke B, Li B, Liu Y, Liu Z, Llabrés-Brustenga A, Lott M, Lowe R, Martinez-Urtaza J, Maslin M, McAllister L, McMichael C, Mi Z, Milner J, Minor K, Minx J, Mohajeri N, Momen NC, Moradi-Lakeh M, Morrisey K, Munzert S, Murray KA, Obradovich N, O'Hare MB, Oliveira C, Oreszczyn T, Otto M, Owfi F, Pearman OL, Pega F, Perishing AJ, Pinho-Gomes A-C, Ponmattam J, Rabbaniha M, Rickman J, Robinson E, Rocklöv J, Rojas-Rueda D, Salas RN, Semenza JC, Sherman JD, Shumake-Guillemot J, Singh P, Sjödin H, Slater J, Sofiev M, Sorensen C, Springmann M, Stalhandske Z, Stowell JD, Tabatabaei M, Taylor J, Tong D, Tonne C, Treskova M, Trinanes JA, Uppstu A, Wagner F, Warnecke L, Whitcombe H, Xian P, Zavaleta-Cortijo C, Zhang C, Zhang R, Zhang S, Zhang Y, Zhu Q, Gong P, Montgomery H, Costello A (2024) The 2024 report of the Lancet Countdown on health and climate change: facing record-breaking threats from delayed action. The Lancet 404(10465):1847–1896. https://doi.org/10.1016/s0140-6736(24)01822-1

Rothe C, Veit O, Bühler S, Feldt T, Grobusch MP, Kapaun A, Köhler C, Kreuzberg C, Löbermann M, Meischner K, Müller A, Ramharter M, Rieke B, Rosenbusch D, Schlaich C, Schoeller V, Schönfeld C, Siedenburg J, Steiner F, Weitzel T, Boecken G (2023) Empfehlungen zur Malariaprophylaxe. Flugmedizin · Tropenmedizin · Reisemedizin – FTR. https://doi.org/10.1055/a-2102-7318

Rudolph H, Porto L, Tenenbaum T (2022) Schwer verlaufende Meningitis und Enzephalitis bei Kindern und Jugendlichen. Monatsschrift Kinderheilkunde 170(11):986–996. https://doi.org/10.1007/s00112-022-01610-9

RůŽek D, Dobler G, Mantke OD (2010) Tick-borne encephalitis: Pathogenesis and clinical implications. Travel Med Infect Dis 8(4):223–232. https://doi.org/10.1016/j.tmaid.2010.06.004

Scherer M, Simmenroth A (2024) Leitfaden zur klimasensiblen Gesundheitsberatung in der hausärztlichen Praxis

Schernhammer E, Weitzer J, Laubichler MD, Birmann BM, Bertau M, Zenk L, Caniglia G, Jäger CC, Steiner G (2022) Correlates of COVID-19 vaccine hesitancy in Austria: trust and the government. J Public Health (Oxf) 44(1):e106–e116. https://doi.org/10.1093/pubmed/fdab122

Schönherr S, Jung L, Trawinski H (2023) Klimawandel und vektorübertragene Infektionen in Europa Teil 1: Überblick und mückenübertragene Infektionen. Flugmedizin · Tropenmedizin · Reisemedizin – FTR 30(5):233–244. https://doi.org/10.1055/a-2160-3024

Schwienhorst-Stich E-M, Holzinger D, Weimann E (2023) Klimasensible Gesundheitsberatung in der kinderärztlichen Praxis. Kinderärztliche Praxis

Selbach C, Soldánová M, Sures B (2016) Estimating the risk of swimmer's itch in surface waters – A case study from Lake Baldeney, River Ruhr. Int J Hygiene Environ Health 219(7, Part B):693–699. https://doi.org/10.1016/j.ijheh.2015.03.012

Semenza JC, Paz S (2021) Climate change and infectious disease in Europe: Impact, projection and adaptation. Lancet Reg Health – Europe 9. https://doi.org/10.1016/j.lanepe.2021.100230

Semenza JC, Rocklöv J, Ebi KL (2022) Climate change and cascading risks from infectious disease. Infect Dis Therapy 11(4):1371–1390. https://doi.org/10.1007/s40121-022-00647-3

Semenza JC, Suk JE (2018) Vector-borne diseases and climate change: a European perspective. FEMS Microbiol Lett 365(2). https://doi.org/10.1093/femsle/fnx244

Shane AL, Mody RK, Crump JA, Tarr PI, Steiner TS, Kotloff K, Langley JM, Wanke C, Warren CA, Cheng AC, Cantey J, Pickering LK (2017) 2017 Infectious diseases society of america clinical practice guidelines for the diagnosis and management of infectious diarrhea. Clin Infect Dis 65(12):e45–e80. https://doi.org/10.1093/cid/cix669

Sheffield PE, Landrigan PJ (2011) Global climate change and children's health: threats and strategies for prevention. Environ Health Perspect 119(3):291–298. https://doi.org/10.1289/ehp.1002233

Soldánová M, Selbach C, Kalbe M, Kostadinova A, Sures B (2013) Swimmer's itch: etiology, impact, and risk factors in Europe. Trends Parasitol 29(2):65–74. https://doi.org/10.1016/j.pt.2012.12.002

WMd, Souza, Weaver SC (2024) Effects of climate change and human activities on vector-borne diseases. Nat Rev Microbiol 22(8):476–491. https://doi.org/10.1038/s41579-024-01026-0

Sprengholz P, Felgendreff L, Böhm R, Betsch C (2022) Vaccination policy reactance: predictors, consequences, and countermeasures. J Health Psychol 27(6):1394–1407. https://doi.org/10.1177/13591053211044535

Ständige Impfkommission DGfT, Reisemedizin und Globale Gesundheit e. V. (2024) Empfehlungen der Ständigen Impfkommission (STIKO) und der Deutschen Gesellschaft für Tropenmedizin, Reisemedizin und Globale Gesundheit e. V. (DTG) zu Reiseimpfungen

Stark K, Niedrig M, Biederbick W, Merkert H, Hacker J (2009) Climate changes and emerging diseases. What new infectious diseases and health problem can be expected? (Die Auswirkungen des Klimawandels. Welche neuen Infektionskrankheiten und gesundheitlichen Probleme sind zu erwarten?). Bundesgesundheitsblatt Gesundheitsforschung Gesundheitsschutz 52(7):699–714. https://doi.org/10.1007/s00103-009-0874-9

Thebault S, Gandelman S, Lane C, Kim EJ, Pileggi C, Zuroff L, Yamashita LD, Schindler MK, Chiu C, Wilson MR, Berger JR, Markowitz C, Bar-Or A, Fuller R, Brandstadter R, Pruitt AA, Jacobs DA (2023) Severe neuroinvasive West Nile virus in association with anti-CD20 monotherapy for multiple sclerosis. Neurol Neuroimmunol Neuroinflamm 10(5). https://doi.org/10.1212/nxi.0000000000200154

Tompkins AM, Thomson MC (2018) Uncertainty in malaria simulations in the highlands of Kenya: relative contributions of model parameter setting, driving climate and initial condition errors. PLoS ONE 13(9):e0200638. https://doi.org/10.1371/journal.pone.0200638

Tribelli PM, López NI (2022) Insights into the temperature responses of Pseudomonas species in beneficial and pathogenic host interactions. Appl Microbiol Biotechnol 106(23):7699–7709. https://doi.org/10.1007/s00253-022-12243-z

Tropenmedizin B-N-If (2025) FAQ zu Vernachlässigten Tropenkrankheiten (NTDs). https://www.bnitm.de/aktuelles/fragen-und-antworten/faq-zu-vernachlaessigten-tropenkrankheiten-ntds. Zugegriffen: 17. Febr 2025

Umweltbundesamt (2016) Cyanocenter.https://www.umweltbundesamt.de/themen/wasser/wasserforschung-im-uba/cyanocenter#forschung-und-beratung-uber-toxische-cyanobakterienrisikobewertung-analytik-management. Zugegriffen: 17. Februar 2025

Umweltbundesamt (2023) GE-I-6: Cyanobakterienbelastung von Badegewässern. Umweltbundesamt. https://www.umweltbundesamt.de/monitoring-zur-das/handlungsfelder/gesundheit/ge-i-6/indikator. Zugegriffen: 27. Jan 2025

van der Auwera G, Davidsson L, Buffet P, Ruf M-T, Gramiccia M, Varani S, Chicharro C, Bart A, Harms G, Chiodini PL, Brekke H, Robert-Gangneux F, Cortes S, Verweij JJ, Scarabello A, Karlsson Söbirk S, Guéry R, van Henten S, Di Muccio T, Carra E, van Thiel P, Vandeputte M, Gaspari V, Blum J (2022) Surveillance of leishmaniasis cases from 15 European centres, 2014 to 2019: a retrospective analysis. Euro Surveill 27(4). https://doi.org/10.2807/1560-7917.Es.2022.27.4.2002028

Vogel PUB, Schaub GA (2021) Mücken – Arten, Biologie und Epidemiologie. In: Vogel PUB, Schaub GA (eds) Neue Infektionskrankheiten in Deutschland und Europa. Springer Fachmedien Wiesbaden, Wiesbaden, S. 21–28. https://doi.org/10.1007/978-3-658-34148-0_4

Voyiatzaki C, Papailia SI, Venetikou MS, Pouris J, Tsoumani ME, Papageorgiou EG (2022) Climate Changes Exacerbate the Spread of Ixodes ricinus and the Occurrence of Lyme Borreliosis and Tick-Borne Encephalitis in Europe – How climate models are used as a risk assessment approach for tick-borne diseases. Int J Environ Res Public Health 19(11). https://doi.org/10.3390/ijerph19116516

Vygen-Bonnet S, Stark K (2018) Changes in malaria epidemiology in Germany, 2001–2016: a time series analysis. Malar J 17(1):28. https://doi.org/10.1186/s12936-018-2175-y

Wade TJ, Lin CJ, Jagai JS, Hilborn ED (2014) Flooding and emergency room visits for gastrointestinal illness in Massachusetts: a case-crossover study. PLoS ONE 9(10):e110474. https://doi.org/10.1371/journal.pone.0110474

Whitehouse CA (2004) Crimean-Congo hemorrhagic fever. Antiviral Res 64(3):145–160. https://doi.org/10.1016/j.antiviral.2004.08.001

WHO (2022) WHO global strategy for food safety 2022–2030: towards stronger food safety systems and global cooperation

WHO (2024a) Communicating on climate change and health: Toolkit for health professionals

WHO (2024b) Diarrhoeal disease. https://www.who.int/news-room/fact-sheets/detail/diarrhoeal-disease. Zugegriffen: 17. Febr 2025

WHO (2024c) Factsheet: Vector-borne diseases. WHO. https://www.who.int/en/news-room/fact-sheets/detail/vector-borne-diseases. Zugegriffen: 27. Jan 2025

WHO (2024d) Leishmaniasis. https://apps.who.int/neglected_diseases/ntddata/leishmaniasis/leishmaniasis.html. Zugegriffen: 17. Febr 2025

WHO (2024e) World malaria report 2024: addressing inequity in the global malaria response. WHO, Geneva

WHO (2025a) Foodborne Diseases Estimates. https://www.who.int/data/gho/data/themes/who-estimates-of-the-global-burden-of-foodborne-diseases. Zugegriffen: 17. Febr 2025

WHO (2025b) WHO Immunization Data portal. https://immunizationdata.who.int/. Zugegriffen: 17. Febr 2025

Woudenberg T, Böhm S, Böhmer M, Katz K, Willrich N, Stark K, Kuhnert R, Fingerle V, Wilking H (2020) Dynamics of Borrelia burgdorferi-Specific Antibodies: Seroconversion and Seroreversion between two population-based, cross-sectional surveys among adults in Germany. Microorganisms 8(12). https://doi.org/10.3390/microorganisms8121859

Young JJ, Haussig JM, Aberle SW, Pervanidou D, Riccardo F, Sekulić N, Bakonyi T, Gossner CM (2021) Epidemiology of human West Nile virus infections in the European Union and European Union enlargement countries, 2010 to 2018. Euro Surveill 26(19):2001095. https://doi.org/10.2807/1560-7917.Es.2021.26.19.2001095

Young PR (2018) Arboviruses: A Family on the Move. In: Hilgenfeld R, Vasudevan SG (eds) Dengue and Zika: Control and Antiviral Treatment Strategies. Springer Singapore, Singapore, S. 1–10. https://doi.org/10.1007/978-981-10-8727-1_1

Zhang N, Song D, Zhang J, Liao W, Miao K, Zhong S, Lin S, Hajat S, Yang L, Huang C (2019) The impact of the 2016 flood event in Anhui Province, China on infectious diarrhea disease: an interrupted time-series study. Environ Int 127:801–809. https://doi.org/10.1016/j.envint.2019.03.063

Ziegler U, Lühken R, Keller M, Cadar D, van der Grinten E, Michel F, Albrecht K, Eiden M, Rinder M, Lachmann L, Höper D, Vina-Rodriguez A, Gaede W, Pohl A, Schmidt-Chanasit J, Groschup MH (2019) West Nile virus epizootic in Germany, 2018. Antiviral Res 162:39–43. https://doi.org/10.1016/j.antiviral.2018.12.005

Ziegler U, Santos PD, Groschup MH, Hattendorf C, Eiden M, Höper D, Eisermann P, Keller M, Michel F, Klopfleisch R, Müller K, Werner D, Kampen H, Beer M, Frank C, Lachmann R, Tews BA, Wylezich C, Rinder M, Lachmann L, Grünewald T, Szentiks CA, Sieg M, Schmidt-Chanasit J, Cadar D, Lühken R (2020) West Nile Virus Epidemic in Germany triggered by epizootic emergence, 2019. Viruses 12(ss4). https://doi.org/10.3390/v12040448

Psychische Gesundheit von Kindern und Jugendlichen in der Klimakrise

5

Felix Peter, Lea Dohm und Edda Weimann

5.1 Fallbeispiel

Fallbeispiel

Max, ein 15-jähriger Jugendlicher, lebt in einer deutschen Großstadt, die von einer mehrwöchigen Hitzewelle betroffen ist. Max leidet an Asthma, das durch Umweltfaktoren wie hohe Temperaturen und Luftverschmutzung zusätzlich verschärft wird. Die anhaltende Hitze führt dazu, dass die Luftqualität in der Stadt deutlich abnimmt. Max erlebt verstärkte Atemnot und hat Angst vor akuten Asthmaanfällen, die er als sehr bedrohlich erlebt. Die Kombination aus körperlicher Erkrankung und psychischer Belastung führt bei Max zu einer zunehmenden sozialen Isolation: Aufgrund seiner Atembeschwerden vermeidet er es, sich im Freien aufzuhalten und soziale Aktivitäten

F. Peter (✉)
Referat Schulpsychologische Beratung, Landesschulamt Sachsen-Anhalt, Halle (Saale), Deutschland
E-Mail: felix.peter@sachsen-anhalt.de

Research for Planetary Health and Transformative Change (Research4Change), Bochum, Deutschland

L. Dohm
KLUG – Deutsche Allianz Klimawandel und Gesundheit e. V., Berlin, Deutschland
E-Mail: lea.dohm@klimawandel-gesundheit.de

E. Weimann
University of Cape Town, Kapstadt, Südafrika, Deutschland

Technische Universität München, Campus Schwabing, München, Deutschland

D. Holzinger (Hrsg.), *Kindergesundheit und Klimawandel*,
https://doi.org/10.1007/978-3-662-71302-0_5

zu unternehmen. Sein Rückzug scheint seine Situation weiter zu verschlechtern: Seine Ängste verstärken sich, hinzu kommen Gefühle der Einsamkeit und Hilflosigkeit und in seinen Alltag dringen vermehrt auch depressive Gedanken ein. Max´ Kinderarzt, bei dem sich der Jugendliche gemeinsam mit seiner Mutter vorstellt, erkennt in seiner biopsychosozialen Anamnese, dass Max sowohl die Sicherheit eines Notfallmedikamentes für sein Asthma benötigt als auch zugleich die soziale Eingebundenheit und psychologische Unterstützung, um mit dem emotionalen Stress besser zurechtkommen zu können.◄

5.2 Einleitung

Die menschengemachten klimatischen Veränderungen belasten die menschliche Gesundheit weltweit, über alle Altersgruppen hinweg und über die gesamte Lebensspanne (Etzel et al. 2024; Schneider 2024). Die Folgen der Klimakrise und anderer sozialökologischer Krisen für die psychische Gesundheit von Kindern und Jugendlichen werden in diesem Zusammenhang stark unterschätzt. Dabei hat allein die Corona-Pandemie gezeigt, wie komplex, dauerhaft und schwerwiegend die psychosozialen Konsequenzen globaler Krisen sein können (Kaman et al. 2024; Ravens-Sieberer et al. 2022). Junge Menschen sind als Mehrfachbetroffene einer Vielzahl von direkten und indirekten Auswirkungen der Erderhitzung ausgesetzt (Peter und Hausmann 2023) – zusammengefasst unter dem Begriff *Klimastress* (EFPA Expert Reference Group 2023). Den professionellen Umgang mit dieser Entwicklung gilt es im Rahmen von Prävention und Intervention zu einer zentralen Aufgabe der Kinderheilkunde zu machen.

Kinder und Jugendliche stellen in vielfacher Hinsicht eine besonders schutzbedürftige Risikogruppe dar (Burke et al. 2018; Lob-Corzilius und Weimann 2021; Peter und Petermann 2021; Sanson und Bellemo 2021; Sanson et al. 2019). In unterschiedlichen Entwicklungsstadien bestehen verschiedene Vulnerabilitäten: Physikalische, chemische, infektiöse und psychosoziale Umweltfaktoren beeinflussen bereits die vorgeburtliche und weitere kindliche Gesundheit sowie die körperliche und kognitive Entwicklung. Entwicklungspsychologisch sind Kindheit und Jugend sehr sensible Phasen – entscheidend für Wohlbefinden, Lebensqualität und Funktionsfähigkeit im Erwachsenenalter (Dodgeon et al. 2020; Peter und Petermann 2021).

► **Definition** Der Begriff *Klimastress* steht für die verschiedenen Formen psychosozialer und physiologischer Belastungen durch die Klimakrise (oder andere sozialökologische Krisen) und ihre Folgen. Die Belastung kann sowohl durch akute Ereignisse als auch durch kognitive Vermittlung bzw. Antizipation entstehen und sich auf individuelle, soziale oder ökologische Bereiche oder Werte beziehen. Damit ist Klima- bzw. – weiter gefasst – Ökostress die signifikante Exposition gegenüber mehreren akuten/vermittelten/antizipierten Belastungsfaktoren, die von der Klimakrise bzw. anderen sozialökologischen Krisen ausgehen.

Mit dem Fortschreiten der sozialökologischen Krisen, insbesondere der Klimakrise, ist mit einer Zunahme direkter Belastungen (akut, subakut und chronisch) sowie indirekter Belastungen für alle Altersgruppen zu rechnen (vgl. Tab. 5.1). Die komplexen, vielschichtigen Zusammenhänge zwischen Umweltstressoren und den daraus resultierenden körperlichen sowie psychischen Folgen für Kinder und Jugendliche sind bis heute schwer zu bestimmen (Peter und Petermann 2021). Eine dringende Aufgabe von Forschung und präventiver Praxis besteht darin, umweltbedingte Kindheitsbelastungen im Sinne eines biopsychosozialökologischen Modells (Dohm et al. 2024) stärker in den Blick zu nehmen und sie im Zusammenhang mit anthropogenen Umweltveränderungen sowie unter Einbeziehung einer Lebenszeitperspektive zu betrachten.

Generell sind Kinder und Jugendliche als besonders vulnerable und von den Entscheidungen und der Fürsorge der Erwachsenen abhängige Bevölkerungsgruppe mit einer noch langen Lebensperspektive in besonderem Maße mehrfach betroffen (Cobham et al. 2016; Peter et al. 2023): durch akute Belastungen infolge direkter Klima- und Umweltstressoren (z. B. Verletzungen während eines Extremwetterereignisses, Hitzestress), durch indirekte Belastungen (z. B. Lernzeitverluste infolge von Schulschließungen, psychische Folgeerkrankungen) sowie durch langfristige Belastungen über die Lebensspanne hinweg (z. B. geringere Lebenszufriedenheit, niedrigere Lebensqualität, höheres Risiko für chronische Erkrankungen). Zudem stellt die Bewusstwerdung der existenziellen Gefährdungslage, in der sich alle menschlichen Gesellschaften befinden, eine zusätzliche, nicht zu unterschätzende Belastung dar (Tab. 5.1).

Bei all diesen potenziellen Folgen der Klimakrise für Kinder und Jugendliche spielen immer auch Risiken für die psychische Gesundheit eine Rolle. Auf diese werden wir in diesem Kapitel näher eingehen. Wir beginnen mit den Folgen des Miterlebens von Klimakrisenfolgen und fahren fort mit einem Überblick über biologische Wirkfaktoren und ihre psychischen Konsequenzen. Anschließend erörtern wir die Bedeutung des subjektiven Bedrohungsempfindens. Zum Abschluss diskutieren wir wichtige Schutzfaktoren im Zusammenhang mit verschiedenen Präventions- und Interventionsmöglichkeiten.

Tab. 5.1 Überblick über verschiedene Auswirkungen der globalen Klimaveränderung auf die psychische Gesundheit und das Wohlbefinden (nach Niedzwiedz et al. 2025)

Bereich	Mechanismen und Auswirkungen
Direkte Auswirkungen	
Akute Wetterereignisse	Plötzliche Extreme (Hitzewellen, Waldbrände, Stürme, Hurrikane, Überschwemmungen) können z. B. akute Stressreaktionen, posttraumatische Belastungsreaktionen oder Depressionen hervorrufen
Subakute Klimaveränderungen	Langsamer eintretende Veränderungen wie steigende Temperaturen, längere Dürreperioden und starke Niederschläge können in verschiedenen Bevölkerungsteilen anhaltende Belastungen verursachen
Chronische Klimaveränderungen	Langfristige Veränderungen (z. B. Meeresspiegelanstieg, Erosion, Biodiversitätsverlust) führen zu dauerhaften psychischen Belastungen und einer ständigen Notwendigkeit, sich anzupassen
Indirekte Auswirkungen	
Sozioökonomische Pfade	Klimabedingte Einbußen bei Arbeitsplätzen, Ernten und Wohnraum führen zu Armut, Verdrängung und finanziellen Schwierigkeiten, was Stress, Angst und depressive Symptome verstärkt
Umweltbezogene Pfade	Verschlechterung von Umweltbedingungen (Luftverschmutzung, extreme Temperaturen, eingeschränkter Zugang zu Wasser und Nahrung) erhöht das Risiko für Depressionen, Angststörungen und kognitive Beeinträchtigungen
Politische Pfade	Klimabedingte Migration und Vertreibung verursachen politische Instabilität, Kontrollverlust und soziale Entfremdung, was zu verstärkten psychischen Belastungen führt
übergeordnete Auswirkungen	
Wissen und Bewusstsein	Wissen, Wahrnehmung und Erwartung von Klimafolgen – vermittelt durch Bildung, Medien und soziale Netzwerke – können sowohl zu Empowerment als auch zu belastenden Emotionen wie Hilflosigkeit, Traurigkeit oder Einsamkeit führen

5.3 Erleben von Katastrophen und Veränderungen in der Klimakrise

5.3.1 Katastrophenszenarien

Kinder, die heute geboren werden, werden im Laufe ihres Lebens voraussichtlich zwei- bis siebenmal mehr Extremwetterereignisse erleben als Menschen, die 1960 geboren wurden (Thiery et al. 2021). Laut UNICEF ist fast jedes zweite Kind weltweit durch die Auswirkung der Klimakrise beeinträchtigt. Und dies trifft die Kinder umso stärker, je ressourcenarmer ihr Entwicklungskontext in den Bereichen Gesundheitsversorgung und Bildung ist (UNICEF 2025).

Extreme Folgen des Klimawandels verursachen nicht nur teils enorme materielle und körperliche Schäden, sondern führen auch zu erheblichen psychischen Belastungen (Burke et al. 2018; Vergunst und Berry 2022). Forschungen zeigen, dass Naturkatastrophen eine signifikante psychische Belastung für Kinder und Jugendliche darstellen (Dyregrov et al. 2018; Rubens et al. 2018). Als eine der häufigsten psychischen Reaktionen gilt die posttraumatische Belastungsstörung (PTBS), zum Beispiel in der Folge von Flächen- bzw. Waldbränden (Adu et al. 2024). Es können sowohl internalisierende Reaktionen (z. B. Rückzug und Traurigkeit) als auch externalisierende Reaktionen (z. B. aggressives Verhalten) auftreten (Rubens et al. 2018). Weitere verbreitete Folgen sind Depressionen und Angstzustände (Adu et al. 2024; Tang et al. 2014).

Solche psychischen Belastungen durch Extremereignisse werden durch Faktoren wie die Schwere des Ereignisses, die persönliche Betroffenheit und das soziale Unterstützungssystem beeinflusst. So erhöht die direkte Exposition gegenüber einer Katastrophe, wie im Zuge persönlicher Verletzungen oder Verluste, das Risiko für psychische Belastungen (Adu et al. 2024; Tang et al. 2014). Ein starkes soziales Netzwerk kann wiederum als Schutzfaktor wirken und die psychischen Auswirkungen dämpfen (Lai et al. 2020; Tang et al. 2014). Auch gezielte Interventionen im institutionalisierten sozialen Unterstützungssystem, beispielsweise im Gesundheitswesen oder im schulischen Umfeld, können als Puffer gegen anhaltende psychische Beeinträchtigungen wirken und zur Erholung beitragen (Brown et al. 2017; Gibbs et al. 2021).

Eines der bekanntesten und wissenschaftlich gut untersuchten Beispiele für die psychischen Folgen von Naturkatastrophen stellt der Hurrikane Katrina dar, der 2005 unter anderem zu einer katastrophalen humanitären Lage in der Großstadt New Orleans geführt hatte. Kinder, die den Sturm und die anschließenden Überflutungen erlebt hatten, zeigten langfristige psychische Probleme, einschließlich PTBS und Verhaltensauffälligkeiten, die noch Jahre nach der Katastrophe anhalten können (Carroll und Frakt 2017). Anhand der australischen Buschfeuer (2019/2020) lässt sich zudem beobachten, wie sich die psychische Gesundheit entwickelt, wenn lokale Katastrophen auf globale Krisen treffen: So zeigt eine Studie mit australischen Jugendlichen (Arjmand et al. 2021), dass während der COVID-19-Pandemie im Jahresverlauf 2020 verstärkte Angstsymptome auftraten, während dies bei den Buschfeuern im Vorjahr bis Anfang 2020 nicht der Fall war. Gleichzeitig stiegen depressive Symptome während der Buschfeuer an und blieben auch in der Pandemie auf einem hohen Niveau. Das allgemeine Wohlbefinden nahm in beiden Krisen deutlich ab.

Die Auswirkungen von Naturkatastrophen in Deutschland auf junge Menschen sind zwar weniger gut untersucht – Studien zu vergangenen Flutkatastrophen lassen jedoch ähnliche Folgen vermuten wie für andere Ereignisse und Erdteile auch (Schürr et al. 2023; Zenker et al. 2024). Im Zuge der Ahrtal-Flut 2021 zeigte sich im Nachgang in der Region im Vergleich zum übrigen Deutschland anhand einer Auswertung von GKV-Daten ein starker Anstieg bei emotionalen Störungen des Kindes- und Jugendalters (Augustin et al. 2024). Auch bei den Erwachsenen war ein Anstieg zu verzeichnen, bspw. bei depressiven Erkrankungen, Angsterkrankungen und Substanzmissbrauch. Bei betroffenen Erwachsenen mit Kindern dürften sich für diese daraus weitere Belastungen ergeben haben.

Auch komplexere katastrophale Szenarien wie Pandemien sind seit der COVID-19-Pandemie im wissenschaftlichen Fokus und zeichnen ein Bild deutlicher psychischer Beeinträchtigungen im Verlauf solcher außergewöhnlichen umweltbedingten Einflüsse auf das gewohnte Leben (Kaman et al. 2025). So führten bspw. die restriktiven Ausgangssperren in der sehr unsicheren Anfangszeit der Pandemie zu einem stärkeren Stresserleben, sowohl bei Kindern als auch bei ihren Eltern (Christner et al. 2021). In einer Online-Studie mit Kindern und Jugendlichen aller Altersgruppen aus deutschsprachigen Ländern berichteten in der Lockdownphase 2020 zwischen zwei und zehn Prozent der Befragten emotionale und Verhaltensprobleme im klinisch relevanten Bereich (Schmidt et al. 2021). Zwei Drittel der Kinder und Jugendlichen in Deutschland verzeichneten eine geringere gesundheitsbezogene Lebensqualität, mehr psychische Probleme und ein höheres Angstniveau gegenüber der vorpandemischen Zeit (Kaman et al. 2025; Ravens-Sieberer et al. 2022).

5.3.2 Altersspezifische psychische Auswirkungen

Insgesamt zeigen sich Kinder in der Klimakrise besonders verwundbar in ihrer Entwicklung. Diese psychische Vulnerabilität kann dabei durch kombinierte und kumulative Effekte wie extreme Wetterereignisse, Hitzebelastung und Sorgen über den Klimawandel zusätzlich zu herkömmlichen Entwicklungsrisiken oder bereits bestehenden Vorerkrankungen noch verstärkt werden. Gleichzeitig sind die Bewältigungsfähigkeiten eingeschränkt (Vergunst und Berry 2022).

Die Gesundheit von Kindern wird neben einer hohen Abhängigkeit von den Bezugspersonen bzw. der Familie (Cobham et al. 2016) und einer intakten Betreuungsinfrastruktur stark von frühen Risiken beeinflusst, zu denen die umweltbezogenen und gesellschaftlichen Folgen der Klimakrise noch hinzukommen (Peter und Petermann 2021). Jüngere Kinder sind noch nicht in der Lage, die Ursachen und langfristigen Folgen katastrophaler Ereignisse vollständig zu verstehen, was Gefühle von Unsicherheit und Angst im Vergleich zu anderen Altersgruppen stärker zum Vorschein kommen lassen kann. Sie reagieren auf Katastrophen oft mit unmittelbaren psychischen und verhaltensbezogenen Symptomen, darunter Trennungsangst, Schlafstörungen, sozialer Rückzug, Aggressivität oder eine erhöhte Reizbarkeit (Lai et al. 2020; Vogel und Vernberg 1993). Sie sind dabei besonders anfällig für posttraumatische Symptome, da sie weniger entwickelte Bewältigungsmechanismen haben (Vogel und Vernberg 1993). Ihre psychische Gesundheit ist zudem besonders abhängig von der psychischen Gesundheit ihrer Eltern (North et al. 2018). Auch die Intensität der Katastrophenerfahrung, dazu gehören zum Beispiel persönliche Verluste, beeinflusst die Schwere der Symptome bei Kindern (Vogel und Vernberg

1993). Schließlich scheint bereits die Exposition im Mutterleib gegenüber stärkeren wetterbedingten Katastrophen mit einem erhöhten Risiko für eine spätere Psychopathologie verbunden zu sein (Nomura et al. 2023).

Die Altersgruppe der Jugendlichen gehört zu den körperlich gesündesten, allerdings nehmen im Jugendalter, einer besonders kritischen Phase für psychische Erkrankungen, psychische und verhaltensbezogene Auffälligkeiten stark zu (Solmi et al. 2022). Im Jahr 2021 waren psychische Erkrankungen und Verhaltensstörungen die häufigsten Anlässe für eine stationäre Behandlung von Kindern und Jugendlichen bei einem deutlichen Anstieg gegenüber 2010 (Statistisches_Bundesamt 2023). Bei einer immer noch höheren Kontextabhängigkeit als es bei Erwachsenen der Fall ist, stellen die umweltbezogenen und gesellschaftlichen Folgen der Klimakrise gerade für die psychische Gesundheit und Entwicklung im Jugendalter ein weiteres Risiko dar (Peter und Petermann 2021). Jugendliche können komplexe emotionale Reaktionen wie Hoffnungslosigkeit, Wut oder Schuldgefühle im Zusammenhang mit globalen Krisen wie der Klimakrise entwickeln, wobei Mädchen eine tendenziell stärkere Besorgnis und aufwühlendere Emotionen zeigen als Jungen (Clayton et al. 2023; Hickman et al. 2021). Diese Reaktionen sind oft mit einem stärkeren Bewusstsein für die globalen Dimensionen solcher Krisen bzw. katastrophaler Ereignisse verbunden. Sie können zu Depressionen und Angstzuständen führen und die Lebensqualität beeinträchtigen (Lass-Hennemann et al. 2024).

Im Umgang mit aufwühlenden Emotionen gegenüber gesellschaftlichen Krisen wie der Klimakrise zeigen Jugendliche bspw. auch verstärkt gesellschaftliches Engagement bzw. umweltfreundliches Verhalten (Becht et al. 2024; Sciberras und Fernando 2022). Dabei ist jedoch zu beachten, dass ein alleiniger Fokus auf solche durchaus adaptiven problemfokussierten Bewältigungsreaktionen wiederum ein Risiko für das Wohlbefinden bzw. die psychische Gesundheit darstellen kann, zum Beispiel dann, wenn das eigene Verhalten permanent als sinn- und wirkungslos erlebt oder sogar durch Teile der Gesellschaft abgewertet wird (Hickman et al. 2021; Ojala 2013).

► **Hinweis** Emotionale Reaktionen auf die Klimakrise sind meist normale und angemessene Antworten auf eine reale Bedrohung und nicht pathologisch. Wie bei anderen Stressoren können sie als adaptive Mechanismen verstanden werden, die helfen, Gefahren zu erkennen und sich darauf einzustellen. Kinder und Jugendliche brauchen hierbei Bestärkung, z. B. durch Gespräche in Familie, Schule oder Therapie, um ihre Gefühle als verständlich zu erleben. Gleichzeitig sind Erwachsene und Institutionen gefragt, altersgerechte Bewältigungsstrategien aufzuzeigen – etwa durch Informationsangebote, emotionale Unterstützung durch Fachkräfte oder sichere Räume zum Ausdruck und zur Verarbeitung von Ängsten. Solche Angebote fördern Resilienz und beugen langfristigen psychischen Belastungen vor.

5.3.3 Mediales Erleben akuter Ereignisse

Medien, insbesondere digitale Medien, sind aus dem Alltag nicht mehr wegzudenken. Sie informieren darüber, was in der Welt geschieht, bergen dabei jedoch auch Risiken. So können Medien hinsichtlich des Erlebens von Sinn- und Wirkungslosigkeit von Engagement in Krisenphasen – aber auch generell angesichts überwältigender globaler Krisen – eine zentrale Rolle spielen, indem sie bei Krisenereignissen häufig überproportional die negativen Aspekte betonen und dabei positive oder lösungsorientierte Perspektiven vernachlässigen (Soroka et al. 2019; You und Ju 2018). So kann die Exposition gegenüber Nachrichten oder Bildern zu Klimakatastrophen zu einer erheblichen psychischen Belastung für Kinder und Jugendliche werden (Asgarizadeh et al. 2023; Crandon et al. 2022; Dunne 2022; Gunasiri et al. 2022).

Jüngere Kinder haben zwar oft Schwierigkeiten, zwischen medialen Darstellungen und der Realität zu unterscheiden; sie lernen jedoch zunehmend, Realität und Fiktion zu differenzieren, insbesondere wenn persönliche Bezüge bestehen (Troseth 2010). Bereits im Alter von sieben bis acht Jahren können Kinder ähnlich wie Erwachsene zwischen Realität und Fantasie unterscheiden (Martarelli et al. 2015). Ab diesem Alter gehen sie bereits sehr unterschiedlich mit Sorgen um: So neigen ängstliche Kinder häufiger zu längerfristig ungünstigen Regulationsstrategien – wie Grübeln oder Katastrophisieren –, was wiederum zu zusätzlichen psychischen Belastungen führen kann (Rodríguez-Menchón et al. 2021). Daher bedarf es bei der Verarbeitung negativer Nachrichten besonderer Unterstützung.

Jugendliche hingegen erfassen in der Regel bereits die globale Dimension der Berichterstattung und können dadurch intensivere Gefühle von Angst und Hilflosigkeit entwickeln, wenn sie mit krisenhaften Themen konfrontiert werden (Gunasiri et al. 2022; Tsevreni et al. 2023). Social-Media-Plattformen wie Instagram und TikTok spielen in diesem Kontext eine ambivalente Rolle: Einerseits kann die ständige Verfügbarkeit von Katastrophenbildern und -berichten zu chronischem Stress und aufwühlenden emotionalen Reaktionen wie Angst, Wut und Trauer führen. Andererseits ermöglichen sie es Jugendlichen, sich über Klimathemen zu informieren, sich zu vernetzen und ihre Betroffenheit auszutauschen (Gunasiri et al. 2022). Das Potenzial sozialer Medien, kollektives Handeln zu fördern und das individuelle Wirksamkeitserleben zu stärken, darf dabei nicht unterschätzt werden (Sanson und Bellemo 2021). Generell können konstruktive Informationen, die Lösungsansätze aufzeigen, positive Effekte auf das Wohlbefinden und die Handlungsfähigkeit haben (Schäfer et al. 2024). Wohlbefinden (im Sinne psychischer Gesundheit) und Handlungsfähigkeit in Verbindung mit Wirksamkeitserfahrungen sind dabei generell die beiden zentralen Zieldimensionen für den Schutz von Kindern und Jugendlichen vor den negativen Konsequenzen der Klimakrise.

▶ **Hinweis** Die Entwicklung von Medienkompetenz und eines ausgewogenen Nachrichtenkonsums ist für Kinder und Jugendliche gerade im Kontext der

Klimakrise entscheidend. Junge Menschen sollten befähigt werden, Informationen kritisch zu hinterfragen, verschiedene Perspektiven zu erkennen und zwischen verlässlichen Berichten und irreführenden Darstellungen zu unterscheiden. Fachkräfte sollten ihre Kenntnisse kontinuierlich aktualisieren, um professionell begleiten zu können. Gleichzeitig sind strukturelle Maßnahmen – etwa die verpflichtende Kennzeichnung von Fake News, die effektive Moderation schädlicher Inhalte sowie der Schutz vor Hate Speech und leugnenden bzw. verzerrenden Klimadiskursen – unerlässlich, um das Vertrauen in verlässliche Informationen zu stärken und die psychische Gesundheit sowie die Handlungsfähigkeit junger Menschen zu sichern.

5.3.4 Indirekte Auswirkungen akuter Ereignisse

Neben der direkten Betroffenheit und psychischen Belastung durch akute Katastrophen- und Krisenereignisse bzw. ihre unmittelbare mediale Vermittlung können sich über die Zeit hinweg auch sekundäre, längerfristige psychische Belastungen entfalten (Clayton et al. 2017; Sanson et al. 2019). Diese können weit über die unmittelbare Krisensituation hinausgehen und langfristige individuelle und soziale Folgen haben. Vor allem bei Kindern, die in jüngeren Jahren Katastrophen erlebt haben, können Belastungen der psychischen Gesundheit im Erwachsenenalter auftreten (Maclean et al. 2016). Gerade hierbei benötigen Kinder und Jugendliche ein möglichst funktionierendes, stabilisierendes Umfeld, das durch ein akutes Ereignis jedoch selbst beeinträchtigt sein kann.

Familie

Die psychische Gesundheit von Kindern nach Katastrophen wird durch die Auswirkungen auf die familiäre Umgebung beeinflusst, die sowohl Risiko- als auch Schutzfaktoren bergen kann (Cobham et al. 2016). Krisenereignisse können zu emotionalen Belastungen innerhalb der Familie führen (Gurko 2022). Einkommens- bzw. Arbeitsplatzunsicherheit, Unsicherheit über die Zukunft oder materielle Verluste wie der Verlust der Wohnung können zu erhöhtem Stress und Konflikten innerhalb der Familie führen und die psychische Gesundheit der Familienmitglieder beeinträchtigen (Gayatri und Puspitasari 2023; Harville et al. 2021; Liao et al. 2019).Eltern unter wirtschaftlichem oder psychischem Druck haben oft weniger Kapazitäten, emotionale Unterstützung für die Familie aufzubieten, was sich wiederum negativ auf die psychische Gesundheit von Kindern auswirken kann (Nomaguchi und Milkie 2020). Der Verlust eines Elternteils bzw. Familienmitglieds durch die Katastrophe selbst oder durch die familiäre Krise im Nachgang (z. B. Trennung der Eltern, Suizid eines Elternteils, gesundheitliche Folgeschäden etc.) erschüttert auf Dauer das Familiensystem und beeinträchtigt die psychische Gesundheit der zurückbleibenden

Familienmitglieder zum Teil langfristig (Auersperg et al. 2019; Djelantik et al. 2020; Simbi et al. 2020).

Gesundheitsversorgung

Nach einem Katastrophenereignis kann die Gesundheitsversorgung durch zerstörte Infrastruktur, knappe Ressourcen oder eine Überlastung des medizinischen Systems eingeschränkt sein (Augustin et al. 2024; Carrington et al. 2021; Dagnino et al. 2024). Besonders in betroffenen Gebieten sind Kinder und Jugendliche gefährdet aufgrund ihrer besonderen Vulnerabilität, bspw. im Zusammenhang mit ihren sensiblen Entwicklungsphasen, aber auch mit der körperlichen Konstitution sowie eingeschränkten Bewältigungsstrategien (Vergunst und Berry 2022). Gleichzeitig sind fachärztliche bzw. psychiatrische und psychologische Unterstützungsangebote oft nur in einem begrenzten Umfang verfügbar, da schon außerhalb einer Krisenphase in diesem Bereich eine starke Unterversorgung mit solchen Angeboten besteht (Plötner et al. 2022). Langfristige Traumatisierungen und emotionale Belastungen können dann mitunter nicht adäquat behandelt werden.

Bildungssystem

Katastrophenereignisse können zur Schließung bzw. Zerstörung von Schulen führen und den Bildungsweg empfindlich unterbrechen oder langfristig beeinträchtigen, zum Beispiel durch erhebliche Lernverluste (Mazrekaj und De Witte 2024; Pal et al. 2023; Venegas Marin et al. 2024). Auch erweiterte Bildungsangebote (z. B. Musikschule, Sportverein, Theater, Nachhilfe, Lerntherapien etc.) fallen womöglich erst einmal weg. In Abhängigkeit von den Möglichkeiten des familiären Systems bzw. des sozialen Umfeldes, solche Verluste zu kompensieren, können sich die Bildungschancen von betroffenen Kindern und Jugendlichen erheblich verringern (Hammerstein et al. 2021; Mukherjee et al. 2021). Dabei sind Bildungsangebote jeder Art auch eine wichtige psychosoziale Stütze, die in Krisensituationen Stabilität bieten kann (Capurso et al. 2022; Voltmer und Salisch 2023). Der Verlust dieser Struktur kann zu Traurigkeit und sozialem Rückzug, Frustration, Hoffnungslosigkeit und Verstärkung sozialer Ungleichheiten führen.

Soziales Netzwerk

Katastrophale Ereignisse können schließlich soziale Beziehungen nachhaltig belasten oder sogar beenden (Saeed und Gargano 2022). Der Verlust gewohnter Strukturen am eigenen Wohnort, der Wegzug von Freund*innen oder der Umzug der eigenen Familie können zu einer Destabilisierung des sozialen Netzwerks führen, was in Abhängigkeit von vorhandenen Schutzfaktoren einem biografischen Bruch gleichkommen kann (Harville et al. 2021; Pfefferbaum et al. 2016). Die psychischen und entwicklungsbezogenen Folgen des Verlustes von Freund*innen oder von nahestehenden Erwachsenen (z. B. Lehrkräfte, Nachbarn, Freunde der Familie) sind nicht zu unterschätzen. Einen besonders schwerwiegenden Fall stellen in diesem Zusammenhang Flucht und Vertreibung dar: Die Klimakrise und die mit ihr verbundenen Extremwetterereignisse und gesellschaftlichen Verwerfungen führen bereits heute zur Emigration zahlreicher Menschen aus besonders betroffenen Regionen, vor allem im Globalen Süden (Das und Basu 2023) – insbesondere junge Menschen in gefährdeten Regionen zeigen starke Migrationsabsichten mit Blick auf die sich verschlechternden Lebensbedingungen (Ofori et al. 2023). Diese Entwicklung wird sich in den kommenden Jahrzehnten noch erheblich verstärken (Balsari et al. 2020). Fluchterfahrungen sind wiederum mit einer enormen psychosozialen Belastung verbunden: So wird bspw. allein die Prävalenz posttraumatischer Belastungsstörungen infolge von Flucht auf 7 bis 77 % der Betroffenen geschätzt (Bozorgmehr et al. 2016). Im Fokus sollten dabei jedoch nicht nur Menschen stehen, die migrieren müssen, sondern auch diejenigen, die nicht migrieren können und deshalb zurückbleiben (Das und Basu 2023).

Die indirekten Auswirkungen der Klimakrise auf die psychosoziale Belastung von Kindern und Jugendlichen sind komplex und an dieser Stelle nicht vollumfänglich darzustellen. Für Gesundheitsberufe ist es umso wichtiger, auch die indirekten, oft mittel- und langfristig wirkenden Einflüsse der Klimakrise auf die psychosoziale Belastung junger Menschen anzuerkennen – und zwar auch dann, wenn die Klimakrise an sich in den Behandlungen nicht explizit thematisiert wird, sondern dort vor allem Probleme aus dem Nahbereich der Betroffenen (Familie, Schule, Peergroup etc.) dominieren. Wichtig zu beachten ist, dass ökologische und gesellschaftspolitische Faktoren auf globaler Ebene (Makro-Ebene) die alltäglichen Lebensbedingungen der Betroffenen (Meso-Ebene) beeinflussen, was wiederum dazu führt, dass diese Personen einem höheren individuellen Risiko ausgesetzt sind, psychische Symptome zu entwickeln (Mikro-Ebene).

5.3.5 Langfristige Auswirkungen der Erderhitzung

Nicht nur akute Katastrophen im Zuge der Erderhitzung können Menschen belasten. Auch langfristige Umweltveränderungen und klimabedingte Umbrüche können zu psychischen Belastungen führen – für Erwachsene ebenso wie für Kinder und Jugendliche. So können sich vertraute Landschaften verändern, beispielsweise durch anhaltende Dürren, Stürme oder Flutereignisse, während der urbane Raum zunehmend unter Hitze und Luftverschmutzung leidet. Dies kann nicht nur die Lebensqualität, sondern auch das psychische Wohlbefinden junger Menschen beeinträchtigen, die ihre Umgebung als zunehmend bedroht bzw. nicht mehr sicher erleben. Die Trauer über den schleichenden Verlust der gewohnten Umwelt kann Gefühle von Unsicherheit, Machtlosigkeit und Angst verstärken (Cunsolo und Ellis 2018; Gislason et al. 2021; Léger-Goodes et al. 2022). Unterschiedliche Altersgruppen sind in verschiedenem Maße betroffen. Bei Jugendlichen ist besonders die mentale Gesundheit bedroht.

Parallel dazu nehmen gesellschaftliche Spannungen infolge der erforderlichen Klimaschutzmaßnahmen zu (Fielding und Hornsey 2016; Homer-Dixon et al. 2021). Politische Entscheidungen zum Umbau von Energieversorgung, Mobilität oder Landwirtschaft stoßen teils auf erheblichen Widerstand, wenn sie als Bedrohung für wirtschaftliche Stabilität oder individuelle Freiheiten wahrgenommen oder von politischen Akteuren entsprechend gerahmt werden (Lamb et al. 2020). Junge Menschen, die sich für ambitionierten Klimaschutz engagieren, erleben dabei nicht nur Unterstützung, sondern auch Anfeindungen, Diskreditierung, staatliche Repression oder das Gefühl, dass ihre Sorgen nicht ernst genommen werden (Green Legal Impact 2025; Hickman et al. 2021). Auch diese Entwicklungen können eine Quelle für psychische Belastungen sein und die psychische Gesundheit nachhaltig beeinträchtigen. Die Klimakrise manifestiert sich somit langfristig nicht nur in tiefgreifenden Umweltveränderungen und veränderten Lebensbedingungen, sondern auch als gesellschaftliche Krise.

▶ **Hinweis** Die genannten psychischen Auswirkungen von Krisen und Katastrophen treten nicht bei allen Kindern und Jugendlichen gleichermaßen auf. Das individuelle Ausmaß der Betroffenheit variiert teils erheblich und hängt von verschiedenen Faktoren ab, darunter Resilienz, soziale Unterstützungssysteme, Wohnort, Zugang zu Informationen und spezifische Kontextbedingungen. Zudem ist die Komplexität der Wirkungszusammenhänge so ausgeprägt, dass eine vollständige und ganzheitliche Darstellung kaum möglich ist. Daher sollten die genannten Effekte als potenzielle Risiken betrachtet werden, die je nach individueller Situation und Konstitution unterschiedlich stark ausfallen können.

5.4 Zentrale biologische Wirkfaktoren

Der Zusammenhang zwischen den Folgen des sich stetig verändernden Klimas und psychischen Belastungen bei Kindern und Jugendlichen wird auch durch verschiedene biologische Wirkfaktoren vermittelt. Diese sind im Gegensatz zu katastrophalen Ereignissen nahezu unsichtbar, was es deutlich schwieriger macht, diese im öffentlichen Bewusstsein zu verankern. Zudem führen die Klimakrise und weitere ökologische Krisen insgesamt zu einem deutlichen Anstieg somatischer Erkrankungen, die wiederum oft mit hohen psychischen Belastungen und Komorbiditäten psychischer Erkrankungen einhergehen. Wir werden im Folgenden auf ausgewählte Wirkpfade eingehen.

5.4.1 Wirkfaktoren von Hitzestress

Hitzestress – der individuell sehr unterschiedlich empfunden wird – tritt auf, wenn der Körper seine Temperatur nicht mehr adäquat regulieren kann und sowohl physiologische als auch psychische Belastungen auslöst (vgl. Kap. 2). Hitzestress aktiviert das sympathische Nervensystem, setzt Stresshormone frei und kann durch Flüssigkeits- und Elektrolytverlust zu körperlichen Symptomen bis hin zum Hitzschlag führen (Klauser und Weimann 2023). Studien belegen, dass bereits eine Erhöhung der Kerntemperatur um 1 °C signifikante Beeinträchtigungen kognitiver Funktionen wie Arbeitsgedächtnis und Reaktionszeit zur Folge hat (Gaoua 2010). Zudem verlängert eine erhöhte Körpertemperatur die Einschlafphase und mindert die Schlafqualität, was die negativen Effekte von Hitzestress weiter verstärkt (Obradovich et al. 2017). Kinder sind bei Hitzestress psychisch besonders gefährdet (Xu et al. 2014), da sie Risiken oft nicht erkennen, Schutzmaßnahmen verzögert umsetzen und auf die Einschätzung Erwachsener angewiesen sind – was zu mentalem Stress wie Unsicherheit und Angst führen kann (Bergeron et al. 2011).

Es ist seit Langem bekannt, dass Hitzestress die kognitive Leistungsfähigkeit junger Menschen beeinträchtigt (Wyon et al. 1979). Neuere Studien belegen diesen Effekt im schulischen Kontext: Mit der Zunahme heißer Schultage sinkt die Lernrate (Park et al. 2021) und langfristig können sich negative Auswirkungen auf Bildungserfolg und Bildungsniveau manifestieren (Park 2016). Dieser Zusammenhang zwischen Hitzestress und kognitiver Leistungsfähigkeit wird vor allem durch eine reduzierte Gehirndurchblutung, hormonelle Dysregulation, neuroinflammatorische Prozesse und Beeinträchtigungen der Neurotransmitterfunktion vermittelt (Chauhan et al. 2021; McMorris et al. 2006; Qian et al. 2015). Diese Mechanismen beeinträchtigen zentrale kognitive Funktionen wie Aufmerksamkeit, Gedächtnis und exekutive Kontrolle und erschweren somit das Lernen in hitzebelasteten Umgebungen. Darüber hinaus geht Hitzestress mit erhöhtem Schulabsentismus einher (Conte Keivabu 2024), was die Lernzeit reduziert und negative psychische sowie soziale Konsequenzen nach sich ziehen kann.

Hitzestress kann zudem den Schlaf erheblich stören, indem er die Thermoregulation beeinträchtigt, die Stress-Achse aktiviert, Neurotransmitter dysreguliert und die physiologische Erregung erhöht. Dies führt zu einer verlängerten Einschlafzeit, fragmentiertem Schlaf und einer Reduktion der Tiefschlafphasen, was die Gesamtqualität des Schlafs mindert (Chevance et al. 2024). Schlechter Schlaf wirkt sich wiederum negativ auf die psychische und kognitive Gesundheit aus, insbesondere bei vulnerablen Gruppen wie Kindern und Jugendlichen (Beebe 2011; Short et al. 2019). Zudem ist Schlafmangel mit einem geringeren Lernerfolg verbunden (Hayes und Bainton 2020), was sich ebenfalls nachteilig auf das Wohlbefinden auswirken kann.

Ein erholsamer Schlaf ist entscheidend für Entwicklung, Gesundheit und Alltag – wie auch der Zusammenhang zwischen Hitzestress bei Schwangeren und dem Risiko für Komplikationen in der Schwangerschaft verdeutlicht (Böckmann et al. 2020): In Kombination mit Umweltfaktoren (z. B. enge Wohnverhältnisse, laute Umgebung, Wohnen an verkehrsreichen Straßen) sowie sozialen Risikofaktoren (geringes Haushaltseinkommen, Migrationshintergrund etc.) kann eine verminderte Schlafqualität die Frühgeburtenrate erhöhen und somit langfristig die mentale Gesundheit von Kindern und Eltern beeinträchtigen. Zudem ist zu beachten, dass Hitzestress mit einer erhöhten Sterblichkeit bei Schwangeren und Neugeborenen einhergeht (Böckmann et al. 2020; Mourougan et al.

2024), was wiederum zu erheblichen psychosozialen Belastungen bei den hinterbliebenen Familienmitgliedern führen kann.

Es gibt zahlreiche weitere negative Effekte von Hitzestress über biologische Wirkfaktoren auf die psychische Gesundheit. Insbesondere führt eine anhaltende Cortisolausschüttung zu Gereiztheit, Frustration, Verstimmungen und kann letztlich das Risiko für psychische Erkrankungen erhöhen – was wiederum soziale Probleme wie Einsamkeit, Isolation oder Konflikte begünstigt. Insgesamt wird deutlich, dass gerade in Hitzeperioden sowohl eine bewusste und wirksame Thermoregulierung der physischen Umgebung (z. B. in Schulhöfen, Gebäuden oder Schlafzimmern) als auch das Wissen um individuelle Schutzmaßnahmen (wie ausreichende Flüssigkeitszufuhr, reduzierte körperliche Aktivitäten sowie das Aufsuchen von Schatten und kühleren Räumen) entscheidend sind. Vor allem Kinder, die über ein eingeschränktes Wissen und noch nicht vollständig entwickelte Selbstregulationsfähigkeiten verfügen, und Jugendliche als besonders risikofreudige Gruppe benötigen dabei gezielte Anleitung und Unterstützung.

► **Hinweis** Immer mehr offizielle Institutionen bieten Informationen zu Hitzestress und wie man sich davor schützen kann. Dies zeigt, dass das Risiko ernst genommen wird. Umfangreiche Informationsangebote finden sich zum Beispiel auf den Seiten des Bundesinstituts für Öffentliche Gesundheit (vormals BZgA): https://www.klima-mensch-gesundheit.de/hitzeschutz/

5.4.2 Auswirkungen von Luftverschmutzung

Ein weiterer bedeutender Aspekt im Zuge der Erderhitzung ist die Verschlechterung der Luftqualität (Lob-Corzilius 2021). Laut UNICEF sind weltweit mehr als eine Milliarde Kinder durch extrem starke Luftverschmutzung in ihrer Entwicklung und Gesundheit gefährdet (UNICEF 2025). Steigende Temperaturen führen zu höheren Konzentrationen von Luftschadstoffen wie Feinstaub und Ozon (Doherty et al. 2017; Jacob und Winner 2009; Kinney 2018), die vor allem durch Energieproduktion, Verkehr und industrielle Prozesse entstehen. Diese Schadstoffe stellen nicht nur ein physisches Gesundheitsrisiko dar, sondern sind auch eng mit psychischen Belastungen verknüpft, insbesondere bei vulnerablen Gruppen wie Kindern und Jugendlichen (Lian et al. 2023; Trombley 2023). Luftverschmutzung beeinträchtigt die neurologische Gesundheit und Entwicklung, indem sie oxidative Stressreaktionen und Entzündungen im Gehirn auslöst (Xu et al. 2016) und somit das Risiko für psychische Erkrankungen wie Depressionen, Angststörungen und Aufmerksamkeitsschwierigkeiten erhöht (Ha 2021). Darüber hinaus beeinflussen verkehrsbedingte Schadstoffe das Arbeitsgedächtnis und die kognitive Entwicklung von Kindern negativ (Gartland et al. 2022; Lopuszanska und Samardakiewicz 2020), was zu Einschränkungen im Lern- und Leistungsvermögen führen kann – ein Umstand, der zusätzlich soziale und emotionale Beeinträchtigungen begünstigt, wenn betroffene Kinder beispielsweise durch schlechte Noten oder Stigmatisierung belastet werden (Aronen et al. 2005).

Die frühkindliche Gehirnentwicklung ist besonders anfällig für Umweltbelastungen, da das zentrale Nervensystem in sensiblen Entwicklungsphasen leicht durch toxische Einflüsse beeinträchtigt werden kann (Miguel et al. 2019; Perlroth und Castelo Branco 2017; Rock und Patisaul 2018). Bereits niedrige Konzentrationen von Luftschadstoffen können zu strukturellen und funktionellen Veränderungen in Hirnarealen führen, die für Emotionsregulation, Lernen und Gedächtnis zuständig sind (Herting et al. 2019; Peterson et al. 2015; Pujol et al. 2016). Eine langfristige Exposition, insbesondere gegenüber Feinstaub und Stickstoffdioxid, kann die kognitive Leistungsfähigkeit beeinträchtigen (Clifford et al. 2016; Odo et al. 2022) und das Risiko für spätere psychische Erkrankungen erhöhen (Lian et al. 2023). Studien von Calderón-Garcidueñas et al. deuten zudem darauf hin, dass eine chronische Belastung mit Luftschadstoffen mit charakteristischen Markern neurodegenerativer Erkrankungen wie Alzheimer einhergeht (Calderón-Garcidueñas et al. 2018).

Weitere Forschungsergebnisse weisen darauf hin, dass Luftschadstoffe auch epigenetische Veränderungen induzieren können, die die Genexpression dauerhaft modulieren und darüber die neurologische sowie psychische Gesundheit beeinträchtigen (Jirtle und Skinner 2007). Insbesondere ist die pränatale Exposition gegenüber Luftschadstoffen kritisch zu bewerten. Polyzyklische aromatische Kohlenwasserstoffe (PAK), die vor allem im Straßenverkehr entstehen, können bereits während der Schwangerschaft die neurologische Entwicklung des Fetus stören. Eine Studie von Perera et al. zeigt, dass Kinder, die in utero höheren PAK-Konzentrationen ausgesetzt waren, im Grundschulalter häufiger Aufmerksamkeitsdefizite, Angstsymptome und depressive Verstimmungen aufweisen (Perera et al. 2012).

Luftverschmutzung wird zudem mit einem Anstieg allergischer Erkrankungen wie Asthma, allergischer Rhinitis und entzündlichen Hauterkrankungen in Verbindung gebracht (Kaur 2020; To et al. 2020; Zhong et al. 2024). Diese chronischen Erkrankungen belasten nicht nur die physische Gesundheit, sondern wirken sich auch negativ auf die Lebensqualität und das psychische Wohlbefinden aus. Insbesondere chronische Erkrankungen im Kindesalter gehen häufig mit sozialer Isolation, reduzierter Lebensqualität und einer erhöhten Anfälligkeit für psychische Störungen einher (Brady et al. 2021; Plaza-González et al. 2022).

Die langfristigen psychischen Auswirkungen von Luftschadstoffen sind weitreichend. Oudin et al. fanden heraus, dass Kinder, die in Regionen mit stärkerer Luftverschmutzung leben, häufiger psychiatrische Medikamente erhalten, was auf eine erhöhte Prävalenz psychischer Störungen hindeutet (Oudin et al. 2016). Zudem wird angenommen, dass Luftverschmutzung die Stressregulation beeinflusst, indem sie zu einer chronischen Aktivierung der Stress-Achse führt und dadurch die Anfälligkeit für psychische Erkrankungen weiter erhöht (Lob-Corzilius 2021). Hohe Feinstaubbelastungen können zudem mit internalisierenden (z. B. Depression, Angst) und externalisierenden (z. B. Verhaltensstörungen) Symptomen bei Kindern und Jugendlichen in Verbindung gebracht werden (Smolker et al. 2024). Diese Befunde deuten darauf hin, dass Luftschadstoffe nicht nur akute, sondern auch chronische psychische Belastungen verursachen können, die bis ins Erwachsenenalter anhalten.

Die psychischen Belastungen durch Hitzestress und Luftverschmutzung verstärken sich wechselseitig und bilden eine komplexe, gesundheitlich belastende Umweltbedingung, die besonders Kinder und Jugendliche trifft. Höhere Temperaturen begünstigen die Bildung von bodennahem Ozon und erhöhen die Konzentration von Feinstaubpartikeln, was die gesundheitlichen Risiken verstärkt, vor allem für Kinder, die durch ihre geringe Körpergröße mit ihren Atemorganen näher am Boden sind. Hitzestress führt zudem zu einer verstärkten Atemfrequenz, wodurch mehr Luftschadstoffe aufgenommen werden, was wiederum die beschriebenen Prozesse weiter verstärken kann. Besonders betroffen sind Kinder in städtischen Gebieten, die sowohl höheren Temperaturen als auch stärkerer Luftverschmutzung ausgesetzt sind. Um die psychische Gesundheit von Kindern und Jugendlichen zu schützen, sind daher integrierte Maßnahmen notwendig, die sowohl den Schutz vor Hitze als auch die Reduktion von Luftverschmutzung insbesondere in Städten und an verkehrsreichen Straßen berücksichtigen. Im Gesundheitssektor können darüber hinaus pädiatrische Sprechstunden genutzt werden, um gemeinsam mit den Sorgeberechtigten präventive Maßnahmen für Kinder und Jugendliche im Zusammenhang mit Hitzestress und Luftverschmutzung zu besprechen (Schwienhorst-Stich et al. 2023). Selbiges ist mit Blick auf die ähnlichen, negativen Effekte von Hitzestress und Luftschadstoffen auf die Lernentwicklung von Kindern und Jugendlichen für den schulischen Kontext erforderlich.

5.4.3 Komorbiditäten zwischen somatischen und psychischen Erkrankungen

Insgesamt besteht ein komplexes Wechselspiel zwischen psychosozialen Belastungen und somatischen Erkrankungen, wobei Stress nicht nur als Folge, sondern auch als Einflussfaktor auf die Krankheitsgenese, -verarbeitung und Behandlungscompliance wirkt. So berichten Kinder mit allergischem Asthma häufiger von Schlafstörungen, Angstgefühlen und depressiven Symptomen (Reiter et al. 2021), was ihre schulische Leistungsfähigkeit und ihr soziales Wohlbefinden zusätzlich beeinträchtigt. Zudem wurde ein Zusammenhang zwischen Asthma und Angstzuständen festgestellt, wobei Übergewicht als verstärkender Faktor wirkt, da es die mentale Gesundheit weiter negativ beeinflusst (Arrondo et al. 2022). Sowohl Asthma als auch Übergewicht – beides chronische Erkrankungen, die durch klimatische Stressoren wie Luftverschmutzung und Hitze begünstigt werden – können infolge von Vermeidungsverhalten, reduziertem sozialem Engagement und verminderter körperlicher Aktivität einen Teufelskreis verstärken (vgl. Fallbeispiel Max).

Eine Längsschnittstudie von Brady et al. zeigt zudem, dass Kinder mit chronischen Erkrankungen häufiger psychische Störungen entwickeln, begünstigt durch soziale Faktoren wie Mobbing und krankheitsbedingtem Schulabsentismus (Brady et al. 2021). Die Komplexität des hier nur beispielhaft skizzierten Wechselspiels zwischen krankheitsauslösenden und -aufrechterhaltenden Faktoren unterstreicht insgesamt die Notwendigkeit einer ganzheitlichen Anamnese und Behandlung auf Basis eines biopsychosozialökologischen Krankheitsmodells (Dohm et al. 2024).

5.5 Zur Rolle des Bedrohungsempfindens

5.5.1 Emotionale Reaktionen

Die Bewusstwerdung der ökologischen Krisen und ihrer vielfältigen existenziellen Auswirkungen ist ein fortlaufender Prozess, der sich – bei Kindern, Jugendlichen und Erwachsenen – über einen längeren Zeitraum erstreckt. Während die meisten Menschen die Existenz der Klimakrise grundsätzlich als Problem wahrnehmen, erkennen lediglich 10–15 % die zeitliche Dringlichkeit (Subran et al. 2021). Es ist zu erwarten, dass die emotionale Reaktion auf ökologische Krisen in den kommenden Jahren – vor allem infolge zunehmender Extremwetterereignisse – weiter zunimmt. Das subjektive Bedrohungsempfinden, häufig verbunden mit unangenehmen Emotionen, ist bei jungen Menschen besonders ausgeprägt, da sie aufgrund ihrer längeren verbleibenden Lebenszeit die Auswirkungen intensiver erleben und zudem über weniger entwickelte psychische Abwehr- und Emotionsregulationsmechanismen verfügen (Clayton et al. 2023).

Die Klimakrise manifestiert sich nicht nur in weitreichenden ökologischen und gesellschaftlichen Veränderungen, sondern hat auch tiefgreifende psychosoziale Konsequenzen, die insbesondere Kinder und Jugendliche in ihren sensiblen Entwicklungsphasen treffen. Eine unzureichende politische und gesellschaftliche Reaktion verstärkt das subjektive Bedrohungserleben, indem grundlegende Bedürfnisse wie Sicherheit und soziale Bindung beeinträchtigt werden (Hickman et al. 2021; König et al. 2025). Das Gefühl, nicht ausreichend geschützt zu sein und dass das zukünftige Leben immer unsicherer wird, kann langfristig die Entwicklung stören und Heranwachsende unter chronischen Stress setzen (Burke et al. 2018). Die dauerhafte Vermeidung solcher emotionalen Reaktionen kann jedoch nicht das Ziel der Auseinandersetzung mit ökologischen Krisen sein, auch weil Gefühle als Indikatoren für wichtige Bedürfnisse Aufmerksamkeit lenken und handlungsanregend wirken (Ford et al. 2018). Zwar kann das Verdrängen kurzfristig eine Entlastung bieten, doch löst es längerfristig weder die zugrunde liegende Anspannung noch das anhaltend belastende Grundproblem (Hu et al. 2014; Roy et al. 2018). Stattdessen sollte das Ausmaß des psychischen Stresses auf einem moderaten Niveau gehalten werden, um die Alltagstauglichkeit zu sichern und die Problemlage in das eigene Denken, Fühlen und Handeln zu integrieren (Asbrand et al. 2025, 2024).

Im Umgang mit aktuellen und potenziellen zukünftigen klimatischen Veränderungen äußern betroffene junge Menschen sowie Erwachsene eine Vielzahl emotionaler Reaktionen. Neben der oft diskutierten Angst werden Furcht, Ohnmachtsgefühle, Ärger, Frustration, Verzweiflung, Kummer, Trauer und Schuldgefühle berichtet (vgl. Tab. 5.2). Während Furcht als unmittelbare Reaktion auf akute Gefahren (etwa extreme Wetterereignisse) verstanden werden kann, resultieren Ohnmachtsgefühle häufig aus einem Mangel an realistischen Handlungsoptionen. Ärger und Wut richten sich gegen wahrgenommenes Fehlverhalten oder unzureichende politische Maßnahmen, während Frustration und Verzweiflung die Resignation gegenüber als unveränderlich empfundenen Zuständen widerspiegeln. Kummer, Trauer und Solastalgie treten vor allem im Zusammenhang mit persönlichen Verlusten oder dem unwiderruflichen Wandel vertrauter Umwelten auf, und Schuldgefühle können entstehen, wenn Individuen sich für einen übermäßigen ökologischen Fußabdruck oder mangelndes persönliches Engagement verantwortlich machen (Weintrobe 2024).

Grundsätzlich sind diese emotionalen Reaktionen als adaptive Mechanismen gegenüber realen, bedrohlichen Umweltveränderungen zu verstehen. Werden sie jedoch chronisch oder in sehr intensiver Form wiederholt erlebt, steigt das Risiko für die Entwicklung psychischer Erkrankungen, etwa in Form von Angststörungen oder depressiven Verstimmungen. Ein vertieftes Verständnis der komplexen Wechselwirkungen zwischen klimatisch bedingten Umweltveränderungen und den emotionalen Reaktionen junger Menschen ist daher unerlässlich (Rikner Martinsson und Ojala 2024). Es bildet die Basis für die Entwicklung gezielter Präventions- und Interventionsmaßnahmen, um langfristige negative Auswirkungen auf die psychische Gesundheit dieser vulnerablen Zielgruppe zu minimieren (Asbrand et al. 2025, 2024; Niessen und Peter 2022).

5.5.2 Zukunftssorgen und Klimaangst

Im öffentlichen und wissenschaftlichen Diskurs erhält das Phänomen der Klimaangst herausgehobene Beachtung. Zahlreiche Studien haben entsprechende Skalen entwickelt und untersuchen die Verbreitung dieser Angst in der Allgemeinbevölkerung – insbesondere bei jüngeren Altersgruppen. Eine der bekanntesten und umfangreichsten Untersuchungen, die sich an 16- bis 25-Jährige richtet, ist die von Hickman et al. in zehn Ländern durchgeführte Studie. Von den 10.000 befragten jungen Menschen schätzten 75 % ihre Zukunft als beängstigend ein, und 84 % äußerten mindestens mäßige Sorgen hinsichtlich der Folgen der Erderhitzung (Hickman et al. 2021). Zudem zeigt die Studie, dass das Spektrum emotionaler Reaktionen sehr breit gefächert ist. Junge Menschen aus dem Globalen Süden zeigten sich noch besorgter als jene im Globalen Norden und berichteten auch deutlich häufiger von Funktionsbeeinträchtigungen, ein Indikator für tatsächlichen Klimastress, im Zusammenhang mit den Folgen der Klimakrise.

Tab. 5.2 Mögliche emotionale Reaktionen auf die Folgen der Klimakrise (basierend auf Niessen und Peter 2022)

Emotionale Reaktion	Bedeutung im Kontext der Klimakrise
Angst	Eher vager Zustand innerer Unruhe, der auf eine wahrgenommene Bedrohung hindeutet (z. B. Zukunftsangst in Bezug auf sich verändernde Lebensbedingungen)
Furcht	Konkrete Angst angesichts einer akuten Gefahr (z. B. ein Waldbrand als akuter angstauslösender Stressor)
Ohnmacht	Starkes Gefühl der Hilflosigkeit im Zuge eines angstauslösenden Stressors bei fehlenden realistischen Handlungsoptionen (z. B., wenn eine Person nicht weiß, wie sie persönlich mit der Klimakrise umgehen soll)
Ärger & Wut	Eher spontane Reaktionen, die sich auf das Fehlverhalten anderer oder Ungerechtigkeiten beziehen (z. B. Ärger über Greenwashing; Wut auf untätige Politik)
Frustration	Missmut gegenüber einem Missstand, an dem sich absehbar nichts ändert (z. B. angesichts nicht umgesetzter Klimaziele)
Verzweiflung	Starke Hoffnungslosigkeit in einer als ausweglos empfundenen und sehr belastenden Situation (z. B., wenn man sich bewusst wird, dass das eigene Handeln bei Weitem nicht ausreicht)
Kummer	Gefühl der Niedergeschlagenheit bzw. Traurigkeit(z. B., wenn bei einer Flutkatastrophe viele Menschen gestorben sind)
Trauer	Tiefe Betroffenheit nach einem persönlichen Verlust (z. B., wenn Angehörige bei einer Flutkatastrophe gestorben sind)
Solastalgie	Gefühl eines endgültigen Verlustes von etwas, das zu verschwinden droht bzw. bereits verschwunden ist (z. B. die nostalgische Sehnsucht nach dem intakten Wald der eigenen Kindheit)
Schuld	Das Gefühl, etwas Falsches oder Schädliches getan zu haben (z. B. ein als zu groß empfundener ökologischer Fußabdruck)

Auch in Deutschland bestätigen aktuelle Befunde, dass globale Krisen wie die Klimakrise mit Ängsten und Sorgen unter jungen Menschen einhergehen. In der COSPY-Längsschnittstudie zur Untersuchung der psychosozialen Folgen der COVID-19-Pandemie berichteten im Herbst 2024 rund 57 % der befragten Jugendlichen, mittelmäßig bis sehr besorgt hinsichtlich des Klimawandels zu sein – ein signifikanter Anstieg gegenüber dem Vorjahr (Kaman et al. 2025). Auch König et al. konnten in einer repräsentativen Befragung von über 1000 Jugendlichen im Alter von zwölf bis 17 Jahren zeigen, dass die Auseinandersetzung mit der Klimakrise mit emotionalen Belastungen einhergeht: Rund 51 % machten sich Sorgen um die Zukunft angesichts des Klimawandels, 42 % fürchteten um ihre eigene Zukunft auf dem Planeten und rund 40 % der Jugendlichen machte die Ungewissheit über den weiteren Verlauf des Klimawandels Angst (König et al. 2025).

Bei einigen der Jugendlichen schienen die Sorgen zudem mit weitergehenden Beeinträchtigungen einherzugehen: 8 % berichteten zum Beispiel von Kopf- und Bauchschmerzen im Zusammenhang mit dem Klimawandel und 7 % meinten, dass der Klimawandel ihnen alle Energie raube.

Für jüngere Kinder gibt es bislang nur wenige Studien zu klimabezogenen Ängsten. In einer qualitativen Untersuchung wies Strife darauf hin, dass der überwiegende Teil der 50 befragten Kinder im Alter von zehn bis zwölf Jahren Gefühle von Angst, Traurigkeit und Wut im Hinblick auf Umweltprobleme äußerten (Strife 2012). Eine Elternbefragung von Dayton et al. dokumentierte eine altersabhängige Staffelung klimabezogener Sorgen: Bei 0- bis 5-Jährigen lagen die Bedenken bei 21,1 %, bei 6- bis 11-Jährigen bei 42,9 % und bei 12- bis 17-Jährigen bei 55,7 % (Dayton et al. 2023). Die mit über 4000 Teilnehmenden vielleicht umfangreichste Studie zu diesem Thema stammt aus einer Untersuchung von Warner Bros. Discovery (Warner Bros Discovery 2021). Diese befragte 6- bis 12-jährige Kinder in 13 Ländern, darunter Deutschland, und ergab, dass 91 % der Befragten besorgt über die Klimakrise waren, 83 % planten, selbst aktiv zu werden, und 78 % äußerten den Wunsch, mehr darüber zu erfahren. Zudem legt die Studie nahe, dass vor allem die eigene Mutter für Kinder als Vorbild für das Klimaengagement gilt, gefolgt vom Vater und von Lehrkräften.

▶ **Definition** *Klimaangst* bezeichnet eine andauernde, eher unspezifische Angst oder Sorge vor einem ökologischen Kollaps infolge irreversibler klimatischer Veränderungen, begleitet von Unsicherheit, Unvorhersehbarkeit und dem Gefühl der Unkontrollierbarkeit. Sie entsteht aus dem Bewusstsein, dass die ökologischen Grundlagen der menschlichen Existenz bedroht sind und manifestiert sich in einer breiten Palette emotionaler Reaktionen (EFPA Expert Reference Group 2023; Heinzel et al. 2025).

Klimaangst kann als eine normale, wenn auch unangenehme Reaktion auf die Bedrohung durch den Klimawandel und seine sozialökologischen Folgen verstanden werden. Sie zeugt von einer intakten emotionalen Wahrnehmung, die grundlegend für die persönliche Entwicklung, die Ausbildung einer eigenen Haltung und Identität sowie das allgemeine psychische Wohlbefinden ist. Anstatt Klimaangst zu pathologisieren, sollte sie als ein differenziertes emotionales Erleben ernst genommen werden – in der Regel ohne unmittelbaren Bedarf an medizinischer Intervention (Dohm et al. 2023). Vielmehr kann sie Motivation sein, aktiv auf die bestehenden Bedrohungen zu reagieren (Bechtoldt et al. 2024).

Damit dies gelingt, ist jedoch entscheidend, den betroffenen Kindern und Jugendlichen Handlungswissen zu vermitteln und ihr Engagement ernst zu nehmen und zu unterstützen (Asbrand et al. 2024; Peter et al. 2021). Da die Herausforderungen der Klimakrise über das individuelle Handlungsvermögen und die verfügbaren Ressourcen einzelner Menschen hinausgehen, können problemfokussierte Bewältigungsstrategien jedoch selbst zur zusätzlichen Belastung werden – insbesondere, wenn Lösungsmöglichkeiten als aussichtslos empfunden werden (Asbrand et al. 2024; Ojala und Bengtsson 2019). Die Bereitstellung von Informationen über effektive und realisierbare Handlungsoptionen, vor allem auf kollektiver Ebene, kann dazu beitragen, die Handlungskompetenzen junger Menschen zu stärken, das Gefühl der Hilflosigkeit zu verringern und Selbstwirksamkeitserleben zu fördern. Fehlt hingegen das erforderliche Handlungswissen, steigt die Gefahr, dass Klimaangst durch Verdrängung aufgelöst wird oder – in bislang seltenen Fällen – in die Entwicklung von Symptomen mündet, die mit psychischen Erkrankungen in Verbindung stehen (Dohm et al. 2023; Peter et al. 2021).

Doch nicht nur die Klimakrise an sich kann Kindern und Jugendlichen (und Erwachsenen) Angst machen, auch die Aussicht auf die notwendigen tiefgreifenden gesellschaftlichen Veränderungen für eine umfassende Transformation hin zur Klimaneutralität können Ängste, Sorgen und viele weitere Gefühle hervorrufen (Peter und Hausmann 2023). Insbesondere, wenn diese als überfordernd erlebt werden und keine wirksamen und machbaren Handlungsmöglichkeiten zur Verfügung stehen, kann dies emotionale Abwehrprozesse wie Verdrängung, Vermeidung, inneren Widerstand und Reaktanz begünstigen, die in der Konfrontation mit klima- und gesundheitsschützenden Gruppen den gesellschaftlichen Zusammenhalt gefährden und die Umsetzung klimapolitischer Maßnahmen erschweren können (Homer-Dixon et al. 2021). Hierzu gibt es jedoch weitaus weniger Forschung im Vergleich zu den emotionalen Reaktionen gegenüber den drohenden existenziellen Folgen der Klimakrise (Bilfinger et al. 2024).

5.5.3 Wahrnehmung fehlender Verantwortungsübernahme durch Erwachsene

Die Folgen weltweiter Krisen treffen Bevölkerungsgruppen mit unterschiedlichen Ressourcen in unterschiedlichem Ausmaß: Die Pandemie hat gezeigt, dass besonders gesellschaftlich benachteiligte Kinder und Jugendliche größeren Risiken ausgesetzt sind (Ravens-Sieberer et al. 2022). Global gesehen sind vor allem junge Menschen aus Ländern mit eingeschränkter Gesundheits- und Bildungsinfrastruktur oder unsicheren politischen Verhältnissen gefährdet, und unter prekären Lebensbedingungen sind die individuellen Schutzmöglichkeiten vor schädlichen Umwelteinflüssen geringer (Schramkowski 2022). Die Zerstörung von Umwelt und Natur durch den Menschen wird von Schramkowski (2022) als „chronische Kindeswohlgefährdung“ bezeichnet. Umso wichtiger sind funktionierende gesellschaftliche Institutionen, die soziale Ungleichheiten ausgleichen – obwohl diese, insbesondere Schulen, selbst unter enormem Druck stehen (Asbrand et al. 2025, 2024).

Die Studie von Hickman et al. zeigt, dass ein Großteil der befragten jungen Menschen nur wenig Vertrauen in die Klimapolitik der Regierungen hat, da sie das Gefühl haben, es werde nicht genug getan (Hickman et al. 2021). Tatsächlich bleiben klimaschädliche

Lebensweisen trotz positiver gesellschaftlicher Trends weiterhin die Norm. Ebenso problematisch sind medial entwarnende oder bagatellisierende Berichterstattungen, bei denen ökologische Krisen lediglich als ein Thema unter vielen behandelt werden oder gar nicht. Das individuelle Abweichen von klima- und umweltschädlichen Normen ist oft mit hohen persönlichen Kosten verbunden. Menschen, die sich der ökologischen Krisen bewusstwerden, erleben häufig, dass ein eigener lösungsorientierter Beitrag nicht nur schwer umzusetzen ist, sondern auch mit erheblichen persönlichen Nachteilen einhergehen kann. In diesem Spannungsfeld zwischen der wahrgenommenen Bedrohung durch ökologische Krisen und der Angst vor materiellen oder sozialen Verlusten infolge notwendiger gesellschaftlicher Veränderungen treten innere und zwischenmenschliche Konflikte auf. Diese Konflikte werden häufig durch aktive Handlungen – sei es in Form von Klimaschutz oder Widerstand – oder durch kognitive Bewältigungsstrategien wie Bagatellisierung, Verdrängung oder Verleugnung gelöst.

Die junge Fridays-for-Future-Bewegung hat diese Konflikte offengelegt und ein Phänomen sichtbar gemacht, bei dem die Verantwortung für die Zukunft zunehmend auf die jungen Generationen verlagert wird – ein Prozess, der aus der Familientherapie als Parentifizierung bekannt ist. Dabei werden Erwachsenenaufgaben übermäßig auf Heranwachsende übertragen, die gezwungen sind, die „elterliche Sorge" für sich selbst zu übernehmen – eine enorme Belastung, insbesondere, wenn die Übernahme der Verantwortung nicht zu wirksamen politischen Veränderungen führt. Gleichzeitig haben junge Menschen in ihrem Engagement für mehr Klima- und Umweltschutz häufig verschiedene Formen von Adultismus erlebt, indem ihre Anliegen von älteren Generationen oft abgewertet und als unrealistisch oder übertrieben dargestellt wurden (ausführlich in Asbrand et al. 2025).

► **Hintergrund** Im Kontext der Klimakrise agieren junge Menschen im Spannungsfeld zwischen Adultismus und Parentifizierung. *Adultismus* bedeutet, dass ältere Generationen die Anliegen der Jugend oft abwerten und als übertrieben oder unrealistisch ansehen. *Parentifizierung* beschreibt wiederum, dass jungen Menschen zu viel Verantwortung übertragen wird, obwohl sie dafür emotional und psychisch oft noch nicht bereit sind. Dies kann dazu führen, dass sie sich überfordert, entmutigt und ohnmächtig fühlen. Gleichzeitig zeigen viele Jugendliche trotz dieser Belastungen ein ausgeprägtes Engagement, was den dringenden Bedarf an unterstützenden Strukturen und einem offenen Dialog unterstreicht. Um eine inklusive und widerstandsfähige Gesellschaft zu fördern, müssen die Sorgen der Jugend ernst genommen werden.

5.6 Schutzfaktoren, Prävention, Intervention

Forschungen zu Adverse Childhood Experiences (ACE) zeigen, dass belastende Kindheitserfahrungen – wie Gewalt, Vernachlässigung oder chronischer Stress – langfristige negative Auswirkungen auf die psychische und physische Gesundheit haben können. Studien belegen, dass solche ACE das Risiko für Angststörungen, Depressionen und andere Erkrankungen im späteren Leben signifikant erhöhen können, indem sie biologische Stressreaktionen und neuronale Entwicklungsprozesse nachhaltig beeinflussen (Hughes et al. 2017). Gleichzeitig zeigt die Resilienzforschung, dass schützende Faktoren wie stabile soziale Beziehungen, Selbstwirksamkeit und die Förderung von Coping-Strategien dazu beitragen können, negative Auswirkungen von frühen Belastungen abzumildern (Ma et al. 2022).

Eine Studie von Ma et al. hat systematisch Risiko- und Schutzfaktoren für das psychische Wohlbefinden junger Menschen im Kontext der Erderhitzung untersucht und dafür über 90 Studien ausgewertet (Ma et al. 2022). Dabei zeigte sich, dass eine direkte Exposition gegenüber klimabedingten Extremereignissen mit erhöhten Raten von Angst, Depression und posttraumatischen Belastungsstörungen bei Heranwachsenden und jungen Erwachsenen einhergeht. Zusätzlich verschärfen sozioökonomische Unsicherheiten, familiäre Instabilität und der eingeschränkte Zugang zu unterstützenden Ressourcen das Risiko für psychische Belastungen. Auf der anderen Seite identifizierte die Studie verschiedene Schutzfaktoren, die solche negativen Effekte abmildern können. Dazu gehören starke soziale Netzwerke, resiliente Bewältigungsstrategien, positive familiäre Beziehungen sowie der Zugang zu präventiven und therapeutischen Angeboten.

Die Widerstandskraft von Kindern und Jugendlichen gegenüber den psychischen Belastungen der Klimakrise hängt maßgeblich vom Zusammenspiel individueller, familiärer, sozialer, gesellschaftlicher und umweltbedingter Schutzfaktoren ab. Ein stabilisierendes familiäres Umfeld, das durch ökonomische Sicherheit, emotionale Unterstützung und konsistente Beziehungsstrukturen charakterisiert ist, bildet dabei einen zentralen Schutzmechanismus, der dazu beiträgt, Stress und zukünftige Belastungen abzumildern (Cobham et al. 2016; Gayatri und Puspitasari 2023). Ergänzend spielt ein funktionierendes Bildungssystem, das nicht nur die Wissensvermittlung im Blick hat, sondern auch psychosoziale Stabilität bietet, eine entscheidende Rolle, während der Zugang zu einer leistungsfähigen und spezialisierten Gesundheitsversorgung – insbesondere im Bereich psychischer Betreuung – essenziell ist, um psychischen Erkrankungen frühzeitig zu begegnen (Mazrekaj und De Witte 2024; Plötner et al. 2022). Darüber hinaus fungieren stabile soziale Netzwerke und Gemeinschaftsstrukturen als Puffer gegen Isolation und biografische Brüche, indem sie durch den Erhalt vertrauter sozialer Bindungen und partizipative Entscheidungsprozesse das Gefühl von Zugehörigkeit und Sicherheit stärken (Pfefferbaum et al. 2016; Saeed und Gargano 2022). Insgesamt ermöglichen diese multiplen, sich ergänzenden sozialen Schutzfaktoren einen resilienten Umgang mit den langfristigen psychosozialen Herausforderungen, die aus den direkten und indirekten Auswirkungen der Klimakrise resultieren.

Darüber hinaus ist eine gesunde, schadstoffarme und gegen Umweltstressoren geschützte Umgebung wichtig für die Entwicklung von Kindern und Jugendlichen, in der sie aufwachsen können und ausreichend Raum und Sicherheit haben, sich zu entfalten (Fieber et al. 2024; Peter 2024; Weimann 2024). Dies wird mit Blick auf das wachsende Risiko durch Extremwetter und andere schleichend einziehende Faktoren zunehmend schwieriger. Hier sind ganzheitliche Konzepte gefragt, die alle gesellschaftlichen Ebenen und Sektoren, insbesondere den Gesundheits-, Sozial- und Bildungssektor umfassen (Asbrand et al. 2024; SVR Gesundheit 2023).

5.6.1 Resilienz und soziale Unterstützung

Resilienz – das zentrale sozialwissenschaftliche Konzept zur Widerstandskraft von Individuen, Gruppen und Gesellschaften – beschreibt die Fähigkeit, auf Belastungen und Krisensituationen flexibel zu reagieren, grundlegende Funktionen aufrechtzuerhalten und sich an veränderte Bedingungen anzupassen, um gestärkt daraus hervorzugehen (Fröhlich-Gildhoff und Rönnau-Böse 2021; Peter und Niessen 2022). Im Kontext der Klimakrise umfasst Resilienz kurzfristige Coping-Strategien, mittelfristige Anpassungsleistungen (Adaptation) und langfristige Transformationsprozesse (vgl. Tab. 5.3). Gerade bei lang andauernden, komplexen Krisen ist Resilienz auf individueller sowie kollektiver Ebene – etwa in Familie, Schule oder Gemeinde – essenziell. Eine ausgeprägte Resilienz unterstützt dabei, mit akuten Krisenszenarien und den damit verbundenen emotionalen Reaktionen konstruktiv umzugehen, sodass Gesundheit und Handlungsfähigkeit sowohl auf individueller als auch auf institutioneller oder gesellschaftlicher Ebene gestärkt werden (Asbrand et al. 2024; Peter und Niessen 2022).

Kinder und Jugendliche sind besonders anfällig für die Folgen der Klimakrise. Generelle Schutzfaktoren, die zusammen die Resilienz in dieser Altersgruppe ausmachen, sind vielfältig: Individuelle Faktoren wie ein starkes Selbstwertgefühl, die Fähigkeit zur Problemlösung, emotionale Regulation und das Vertrauen in die eigene Wirksamkeit spielen zum Beispiel eine zentrale Rolle (Fröhlich-Gildhoff und Rönnau-Böse 2021). Unterstützung durch Familie, Gleichaltrige, Bildungseinrichtungen und soziale Netzwerke stärken darüber hinaus das Gefühl von Zugehörigkeit und sozialer Sicherheit (Niitsu et al. 2017). Ebenso entscheidend sind strukturelle Bedingungen wie der Zugang zu stabilen Bildungsangeboten, Gesundheitsdiensten und einer darüber hinaus fördernden sozialen Umwelt (Clayton et al. 2017). Zusammenfassend ergeben sich daraus die zentralen Faktoren der Wirksamkeitserfahrungen sowie der sozialen Eingebundenheit und Unterstützung. Der Schutz von Kindern und Jugendlichen hängt maßgeblich davon ab, inwieweit resilienzfördernde Umgebungen geschaffen werden, die sowohl die persönliche Entwicklung unterstützen als auch nachhaltige gesellschaftliche Strukturen fördern.

Tab. 5.3 Sechs-Felder-Tafel zur Entwicklung und Gestaltung von Resilienz adaptiert nach Asbrand et al. (2025)

	Bewältigen	Anpassen	Entwickeln
Individuen	Akute Stressbewältigung: z. B. Verwendung von Entspannungs- und Atemtechniken direkt nach plötzlichen Belastungen (z. B. Hitzewellen, Unwetter, beruflicher Stress) Emotionale Stabilisierung: z. B. Achtsamkeitsübungen, um Angst oder Frustration zu reduzieren	Proaktive Selbstfürsorge: Entwicklung von Routinen (z. B. regelmäßige Trinkpausen, Schutzmaßnahmen gegen Hitze) Ressourcenaufbau: Teilnahme an Workshops oder Austauschgruppen, um soziale, emotionale und kommunikative Kompetenzen zu stärken	Langfristige Selbstwirksamkeit: Engagement in gemeinnützigen Initiativen (z. B. Klimaschutz, Nachbarschaftshilfe), um aktiv Lösungsansätze zu gestalten Persönliche Weiterentwicklung: Aufbau eines stabilen Selbstwertgefühls und einer zukunftsorientierten Haltung (z. B. durch Freiwilligendienst)
Kollektiv	Gemeinsame Notfallpläne: Organisationen oder Gemeinden entwickeln Sofortmaßnahmen für akute Krisen (z. B. Evakuierungspläne, Hitzeschutzpläne) Spontane Kooperation: Ad-hoc-Hilfsaktionen (z. B. Trinkstationen, Verteilen von Hilfsgütern) in Notsituationen	Gemeinschaftliche Anpassungsstrategien: flexible Arbeits- und Betreuungszeiten in Hitzeperioden, Ausbau schattiger Bereiche, Schaffung von kühlen Rückzugsräumen Kooperation: Zusammenarbeit mit Behörden, NGOs oder lokalen Initiativen zum Aufbau krisensicherer Strukturen	Strukturelle Transformation: Entwicklung langfristiger Konzepte für Nachhaltigkeit, Klimaschutz und soziale Gerechtigkeit Verankerung in Leitlinien: Aufnahme von Resilienz- und Nachhaltigkeitsthemen in Regelwerke, Leitbilder oder Handlungspläne, um kollektive Lern- und Handlungsfähigkeit zu sichern

Soziale Unterstützung erweist sich als besonders zentraler Resilienzfaktor. Dabei ist insbesondere die wahrgenommene soziale Unterstützung von Bedeutung, da sie das subjektive Wohlbefinden stärker prägt als objektive Größen wie der Umfang des sozialen Netzwerkes (Santini et al. 2015; Zell und Stockus 2024). Gerade in stressreichen Situationen entfaltet soziale Unterstützung eine puffernde Wirkung (Turner und Brown 2009). Bereits in den frühen Lebensjahren legen stabile Bindungen die Basis für Selbstwirksamkeit und adaptive Bewältigungsstrategien (McPherson et al. 2014), während im schulischen Kontext positive Interaktionen mit Lehrkräften das Wohlbefinden fördern. Langfristig trägt die Erfahrung, in ein unterstützendes Netzwerk eingebunden zu sein, maßgeblich zur Entwicklung psychischer Widerstandsfähigkeit bei – das Fehlen dieser Unterstützung führt hingegen zu Isolation und erhöht das Risiko für bedeutsame psychische Belastungen (Loades et al. 2020; Wang et al. 2018). Angesichts zunehmender sozialer Einsamkeit, vor allem seit der COVID-19-Pandemie (Buecker et al. 2020; Luhmann et al. 2023), ist es umso entscheidender, soziale Unterstützungsangebote in Bildungseinrichtungen und im Gesundheitsbereich gezielt zu fördern.

5.6.2 Familiäre Unterstützung

Familiäre Unterstützung stellt eine zentrale Grundlage für das psychische Wohlbefinden dar, da sie Kindern und Jugendlichen in Krisenzeiten emotionale Sicherheit und Orientierung bietet (Cobham et al. 2016). Die Familie bildet das primäre soziale Netzwerk, in dem stabile Bindungen und wertschätzende Beziehungen essenziell für eine gesunde psychosoziale Entwicklung sind. Dies wurde beispielsweise während der COVID-19-Pandemie deutlich, in der familiäre Strukturen erheblich beansprucht wurden und ein offener Umgang mit Ängsten und Belastungen notwendig war (Gayatri und Puspitasari 2023; Kaman et al. 2024). Zudem sind soziale Beziehungen und die wahrgenommene Unterstützung durch Bezugspersonen entscheidend für den Aufbau von Resilienz. Studien belegen, dass frühe Bindungserfahrungen – wie sie in der Familie vermittelt werden – die Grundlage für die emotionale Entwicklung bilden (McPherson et al. 2014). Ein unterstützendes familiäres Umfeld, in dem auch Krisenthemen wie die Klimakrise offen und konstruktiv diskutiert werden, kann dazu beitragen, dass Kinder und Jugendliche lernen, Stress und komplexe Herausforderungen besser zu bewältigen.

Darüber hinaus ist es für Eltern als enge Bezugspersonen entscheidend, sich aktiv mit den aktuellen Herausforderungen auseinanderzusetzen und eigene Handlungsspielräume zu erkennen, um als wirksames Vorbild zu agieren. Die Integration konkreter, alltagstauglicher Handlungsoptionen – etwa gemeinsame Aktivitäten zur Förderung von Nachhaltigkeit – kann nicht nur individuelle Verhaltensänderungen unterstützen, sondern auch kollektive Lösungsansätze vorantreiben. Letztlich wirkt familiäre Unterstützung als Puffer gegen psychische Belastungen, indem sie das Gefühl vermittelt, geliebt, geschätzt und in ein unterstützendes Netzwerk eingebunden zu sein.

Mit Kindern über die Klimakrise reden

- **Altersgerechte Kommunikation:** Verwenden Sie einfache, verständliche Sprache und passen Sie die Inhalte dem Entwicklungsstand des Kindes an. Vermeiden Sie übermäßige Fachbegriffe und vermitteln Sie Informationen behutsam, ohne Ängste zu schüren.

- **Emotionale Validierung:** Erkennen Sie die Gefühle der Kinder an und nehmen Sie ihre Sorgen ernst. Ermutigen Sie sie, ihre Emotionen auszudrücken, und bieten Sie empathische Unterstützung.
- **Fokus auf Handlungsmöglichkeiten:** Vermitteln Sie konkrete, positive Handlungsmöglichkeiten, die den Kindern das Gefühl von Kontrolle und Selbstwirksamkeit geben. Zeigen Sie, was sie in ihrem Alltag umsetzen können.
- **Resilienzförderung:** Stärken Sie das Selbstwertgefühl und die Bewältigungsstrategien der Kinder, indem Sie auf ihre Ressourcen und Fähigkeiten verweisen. Erklären Sie, dass es in schwierigen Zeiten normal ist, sich überfordert zu fühlen, und dass gemeinsam Lösungen gefunden werden können.
- **Offener Dialog:** Schaffen Sie einen sicheren Raum für Gespräche, in dem Kinder Fragen stellen und ihre Gedanken frei äußern können. Seien Sie offen, ehrlich und transparent, und betonen Sie, dass es in Ordnung ist, nicht alle Antworten zu kennen.
- **Integration von positiven Beispielen:** Stellen Sie erfolgreiche Projekte und Initiativen vor, die zeigen, dass Veränderungen möglich sind. Dies fördert Zuversicht. (ausführlich in Psychologists/Psychotherapists_for_Future 2022)

5.6.3 Unterstützung im Bildungssystem

Das Bildungssystem spielt eine entscheidende Rolle bei der Unterstützung von Kindern und Jugendlichen in der psychischen Bewältigung der Klimakrise, da es nicht nur einen Schutzraum für den Umgang mit Krisenerlebnissen bieten, sondern auch aktiv zur Förderung von Resilienz beitragen kann (Asbrand et al. 2025, 2024). Ein ganzheitlicher Bildungsansatz ist dabei von zentraler Bedeutung. Die Klimabildung selbst fokussiert, wie der Name andeutet, auf die Problematik des Klimawandels und die damit verbundenen Anforderungen an das Bildungssystem. Dabei stützt sie sich teilweise auf die Konzepte der transformativen „Bildung für nachhaltige Entwicklung" (BNE), die das Ziel verfolgt, Entwicklungen in Bezug auf Umwelt, Mensch und Wirtschaft abzuschätzen und zu verstehen. Das übergeordnete Ziel ist die Entwicklung von Gestaltungskompetenz, die den Lernenden ermöglicht, die Zukunft aktiv und eigenverantwortlich mitzugestalten – ein Lernen, das nicht nur die individuelle Entwicklung, sondern auch den Beitrag zum kollektiven Überleben und Wohlergehen in den Mittelpunkt stellt. BNE wird als Querschnittskonzept verstanden, das auf eine Neuorientierung aller Bildungsbereiche abzielt und als ganzheitlicher Lehr- und Lernansatz (Whole Institution Approach) Bildungseinrichtungen dazu anregt, nachhaltige Entwicklung in ihrer Gesamtheit zu verankern (Holst et al. 2024).

Ein fächerübergreifender Ansatz, der kognitive, emotionale und soziale Aspekte vereint, unterstützt junge Menschen dabei, die Bewältigung der Krisen als einen gemeinschaftlichen Prozess zu begreifen und aktiv mitzugestalten (Finnegan und D'Abreu 2024). Eine systematische Förderung emotionaler Kompetenzen, die in Krisen besonders gefragt sind und in der Klima- und Nachhaltigkeitsbildung ebenfalls, ist jedoch im deutschen Schulsystem nicht verankert (Grund und Holst 2023). Gefordert ist eine pädagogische Praxis, in der Emotionen bzw. emotionale Reaktionen in einem sicheren sozialen Klima erlebt, ausgedrückt und verstanden werden können (Grund et al. 2024). Ein weiterer zentraler Aspekt schulischer Unterstützung ist die Förderung der Selbstwirksamkeit, die durch partizipative Ansätze erreicht werden kann, in denen Schüler*innen aktiv in Projekte zur nachhaltigen Entwicklung eingebunden werden bzw. diese selbst anstoßen. Dadurch werden sowohl individuelle als auch kollektive Wirksamkeitserfahrungen gestärkt, was sich positiv auf die psychische Gesundheit auswirkt (Asbrand et al. 2025).

Das psychosoziale Bewältigungsmodell ACOMA (Acceptance, Constructive Hope, Meaning, Committed Action, Connection with Others) bietet eine strukturierte Herangehensweise, um Kinder und Jugendliche in der Bewältigung größerer Krisen wie der Klimakrise zu unterstützen (Asbrand et al. 2025) – nicht nur im schulischen Kontext, sondern auch in anderen sozialen Umfeldern. Der Ansatz integriert bereits bewährte Elemente der Gesundheitsförderung und Krisenintervention:

1. Akzeptanz der Krise: Das Bewusstsein für die Krise wird geschärft und die Auseinandersetzung mit den entstehenden emotionalen Reaktionen gefördert – beispielsweise durch angeleitete Gesprächsrunden.
2. Konstruktive Hoffnung (Zuversicht): Durch die Vermittlung positiver Beispiele und realistischer Lösungsansätze wird ein Gefühl von Handlungsfähigkeit aufgebaut, das alleiniger Ohnmacht und Aussichtslosigkeit entgegenwirkt.
3. Sinnfindung: Die Krise wird trotz aller Widrigkeiten nicht nur als Bedrohung, sondern auch als Möglichkeitsraum für nachhaltige Entwicklung und Verbesserung sozialer Verhältnisse betrachtet, etwa durch die Auseinandersetzung mit sozialer Gerechtigkeit und innovativen Umweltlösungen.
4. Sinnstiftendes Handeln: Konkrete Aktivitäten, wie Projekte zur Umgestaltung des Schulumfeldes oder lokale Nachhaltigkeitsinitiativen, stärken das Erleben von Selbst- und kollektiver Wirksamkeit.

Die Einbettung in soziale Kontexte und Settings bildet den zentralen Rahmen für diese Säulen des ACOMA-Modells. Durch den Austausch und das Teilen von Erfahrungen in der Klasse, in Mitbestimmungsgremien oder Gemeinschaftsprojekten können Kinder und Jugendliche voneinander lernen, emotionale Unterstützung erhalten und gemeinsam Bewältigungsstrategien entwickeln. Diese kollektiven Interaktionen fördern nicht nur das Gefühl der Zugehörigkeit, sondern stärken auch das Vertrauen in die eigene

Handlungsfähigkeit. Durch eine solche Herangehensweise kann nicht nur die psychische Widerstandskraft junger Menschen gestärkt werden, sondern auch die Verbindung zwischen individuellem Wohlbefinden und gesellschaftlichem Engagement – und somit eröffnen sich wichtige Perspektiven, die weit über die Schulzeit hinausreichen.

5.6.4 Unterstützung in der heilberuflichen Praxis

Im heilberuflichen Setting ist es zentral, jungen Menschen einen geschützten Raum zu bieten, in dem sie ihre Sorgen und Ängste und andere emotionale Reaktionen im Zusammenhang mit der Klimakrise offen äußern können. Dabei sollten alle geäußerten Reaktionen – selbst solche, die den behandelnden Fachkräften kontraintuitiv erscheinen – sachlich eingeordnet und als in der Regel angemessene Reaktionen auf eine globale Herausforderung validiert werden. Eine Thematisierung der Klimakrise in der Behandlung ermöglicht es, die emotionalen Belastungen der Betroffenen zu adressieren und vorhandene Gefühle der Isolation zu reduzieren. Eine offene, unvoreingenommene Haltung schafft dabei Sicherheit und Verständnis und unterstützt die Entwicklung einer individuell angepassten Balance aus Engagement, Akzeptanz und Phasen der Erholung, sodass aus anfänglicher Hilflosigkeit langfristig Selbstwirksamkeit erwachsen kann (Chmielewski 2023).

Ein zentrales Element in der Behandlung ist die Validierung der Gefühle der jungen Menschen. Dafür ist es essenziell, dass sich auch die medizinischen bzw. therapeutischen Fachkräfte intensiv mit ihrem eigenen emotionalen Erleben in Bezug auf die Klimakrise auseinandersetzen. In bestimmten Fällen kann eine selektive Selbstöffnung dazu beitragen, dass sich Kinder und Jugendliche weniger allein fühlen und ihre Emotionen besser verstehen (Psychologists/Psychotherapists for Future 2022). Gemeinsame Realitätschecks in therapeutischen Sitzungen helfen zudem, berechtigte Besorgnis von einer lähmenden Dauerfokussierung auf negative Inhalte zu unterscheiden.

Darüber hinaus ist es wichtig, dass auch Eltern in die Behandlung einbezogen werden, gerade auch weil einige bewusst die Auseinandersetzung mit der Klimakrise vermeiden – ein kurzfristig schützender, langfristig jedoch dysfunktionaler Mechanismus. Im heilberuflichen Kontext sollten Eltern unterstützt werden, sich selbst als wirksam zu erleben, um ihren Kindern emotionalen Halt geben und als Vorbilder agieren zu können. Praktische und alltagstaugliche Handlungsoptionen, die über reine Verhaltensänderungen hinausgehen, sollten angeboten werden, um einen konstruktiven Umgang mit der Vielzahl von Katastrophennachrichten zu ermöglichen und klimabezogenen Stress zu normalisieren, ohne in Verdrängung oder Katastrophisierung zu verfallen (Dohm et al. 2023).

Angesichts der wachsenden psychischen Krankheitslast, die durch die Klimakrise verstärkt wird, ist es zudem im heilberuflichen Setting unabdingbar, adäquate Versorgungsmöglichkeiten bereitzustellen – insbesondere in der psychosozialen Notfallversorgung.

Da die Wartezeiten auf therapeutische Behandlungsplätze bereits erheblich sind (Plötner et al. 2022), müssen verstärkt präventive Ansätze verfolgt und psychotherapeutisches sowie medizinisches Fachwissen in konkrete Behandlungsstrategien umgesetzt werden. Der Austausch in kollegialen Netzwerken oder die Kooperation mit Initiativen wie „Health for Future" und der Deutschen Allianz Klimawandel und Gesundheit e. V. (KLUG) kann dabei helfen, die Effektivität klinischer Interventionen zu steigern.

► **Hinweis** Das wirksamste Mittel gegen Klimaangst und entsprechende Sorgen liegt weder in einer medizinischen noch in einer psychotherapeutischen Intervention, sondern es besteht in einem gemeinschaftlichen, ambitionierten Klima- und Umweltschutz. Hier sind auch die Heilberufe und ihre Institutionen gefragt.

5.7 Fazit für die Praxis

Die Klimakrise wirkt sich in vielfältiger Weise auf die psychische Gesundheit junger Menschen aus. Direktes Miterleben von Extremwetterereignissen wie Hitzewellen, Überschwemmungen und Waldbränden löst akute Stressreaktionen aus, während indirekte Effekte – etwa der Verlust vertrauter Umwelten und veränderte soziale Strukturen – zu einem dauerhaften Gefühl von Unsicherheit und Bedrohung beitragen. Gleichzeitig aktivieren biologische Mechanismen weitere physiologische Reaktionen, die das Risiko für psychische Erkrankungen erhöhen. Hinzu kommt die ständige Auseinandersetzung mit der Bedrohung von Lebensbedingungen und Zukunft sowie damit, dass gesellschaftlich nicht ausreichend gegen diese Bedrohung vorgegangen wird. Diese vier Dimensionen – direkte Belastungen, indirekte Auswirkungen, biologische Wirkfaktoren und das subjektive Bedrohungsempfinden – bilden zusammen die umfassende psychische Herausforderung, der junge Menschen in der Klimakrise ausgesetzt sind.

Im klinischen Setting, in Schulen und Bildungseinrichtungen sowie innerhalb der Familie – als zentrale Felder der Unterstützung – müssen diese Dimensionen kontinuierlich berücksichtigt werden. So sollten Gesundheitsfachkräfte einen geschützten Rahmen schaffen, in dem Kinder, Jugendliche und ihre Bezugspersonen offen über ihre Erlebnisse und Ängste sprechen können. Zudem sollten sie über Risiken und Schutzmöglichkeiten aufklären und konkrete Handlungsempfehlungen vorhalten. Schulen und andere Bildungseinrichtungen haben die Aufgabe, nicht nur deklaratives Wissen über die Klimakrise und ihre Folgen zu vermitteln, sondern auch praktische Handlungsoptionen und Strategien zur Resilienzförderung zu integrieren. Nicht zuletzt spielt die Familie als primäres soziales Netzwerk eine entscheidende Rolle, indem stabile Bindungen und eine konstruktive Auseinandersetzung mit Krisenthemen für emotionale Sicherheit sorgen.

Mittel- und langfristig ist es von zentraler Bedeutung, den zunehmenden Ressourcenmangel in der psychischen Gesundheitsversorgung wie auch in den präventiven Feldern anzugehen, um der sich abzeichnenden wachsenden Krankheitslast infolge der Klimakrise gerecht zu werden und aktiv entgegenzuwirken. Bereits heute sind Wartezeiten auf therapeutische Behandlungsplätze erheblich, und es ist unrealistisch, den steigenden Bedarf allein durch den Ausbau bestehender Strukturen zu decken. Ein integrierter, ganzheitlicher Ansatz, der heilberufliche, pädagogische, soziale und familiäre Ressourcen bündelt, ist daher erforderlich, um präventive Maßnahmen und fortlaufende Unterstützung nachhaltig zu gestalten. Nur durch eine interdisziplinäre Zusammenarbeit und gezielte politische Entscheidungen kann der Schutz der psychischen Gesundheit junger Menschen und somit auch perspektivisch der gesamten Bevölkerung langfristig sichergestellt werden.

Literatur

Adu MK, Agyapong B, Agyapong VIO (2024) Exploring the impact of wildfires on children's psychological well-being: a comprehensive review of recent literature. Eur Psychiatry 67(S1):S460–S460. https://doi.org/10.1192/j.eurpsy.2024.953

Arjmand H-A, Seabrook E, Bakker D, Rickard N (2021) Mental health consequences of adversity in australia: national bushfir es associated with increased depressive symptoms, while covid-19 pande mic associated with increased symptoms of anxiety. Front Psychol 12:635158. https://doi.org/10.3389/fpsyg.2021.635158

Aronen ET, Vuontela V, Steenari MR, Salmi J, Carlson S (2005) Working memory, psychiatric symptoms, and academic performance at school. Neurobiol Learn Mem 83(1):33–42. https://doi.org/10.1016/j.nlm.2004.06.010

Arrondo G, Solmi M, Dragioti E, Eudave L, Ruiz-Goikoetxea M, Ciaurriz-Larraz AM, Magallon S, Carvalho AF, Cipriani A, Fusar-Poli P, Larsson H, Correll CU, Cortese S (2022) Associations between mental and physical conditions in children and ad olescents: An umbrella review. Neurosci Biobehav Rev 137:104662. https://doi.org/10.1016/j.neubiorev.2022.104662

Asbrand J, Kenner S, Peter F, Calvano C, Schmitz J (2025) Schule in gesellschaftlichen Krisenzeiten. Resilienz und Partizipation von Kindern und Jugendlichen fördern. Kohlhammer

Asbrand J, Peter F, Calvano C, Dohm L (2024) Umgang mit gesellschaftlichen Krisen im Schulalltag. Psychologie im Schulalltag. Hogrefe, Göttingen

Asgarizadeh Z, Gifford R, Colborne L (2023) Predicting climate change anxiety. Journal of Environmental Psychology:102087. https://doi.org/10.1016/j.jenvp.2023.102087

Auersperg F, Vlasak T, Ponocny I, Barth A (2019) Long-term effects of parental divorce on mental health – A meta-analysis. J Psychiatr Res 119:107–115. https://doi.org/10.1016/j.jpsychires.2019.09.011

Augustin J, Andrees V, Czerniejewski A, Dallner R, Schulz CM, Mezger NCS (2024) Auswirkungen des Ahrtal-Hochwassers auf die Gesundheit der lokalen Bevölkerung – eine Analyse auf Grundlage von GKV-Routinedaten. Bundesgesundheitsblatt – Gesundheitsforschung – Gesundheitsschutz 67 (1):5–13. https://doi.org/10.1007/s00103-023-03809-x

Balsari S, Dresser C, Leaning J (2020) Climate Change, migration, and civil strife. Current Environmental Health Reports 7(4):404–414. https://doi.org/10.1007/s40572-020-00291-4

Becht A, Spitzer J, Grapsas S, Van De Wetering J, Poorthuis A, Smeekes A, Thomaes S (2024) Feeling anxious and being engaged in a warming world: climate anxiety and adolescents' pro-environmental behavior. J Child Psychol Psychiatry 65(10):1270–1282. https://doi.org/10.1111/jcpp.14035

Bechtoldt MN, Reese G, Liu S, Gutberlet P, Bronswijk K, Peter F (2024) Angst, Ärger, Zuversicht, diese drei – oder andere? – Emotionen und ihre Bedeutung für nachhaltiges Handeln. In: Bergen I, Gramm F, Grütters J, Kolbe H (Hrsg) Wie die Generation Z das Gesundheitswesen verändert: Zukunftspositive Geschichten der neuen Generation. Springer, Berlin, Heidelberg, S 179–186

Beebe DW (2011) Cognitive, behavioral, and functional consequences of inadequate sleep in children and adolescents. Pediatr Clin North Am 58(3):649–665. https://doi.org/10.1016/j.pcl.2011.03.002

Bergeron MF, DiLaura DC, Rice SG, Council On Sports M, Fitness C, on School H, (2011) Climatic heat stress and exercising children and adolescents. Pediatrics 128(3):e741–e747. https://doi.org/10.1542/peds.2011-1664

Bilfinger L, Brummernhenrich B, Jucks R (2024) Is it up to me or them? insights from an experimental study on psychol ogical reactance towards climate change mitigation appeals. Environ Commun 18(4):418–434. https://doi.org/10.1080/17524032.2023.2296844

Böckmann M, Chersich MF, Pham MD, Areal A, Haghighi MM, Manyuchi A, Swift C, Wernecke B, Robinson M, Hetem RS (2020) Extreme heat exposure in pregnancy and risk for preterm birth, low birth weight and stillbirths. Eur J Public Health 30 (Supplement_5):ckaa165.376. https://doi.org/10.1093/eurpub/ckaa165.376

Bozorgmehr K, Mohsenpour A, Saure D, Stock C, Loerbroks A, Joos S, Schneider C (2016) Systematische Übersicht und „Mapping" empirischer Studien des Gesundheitszustands und der medizinischen Versorgung von Flüchtlingen und Asyl suchenden in Deutschland (1990–2014). Bundesgesundheitsblatt – Gesundheitsforschung – Gesundheitsschutz 59 (5):599–620. https://doi.org/10.1007/s00103-016-2336-5

Brady AM, Deighton J, Stansfeld S (2021) Chronic illness in childhood and early adolescence: A longitudinal exploration of co-occurring mental illness. Dev Psychopathol 33(3):885–898. https://doi.org/10.1017/S0954579420000206

Brown RC, Witt A, Fegert JM, Keller F, Rassenhofer M, Plener PL (2017) Psychosocial interventions for children and adolescents after man-made and natural disasters: a meta-analysis and systematic review. Psychol Med 47(11):1893–1905. https://doi.org/10.1017/S0033291717000496

Buecker S, Horstmann KT, Krasko J, Kritzler S, Terwiel S, Kaiser T, Luhmann M (2020) Changes in daily loneliness for German residents during the first four weeks of the COVID-19 pandemic. Soc Sci Med 265:113541. https://doi.org/10.1016/j.socscimed.2020.113541

Burke SEL, Sanson AV, Van Hoorn J (2018) The Psychological effects of climate change on children. Curr Psychiatry Rep 20(5):35. https://doi.org/10.1007/s11920-018-0896-9

Calderón-Garcidueñas L, Gónzalez-Maciel A, Reynoso-Robles R, Delgado-Chávez R, Mukherjee PS, Kulesza RJ, Torres-Jardón R, Ávila-Ramírez J, Villarreal-Ríos R (2018) Hallmarks of Alzheimer disease are evolving relentlessly in Metropolit an Mexico City infants, children and young adults. APOE4 carriers have higher suicide risk and higher odds of reaching NFT stage V at $\leq$ 40 y ears of age. Environ Res 164:475–487. https://doi.org/10.1016/j.envres.2018.03.023

Capurso M, De Stasio S, Ragni B (2022) Universal crisis psychoeducational interventions in schools: A scoping review. Sch Psychol Int 43(4):339–380. https://doi.org/10.1177/01430343221104986

Carrington MA, Ranse J, Hammad K (2021) The impact of disasters on emergency department resources: review agai nst the Sendai framework for disaster risk reduction 2015–2030. Australasian Emergency Care 24(1):55–60. https://doi.org/10.1016/j.auec.2020.09.003

Carroll AE, Frakt AB (2017) Children's Health Must remain a focus in the recovery from Hurricane Harvey. JAMA Pediatr 171(11):1029–1030. https://doi.org/10.1001/jamapediatrics.2017.3851

Chauhan NR, Kumar R, Gupta A, Meena RC, Nanda S, Mishra KP, Singh SB (2021) Heat stress induced oxidative damage and perturbation in BDNF/ERK1/2/C REB axis in hippocampus impairs spatial memory. Behav Brain Res 396:112895. https://doi.org/10.1016/j.bbr.2020.112895

Chevance G, Minor K, Vielma C, Campi E, O'Callaghan-Gordo C, Basagaña X, Ballester J, Bernard P (2024) A systematic review of ambient heat and sleep in a warming climate. Sleep Med Rev 75:101915. https://doi.org/10.1016/j.smrv.2024.101915

Chmielewski F (2023) Globale Krisen in der Psychotherapie. Therapeutisch konstruktiv in schwierigen Zeiten arbeiten. Beltz

Christner N, Essler S, Hazzam A, Paulus M (2021) Children's psychological well-being and problem behavior during the COVID-19 pandemic: An online study during the lockdown period in Germany. PLoS ONE 16(6):e0253473. https://doi.org/10.1371/journal.pone.0253473

Clayton S, Manning C, College M, Krygsman K, Speiser M (2017) Mental Health and Our Changing Climate: Impacts, Implications, and Guidance. American Psychological Association, and ecoAmerica, Washington, D. C

Clayton S, Pihkala P, Wray B, Marks E (2023) Psychological and emotional responses to climate change among young people worldwide: differences associated with gender, age, and country. Sustainability 15(4):3540. https://doi.org/10.3390/su15043540

Clifford A, Lang L, Chen R, Anstey KJ, Seaton A (2016) Exposure to air pollution and cognitive functioning across the life co urse – A systematic literature review. Environ Res 147:383–398. https://doi.org/10.1016/j.envres.2016.01.018

Cobham VE, McDermott B, Haslam D, Sanders MR (2016) The Role of Parents, Parenting and the Family Environment in Children' s Post-Disaster Mental Health. Curr Psychiatry Rep 18(6):53. https://doi.org/10.1007/s11920-016-0691-4

Conte Keivabu R (2024) Temperature and school absences: evidence from England. Popul Environ 46(1):6. https://doi.org/10.1007/s11111-024-00448-5

Crandon TJ, Scott JG, Charlson FJ, Thomas HJ (2022) A social–ecological perspective on climate anxiety in children and adolescents. Nat Clim Chang 12(2):123–131. https://doi.org/10.1038/s41558-021-01251-y

MaKD C, Ma X (2015) EU crises and integrational panic: the role of the media. J Eur Publ Policy 22(8):1053–1070. https://doi.org/10.1080/13501763.2014.984748

Cunsolo A, Ellis NR (2018) Ecological grief as a mental health response to climate change-related loss. Nat Clim Chang 8(4):275–281. https://doi.org/10.1038/s41558-018-0092-2

Dagnino F, Qian Z, Beatrici E (2024) Assessing the ripple effects of natural disasters on healthcare systems: a narrative review. Curr Opin Urol 34(5):371. https://doi.org/10.1097/MOU.0000000000001193

Das D, Basu S (2023) Climate change, migration, and internally displaced populations in the Indian Ocean Region – evidence from South Asia and East Africa. Journal of the Indian Ocean Region 19(2):167–190. https://doi.org/10.1080/19480881.2023.2255386

Dayton L, Balaban A, Scherkoske M, Latkin C (2023) Family Communication About Climate Change in the United States. Journal of Prevention 44(4):373–387. https://doi.org/10.1007/s10935-022-00712-0

Djelantik AAAMJ, Smid GE, Mroz A, Kleber RJ, Boelen PA (2020) The prevalence of prolonged grief disorder in bereaved individuals fol lowing unnatural losses: Systematic review and meta regression analysis. J Affect Disord 265:146–156. https://doi.org/10.1016/j.jad.2020.01.034

Dodgeon B, Patalay P, Ploubidis GB, Wiggins RD (2020) Exploring the role of early-life circumstances, abilities and achievements on well-being at age 50 years: evidence from the 1958 British birth cohort study. BMJ Open 10(2):e031416. https://doi.org/10.1136/bmjopen-2019-031416

Doherty RM, Heal MR, O'Connor FM (2017) Climate change impacts on human health over Europe through its effect on air quality. Environ Health 16(1):33–44. https://doi.org/10.1186/s12940-017-0325-2

Dohm L, Chmielewski F, Peter F, Schulze M (2023) Klima-Angst und ökologischer Notfall. Ärztliche Psychotherapie 18(1):5–9. https://doi.org/10.21706/aep-18-1-5

Dohm L, Saha S, Fronhoffs K, Gieler U (2024) Psychische Folgen von Klima- und Umweltveränderungen am Beispiel der Dermatologie. Die Dermatologie 75(9):704–710. https://doi.org/10.1007/s00105-024-05396-7

Dunne T (2022) Climate change and its effects on the mental health of young people. Journal of Psychological Science and Research 2 (3). https://doi.org/10.53902/JPSSR.2022.02.000536

Dyregrov A, Yule W, Olff M (2018) Children and natural disasters. Eur J Psychotraumatol 9(sup2):1500823. https://doi.org/10.1080/20008198.2018.1500823

EFPA Expert Reference Group (2023) Climate Change and Psychology Glossary. European Federation of Psychologists' Associations (EFPA),

Etzel R, Weimann E, Homer C, Arora NK, Maimela G, VillalobosPrats E, Banerjee A (2024) Climate change impacts on health across the life course. J Glob Health 14:03018. https://doi.org/10.7189/jogh.14.03018

Fieber V, Knauthe N, Stölzel F (2024) Präventionsfeld Kindertagesstätten. In: Schneider S (Hrsg) Gesundheitsrisiko Klimawandel: Neue Herausforderungen für Sport, Beruf und Alltag. Hogrefe, Bern, S 335–342

Fielding KS, Hornsey MJ (2016) A Social Identity analysis of climate change and environmental attitudes and behaviors: insights and opportunities. Front Psychol 7:121. https://doi.org/10.3389/fpsyg.2016.00121

Finnegan W, Abreu C (2024) The hope wheel: a model to enable hope-based pedagogy in Climate Change Education. Front Psychol 15. https://doi.org/10.3389/fpsyg.2024.1347392

Ford BQ, Lam P, John OP, Mauss IB (2018) The psychological health benefits of accepting negative emotions and thoughts: Laboratory, diary, and longitudinal evidence. J Pers Soc Psychol 115(6):1075–1092. https://doi.org/10.1037/pspp0000157

Fröhlich-Gildhoff K, Rönnau-Böse M (2021) Menschen stärken. Resilienzförderung in verschiedenen Lebensbereichen. Springer, Wiesbaden

Gaoua N (2010) Cognitive function in hot environments: a question of methodology. Scand J Med Sci Sports 20(s3):60–70. https://doi.org/10.1111/j.1600-0838.2010.01210.x

Gartland N, Aljofi HE, Dienes K, Munford LA, Theakston AL, Tongeren M (2022) The effects of traffic air pollution in and around schools on executive function and academic performance in children: a rapid review. Int J Environ Res Public Health 19(2):749. https://doi.org/10.3390/ijerph19020749

Gayatri M, Puspitasari MD (2023) The Impact of COVID-19 pandemic on family well-being: a literature review. Fam J 31(4):606–613. https://doi.org/10.1177/10664807221131006

Gibbs L, Marinkovic Chavez K, Nursey J, A T, E T, Ulubasoglu M, N C, Cowlishaw S, Cobham V, (2021) Child and Adolescent psychosocial support programs following natural disasters—a scoping review of emerging evidence. Curr Psychiatry Rep 23. https://doi.org/10.1007/s11920-021-01293-1

Gislason MK, Kennedy AM, Witham SM (2021) The Interplay between Social and Ecological Determinants of Mental Health for Children and Youth in the Climate Crisis. Int J Environ Res Public Health 18(9):4573. https://doi.org/10.3390/ijerph18094573

Green_Legal I (2025) Green Legal Spaces Studie 2025. Entwicklung politischer Teilhaberechte der Klimabewegung in Deutschland. Green Legal Impact Germany e.V., Greifswald

Grund J, Holst J (2023) Emotional competence: The missing piece in school curricula? A systema analysis in the German education system. International Journal of Educational Research Open 4:100238. https://doi.org/10.1016/j.ijedro.2023.100238

Grund J, Singer-Brodowski M, Büssing AG (2024) Emotions and transformative learning for sustainability: a systematic review. Sustain Sci 19(1):307–324. https://doi.org/10.1007/s11625-023-01439-5

Gunasiri H, Wang Y, Watkins E-M, Capetola T, Henderson-Wilson C, Patrick R (2022) Hope, coping and eco-anxiety: young people's mental health in a climat e-impacted Australia. Int J Environ Res Public Health 19(9):5528. https://doi.org/10.3390/ijerph19095528

Gurko T (2022) The Application of ideas of Family Stress Theory in Foreign Research. Sociological Journal 28(3):166–183. https://doi.org/10.19181/socjour.2022.28.3.9157

Ha S (2021) Air pollution and neurological development in children. Dev Med Child Neurol 63(4):374–381. https://doi.org/10.1111/dmcn.14758

Hammerstein S, König C, Dreisörner T, Frey A (2021) Effects of COVID-19-related school closures on student achievement—a systematic review. Front Psychol 12:746289. https://doi.org/10.3389/fpsyg.2021.746289

Harville EW, Beitsch L, Uejio CK, Sherchan S, Lichtveld MY (2021) Assessing the effects of disasters and their aftermath on pregnancy and infant outcomes: A conceptual model. International Journal of Disaster Risk Reduction 62:102415. https://doi.org/10.1016/j.ijdrr.2021.102415

Hayes B, Bainton J (2020) The impact of reduced sleep on school related outcomes for typically developing children aged 11–19: A systematic review. Sch Psychol Int 41(6):569–594. https://doi.org/10.1177/0143034320961130

Heinzel S, Blumenschein P, Giel D, Heinrichs K, Peter F, Spirkl N (2025) Klima-Angst. Emotionale Reaktionen auf eine bedrohliche Zukunft. Aus Politik und Zeitgeschichte, 75, 35–39.

Herting MM, Younan D, Campbell CE, Chen J-C (2019) Outdoor air pollution and brain structure and function from across childhood to young adulthood: a methodological review of brain mri studies. Front Public Health 7. https://doi.org/10.3389/fpubh.2019.00332

Hickman C, Marks E, Pihkala P, Clayton S, Lewandowski RE, Mayall EE, Wray B, Mellor C, Susteren L (2021) Climate anxiety in children and young people and their beliefs about government responses to climate change: a global survey. The Lancet Planetary Health 5(12):e863–e873. https://doi.org/10.1016/S2542-5196(21)00278-3

Holst J, Grund J, Brock A (2024) Whole Institution Approach: measurable and highly effective in empowering learners and educators for sustainability. Sustain Sci 19(4):1359–1376. https://doi.org/10.1007/s11625-024-01506-5

Homer-Dixon T, Renn O, Rockstrom J, Donges JF, Janzwood S (2021). A Call for An International Research Program on the Risk of a Global Polycrisis. https://doi.org/10.2139/ssrn.4058592

Hu T, Zhang D, Wang J, Mistry R, Ran G, Wang X (2014) Relation between emotion regulation and mental health: a meta-analysis review. Psychol Rep 114(2):341–362. https://doi.org/10.2466/03.20.pr0.114k22w4

Hughes K, Bellis MA, Hardcastle KA, Sethi D, Butchart A, Mikton C, Jones L, Dunne MP (2017) The effect of multiple adverse childhood experiences on health: a systematic review and meta-analysis. The Lancet Public Health 2(8):e356–e366. https://doi.org/10.1016/S2468-2667(17)30118-4

Jacob DJ, Winner DA (2009) Effect of climate change on air quality. Atmos Environ 43(1):51–63. https://doi.org/10.1016/j.atmosenv.2008.09.051

Jirtle RL, Skinner MK (2007) Environmental epigenomics and disease susceptibility. Nat Rev Genet 8(4):253–262. https://doi.org/10.1038/nrg2045

Kaman A, Erhart M, Devine J, Napp A-K, Reiss F, Behn S, Ravens-Sieberer U (2024) Mental health of children and Adolescents in times of global crises: Findings from the longitudinal COPSY study from 2020 to 2024. https://doi.org/10.2139/ssrn.5043075

Kaman A, Erhart M, Devine J, Napp A-K, Reiß F, Behn S, Ravens-Sieberer U (2025) Psychische Gesundheit von Kindern und Jugendlichen in Zeiten globaler Krisen: Ergebnisse der COPSY-Längsschnittstudie von 2020 bis 2024. Bundesgesundheitsblatt – Gesundheitsforschung – Gesundheitsschutz. https://doi.org/10.1007/s00103-025-04045-1

Kaur R (2020) Threats of air pollution on children. International Journal of All Research Education and Scientific Methods 8 (12). https://doi.org/10.6084/m9.figshare.13440164.v1

Kinney PL (2018) Interactions of Climate Change, Air Pollution, and Human Health. Current Environmental Health Reports 5(1):179–186. https://doi.org/10.1007/s40572-018-0188-x

Klauser M, Weimann E (2023) Auswirkung der Hitzeentwicklung auf die Kindergesundheit. Kinderarztl Prax 94:25–30

König L, Schröder R, Breves P, Linnemann GA, Hamer T, Suhr R (2025) Climate change distress and impairment among adolescents in Germany. Frontiers in Climate 7:1568676. https://doi.org/10.3389/fclim.2025.1568676

Lai BS, La Greca AM, Colgan CA, Herge W, Chan S, Medzhitova J, Short M, Auslander B (2020) Sleep problems and posttraumatic stress: children exposed to a natural disaster. J Pediatr Psychol 45(9):1016–1026. https://doi.org/10.1093/jpepsy/jsaa061

Lamb WF, Mattioli G, Levi S, Roberts JT, Capstick S, Creutzig F, Minx JC, Müller-Hansen F, Culhane T, Steinberger JK (2020) Discourses of climate delay. Global Sustainability 3. https://doi.org/10.1017/sus.2020.13

Lass-Hennemann J, Sopp MR, Ruf N, Equit M, Schäfer SK, Wirth BE, Michael T (2024) Generation climate crisis, COVID-19, and Russia–Ukraine-War: global crises and mental health in adolescents. Eur Child Adolesc Psychiatry 33(7):2203–2216. https://doi.org/10.1007/s00787-023-02300-x

Léger-Goodes T, Malboeuf-Hurtubise C, Mastine T, Généreux M, Paradis P-O, Camden C (2022) Eco-anxiety in children: A scoping review of the mental health impacts of the awareness of climate change. Frontiers in Psychology 13

Lian X, Wan X, Si F, Guo J, Tang Z, Wang Y, Xie S, Li J (2023) The association between air pollutants and depression in children and adolescents: a systematic review. Environmental Research Communications 5(10):102002. https://doi.org/10.1088/2515-7620/ad00a6

Liao EY, Lau VP, Hui RT-y, Kong KH, (2019) A resource-based perspective on work–family conflict: meta-analytical findings. Career Dev Int 24(1):37–73. https://doi.org/10.1108/CDI-12-2017-0236

Loades ME, Chatburn E, Higson-Sweeney N, Reynolds S, Shafran R, Brigden A, Linney C, McManus MN, Borwick C, Crawley E (2020) Rapid systematic review: the impact of social isolation and loneliness on the mental health of children and adolescents in the context of COVID-19. J Am Acad Child Adolesc Psychiatry 59(11):1218-1239.e1213. https://doi.org/10.1016/j.jaac.2020.05.009

Lob-Corzilius T (2021) Die Luftschadstoffe Feinstaub, Stickstoffdioxid und Ozon beeinflussen deutlich die Kindergesundheit – Teil 1. Kinder- und Jugendarzt 52(3/21):153–162

Lob-Corzilius T, Weimann E (2021) Neonatologie und Pädiatrie. In: Traidl-Hoffmann C, Schulz C, Herrmann M, Simon B (eds) Planetary Health: Klima, Umwelt und Gesundheit im Anthropozän. MWV, S. 194–203

Lopuszanska U, Samardakiewicz M (2020) The Relationship Between Air Pollution and Cognitive Functions in Children and Adolescents: A Systematic Review. Cogn Behav Neurol 33(3):157. https://doi.org/10.1097/WNN.0000000000000235

Luhmann M, Buecker S, Rüsberg M (2023) Loneliness across time and space. Nature Reviews Psychology 2(1):9–23. https://doi.org/10.1038/s44159-022-00124-1

Ma T, Moore J, Cleary A (2022) Climate change impacts on the mental health and wellbeing of young people: A scoping review of risk and protective factors. Soc Sci Med 301:114888. https://doi.org/10.1016/j.socscimed.2022.114888

Maclean JC, Popovici I, French MT (2016) Are natural disasters in early childhood associated with mental health and substance use disorders as an adult? Soc Sci Med 151:78–91. https://doi.org/10.1016/j.socscimed.2016.01.006

Martarelli CS, Mast FW, Läge D, Roebers CM (2015) The distinction between real and fictional worlds: Investigating individual differences in fantasy understanding. Cogn Dev 36:111–126. https://doi.org/10.1016/j.cogdev.2015.10.001

Mazrekaj D, De Witte K (2024) The Impact of school closures on learning and mental health of children: lessons from the COVID-19 pandemic. Perspect Psychol Sci 19(4):686–693. https://doi.org/10.1177/17456916231181108

McMorris T, Swain J, Smith M, Corbett J, Delves S, Sale C, Harris RC, Potter J (2006) Heat stress, plasma concentrations of adrenaline, noradrenaline, 5-hydroxytryptamine and cortisol, mood state and cognitive performance. Int J Psychophysiol 61(2):204–215. https://doi.org/10.1016/j.ijpsycho.2005.10.002

McPherson KE, Kerr S, McGee E, Morgan A, Cheater FM, McLean J, Egan J (2014) The association between social capital and mental health and behavioural problems in children and adolescents: an integrative systematic review. BMC Psychology 2(1):1–16. https://doi.org/10.1186/2050-7283-2-7

Miguel PM, Pereira LO, Silveira PP, Meaney MJ (2019) Early environmental influences on the development of children's brain structure and function. Dev Med Child Neurol 61(10):1127–1133. https://doi.org/10.1111/dmcn.14182

Mourougan M, Tiwari A, Limaye V, Matzarakis A, Singh AK, Ghosh U, Pal D, Lahariya C (2024) Heat stress in India: A review. Preventive Medicine: Research & Reviews 1(3):140. https://doi.org/10.4103/PMRR.PMRR_100_23

Mukherjee M, Maity C, Chatterjee S (2021) Impact of disaster on underprivileged children in Covid-19 pandemic: policy response for emergency education. Utamax : Journal of Ultimate Research and Trends in Education 3(3):154–166. https://doi.org/10.31849/utamax.v3i3.7430

Niedzwiedz CL, Olsen JR, Rizeq J, Afework T, Hill-Harding CKV, Shaw RJ, Thomas R, Kariuki SM, Katikireddi SV, Weaver AJ, Martin G, Parr H, Papies EK (2025) Coming to terms with climate change: a glossary for climate change impacts on mental health and well-being. J Epidemiol Community Health 79(4):295–301. https://doi.org/10.1136/jech-2024-222716

Niessen P, Peter F (2022) Emotionale Unterstützung junger Menschen in der Klimakrise. Zur Bedeutung von Gefühlen für die Bildungsarbeit mit Kindern und Jugendlichen. In: Pfaff T, Schramkowski B, Lutz R (eds) Klimakrise, sozialökologischer Kollaps und Klimagerechtigkeit. Spannungsfelder für Soziale Arbeit. Beltz, S. 133–148

Niitsu K, Houfek JF, Barron CR, Stoltenberg SF, Kupzyk KA, Rice MJ (2017) A concept analysis of resilience integrating genetics. Issues Ment Health Nurs 38(11):896–906. https://doi.org/10.1080/01612840.2017.1350225

Nomaguchi K, Milkie MA (2020) Parenthood and well-being: a decade in review. J Marriage Fam 82(1):198–223. https://doi.org/10.1111/jomf.12646

Nomura Y, Newcorn JH, Ginalis C, Heitz C, Zaki J, Khan F, Nasrin M, Sie K, DeIngeniis D, Hurd YL (2023) Prenatal exposure to a natural disaster and early development of psychiatric disorders during the preschool years: stress in pregnancy study. J Child Psychol Psychiatry 64(7):1080–1091. https://doi.org/10.1111/jcpp.13698

North CS, Mendoza S, Simic Z, Pfefferbaum B (2018) Parent-Reported Behavioral and Emotional Responses of Children to Disaster and Parental Psychopathology. J Loss Trauma 23(4):303–316. https://doi.org/10.1080/15325024.2018.1443710

Obradovich N, Migliorini R, Mednick SC, Fowler JH (2017) Nighttime temperature and human sleep loss in a changing climate. Sci Adv 3(5):e1601555. https://doi.org/10.1126/sciadv.1601555

Odo DB, Yang IA, Dey S, Hammer M, Donkelaar A, Martin RV, Dong G-H, Yang B-Y, Hystad P, Knibbs LD (2022) A cross-sectional analysis of long-term exposure to ambient air pollution and cognitive development in children aged 3–5 years living in 12 low- and middle-income countries. https://doi.org/10.2139/ssrn.4104244

Ofori DO, Bandauko E, Kutor SK, Odoi A, Asare AB, Akyea T, Arku G (2023) A systematic review of international and internal climate-induced migration in Africa. Sustainability 15(22):16105. https://doi.org/10.3390/su152216105

Ojala M (2013) Coping with Climate Change among Adolescents: Implications for Subject ive Well-Being and Environmental Engagement. Sustainability 5(5):2191–2209. https://doi.org/10.3390/su5052191

Ojala M, Bengtsson H (2019) Young People's coping strategies concerning climate change: relations to perceived communication with parents and friends and proenvironment al behavior. Environ Behav 51. https://doi.org/10.1177/0013916518763894

Oudin A, Bråbäck L, Åström DO, Strömgren M, Forsberg B (2016) Association between neighbourhood air pollution concentrations and dis pensed medication for psychiatric disorders in a large longitudinal co hort of Swedish children and adolescents. BMJ Open 6(6):e010004. https://doi.org/10.1136/bmjopen-2015-010004

Pal A, Tsusaka TW, Nguyen TPL, Ahmad MM (2023) Assessment of vulnerability and resilience of school education to climate-induced hazards: a review. Development Studies Research 10(1):2202826. https://doi.org/10.1080/21665095.2023.2202826

Park J (2016) Heat Stress and Human Capital Production. In, 2016 2016

Park RJ, Behrer AP, Goodman J (2021) Learning is inhibited by heat exposure, both internationally and withi n the United States. Nat Hum Behav 5(1):19–27. https://doi.org/10.1038/s41562-020-00959-9

Perera FP, Tang D, Wang S, Vishnevetsky J, Bingzhi Z, Duirka D, Camann D, Rauh V (2012) Prenatal Polycyclic Aromatic Hydrocarbon (PAH) Exposure and Child Beha vior at Age 6–7 Years. Environ Health Perspect 120(6):921–926. https://doi.org/10.1289/ehp.1104315

Perlroth NH, Castelo Branco CW (2017) Current knowledge of environmental exposure in children during the sensitive developmental periods. Jornal de Pediatria 93(1):17–27. https://doi.org/10.1016/j.jped.2016.07.002

Peter F (2024) Präventionsfeld pädagogische Fachkräfte. In: Schneider S (ed) Gesundheitsrisiko Klimawandel. Neue Herausforderungen für Sport, Beruf und Alltag. Hogrefe, Bern, S. 343–348

Peter F, Bronswijk K, Rodenstein B (2021) Facetten der Klimaangst. Psychologische Grundlagen der Entwicklung eines handlungsleitenden Klimabewusstseins. In: Rieken B, Popp R, Raile P (eds) Eco-anxiety – Zukunftsangst und Klimawandel. Interdisziplinäre Zugänge. Waxmann, Münster, New York, S. 161–183

Peter F, Dohm L, Krimmer M (2023) Psychische Konsequenzen der Klimakrise. Mehrfachbetroffenheit von Kindern und Jugendlichen angesichts sich verändernder Lebensbedingungen. Monatsschrift Kinderheilkunde 171 (2/2023):130–137. https://doi.org/10.1007/s00112-022-01670-x

Peter F, Hausmann C (2023) Emotionale Reaktionen gegenüber sozial-ökologischen Krisen. In: Scherenberg V, Pundt J (eds) Klima- und Gesundheitsschutz: Planetary-Health-Lösungsansätze. Themenbände, vol 10. APOLLON University Press, Bremen,

Peter F, Niessen P (2022) Resilienz als Konzept für die Klimakrise. Ein Wegweiser zu einem ganzheitlichen Resilienzverständnis. In: Bronswijk K, Hausmann C (eds) Climate Emotions. Klimakrise und psychische Gesundheit. Psychosozial-Verlag, S. 229–255

Peter F, Petermann D (2021) Kinder und Jugendliche als Risikogruppe in der Klimakrise. Umwelt- und Klimaveränderungen in der Interaktion mit sensiblen Entwicklungsphasen. In: Scherer M, Berghold J, Hierdeis H (eds) Klimakrise und Gesundheit. Zu den Risiken einer menschengemachten Dyna mik für Leib und Seele. Vandenhoeck & Ruprecht, Göttingen, S. 159–178

Peterson BS, Rauh VA, Bansal R, Hao X, Toth Z, Nati G, Walsh K, Miller RL, Arias F, Semanek D, Perera F (2015) Effects of Prenatal Exposure to Air Pollutants (Polycyclic Aromatic Hydrocarbons) on the Development of Brain White Matter, Cognition, and Behavior in Later Childhood. JAMA Psychiat 72(6):531–540. https://doi.org/10.1001/jamapsychiatry.2015.57

Pfefferbaum B, Jacobs AK, Van Horn RL, Houston JB (2016) Effects of displacement in children exposed to disasters. Curr Psychiatry Rep 18(8):71. https://doi.org/10.1007/s11920-016-0714-1

Plaza-González S, Zabala-Baños MC, Astasio-Picado Á, Jurado-Palomo J (2022) Psychological and sociocultural determinants in childhood asthma disease: impact on quality of life. Int J Environ Res Public Health 19. https://doi.org/10.3390/ijerph19052652

Plötner M, Moldt K, In-Albon T, Schmitz J (2022) Einfluss der COVID-19-Pandemie auf die ambulante psychotherapeutische Versorgung von Kindern und Jugendlichen. Die Psychotherapie 67(6):469–477. https://doi.org/10.1007/s00278-022-00604-y

Psychologists/Psychotherapists_for_Future (2022) Mit Kindern über die Klimakrise reden

Pujol J, Martínez-Vilavella G, Macià D, Fenoll R, Alvarez-Pedrerol M, Rivas I, Forns J, Blanco-Hinojo L, Capellades J, Querol X, Deus J, Sunyer J (2016) Traffic pollution exposure is associated with altered brain connectivity in school children. Neuroimage 129:175–184. https://doi.org/10.1016/j.neuroimage.2016.01.036

Qian S, Li M, Li G, Liu K, Li B, Jiang Q, Li L, Yang Z, Sun G (2015) Environmental heat stress enhances mental fatigue during sustained attention task performing: Evidence from an ASL perfusion study. Behav Brain Res 280:6–15. https://doi.org/10.1016/j.bbr.2014.11.036

Ravens-Sieberer U, Erhart M, Devine J, Gilbert M, Reiss F, Barkmann C, Siegel NA, Simon AM, Hurrelmann K, Schlack R, Hölling H, Wieler LH, Kaman A (2022) Child and Adolescent Mental Health During the COVID-19 Pandemic: Results of the Three-Wave Longitudinal COPSY Study. J Adolesc Health 71(5):570–578. https://doi.org/10.1016/j.jadohealth.2022.06.022

Reiter J, Ramagopal M, Gileles-Hillel A, Forno E (2021) Sleep disorders in children with asthma. Pediatr Pulmonol 57:1851–1859. https://doi.org/10.1002/ppul.25264

Rikner Martinsson A, Ojala M (2024) Patterns of climate-change coping among late adolescents: Differences in emotions concerning the future, moral responsibility, and climate-change engagement. Clim Change 177(8):125. https://doi.org/10.1007/s10584-024-03778-3

Rock KD, Patisaul HB (2018) Environmental mechanisms of neurodevelopmental toxicity. Current Environmental Health Reports 5(1):145–157. https://doi.org/10.1007/s40572-018-0185-0

Rodríguez-Menchón M, Orgilés M, Fernández-Martínez I, Espada JP, Morales A (2021) Rumination, catastrophizing, and other-blame: the cognitive-emotional regulation strategies involved in anxiety-related life interference in anxious children. Child Psychiatry Hum Dev 52(1):63–76. https://doi.org/10.1007/s10578-020-00988-5

Roy B, Riley C, Sinha R (2018) Emotion regulation moderates the association between chronic stress and cardiovascular disease risk in humans: a cross-sectional study. Stress (Amsterdam, Netherlands) 21(6):548–555. https://doi.org/10.1080/10253890.2018.1490724

Rubens SL, Felix ED, Hambrick EP (2018) A Meta-analysis of the impact of natural disasters on internalizing and externalizing problems in youth. J Trauma Stress 31(3):332–341. https://doi.org/10.1002/jts.22292

Saeed SA, Gargano SP (2022) Natural disasters and mental health. Int Rev Psychiatry 34(1):16–25. https://doi.org/10.1080/09540261.2022.2037524

Sanson A, Bellemo M (2021) Children and youth in the climate crisis. BJPsych Bulletin 45(4):205–209. https://doi.org/10.1192/bjb.2021.16

Sanson A, Van Hoorn J, Burke SEL (2019) Responding to the impacts of the climate crisis on children and youth. Child Development Perspectives 13(4):201–207. https://doi.org/10.1111/cdep.12342

Santini ZI, Koyanagi A, Tyrovolas S, Mason C, Haro JM (2015) The association between social relationships and depression: a systematic review. J Affect Disord 175:53–65. https://doi.org/10.1016/j.jad.2014.12.049

Schäfer S, Greber H, Sülflow M, Lecheler S (2024) A matter of perspective: an experimental study on potentials of constructive journalism for communicating a crisis. Journalism & Mass Communication Quarterly 101(3):774–796. https://doi.org/10.1177/10776990221095751

Schmidt SJ, Barblan LP, Lory I, Landolt MA (2021) Age-related effects of the COVID-19 pandemic on mental health of children and adolescents. Eur J Psychotraumatol 12(1):1901407. https://doi.org/10.1080/20008198.2021.1901407

Schneider S (2024) Gesundheitsrisiko Klimawandel: Neue Herausforderungen für Sport, Beruf und Alltag. Hogrefe, Bern

Schramkowski B (2022) Ökologische Gewalt als Kindeswohlgefährdung? In: Pfaff T, Schramkowski B, Lutz R (eds) Klimakrise, sozialökologischer Kollaps und Klimagerechtigkeit. Spannungsfelder für Soziale Arbeit. Beltz, S. 120–132

Schürr A, Elbel J, Hieronimi A, Auer I, Coenen M, Böse-O'Reilly S (2023) Mental health in adolescents after experiencing a flood event in Bavaria, Germany—A qualitative interview study. Front Public Health 11:1210072. https://doi.org/10.3389/fpubh.2023.1210072

Schwienhorst-Stich E-M, Holzinger D, Weimann E (2023) Klimasensible Gesundheitsberatung in der kinderärztlichen Praxis. Kinderarztl Prax 94(2):106–114

Sciberras E, Fernando JW (2022) Climate change-related worry among Australian adolescents: an eight-year longitudinal study. Child Adolesc Mental Health 27(1):22–29. https://doi.org/10.1111/camh.12521

Short MA, Bartel K, Carskadon MA (2019) Chapter 32 – Sleep and mental health in children and adolescents. In: Grandner MA (Hrsg) Sleep and Health. Academic, S 435–445

Simbi CMC, Zhang Y, Wang Z (2020) Early parental loss in childhood and depression in adults: A systematic review and meta-analysis of case-controlled studies. J Affect Disord 260:272–280. https://doi.org/10.1016/j.jad.2019.07.087

Smolker H, Reid CE, Friedman NP, Banich MT (2024) The association between exposure to fine particulate air pollution and the trajectory of internalizing and externalizing behaviors during late childhood and early adolescence: evidence from the Adolescent Brain Cognitive Development (ABCD) study. Environ Health Perspect 132. https://doi.org/10.1289/EHP13427

Solmi M, Radua J, Olivola M, Croce E, Soardo L, Salazar de Pablo G, Il Shin J, Kirkbride JB, Jones P, Kim JH, Kim JY, Carvalho AF, Seeman MV, Correll CU, Fusar-Poli P (2022) Age at onset of mental disorders worldwide: large-scale meta-analysis of 192 epidemiological studies. Mol Psychiatry 27(1):281–295. https://doi.org/10.1038/s41380-021-01161-7

Soroka S, Fournier P, Nir L (2019) Cross-national evidence of a negativity bias in psychophysiological reactions to news. Proc Natl Acad Sci 116(38):18888–18892. https://doi.org/10.1073/pnas.1908369116

Statistisches_Bundesamt (2023) Psychische Erkrankungen waren 2021 die häufigste Ursache für Krankenhausbehandlungen von 10- bis 17-Jährigen. Statistisches Bundesamt, vol 2025/1/31/

Strife SJ (2012) Children's Environmental Concerns: Expressing Ecophobia. J Environ Educ 43(1):37–54. https://doi.org/10.1080/00958964.2011.602131

Subran L, Holzhause A, Romero P, Zimmer M (2021) Allianz Climate Literacy Survey: Time to leave climate neverland. Allianz Research. Allianz, München

SVR_Gesundheit (2023) Resilienz im Gesundheitswesen. Wege zur Bewältigung künftiger Krisen. Gutachten 2023. Sachverständigenrat zur Begutachtung der Entwicklung im Gesundheitswesen,

Tang B, Liu X, Liu Y, Xue C, Zhang L (2014) A meta-analysis of risk factors for depression in adults and children after natural disasters. BMC Public Health 14(1):623. https://doi.org/10.1186/1471-2458-14-623

Thiery W, Lange S, Rogelj J, Schleussner C-F, Gudmundsson L, Seneviratne SI, Andrijevic M, Frieler K, Emanuel K, Geiger T, Bresch DN, Zhao F, Willner SN, Büchner M, Volkholz J, Bauer N, Chang J, Ciais P, Dury M, François L, Grillakis M, Gosling SN, Hanasaki N, Hickler T, Huber V, Ito A, Jägermeyr J, Khabarov N, Koutroulis A, Liu W, Lutz W, Mengel M, Müller C, Ostberg S, Reyer CPO, Stacke T, Wada Y (2021) Intergenerational inequities in exposure to climate extremes. Science 374(6564):158–160. https://doi.org/10.1126/science.abi7339

To T, Zhu J, Stieb D, Gray N, Fong I, Pinault L, Jerrett M, Robichaud A, Ménard R, Van Donkelaar A, Martin RV, Hystad P, Brook JR, Dell S (2020) Early life exposure to air pollution and incidence of childhood asthma, allergic rhinitis and eczema. Eur Respir J 55(2):1900913. https://doi.org/10.1183/13993003.00913-2019

Trombley J (2023) Fine particulate matter exposure and pediatric mental health outcomes: An integrative review. J Nurs Scholarsh 55(5):977–1007. https://doi.org/10.1111/jnu.12888

Troseth GL (2010) Is it life or is it Memorex? Video as a representation of reality. Dev Rev 30(2):155–175. https://doi.org/10.1016/j.dr.2010.03.007

Tsevreni I, Proutsos N, Tsevreni M, Tigkas D (2023) Generation Z worries, suffers and acts against climate crisis—the potential of sensing children's and young people's eco-anxiety: a critical analysis based on an integrative review. Climate 11(8):171. https://doi.org/10.3390/cli11080171

Turner RJ, Brown RL (2009) Social Support and Mental Health. In: Scheid TL, Brown TN (Hrsg) A handbook for the study of mental health: social contexts, theories, and systems, 2. Aufl. Cambridge University Press, Cambridge, S 200–212

UNICEF (2025) UNICEF: Eine Milliarde Kinder durch die Auswirkungen des Klimawandels „extrem stark gefährdet. UNICEF, vol 2025/3/4/

Venegas Marin S, Schwarz L, Sabarwal S (2024) Impacts of extreme weather events on education outcomes: a review of evidence. The World Bank Research Observer 39(2):177–226. https://doi.org/10.1093/wbro/lkae001

Vergunst F, Berry HL (2022) Climate Change and children's mental health: a developmental perspective. Clinical Psychological Science 10(4):767–785. https://doi.org/10.1177/21677026211040787

Vogel JM, Vernberg EM (1993) Part 1: Children's psychological responses to disasters. J Clin Child Psychol 22(4):464–484. https://doi.org/10.1207/s15374424jccp2204_7

Voltmer K, Salisch M (2023) Promoting subjective well-being and a sustainable lifestyle in children and youth by strengthening their personal psychological resources. Sustainability 16:134. https://doi.org/10.3390/su16010134

Wang J, Mann F, Lloyd-Evans B, Ma R, Johnson S (2018) Associations between loneliness and perceived social support and outcomes of mental health problems: a systematic review. BMC Psychiatry 18(1):156. https://doi.org/10.1186/s12888-018-1736-5

Warner_Bros_Discovery (2021) Studie von Cartoon Network zeigt: Kinder wollen sich aktiv für den Kli maschutz einsetzen. Pressroom, vol 2025/3/5/

Weimann E (2024) Präventionsfeld Kinder als vulnerable Gruppe. In: Schneider S (Hrsg) Gesundheitsrisiko Klimawandel: Neue Herausforderungen für Sport, Beruf und Alltag. Hogrefe, Bern, S 357–364

Weintrobe S (2024) Silencing is the real crime: youth and elders talk about climate. Psychoanal Study Child 77(1):341–355. https://doi.org/10.1080/00797308.2023.2287380

Wyon DP, Andersen I, Lundqvist GR (1979) The effects of moderate heat stress on mental performance. Scand J Work Environ Health 5(4):352–361. https://doi.org/10.5271/sjweh.2646

Xu X, Ha SU, Basnet R (2016) A review of epidemiological research on adverse neurological effects of exposure to ambient air pollution. Front Public Health 4. https://doi.org/10.3389/fpubh.2016.00157

Xu Z, Sheffield PE, Su H, Wang X, Bi Y, Tong S (2014) The impact of heat waves on children's health: a systematic review. Int J Biometeorol 58(2):239–247. https://doi.org/10.1007/s00484-013-0655-x

You M, Ju Y (2018) Preferring negative or positive news? A closer examination of journali stic negativity in a health crisis. Atlantic Journal of Communication 26:318–329. https://doi.org/10.1080/15456870.2018.1517575

Zell E, Stockus CA (2024) Social support and psychological adjustment: A quantitative synthesis of 60 meta-analyses. American Psychologist:No Pagination Specified-No Pagination Specified. https://doi.org/10.1037/amp0001323

Zenker M-L, Bubeck P, Thieken AH (2024) Always on my mind: indications of post-traumatic stress disorder among those affected by the 2021 flood event in the Ahr valley, Germany. Nat Hazard 24(8):2837–2856. https://doi.org/10.5194/nhess-24-2837-2024

Zhong J, Li W, Yang S, Shen Y, Li X (2024) Causal association between air pollution and allergic rhinitis, asthma : a Mendelian randomization study. Front Public Health 12. https://doi.org/10.3389/fpubh.2024.1386341

Pflanzenbasierte Ernährung im Kindes- und Jugendalter

6

Kristin Hünninghaus und Nibras Naami

6.1 Einführung

Die Ernährung spielt im Kindesalter gleich zwei zentrale Rollen: Zum einen ist sie schon ab der Schwangerschaft individuell maßgebend für die geistige und motorische Entwicklung des Kindes und kann bereits sehr früh chronischen Erkrankungen vorbeugen bzw. sie begünstigen. Zum anderen ist der Zusammenhang zwischen Ernährung und planetarer Gesundheit für Kinder besonders relevant, denn ihnen obliegt es, am längsten mit den Folgen des Klimawandels zurechtkommen zu müssen. Unsere Ernährungsweisen beeinflussen zentrale ökologische Belastungsgrenzen wie Klima, Biodiversität, Land- und Wassernutzung. Besonders der hohe Konsum tierischer Lebensmittel trägt maßgeblich zu Treibhausgasemissionen, Landnutzungsänderungen und Biodiversitätsverlust bei. Kinder sind von den Folgen der Klimakrise besonders betroffen, da extreme Wetterereignisse und Ernährungsunsicherheit ihr Risiko für Mangelernährung und Wachstumsstörungen erhöhen. Ohne es zu ahnen, haben Kinder also ein großes Interesse an einer nachhaltigen und ressourcenschonenden Ernährung. Bis zu ihrer Mündigkeit tragen die Eltern und die Gesellschaft hierfür eine große Verantwortung.

Das folgende Kapitel beleuchtet zunächst den Einfluss der Ernährung auf die planetaren Grenzen und zentrale Umweltaspekte. Anschließend werden die Auswirkungen

K. Hünninghaus (✉)
Center for Integrative Medicine and Planetary Health, University Hospital Essen, University of Duisburg-Essen, Essen, Deutschland
E-Mail: kristin.huenninghaus@uk-essen.de

N. Naami
Westdeutsches Kinder-Hämatologisches Zentrum (WKHZ), Gemeinschaftskrankenhaus Witten-Herdecke, Universität Witten/Herdecke, Herdecke, Deutschland

D. Holzinger (Hrsg.), *Kindergesundheit und Klimawandel*,
https://doi.org/10.1007/978-3-662-71302-0_6

aktueller Ernährungsgewohnheiten auf die Kindergesundheit sowie die Planetary Health Diet als Lösungsansatz vorgestellt. Weitere Abschnitte widmen sich ernährungsmedizinischen Herausforderungen wie Übergewicht, „stillem Hunger" und kritischen Nährstoffen bei pflanzenbasierter Ernährung im Kindesalter. Abschließend werden die Bedeutung von Stillen, Beikost und Familienkost sowie gesellschaftliche und politische Präventionsmaßnahmen diskutiert.

Aus Überzeugung und dem Wunsch nach einer gesunden Zukunft für die eigenen Kinder reduzieren immer mehr Familien den Konsum von tierischen Lebensmitteln oder verzichten vollständig darauf. Daher ist es wichtig, dass Kinderärzt*innen fundierte Kenntnisse über flexitarische, vegetarische und vegane Ernährungsformen besitzen. Vegetarisch bedeutet den Verzicht auf Fleisch und Fisch bei zudem auch Konsum von Milchprodukten und/oder Eiern. Vegan schließt alle tierischen Produkte aus und basiert ausschließlich auf pflanzlichen Lebensmitteln. Omnivore/Mischköstliche Ernährung umfasst sowohl pflanzliche als auch tierische Lebensmittel. Flexitarische und pflanzenbasierte Ernährung beschreiben ein Muster, bei dem der Großteil der Nahrung pflanzlichen Ursprungs ist, tierische Produkte aber zu einem geringen Maße jedoch weiter konsumiert werden. Letzteres Ernährungsmuster entspricht am ehesten auch dem Konzept der Planetary Health Diet.

6.2 Der Einfluss der Ernährung auf die planetaren Grenzen

Die planetaren Grenzen definieren die ökologischen Belastbarkeitsgrenzen unseres Planeten. Sie wurden 2009 von Rockström et al. eingeführt, um die Risiken menschlicher Aktivitäten für die Stabilität der Erdsysteme zu bewerten. Insgesamt wurde neun planetare Grenzen identifiziert, darunter der Klimawandel, der Verlust der Biodiversität, die Landnutzungsänderung, die Süßwassernutzung und die biogeochemischen Kreisläufe von Stickstoff und Phosphor. Unsere Ernährungsgewohnheiten haben einen erheblichen Einfluss auf viele dieser Grenzen (Rockström et al. 2009). Im Folgenden werden die Auswirkungen auf fünf der neun planetaren Grenzen ausgeführt.

6.2.1 Klimawandel und Ernährung

Die landwirtschaftliche Produktion ist ein wesentlicher Treiber des Klimawandels. Sie ist für ca. ein Drittel der globalen Treibhausgasemissionen verantwortlich. Besonders die Tierhaltung trägt durch Methanemissionen (CH_4) aus der Verdauung von Wiederkäuern, Lachgasemissionen (N_2O) aus Gülle als Düngemittel und Kohlendioxidemissionen (CO_2) aus Landnutzungsänderungen zur Klimaerwärmung bei. Insgesamt entfallen 83 % der Treibhausgasemissionen der Ernährung in der EU auf die Produktion von Fleisch, Eiern und Milchprodukten, was die erhebliche Belastung durch diese Nahrungsmittelgruppe verdeutlicht (Poore und Nemecek 2018; Sandström et al. 2018).

Eine pflanzenbasierte Ernährung hat das Potenzial, die Emissionen erheblich zu reduzieren. Eine weltweite Umstellung auf pflanzenbasierte Ernährungsmuster könnte die Treibhausgasemissionen der Lebensmittelproduktion um bis zu 63 % senken (Springmann et al. 2016). Flexitarische Ernährungsweisen, die den Konsum von tierischen Produkten reduzieren, stellen demnach einen effektiven Ansatz dar. Umso pflanzlicher Ernährungsweise ist, umso weniger Ressourcen werden für die Herstellung von Lebensmitteln benötigt. Entsprechend ist eine vegane Ernährung die nachhaltigste Ernährungsform.

6.2.2 Verlust der Biodiversität

Die gegenwärtige landwirtschaftliche Nutzung des Planeten ist einer der Hauptgründe für den Verlust an Biodiversität. Etwa 80 % der weltweiten Entwaldung sind auf die Ausweitung landwirtschaftlicher Flächen zurückzuführen, insbesondere für den Anbau von Soja und Palmöl sowie die Weidewirtschaft (Sandström et al. 2018). Dabei wird der Großteil des global angebauten Sojas nicht für den direkten menschlichen Verzehr, sondern als Futtermittel für Nutztiere verwendet. Im Gegensatz dazu stammt Soja, das für den menschlichen Verzehr bestimmt ist, fast ausschließlich aus der EU und ist nicht für die Rodung von Regenwäldern verantwortlich (WWF 2020). Der intensive Einsatz von Pestiziden und Düngemitteln bedroht darüber hinaus Insekten, Vögel und andere Lebewesen.

Eine nachhaltige Ernährung, die auf lokal produzierten Lebensmitteln, Agroforstwirtschaft und biologischem Anbau basiert, könnte die Belastung der Biodiversität reduzieren. Der Konsum von hochwertigerem und vor allem weniger Fleisch kann ebenfalls zur Schonung ökologischer Lebensräume beitragen.

6.2.3 Landnutzungsänderung

Die Expansion landwirtschaftlicher Flächen hat erhebliche Auswirkungen auf die Landnutzung. Neben der Umwandlung von Wäldern, Grasländern und Feuchtgebieten in Ackerland trägt die intensive Landwirtschaft auch maßgeblich zur Bodendegradation und Wüstenbildung bei. Laut einer Studie der Food and Agriculture Organization (FAO) sind etwa 25 % der weltweiten landwirtschaftlichen Flächen von Degradationsprozessen betroffen, die durch Überweidung, Monokulturen und unsachgemäßen Einsatz von Düngemitteln verursacht werden (FAO 2015). Diese Prozesse führen nicht nur zu Ernteausfällen, sondern auch zur Desertifikation (Wüstenbildung) vor allem im Globalen Süden. Besonders der hohe Flächenbedarf der Tierhaltung ist problematisch: Rund 77 % der globalen landwirtschaftlichen Flächen werden für die Produktion von tierischen

Lebensmitteln genutzt, obwohl diese gleichzeitig nur für 37 % der globalen Proteinversorgung und 18 % der weltweiten Kalorienversorgung aufkommen (Poore und Nemecek 2018). Für die Produktion einer einzigen Kalorie aus tierischen Lebensmitteln werden im Durchschnitt 7 bis 10 Kalorien an Tierfutter benötigt (Shepon et al. 2016).

Die Förderung von pflanzenbasierten Ernährungsmustern könnte den Flächenbedarf der Landwirtschaft erheblich verringern. Laut Poore & Nemecek könnte eine globale Umstellung auf eine vegetarische Ernährung den landwirtschaftlichen Flächenbedarf um bis zu 76 % reduzieren, während eine vegane Ernährung eine Einsparung von bis zu 80 % ermöglichen würde. Diese Zahlen verdeutlichen das enorme Potenzial pflanzenbasierter Ernährung, nicht nur den ökologischen Fußabdruck der Lebensmittelproduktion zu verringern, sondern auch Platz für die Wiederaufforstung und den Erhalt natürlicher Lebensräume zu schaffen, was wiederum die Biodiversität fördern würde (Poore und Nemecek 2018).

6.2.4 Süßwassernutzung

Die Landwirtschaft verbraucht etwa 70 % des global verfügbaren Süßwassers, wobei die Bewässerung den größten Anteil ausmacht. Etwa 29 % dieses Wassers werden für die Produktion tierischer Lebensmittel verwendet, einschließlich der Bewässerung für Futtermittelanbau und Trinkwasser für Nutztiere (Poore und Nemecek 2018). Der Anbau von wasserintensiven Kulturen wie Reis, Baumwolle und Mandeln sowie die Tierhaltung verschärfen die Wasserknappheit in vielen Regionen (FAO 2011).

Eine effizientere Wassernutzung in der Landwirtschaft, etwa durch Tröpfchenbewässerung, und der Konsum von Lebensmitteln mit geringem Wasserfußabdruck könnten helfen, die Süßwasserressourcen zu schonen. Hierbei spielen pflanzliche Lebensmittel wie Getreide, Hülsenfrüchte und saisonales Obst eine entscheidende Rolle (FAO 2011).

6.2.5 Biogeochemische Kreisläufe

Die Stickstoff- und Phosphorkreisläufe sind durch den intensiven Einsatz synthetischer Düngemittel und die Verwendung von Gülle als organischem Dünger gestört. Gülle trägt maßgeblich zur Überdüngung bei, da sie hohe Mengen an Stickstoff und Phosphor enthält, die leicht in Gewässer gelangen können. Dies führt zu Eutrophierung von Seen und Flüssen sowie zur Entstehung toter Zonen in Ozeanen. Studien zeigen, dass Gülle für 70 % der Stickstoffeinträge in europäischen Gewässern verantwortlich ist (FAO 2011). Ein Drittel des weltweit erzeugten Stickstoffdüngers wird allein für den Anbau von Futtermitteln verwendet (Poore und Nemecek 2018).

Eine Reduktion des Fleischkonsums und der Übergang zu nachhaltig produzierten Lebensmitteln könnten den Einsatz von Düngemitteln verringern und die biogeochemischen Kreisläufe stabilisieren. Ein großes ökologisches Potenzial liegt zum Beispiel in einem vermehrten Konsum von Hülsenfrüchten, die nicht nur nährstoff- und proteinreich, sondern auch stickstoffbindend sind. Letzteres kann dazu beitragen, den Bedarf an synthetischen Düngemitteln zu reduzieren (Poore und Nemecek 2018). Innovative Lösungsansätze stellen zudem die Kreislaufwirtschaft und die Agroökologie dar. Kreislaufwirtschaft umfasst beispielsweise die Wiederverwendung organischer Abfälle als Dünger, und Agroökologie setzt auf biodiversitätsfördernde Anbaumethoden wie Fruchtwechsel und Mischkulturen. Laut der FAO können diese Ansätze die Nährstoffverluste in landwirtschaftlichen Systemen um bis zu 30 % senken und die Erträge in ressourcenarmen Regionen um 20 % steigern (FAO 2018). Solche Praktiken sind nicht nur ökologisch nachhaltiger, sondern verbessern auch die Resilienz gegenüber Klimaschwankungen (Rockström et al. 2009).

6.3 Ernährungssicherheit in der Klimakrise

Die Klimakrise stellt eine zunehmende Bedrohung für die Ernährungssicherheit dar (FAO 2016). Extremwetterereignisse wie Dürren, Überschwemmungen und Hitzewellen beeinträchtigen landwirtschaftliche Erträge, was besonders Kinder in ärmeren Regionen anfällig für Mangelernährung macht (WFP 2022). Studien zeigen zudem, dass Kinder in Krisensituationen häufiger unter Wachstumsverzögerungen und einer unzureichenden Nährstoffversorgung leiden, da der Zugang zu nährstoffreichen Lebensmitteln eingeschränkt wird (UNICEF 2019). Des Weiteren werden durch den steigenden CO_2-Gehalt in Pflanzen wie Reis und Weizen der Proteingehalt sowie die Konzentration von Zink und Eisen signifikant verringert. Dieser Nährstoffverlust in Grundnahrungsmitteln könnte globale Ernährungsprobleme verschärfen, insbesondere in Ländern, die stark von diesen Lebensmitteln abhängig sind (Myers et al. 2014).

Die Umstellung auf nachhaltige Ernährungsmuster, die weniger ressourcenintensiv sind, kann dazu beitragen, die Resilienz der globalen Lebensmittelsysteme zu stärken und Kinder besser zu schützen. Der Anbau von widerstandsfähigen, pflanzlichen Kulturen wie Hülsenfrüchten und Wurzelgemüse, das unter verschiedenen klimatischen Bedingungen gedeiht, kann die Verfügbarkeit von Mikronährstoffen wie Eisen und Zink sichern und gleichzeitig den Druck auf natürliche Ressourcen verringern (IPCC 2019). Zudem spielt die Förderung lokaler und diversifizierter Landwirtschaft eine Schlüsselrolle, um die Abhängigkeit von globalen Lieferketten zu reduzieren und die Auswirkungen der Klimakrise abzufedern. Gleichzeitig zeigt die starke Nutzung von Monokulturen zur Futtermittelproduktion, wie Soja und Mais, erhebliche ökologische Nachteile (FAO 2011; Poore und Nemecek 2018).

Auch hier sind wieder die Hülsenfrüchte hervorzuheben, denn diese könnten einen wesentlichen Beitrag zur Ernährungssicherheit leisten, indem sie sowohl die Proteinversorgung als auch die Bodenfruchtbarkeit fördern (Willett et al. 2019).

6.4 Die Planetary Health Diet – ein Lösungsansatz

Die Planetary Health Diet (PHD) ist ein umfassender Ernährungsansatz, der sowohl die menschliche Gesundheit als auch die planetaren Grenzen schützen soll. Sie basiert auf einer überwiegend pflanzenbasierten Ernährung. Tierische Produkte wie Fleisch, Milch und Eier können in moderaten Mengen ergänzt werden, wobei der Schwerpunkt auf der Reduktion des Fleischkonsums liegt. Somit ist dieses Ernährungskonzept als flexitarisch mit der Option einer rein pflanzlichen (veganen) Ernährung zu bezeichnen. Abb. 6.1 zeigt auf, wie die tägliche Lebensmittelzusammensetzung gemäß der PHD aussehen sollte (Willett et al. 2019).

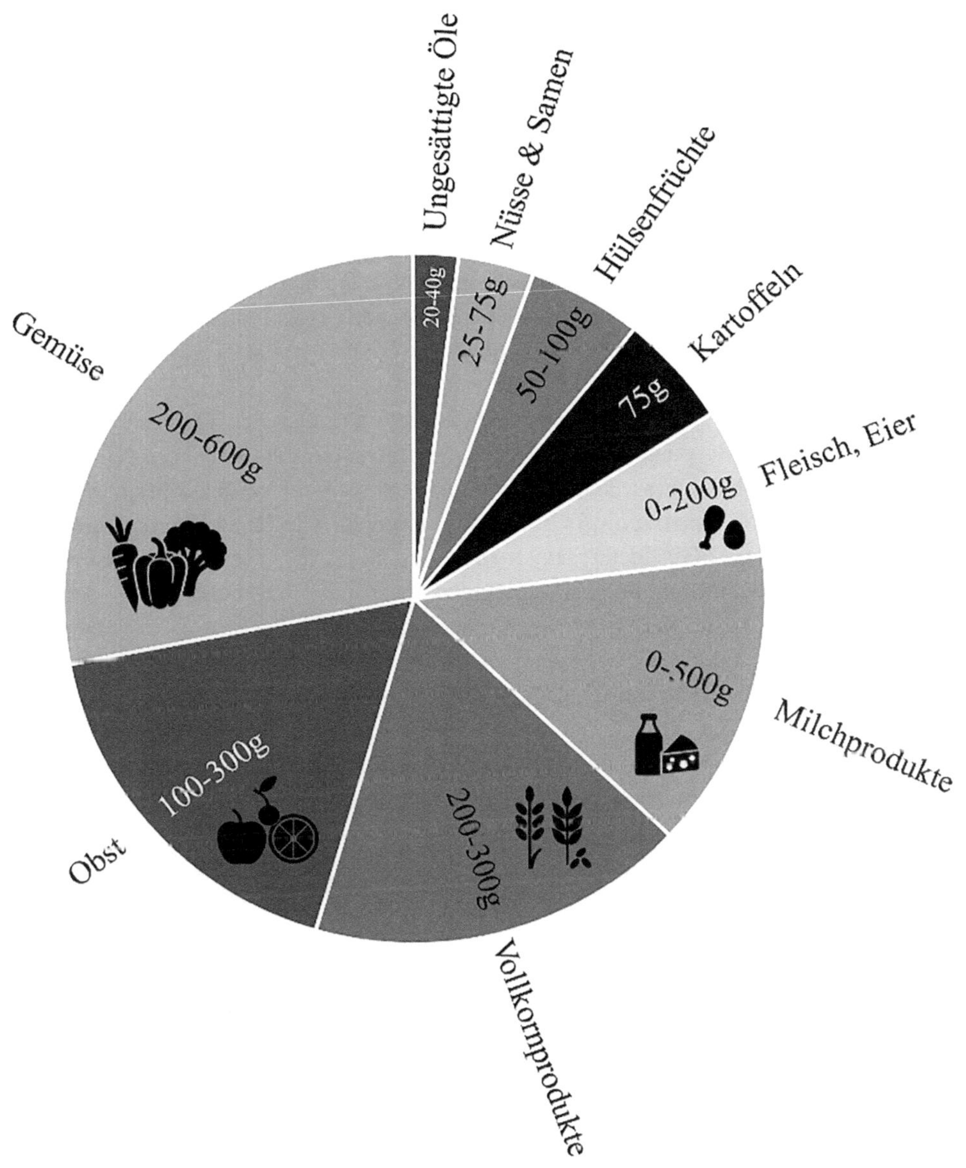

Abb. 6.1 Planetary Health Diet: Lebensmittelgruppen mit Mengenbereichen

6.5 Potential der Planetary Health Diet

Ihre weltweite Umsetzung könnte jährlich bis zu 11 Mio. frühzeitige Todesfälle verhindern, indem ernährungsbedingte Krankheiten wie Herz-Kreislauf-Erkrankungen und Diabetes reduziert werden würden (Willett et al. 2019). Schätzungen zufolge könnten allein in Deutschland jährlich etwa 140.000 frühzeitige Todesfälle durch die Umsetzung der PHD vermieden werden. Darüber hinaus ist die PHD nicht nur gesundheitsfördernd, sondern trägt auch dazu bei, die Umweltauswirkungen der Lebensmittelproduktion zu verringern, indem der Verbrauch von Wasser, Land und Treibhausgasemissionen reduziert wird. Durch den Schwerpunkt auf ressourcenschonende, lokal produzierte Lebensmittel fördert sie zudem die Widerstandsfähigkeit der Landwirtschaft gegen die Folgen der Klimakrise.

Als Limitation der PHD ist zu sagen, dass diese auf globalen Durchschnittswerten beruht und dass sie nur eingeschränkt regionale Unterschiede in Ernährungsgewohnheiten, landwirtschaftlichen Praktiken und Ressourcenzugängen berücksichtigt. Weiterhin fehlt eine spezifische Anpassung für vulnerable Gruppen wie Kinder, Schwangere oder ältere Menschen. Die PHD bietet jedoch sicherlich Potenzial, zur Prävention von Adipositas und entsprechenden Folgeerkrankungen im Kindesalter beizutragen. Aufgrund ihrer großen Spannweiten bezüglich der Ernährungsempfehlungen (z. B. Milchprodukte 0–500 g/Tag) muss jedoch ein besonderes Augenmerk auf die spezifischen Energie- und Nährstoffbedürfnisse von Kindern gelegt werden. Vor allem zur Sicherstellung der Zufuhr von Protein, Eisen, Kalzium, Vitamin B12 und Vitamin D. Durch die Einbeziehung von angereicherten Lebensmitteln und Bildungsprogrammen kann die PHD eine ausgewogene Nährstoffzufuhr auch bei Kindern gewährleisten und gleichzeitig nachhaltige Ernährungsgewohnheiten fördern (Conti et al. 2024).

Zusammenfassend bietet die PHD eine wertvolle Grundlage für die Diskussion über nachhaltige und gesunde Ernährung weltweit.

6.5.1 Planetary Health Diet im Vergleich mit den Empfehlungen der Deutschen Gesellschaft für Ernährung (DGE)

Die PHD und die Empfehlungen der Deutschen Gesellschaft für Ernährung (DGE) zeigen zahlreiche Überschneidungen, da beide Konzepte auf einer überwiegend pflanzenbasierten Ernährung basieren. Beide Ansätze legen Wert auf eine Reduktion des Fleischkonsums und die Förderung von Obst, Gemüse, Vollkornprodukten und Hülsenfrüchten. Sie teilen die Ziele, ernährungsbedingte Krankheiten zu minimieren und die Umweltbelastung durch die Lebensmittelproduktion zu senken. Während die DGE spezifisch auf die deutsche Bevölkerung und deren Ernährungsgewohnheiten zugeschnitten ist, bietet die PHD einen globalen Rahmen, der zusätzlich die planetaren Grenzen berücksichtigt.

Tab. 6.1 verdeutlicht die Unterschiede zwischen der PHD, den Empfehlungen der DGE und dem tatsächlichen Ernährungsverhalten der deutschen erwachsenen Bevölkerung laut der Nationalen Verzehrstudie 2. Besonders auffällig ist der zu hohe Verzehr von Fleisch und der geringe Verzehr von Hülsenfrüchten und Nüssen in Deutschland im Vergleich zu den empfohlenen Werten. Ähnliche Ergebnisse lieferte auch die EsKiMo II-Studie, in der das Ernährungsverhalten von 2644 Kindern und Jugendlichen (6–17 Jahre) untersucht wurde: der Verzehr von Obst, Gemüse und Ballaststoffen fiel deutlich zu niedrig aus, wobei der Konsum von Zucker, Fast Food und Fleischprodukten deutlich zu hoch war (Mensink et al. 2021).

Tab. 6.1 Gegenüberstellung der Planetary Health Diet, der DGE-Empfehlungen und dem Ernährungsverhalten (DGE 2024b; Willett et al. 2019; Max_Rubner-Institut 2008)

Lebensmittelgruppe (in g/Tag)	Planetary Health Diet, EAT-Lancet-Kommission bei einer Energiezufuhr von 2500 kcal/Tag	Vollwertige Ernährung nach DGE bei einer Energiezufuhr von ~1600–2400 kcal/Tag	Nationale Verzehrsstudie II, mittlere Verzehrmenge der Deutschen bei einer Energiezufuhr von ~2000 kcal/Tag
Obst	200 (100–300)	300	175
Gemüse	300 (200–600)	245	126
Hülsenfrüchte	75 (0–150)	9	8
Nüsse	50 (0–75)	13	8
Getreide(-produkte)	282 (232–282)	300	276
Kartoffeln (Kartoffelprodukte)	50 (0–100)	36 (inkl. Nudeln, Reis)	61
Eier(-produkte)	15 (0–25)	12	27
Milch(-produkte) in Milchäquivalenten (g MÄq)	250 (0–500)	394	794
Fleisch	15 (0–30)	26–43	97
Geflügel	30 (0–60)		16
Fisch	30 (0–100)	17–34	17

6.6 Fehlernährung von Kindern und Jugendlichen in Deutschland

Wie oben beschrieben, hat die Ernährung einen maßgeblichen Einfluss auf die planetare Gesundheit, darüberhinaus ist sie auch entscheidend für die langfristige Gesundheit von Kindern. Übergewicht und Adipositas zählen zu den größten ernährungsmedizinischen Herausforderungen im Kindes- und Jugendalter in Deutschland, wobei die Prävalenz besonders in sozial benachteiligten Gruppen steigt und mit erheblichen gesundheitlichen Risiken verbunden ist. Gleichzeitig nimmt auch der „stille Hunger“ zu: Trotz ausreichender Kalorienzufuhr leiden viele Kinder, vor allem aus sozioökonomisch benachteiligten Familien, an Mikronährstoffmängeln. Anders als der Energiemangel, der sofortige Signale auslöst wie Hungergefühl und einen „lauten knurrenden Magen“, ist der „stille Hunger“ leise und geschieht meist lange undiagnostiziert. Diese Problematik unterstreicht die zentrale Rolle sozialer Faktoren für die kindliche Ernährung und Gesundheit.

6.6.1 Übergewicht und Adipositas - ein zunehmendes Problem

Ernährungsmedizinische Probleme bei Kindern und Jugendlichen in Deutschland sind vielseitig und wie o. g. eng mit sozioökonomischen Faktoren verknüpft. Fast jedes fünfte Kind leidet an Übergewicht oder Adipositas: Laut dem Robert Koch-Institut sind etwa 15,4 % der Kinder und Jugendlichen in Deutschland übergewichtig, während davon 5,9 % als adipös eingestuft werden (Mensink et al. 2021). Diese Zahlen haben sich in den letzten Jahrzehnten erheblich erhöht: So lag der Anteil übergewichtiger Kinder in den 1980er-Jahren bei etwa 10 %, während Adipositas bei nur 3 % diagnostiziert wurde (Kurth and Schaffrath Rosario 2007).

Die Diagnostik von Übergewicht und Adipositas erfolgt anhand alters- und geschlechtsspezifischen BMI-Perzentilkurven, wobei Übergewicht ab einem BMI $\geq$ 90. Perzentil und Adipositas ab einem BMI $\geq$ 97. Perzentil definiert ist. Zusätzlich kann die SDS-Klassifikation (Standard Deviation Score) verwendet werden, um Abweichungen des BMI vom Durchschnitt einer Referenzpopulation zu quantifizieren. Ein SDS-Wert von + 1 entspricht etwa dem 90. Perzentil, während ein SDS-Wert von +2 das 97. Perzentil repräsentiert. Diese Methode ermöglicht eine präzisere Einordnung von Übergewicht und Adipositas bei Kindern und Jugendlichen (Mensink et al. 2017).

Die langfristigen Folgen von Übergewicht und Adipositas im Kindesalter sind gravierend und umfassen sowohl physische als auch psychische Erkrankungen. Physische Folgen beinhalten ein erhöhtes Risiko für Typ-2-Diabetes, Bluthochdruck und anderen kardiovaskulären Erkrankungen: etwa 7 % der übergewichtigen und 34 % der adipösen Kinder entwickeln beispielhaft eine Insulinresistenz als Vorstadium zum Typ-2-Diabetes (Krebs et al. 2007). Zusätzlich steigt das Risiko für Fettstoffwechselstörungen und Metabolisch assoziierte steatotische Lebererkrankungen (MASLD), wobei Letztere bei bis zu

38 % der adipösen Kinder nachgewiesen wurde (Anderson et al. 2015). Auch orthopädische Probleme wie Gelenkbeschwerden oder Fehlstellungen treten bei adipösen Kindern häufiger auf. Psychische Folgeerscheinungen wie ein geringes Selbstwertgefühl, Depressionen und soziale Isolation sind ebenfalls weit verbreitet (Pulgaron 2013). Zusätzlich zeigen Untersuchungen, dass etwa 55 % der adipösen Kinder bis in die Adoleszenz adipös bleiben, und etwa 80 % der adipösen Jugendlichen bleiben dann auch im Erwachsenenalter adipös. Rund 70 % der adipösen Jugendlichen sind auch nach dem 30. Lebensjahr noch adipös (Simmonds et al. 2016).

Diese Zahlen verdeutlichen den erheblichen Einfluss von Ernährungsgewohnheiten und Bewegungsmangel auf die Gesundheit junger Menschen. Der übermäßige Konsum von stark verarbeiteten Lebensmitteln, die reich an Zucker und ungesunden Fetten sind, spielt dabei eine zentrale Rolle. Kinder in Deutschland konsumieren durchschnittlich etwa 70 gZucker pro Tag, was den von der WHO empfohlenen Wert von maximal 25 g deutlich überschreitet (WHO 2015). Über 80 % der Kinder und Jugendlichen in Deutschland nehmen mehr als die empfohlenen Zuckermengen auf, insbesondere durch Softdrinks, Süßigkeiten und verarbeitete Produkte (Mensink et al. 2021). Dieser hohe Zuckerkonsum steht in direktem Zusammenhang mit der steigenden Prävalenz von Adipositas und Zahnkaries. Studien zeigen, dass Kinder, die regelmäßig zuckerhaltige Getränke konsumieren, ein um 60 % höheres Risiko für Adipositas aufweisen (Malik et al. 2006). Darüber hinaus führt der Mangel an Bewegungsangeboten in städtischen Regionen zu einer weiteren Verschärfung des Problems (WHO 2021).

6.6.2 Stiller Hunger – ein sozioökonomisches Problem

Gleichzeitig sind Kinder aus einkommensschwachen und bildungsfernen Haushalten besonders gefährdet, da der Zugang zu gesunden und ausgewogenen Lebensmitteln oft eingeschränkt ist. Diese sozioökonomische Benachteiligung verstärkt sowohl die Prävalenz von Übergewicht als auch von Mangelernährung, die durch eine einseitige Ernährung mit Defiziten bei wichtigen Nährstoffen wie Eisen, Vitamin D und Omega-3-Fettsäuren gekennzeichnet ist (Mensink et al. 2017, 2021). Ein besonderes Phänomen in diesem Zusammenhang ist der sogenannte „Stille Hunger“ (Hidden Hunger). Dabei handelt es sich um einen chronischen Mangel an essenziellen Mikronährstoffen, der trotz ausreichender Energiezufuhr auftritt. Dieser Mangel kann langfristig schwerwiegende Auswirkungen auf die Gesundheit haben, wie eine erhöhte Anfälligkeit für Infektionen, Wachstumsverzögerungen und kognitive Entwicklungsstörungen (Mensink et al. 2017). Kinderärzt*innen sollten daher auch bei vermeintlich überernährten Kindern an Nährstoffmängel denken. Einkommensschwachen Haushalten in Deutschland stehen pro Tag durchschnittlich weniger als 4 € pro Person für Lebensmittel zur Verfügung (Statistisches_Bundesamt 2021). Gleichzeitig steigen die Preise für Grundnahrungsmittel stetig, was den Zugang zu gesunden und frischen Lebensmitteln weiter erschwert. Diese finanzielle Belastung trägt dazu bei, dass nährstoffarme und kalorienreiche Produkte häufiger konsumiert werden, was die Probleme von Übergewicht und Mangelernährung verstärken kann.

Ansätze wie Bildungsprogramme und der verbesserte Zugang zu gesunden Schulspeisungen mit qualitativ hochwertigen Lebensmitteln könnten helfen, diese Probleme zu lindern und gleichzeitig sozioökonomische Ungleichheiten abzubauen. Ein Beispiel hierfür ist das EU-Schulprogramm für Obst und Gemüse, das Schulen in Deutschland mit kostenlosen Obst- und Gemüseportionen versorgt, um gesunde Ernährungsgewohnheiten zu fördern (BMEL 2024). Ebenso zeigt das Projekt „fit4future" Erfolge, das durch Ernährungs- und Bewegungsangebote gezielt Kinder an Grundschulen unterstützt (fit4future 2025). Beide Programme setzen auf eine Kombination aus praktischer Unterstützung und Bildung, um Kinder unabhängig von ihrem sozialen Hintergrund zu erreichen. Global betrachtet ist Mangelernährung ein zentrales Problem, das Millionen Kinder betrifft und durch Faktoren wie Armut, Konflikte und die Klimakrise weiter verschärft wird.

6.7 Pflanzenbasierte Ernährung

In Deutschland wächst das Interesse an pflanzenbasierten Ernährungsweisen stetig. Laut einer Umfrage des Bundesministeriums für Ernährung und Landwirtschaft (BMEL 2022) ernähren sich etwa 10 % der Bevölkerung vegetarisch, während 2 % eine vegane Lebensweise verfolgen. Bei Kindern und Jugendlichen zeigt sich ein ähnlicher Trend: 2021 ergab eine Studie, dass sich etwa 5 % der Mädchen und 3 % der Jungen vegetarisch ernähren, während knapp 1 % der Mädchen und weniger als 0,5 % der Jungen vegan leben (Alexy et al. 2021). Darüber hinaus betrachten sich 55 % der Deutschen als Flexitarier, die ihren Konsum von Fleisch bewusst reduzieren. Der Verkauf pflanzenbasierter Ersatzprodukte spiegelt diese Entwicklung wider: Laut einer Studie des Marktforschungsunternehmens GfK stieg der Umsatz mit Fleischersatzprodukten in Deutschland im Jahr 2022 um 17 % im Vergleich zum Vorjahr (Statistisches_Bundesamt 2024). Der Markt für pflanzliche Milchalternativen wächst ebenfalls stark: Laut Statista stieg der Umsatz mit pflanzlichen Milchprodukten in Deutschland im Jahr 2022 um 14 % im Vergleich zum Vorjahr(Good Food Institute Europe 2024). Dieser Wandel spiegelt eine zunehmende Sensibilisierung für gesundheitliche und ökologische Vorteile pflanzenbasierter Ernährungsweisen wider.

6.7.1 Herausforderungen der pflanzenbasierten Ernährung bei Kindern und Jugendlichen

Aus kinderärztlicher Perspektive bringt eine pflanzenbasierte Ernährung bei Kindern sowohl Chancen als auch Herausforderungen mit sich. Eine gut geplante pflanzenbasierte Ernährung bietet das Potenzial, ernährungsbedingte Erkrankungen wie Adipositas,

Herz-Kreislauf-Erkrankungen und Typ-2-Diabetes bereits im Kindesalter vorzubeugen. Besonders der hohe Gehalt an Ballaststoffen, Vitaminen und sekundären Pflanzenstoffen trägt zur Gesundheitsförderung bei. Gleichzeitig besteht bei unzureichender Planung das Risiko von Mangelerscheinungen, insbesondere bei kritischen Nährstoffen wie Vitamin B12, Vitamin D, Jod und Omega-3-Fettsäuren. Eine inadäquate Versorgung kann Wachstumsstörungen, Anämie oder eine verzögerte kognitive Entwicklung verursachen (DGE 2024b). Studien zeigen, dass vegane Kinder signifikant niedrigere Vitamin-B12-Spiegel aufweisen, wenn keine entsprechende Supplementierung erfolgt (Jensen 2022). Eltern und Betreuungspersonen müssen daher sorgfältig auf eine ausreichende Zufuhr dieser Nährstoffe achten, was ohne fundierte Beratung schwierig sein kann (Rudloff et al. 2018). Gleichzeitig muss auch gesagt werden, dass auch mischköstlich ernährte Kinder, die sich sehr einseitig ernähren, ein Risiko für Nährstoffmängel haben. Demnach muss bei allen Formen der Kinderernährung kritisch auf die optimale Versorgung mit wichtigen Nährstoffen geschaut werden. Um dies sicherzustellen, ist eine enge Zusammenarbeit zwischen Kinderärzt*innen und qualifizierten Ernährungsfachkräften unerlässlich. Dabei zeigt sich jedoch, dass viele Kinderärzt*innen nicht ausreichend über die Besonderheiten einer pflanzenbasierten Ernährung informiert sind. Diese Wissenslücken können dazu führen, dass Eltern verunsichert werden, anstatt, dass sie in ihrer Ernährungswahl unterstützt und gezielt beraten werden. Die folgenden Ausführungen sollen genau diese Wissenslücke schließen, um Eltern hinsichtlich einer pflanzenbasierten Ernährung zu empowern und wissenschaftlich fundierte Empfehlungen geben zu können.

Insgesamt ist zukünftig jedoch ein erhöhter Fokus auf eine flächendeckende ernährungsmedizinische Aus- und Fortbildung für alle Medizinstudierenden und Ärzt*innen notwendig, um den multiplen ernährungsbedingten Erkrankungen präventiv und therapeutisch besser begegnen zu können.

6.7.2 Aktuelle Datenlage zur pflanzenbasierten Ernährung bei Kindern

Die Diskussion um die pflanzenbasierte Ernährung bei Kindern wird zunehmend durch wissenschaftliche Erkenntnisse bereichert. Studien wie die VeChi Diet und VeChi-Youth-Studie, durchgeführt an der Universität Gießen, zeigen, dass vegetarisch und vegan ernährte Kinder signifikant höhere Mengen an Ballaststoffen und sekundären Pflanzenstoffen aufnehmen als omnivor ernährte Gleichaltrige. Außerdem nahmen pflanzenbasiert ernährte Kinder signifikant weniger zugesetzte Zucker zu sich. Diese Ernährungsweisen sind mit potenziellen gesundheitlichen Vorteilen wie einem bis zu 30 % geringeren Risiko für Übergewicht assoziiert. Gleichzeitig deckten die Studien Defizite bei kritischen Nährstoffen auf: Vegane Kinder zeigten ein erhöhtes Risiko für Vitamin-B12-Mangel (20 %) und suboptimale Eisenversorgung (15 %), während omnivore Kinder häufiger Defizite bei

Vitamin D (35 %) und Jod (30 %) aufwiesen (Alexy et al. 2021). Diese Ergebnisse verdeutlichen die Notwendigkeit einer sorgfältigen Planung und regelmäßigen Überprüfung der Nährstoffversorgung. Schürmann et al. kommt zu dem Ergebnis, dass vegetarisch und vegan ernährte Kinder im Vergleich zu omnivoren Gleichaltrigen ein geringeres Risiko für hohe Cholesterinwerte und Bluthochdruck haben und die Proteinversorgung bei gut geplanten veganen Ernährungsweisen ausreichend ist (Schürmann et al. 2017).

Im Positionspapier der DGE vom Juli 2024 zur veganen Ernährung wird hervorgehoben, dass eine vegane Ernährung gesundheitliche Vorteile bieten kann, sofern kritische Nährstoffe wie Vitamin B12, Eisen, Jod und Omega-3-Fettsäuren gezielt ergänzt werden. Die Autor*innen betonen jedoch, dass Eltern häufig nicht über die Komplexität einer veganen Ernährung informiert sind und entsprechende fachliche Beratungen nötig sind (Klug et al. 2024). Mit dieser Positionierung nährt die DGE ihren Standpunkt den Ernährungsguidelines anderer führender Nationen wie den USA oder Australien an, die bereits jetzt eine vegetarische und vegane Ernährung für „all stages of life cycle" inkl. Schwangerschaft, Still- und Kleinkindzeit bei guter Planung als geeignet einstufen.

Folgende Limitationen sind bei der Interpretation der Studienergebnisse zu berücksichtigen: Erstens basieren viele Studien auf kleinen Stichproben, was die Übertragbarkeit der Ergebnisse einschränkt. Zweitens bergen Selbstauskünfte der Eltern potenzielle Verzerrungen (Reporting Bias). Drittens sind Langzeiteffekte pflanzenbasierter Ernährungsweisen auf Wachstum und Entwicklung noch unzureichend untersucht. Es bleibt unklar, ob die beobachteten Vorteile primär durch spezifische Nährstoffe oder durch den Verzicht auf stark verarbeitete Lebensmittel bedingt sind. Ergänzende Langzeitstudien und die Entwicklung einheitlicher Leitlinien könnten dazu beitragen, die Sicherheit und Effektivität pflanzenbasierter Ernährungsformen im Kindesalter weiter zu stärken.

6.7.3 Kritische Nährstoffe bei veganer Kinderernährung

Vegane Ernährung schließt den Konsum aller tierischen Produkte, einschließlich Fleisch, Fisch, Eier, Milchprodukte, Honig und anderer tierischer Nebenprodukte, aus. Sie basiert ausschließlich auf pflanzlichen Lebensmitteln wie Obst, Gemüse, Getreide, Hülsenfrüchten, Nüssen und Samen. Zu den Hauptmotivationen für eine vegane Ernährung gehören ethische Überlegungen, der Wunsch, Tierleid zu vermeiden, ökologische Aspekte wie die Reduzierung des CO_2-Fußabdrucks und des Ressourcenverbrauchs sowie seltener gesundheitliche Vorteile, die mit einer pflanzlichen Ernährung assoziiert werden. Die vegane Ernährung insbesondere im Kindesalter erfordert eine sorgfältige Planung, um eine ausreichende Versorgung mit kritischen Nährstoffen sicherzustellen. Im Folgenden wird auf die wichtigsten kritischen Nährstoffe eingegangen.

Vitamin B12

Vitamin B12 ist ausschließlich in tierischen Lebensmitteln wie Fleisch, Fisch, Eiern und Milchprodukten enthalten und muss bei veganer Ernährung zwingend supplementiert werden (DGE 2024b). Die meisten tierischen Produkte sind wiederum nur reich an Vitamin B12, weil den Tieren synthetisches Vitamin B12 in das Futter beigemischt wird (Watanabe et al. 2013). Durch die direkte Supplementierung kann dieser Umweg also vermieden werden. Laut den Empfehlungen der DGE sollte Vitamin B12 bei vegan lebenden Kindern in Form von Supplementen in einer Dosierung von 5 bis 10 μg pro Tag zugeführt werden. Bei der täglichen Gabe sollte diese idealerweise einmal morgens zu einer Mahlzeit erfolgen, da Vitamin B12 besser aufgenommen wird, wenn der Mageninhalt leicht säurehaltig ist. Zum Monitoring empfiehlt sich eine einmal jährliche laborchemische Bestimmung des Holotranscobalamins. Das HoloTC sollte über 50 pmol/L liegen. Der Graubereich liegt bei 35–50 pmol/L; in diesem Bereich sollte zusätzlich Methylmalonsäure (MMA) bestimmt werden (Kramer and Kollegen 2016). Wichtig ist, die Dosierung des B12-Supplements individuell je nach HoloTC-Spiegel an den Bedarf des Kindes anzupassen, um sowohl Über- als auch Unterversorgung zu vermeiden (vgl. Tab. 6.2). Außerdem ist es wichtig zu beachten, dass die Referenzbereiche je nach Labor und verwendeter Methodik variieren können und entsprechend beachtet werden müssen (IMD_Labor_Potsdam 2023).

Eisen

Für Eisen wird eine ergänzende Zufuhr bei nachgewiesenem Mangel empfohlen, wobei die DGE eine tägliche Zufuhr von 8 bis 15 mg je nach Alter und Geschlecht als Richtwert angibt. Die Überprüfung des Ferritinwerts ist dabei entscheidend, um den Eisenstatus genau zu beurteilen. Ein Ferritinwert von weniger als 12 μg/L gilt als sicherer Hinweis auf einen manifesten Eisenmangel, während Werte zwischen 50 und 100 μg/L als optimal angesehen werden (Galetti et al. 2021).

Bei vegan ernährten Kindern sollte aufgrund des Verzichts auf tierische Eisenquellen ein besonderes Augenmerk auf den Eisenstatus gelegt werden. Bei klinischem Verdacht sollte niederschwellig Ferritin kontrolliert werden, um eine rechtzeitige Intervention sicherzustellen (DGE 2024b). Zu den eisenreichen Lebensmitteln, die in einer veganen Ernährung verstärkt konsumiert werden sollten, gehören Hülsenfrüchte (z. B. Linsen, Kichererbsen, Bohnen), Vollkornprodukte (wie Haferflocken und Quinoa), Samen (z. B. Sesam, Kürbiskerne) und Nüsse. Eisen in Hülsenfrüchten liegt häufig in Ferritin-Form vor, einem pflanzlichen Eisen-Speicherprotein, das besser vor Absorptionshemmstoffen wie Phytinsäure geschützt ist und so die Bioverfügbarkeit erhöhen kann. Keimen von Hülsenfrüchten reduziert den Gehalt an Phytinsäure und verbessert die Freisetzung von Eisen. Die Kombination mit Vitamin-C-reichen Lebensmitteln (z. B. Paprika, Zitrusfrüchte, Brokkoli) fördert zusätzlich die Eisenabsorption, indem es Eisen in eine besser resorbierbare Form überführt. Die Aufnahme von etwa 25–50 mg Vitamin C pro Mahlzeit kann die Resorption von Nicht-Häm-Eisen signifikant verbessern (DGE 2024b; Hallberg et al. 1989).

Tab. 6.2 DACH-Referenzwerte für ausgewählte Nährstoffe bei Stillenden, Kindern und Jugendlichen (Derbyshire 2025; DGE 2024b; EFSA Panel on Dietetic Products and Allergies 2010, 2016b; Fairweather-Tait et al. 2010; Rayman 2012)

Nährstoff	Alter (Jahre)	Referenzwert pro Tag	Anmerkungen zur Versorgung bei pflanzenbasierter Ernährung	Dosierung bei Supplementierung (täglich)
Vitamin B12	Stillende Mutter	5,5 µg	bei veganer Ernährung Supplementierung, Bestimmung Holo-TC	50-100µg
	0–4 Monate	0,5 µg	Gute Versorgung der Mutter (wenn gestillt wird) oder angereicherte Formulanahrung	
	5–12 Monate	1,4 µg	Gute Versorgung der Mutter (wenn gestillt wird) sicherstellen und Supplementierung bei veganer Beikost	5-10 µg
	1–3	1,5 µg	Supplementierung bei veganer Ernährung	5–10 µg (individuelle Anpassung je nach Labor im Verlauf)
	4–6	2,0 µg		
	7–10	2,5 µg		
	11–15	4,0 µg		
Vitamin D	0–12 Monate	10 µg (400 IE)	Supplementierung in ersten beiden Lebensjahren empfohlen. Je nach Ernährung und Sonnenexposition auch über diesen Zeitraum hinaus fortzuführen	12,5 µg (500 IE)
	1–15	20 µg (800 IE)		

(Fortsetzung)

Tab. 6.2 (Fortsetzung)

Nährstoff	Alter (Jahre)	Referenzwert pro Tag	Anmerkungen zur Versorgung bei pflanzenbasierter Ernährung	Dosierung bei Supplementierung (täglich)
Eisen	1–3	8 mg	Versorgung durch eisenreiche Lebensmittel wichtig, bei pflanzenbasierter Ernährung: Fokus auf eisenreiche pflanzliche Lebensmittel (u. a. Hülsenfrüchte)	nur bei diagnostiziertem Mangel
	4–6	10 mg		
	7–10	12 mg		
	11–15	15 mg		
Jod	Stillende Mutter	260 µg	Verwendung von jodiertem Speisesalz & 2 Malpro Woche fetter Seefisch, bei Verzicht: Supplementierung	150–200 µg
	1–3	100 µg		100 µg
	4–6	120 µg		120 µg
	7–10	140 µg		140 µg
	11–15	180 µg		180 µg
Calcium	0–4 Monate	220 mg	Gute Versorgung der Mutter (wenn gestillt wird) oder angereicherte Formulanahrung	ggf. Mutter: 500–1000 mg
	4–12 Monate	330 mg	Versorgung durch calciumreiche Lebensmittel wichtig (grüne Gemüsearten, Samen, Nüsse und calciumreiches Mineralwasser (>150 mg/l)), auf angereicherte Milchalternativen (keine Bio-Produkte) achten	250–500 mg
	1–4	600 mg		
	4–7	750 mg		
	7–10	900 mg		
	10–13	1100 mg		500–750 mg
	13–15	1200 mg		

(Fortsetzung)

Tab. 6.2 (Fortsetzung)

Nährstoff	Alter (Jahre)	Referenzwert pro Tag	Anmerkungen zur Versorgung bei pflanzenbasierter Ernährung	Dosierung bei Supplementierung (täglich)
Selen	Stillende Mutter	75 ug	Versorgung durch selenreiche Lebensmittel wichtig (Paranüsse, Vollkornprodukte, Hülsenfrüchte, Spargel, Pilze, Kohlgemüse, Zwiebeln)	Datenlage zur Supplementierung unzureichend
	1–3	15 µg		
	4–6	20 µg		
	7–10	30 µg		
	11–14	45 µg		
	15–18	60 µg		

(Fortsetzung)

Tab. 6.2 (Fortsetzung)

Nährstoff	Alter (Jahre)	Referenzwert pro Tag	Anmerkungen zur Versorgung bei pflanzenbasierter Ernährung	Dosierung bei Supplementierung (täglich)
Omega-3-Fettsäuren (DHA)	Stillende Mutter		Versorgung durch fetten Seefisch (1–2*/Woche) oder DHA-Algenölpräparate	200–300 mg
	1–3	100–150 mg		70–100 mg
	4–6	150–200 mg		100–150 mg
	7–10	200–250 mg		150–200 mg
	11–15	250 mg		200–250 mg
Cholin	Stillende Mutter	520 mg	Versorgung durch cholinreiche Lebensmittel wichtig (u. a. Brokkoli, Sojabohnen, Rosenkohl, Nüsse), ggf. Supplementierung erwägen	300–600 mg einmal täglich
	0–6 Monate	140 mg	Versorgung durch cholinreiche Lebensmittel wichtig (u. a. Brokkoli, Sojabohnen, Rosenkohl, Nüsse)	Datenlage zur Supplementierung unzureichend
	7–11 Monate	160 mg		
	1–3	140 mg		
	4–6	170 mg		
	7–10	250 mg		
	11–14	340 mg		
	15–17	400 mg		

Wie bereits erwähnt, kann die Bioverfügbarkeit von pflanzlichem Eisen durch bestimmte Maßnahmen wie das Keimen, Fermentieren oder Rösten der Lebensmittel verbessert werden. Eisenreiche Mahlzeiten sollten zudem nicht mit Tee, Kaffee oder anderen polyphenol- und calziumreichen Getränken kombiniert werden, da diese die Eisenabsorption hemmen können (DGE 2024b; Hurrell et al. 1999). Hohe Mengen an Calcium haben einen besonders negativen Einfluss auf die Absorption im Darmm zum Beispiel bei hohem Konsum von Kuhmilch. Bereits eine Aufnahme von 150–200 mg Calcium pro Mahlzeit kann die Nicht-Häm-Eisen-Resorption um bis zu 50 % reduzieren. Daher sollte bei einer eisenarmen Ernährung darauf geachtet werden, dass eisenreiche Lebensmittel nicht gleichzeitig mit calciumreichen Lebensmitteln oder Getränken verzehrt werden, um die Absorptionsrate zu optimieren (DGE 2024b; Hurrell et al. 1999). Bei der Einnahme von Eisen als Supplememt sollte dieses zum Beispiel 30-60 Minuten vor dem Frühstück mit einem Glas Orangensaft eingenommen werden.

Omega-3-Fettsäuren

Eine ausreichende Versorgung mit Omega-3-Fettsäuren ist bei vegan ernährten Kindern essenziell, da der Verzicht auf Fisch den Hauptlieferanten für Docosahexaensäure (DHA) ausschließt. Um einem Mangel vorzubeugen, wird der regelmäßige Verzehr von pflanzlichen Omega-3-Quellen wie Lein- und Chiasamen, Walnüssen sowie Lein-, Walnuss- und Rapsöl empfohlen. Da der Körper jedoch nur eine begrenzte Fähigkeit besitzt, die in diesen Lebensmitteln enthaltene Alpha-Linolensäure (ALA) in DHA umzuwandeln, reicht diese Zufuhr allein oft nicht aus. Eine direkte Supplementation mit DHA-haltigen Algenölpräparaten wird daher empfohlen, wobei eine Tagesdosis von um die 250 mg DHA als optimal gilt (Sanders und Manning 2020) (vgl. Tab. 6.2). DHA ist für die neurologische Entwicklung und die Funktion der Netzhaut von entscheidender Bedeutung, insbesondere in der frühen Kindheit (Bourre 2004). Eine regelmäßige DHA-Supplementation bei vegan ernährten Kindern stellt eine normale kognitive und visuelle Entwicklung sicher (Geppert et al. 2005).

Jod

Die Jodversorgung im Kindesalter ist von entscheidender Bedeutung für die Schilddrüsenfunktion, die Regulation des Stoffwechsels und das Wachstum. Laut den DACH-Referenzwerten liegt der tägliche Jodbedarf bei 100 µg für Kinder im Alter von 1–3 Jahren, 120 µg für 4–6 Jahre und 140 µg für 7–10 Jahre. Im Jugendalter wird ein täglicher Jodbedarf von 150 µg empfohlen, um den erhöhten Anforderungen an Wachstum und Stoffwechsel gerecht zu werden, die durch die Schilddrüsenhormone gesteuert werden (DGE 2024b) (vgl. Tab. 6.2).

Deutschland gilt als Jodmangelgebiet, da die Böden aufgrund der geologischen Gegebenheiten einen niedrigen Jodgehalt aufweisen (DGE 2024b). Laut der DEGS-Jod-Studie des Bundesministeriums für Ernährung und Landwirtschaft (BMEL) haben 30 % der Kinder und Jugendlichen in Deutschland eine unzureichende Jodversorgung. Diese Studie zeigt zudem, dass der Rückgang der Verwendung von jodiertem Speisesalz in Privathaushalten und in der Lebensmittelindustrie die Jodaufnahme weiter verschlechtert hat (BMEL 2023). Seit Jahrzehnten wird die Verwendung von jodiertem Speisesalz als wirksame Strategie gefördert, um die Jodversorgung in der Bevölkerung zu verbessern (DGE 2020; WHO 2004). Zu den jodreichen Lebensmitteln zählen neben jodiertem Salz Seefisch (z. B. Kabeljau, Schellfisch), Milchprodukte und Eier (DGE 2024b).

Die Bestimmung des Jodstatus ist komplex, da Jod nur in geringen Mengen im Blut zirkuliert und die Konzentration stark von der aktuellen Jodaufnahme abhängt (Zimmermann 2009). Am zuverlässigsten erfolgt die Messung des Jodstatus über die Jodausscheidung im Urin, da etwa 90 % des aufgenommenen Jods über den Urin ausgeschieden werden (WHO 2004). Diese Methode erfordert jedoch eine sorgfältige Probenahme und Analyse, um repräsentative Ergebnisse zu gewährleisten (Andersson et al. 2012). Deswegen ist eine routinemäßige Messung des Jodhaushalts eher zu vernachlässigen und stattdessen eine niederschwellig Jod-Supplementierung zu empfehlen ist, insbesondere in Bevölkerungsgruppen mit erhöhtem Bedarf (vgl. Tab. 6.2).

Jodtabletten oder -tropfen bieten eine kontrollierte und effektive Form der Supplementierung, während jodiertes Speisesalz die Basisversorgung unterstützen sollte. Eine Supplementierung sollte insbesondere bei Kindern im Alter von 6–24 Monaten erwogen werden. Bei ihnen fällt eine ausreichende Jodversorgung über die Muttermilch meistens weg, während in diesem Alter gleichzeitig der Einsatz von Salz restriktiv gehandhabt werden sollte (BMEL 2023; WHO 2004).

Vitamin D

Die Vitamin-D-Versorgung von Kindern in Deutschland stellt eine Herausforderung dar, da Vitamin D nur in begrenzten Mengen über die Ernährung aufgenommen wird und die körpereigene Synthese von Sonneneinstrahlung abhängig ist. Ein erheblicher Anteil der Kinder in Deutschland weist einen Vitamin-D-Mangel auf, insbesondere in den Wintermonaten. Laut der KiGGS-Studie des Robert Koch-Instituts liegt bei 60 % der Kinder und Jugendlichen in Deutschland die Serumkonzentration von 25-Hydroxyvitamin D unter dem optimalen Bereich von 50 nmol/L (Pludowski et al. 2018).

Die DGE empfiehlt für Kinder eine tägliche Vitamin-D-Aufnahme von 20 μg (800 I. E.), falls keine ausreichende Synthese durch Sonnenlicht möglich ist. Diese Empfehlung gilt unabhängig von der Ernährungsweise. Da Vitamin D in natürlichen Lebensmitteln hauptsächlich in tierischen Produkten wie fettem Fisch, Eigelb und Leber vorkommt, sind vegetarisch und insbesondere vegan ernährte Kinder stärker auf alternative Quellen angewiesen. Vitamin-D-angereicherte Lebensmittel wie Pflanzenmilch oder Margarine sowie Nahrungsergänzungsmittel spielen hier eine entscheidende Rolle (DGE 2024b).

Die Frage, ob Vitamin D in jedem Alter supplementiert werden sollte oder nur in den ersten beiden Lebensjahren, wird kontrovers diskutiert. Die DGE empfiehlt eine Supplementierung in den ersten beiden Lebensjahren, jedoch sprechen einige Studien dafür, die

Supplementierung darüber hinaus fortzusetzen. Besonders in geografischen Regionen mit geringer Sonneneinstrahlung wie Deutschland kann die körpereigene Synthese oft nicht ausreichen, um die empfohlenen Werte zu erreichen. Deswegen kann eine fortlaufende Supplementierung dazu beitragen, das Risiko für chronische Erkrankungen wie Osteoporose und Typ-1-Diabetes zu reduzieren sowie das Immunsystem zu stärken (DGE 2012; EFSA Panel on Dietetic Products and Allergies 2016b; Holick 2012; Pludowski et al. 2018).

Calcium

Die Calciumversorgung ist von zentraler Bedeutung für das Wachstum und die Entwicklung von Kindern, insbesondere für die Knochengesundheit. Laut den Referenzwerten der DGE liegt der tägliche Calciumbedarf bei Kindern zwischen 600 mg im Alter von 1 bis 3 Jahren und 1100 mg im Alter von 11 bis 15 Jahren (DGE 2024b). Eine unzureichende Calciumaufnahme in der Kindheit kann zu einer verringerten Knochendichte führen und das Risiko für Osteoporose im späteren Leben erhöhen (Abrams 2011).

Vegane Kinder stehen hierbei vor besonderen Herausforderungen, da nicht die klassischen Calciumquellen wie Milch und Milchprodukte verzehrt werden. Faktoren wie Oxalate in Spinat oder Rhabarber und Phytate in Vollkornprodukten oder Hülsenfrüchten können die Bioverfügbarkeit pflanzlicher Calcium-Quellen zusätzlich hemmen (Weaver et al. 1999). Um diesen Herausforderungen zu begegnen, sollten vegane Kinder regelmäßig calciumreiche Lebensmittel wie Brokkoli, Grünkohl, Pak Choi, Mandeln und Sesam konsumieren. Außerdem sollten mit Calcium angereicherte Lebensmittel, wie beispielsweise pflanzliche Milch- oder Joghurtalternativen, angereicherte Säfte oder Tofu, der mit Calciumsulfat hergestellt wurde, regelmäßig konsumiert werden. Wichtig ist hierbei zu beachten, dass z. B. Bio-Milchalternativen nicht mit wichtigen Nährstoffen wie Calcium angereichert sind, da die EU-Öko-Verordnung den Zusatz von synthetischen Nährstoffen in biologisch zertifizierten Produkten einschränkt (EU-Verordnung 2018/848). Auch sollte auf ein calciumreiches Mineralwasser zurückgegriffen werden (über 150 mg Calcium/Liter).

Die Absorption von Calcium kann zudem noch durch den Konsum von Lebensmitteln mit hohem Vitamin-C-Gehalt, wie Paprika oder Zitrusfrüchten, verbessert werden (Heaney 2001). Eine ausgewogene und gut geplante Ernährung ist somit essenziell, um den Calciumbedarf von veganen Kindern zu decken und langfristige gesundheitliche Nachteile zu vermeiden.

Selen

Auch eine gute Selenversorgung ist für Kinder essenziell, da Selen eine zentrale Rolle in der Schilddrüsenfunktion, der Immunabwehr und als Bestandteil antioxidativer Enzyme wie der Glutathionperoxidase, spielt. Laut den Referenzwerten der DGE liegt der tägliche Selenbedarf bei Kindern zwischen 15 µg für 1-3-Jährige und 60 µg für Jugendliche ab 15 Jahren (DGE 2024b).

In der veganen Ernährung stellt die Deckung des Selenbedarfs eine Herausforderung dar, da der Gehalt an Selen in pflanzlichen Lebensmitteln stark von den Selenkonzentrationen im Boden abhängt, die in Europa vergleichsweise niedrig sind (Fairweather-Tait et al. 2010). Zu den wichtigsten pflanzlichen Quellen für Selen gehören Paranüsse, Vollkornprodukte, Hülsenfrüchte, Spargel, Pilze, Kohlgemüse, Zwiebel und bestimmte Samen. Besonders Paranüsse zeichnen sich durch ihren hohen Selengehalt aus, wobei der Gehalt jedoch stark schwanken kann. Der Verzehr von ein bis zwei Paranüssen pro Tag kann den Bedarf decken, jedoch sollte eine Überdosierung vermieden werden, da dies zu Selenose führen kann (Rayman 2012). Deswegen sollte man nur 1–2 Paranüsse täglich verzehren. Bei Erwachsenen kann eine kontrollierte Supplementierung in Erwägung gezogen werden. Bei längerfristiger Zufuhr eines Nahrungsergänzungsmittels sollte eine gelegentliche Kontrolle von Serum-Selen/Selenoprotein P durchgeführt werden, um eine Unter- wie Überversorgung auszuschließen. Die Datenlage zur Selen-Supplementierung bei Kindern ist noch zu unzureichend, deswegen ist es umso wichtiger, dass die o.g. Lebensmittel regelmäßig in den Speiseplan integriert werden, um somit die Zufuhr sicherzustellen (DGE 2012).

► **Empfehlungen bei veganer Kinderernährung**

Pflanzliche Eisenquellen: Hülsenfrüchte, Vollkorn, Samen, Nüsse → mit Vitamin-C-reichen Lebensmitteln kombinieren → kein Tee/(Kaffee) zu eisenreichen Mahlzeiten.
Pflanzliche Calciumquellen: Brokkoli, Grünkohl, Mandeln, Sesam, Mineralwasser mit hohem Calciumgehalt und angereicherte Pflanzenmilch nutzen (keine Bio-Produkte).
Jod: Jodsalz verwenden, Supplementierung erwägen Selen: 1–2 Paranüsse täglich, regelmäßiger Verzehr von Vollkornprodukten, Hülsenfrüchten, Spargel, Pilzen, Kohlgemüse und Zwiebeln
Omega-3-Fettsäuren: Chia-, Leinsamen, Rapsöl, Walnüsse + Algenöl-Supplemente.

Dosierungsempfehlungen: s. Tab. 6.2

6.7.4 Kritische Nährstoffe bei vegetarischer Kinderernährung

Eine vegetarische Ernährung schließt den Konsum von Fleisch und Fisch aus, andere tierische Lebensmittel wie Milch, Eier und Käse werden jedoch verzehrt. Die DGE steht der vegetarischen Ernährung bei Kindern grundsätzlich positiv gegenüber und betont, dass diese bei Kindern und Jugendlichen alle notwendigen Nährstoffe bereitstellen kann (DGE 2024b). Sie weist jedoch auch bei dieser Ernährungsform darauf hin, dass eine sorgfältige

Lebensmittelauswahl essenziell ist, um eine ausreichende Versorgung mit kritischen Nährstoffen wie Eisen, Jod, Vitamin B12, Vitamin D und Omega-3-Fettsäuren sicherzustellen. Prinzipiell gelten hier die gleichen Empfehlungen wie bei der mischköstlichen oder der veganen Kinderernährung, nur dass das Risiko für die Entwicklung von Nährstoffmängeln (insbesondere von Vitamin B12) als niedriger eingestuft wird als bei der veganen Ernährung.

6.7.5 Soja – ein umstrittenes Lebensmittel

Trotz seiner ernährungsphysiologischen Vorteile steht Soja aufgrund seiner Phytoöstrogene, insbesondere Isoflavone, im Zentrum zahlreicher Debatten. Phytoöstrogene sind pflanzliche Verbindungen, die eine strukturelle Ähnlichkeit mit dem menschlichen Östrogen aufweisen und daher potenziell östrogenartige Wirkungen entfalten können (Setchell und Cassidy 1999). Deswegen ist die Angst weit verbreitet, dass der Konsum von Soja, insbesondere in sensiblen Entwicklungsphasen wie der Kindheit, negative Auswirkungen auf die hormonelle Balance haben könnte und z. B. das Risiko für Brustkrebs erhöhen könnte (Messina 2010). Das Gegenteil ist jedoch der Fall: Die aktuelle wissenschaftliche Datenlage weist darauf hin, dass der moderate Sojakonsum unbedenklich ist und sogar präventive gesundheitliche Vorteile bieten kann. Die in Soja enthaltenen Isoflavone haben eine modulierende Wirkung auf den Hormonhaushalt und wirken als sogenannte kompetitive Rezeptoragonisten. Das heißt, dass Phytoöstrogene je nach körpereigenem Östrogenstatus eine agonistische oder antagonistische Wirkung entfalten können. Diese Eigenschaft ist entscheidend für ihre potenziellen gesundheitlichen Vorteile, wie die Reduzierung des Brustkrebsrisikos (bei zu hohem körpereigenem Östrogen) oder die Linderung menopausaler Beschwerden (bei zu geringem körpereigenem Östrogen) (Messina 2010).

Epidemiologische Daten aus asiatischen Ländern, in denen Soja ein Grundnahrungsmittel ist, zeigen zudem keine erhöhte Inzidenz hormonbedingter Erkrankungen. Im Gegenteil: Der regelmäßige Sojakonsum wird dort mit einem reduzierten Risiko für Brustkrebs und kardiovaskuläre Erkrankungen in Verbindung gebracht (Wu et al. 2008).

Soja steht zudem häufig im Mittelpunkt ökologischer Kontroversen, da der großflächige Anbau mit Umweltproblemen wie Abholzung des Regenwaldes, Bodendegradation und hohem Wasserverbrauch assoziiert wird (Meijer 2021). Ein Großteil dieser Vorurteile bezieht sich jedoch auf die Produktion von Soja als Futtermittel für die Tierhaltung und nicht auf den direkten menschlichen Verzehr. Tatsächlich werden etwa 75 % der globalen Sojaproduktion für die Fütterung von Nutztieren genutzt, während nur ein kleiner Teil (ca. 7 %) direkt in Lebensmitteln wie Tofu oder Sojamilch verarbeitet wird (Poore und Nemecek 2018). Studien zeigen, dass der direkte Konsum von Soja eine deutlich geringere Umweltbelastung verursacht als der tierischer Produkte, da die Emissionen und der

Land- sowie Wasserverbrauch pro Proteinmenge erheblich niedriger sind. Soja als pflanzliche Proteinquelle kann daher eine wichtige Rolle in nachhaltigen Ernährungssystemen spielen und zur Reduktion der Treibhausgasemissionen beitragen (Sabaté und Soret 2014).

6.7.6 Fleischersatzprodukte – Chance oder Risiko?

Auch gegenüber sogenannter Fleischersatzprodukte gibt es multiple Vorurteile. Vorweg kann direkt festgehalten werden, dass Fleischersatzprodukte auf Basis von Soja, Erbsenprotein, Weizen oder anderen pflanzlichen Zutaten gesundheitliche Chancen bieten. Dies ist insbesondere auf ihren niedrigeren Gehalt gesättigter Fettsäuren und ihren höheren Gehalt an Ballaststoffen im Vergleich zu Fleischprodukten zurückzuführen (Verbraucherzentrale_Schleswig-Holstein 2024). Somit können diese Produkte das Risiko für Herz-Kreislauf-Erkrankungen und Typ-2-Diabetes verringern, insbesondere im Rahmen einer pflanzenbasierten und vollwertigen Ernährung. Fleischersatzprodukte enthalten zudem oft viele wichtige Nährstoffe wie Eisen, Calcium und B-Vitamine (Craig et al. 2009).

Ein häufiger Kritikpunkt ist der hohe Verarbeitungsgrad dieser Produkte. Aber auch die herkömmlichen Fleischprodukte sind häufig stark verarbeitet. Es steht fest, dass stark verarbeitete Lebensmittel, unabhängig von ihrer pflanzlichen oder tierischen Herkunft, mit einem höheren Risiko für Fettleibigkeit und chronische Erkrankungen assoziiert sein können (Monteiro et al. 2019). Ein begründeter Kritikpunkt ist der häufig sehr hohe Salzgehalt dieser Produkte.

Die aktuelle Datenlage weist darauf hin, dass eine ausgewogene pflanzenbasierte Ernährung, die auch Fleischersatzprodukte integriert, gesundheitliche Vorteile bieten kann. Insbesondere für den Übergang von einer fleischreichen zu einer pflanzenbasierten Ernährungsweise können diese Produkte hilfreich sein. Langfristige Studien zu den spezifischen Auswirkungen verschiedener Fleischersatzprodukte sind jedoch begrenzt, weshalb weitere Forschung notwendig ist. Fest steht jedoch bereits jetzt, dass Fleischersatzprodukte multiple ökologische Vorteile bieten, da sie im Vergleich deutlich weniger Treibhausgasemissionen, Land- und Wasserressourcen verbrauchen (Poore und Nemecek 2018). Zudem tragen sie selbsterklärend zum Tierschutz bei, da sie die Nachfrage nach intensiver Tierhaltung reduzieren.

6.8 Ernährung in den verschiedenen Entwicklungsphasen

Muttermilch stellt die physiologisch optimale Ernährung für Neugeborene und Säuglinge dar und trägt wesentlich zur kurz- und langfristigen Gesundheit von Mutter und Kind bei. Trotz hoher Stillraten in Deutschland besteht weiterhin Bedarf an strukturierter Stillförderung. Bei vegan lebenden Frauen erfordert die adäquate Nährstoffversorgung während der

Laktation besondere Aufmerksamkeit, da bestimmte Nährstoffe potenziell kritisch sein können. Der folgende Abschnitt widmet sich der Identifikation und Bewertung dieser Nährstoffe sowie entsprechenden Versorgungsempfehlungen.

6.8.1 Die Bedeutung und Herausforderung des Stillens

Stillen wird von nationalen und internationalen Gesundheitsorganisationen als die optimale Ernährung für Neugeborene und Säuglinge empfohlen. Muttermilch ist einzigartig, da sie alle essenziellen Nährstoffe in optimaler Zusammensetzung liefert, um die physiologischen Bedürfnisse eines Säuglings während der ersten sechs Lebensmonate sicher zu decken.

Sie enthält eine ausgewogene Mischung aus Makronährstoffen, einschließlich Laktose als primärer Kohlenhydratquelle, hochwertigen Proteinen und langkettigen Fettsäuren, die für die neurologische Entwicklung entscheidend sind. Ergänzt wird dies durch Mikronährstoffe und bioaktive Substanzen wie Immunglobuline, Enzyme und Hormone, die das Immunsystem stärken und die Reifung verschiedener Organsysteme unterstützen (Ballard und Morrow 2013). Die Muttermilch enthält darüber hinaus humanmilchspezifische Oligosaccharide (HMOs), die eine selektive Nährstoffquelle für symbiotische Bakterien wie Bifidobakterien und Laktobazillen darstellen. Diese Oligosaccharide fördern die Entwicklung eines gesunden intestinalen Mikrobioms, das für die Immunreifung und den Schutz vor pathogenen Mikroorganismen essenziell ist. Diese Modulation des Mikrobioms wird mit einer verbesserten Immunfunktion sowie einer Reduktion des Risikos für entzündliche Erkrankungen, Infektionen und allergische Reaktionen assoziiert (Zhang et al. 2019; Ballard und Morrow 2013).

Gestillte Kinder zeigen ein geringeres Risiko für Übergewicht, Infektionskrankheiten und allergische Erkrankungen (WHO 2021). Auch die stillenden Frauen profitieren mit langfristigen gesundheitlichen Vorteilen, einschließlich eines reduzierten Risikos für Typ-2-Diabetes, Brust- und Eierstockkrebs (Verbraucherzentrale_Schleswig-Holstein 2024). Laut der DGE stillen 82 % der Mütter nach der Geburt, und 56 % stillen ihre Kinder vier Monate nach der Geburt ausschließlich. Diese Zahlen zeigen eine positive Entwicklung des Stillverhaltens in Deutschland, unterstreichen jedoch die Notwendigkeit weiterer Förderung. Eine Verbesserung der Stillförderung durch Bildungsprogramme, Stillberatungen und die Schaffung stillfreundlicher Umgebungen könnte diese Quote weiter erhöhen und die gesundheitlichen Vorteile für Mutter und Kind maximieren (Kersting et al. 2020).

Kritische Nährstoffe bei veganer Stillzeit

Der Kalorien- und Proteinbedarf steigt während der Stillzeit signifikant an, um die Milchproduktion und den Energieverbrauch der Mutter zu unterstützen. Der zusätzliche Energiebedarf beträgt etwa 500 kcal pro Tag, während die Proteinaufnahme um 15–20 g pro Tag erhöht werden sollte (DGE 2024b). Vegane Stillende können diesen Bedarf durch den Verzehr von proteinreichen Lebensmitteln wie z. B. Hülsenfrüchten, Tofu, Tempeh, Nüssen, Samen, Soja- oder Erbsenmilch und Vollkorngetreiden decken. Eine gezielte Kombination verschiedener pflanzlicher Proteinquellen stellt sicher, dass alle essenziellen Aminosäuren in ausreichender Menge aufgenommen werden (Craig et al. 2009).

Vitamin B12

Natürlich ist die Muttermilch auch essenziell für die Versorgung mit Vitamin B12, das von besonderer Bedeutung für die neurologische Entwicklung des Säuglings ist. Der Vitamin-B12-Gehalt in der Muttermilch korreliert direkt mit der mütterlichen Versorgung. Vegane Mütter haben daher ein erhöhtes Risiko für eine unzureichende Vitamin-B12-Konzentration in der Muttermilch. Es wird dringend empfohlen, dass vegan lebende Frauen während Schwangerschaft und Stillzeit Vitamin-B12-Supplemente einnehmen, um sowohl den eigenen Bedarf als auch die Versorgung des Säuglings zu sichern.

Die aktive Aufnahme des Vitamins ist auf etwa 2 µg pro Mahlzeit begrenzt. Daher ist bei einer einmal täglichen Einnahme eine höhere Dosierung (z. B. 100–250 µg) erforderlich, um genügend B12 auch über die passive Diffusion aufzunehmen. Hohe Dosierungen von bis zu 1000 µg pro Tag gelten als sicher, da überschüssiges Vitamin B12 wasserlöslich ist und über den Urin ausgeschieden wird. Trotzdem kann es zur Überdosierung kommen, die unbedingt vermieden werden sollte. Eine regelmäßige Kontrolle des Holotranscobalamin-Spiegels (Holo-TC), der aktiven Form von Vitamin B12 im Blut, wird deswegen dringend empfohlen, da dieser ein sensibler Marker für den Vitamin-B12-Status ist und frühzeitige Mängel erkennen lässt (DGE 2024b; Herrmann und Obeid 2013; Stabler und Allen 2004). Ein Holo-TC-Wert unter 35 pmol/L kann auf einen funktionellen Mangel hinweisen, selbst wenn der Gesamt-B12-Spiegel im Blut ausreichend erscheint (Herrmann und Obeid 2013).

Bei einem bestehenden Vitamin-B12-Mangel sollte zunächst die Ursache hierfür gefunden werden. Neben einer falsch durchgeführten veganen Ernährung können u. a. auch eine Typ-A-Gastritis, Z. n. Magen- oder Darmresektion, Zöliakie, Morbus Crohn oder auch eine langjährige Metformin- oder Protonenpumpenhemmer- Einnahme zugrunde liegen. Bei manifestem B12-Mangel wird eine hochdosierte Supplementierung empfohlen, hierfür gibt es verschiedene Dosierungsschemata. Beispielhaft können 1000 µg täglich in Form von oralen Präparaten über einen Zeitraum von mindestens einem Monat gegeben werden. Alternativ können intramuskuläre Injektionen mit 1000 µg Vitamin B12 pro Woche über 4–6 Wochen erfolgen, gefolgt von einer Erhaltungsdosis von 1000 µg monatlich. Die Wahl der Methode richtet sich nach der Resorptionsfähigkeit des Darms, der Ursache des Mangels, dem klinischen Zustand und der Compliance der Patientin (Herrmann und Obeid 2013; Stabler und Allen 2004). Holotranscobalamin sollte idealerweise zu Beginn der Schwangerschaft bei der Mutter kontrolliert werden, um einem bestehenden Mangel rasch begegnen zu können.

Omega-3-Fettsäuren

Auch die Versorgung mit Omega-3-Fettsäuren ist während der Stillzeit essenziell, da diese eine entscheidende Rolle für die neurologische Entwicklung des Säuglings spielen. Docosahexaensäure (DHA), eine langkettige Omega-3-Fettsäure, wird über die Muttermilch an den Säugling weitergegeben und trägt zur Entwicklung des Gehirns und der Sehkraft bei.

Stillende Frauen sollten etwa 200–300 mg DHA pro Tag über ihre Ernährung und/oder durch Supplementierung aufnehmen. Stillende Frauen können ihren DHA-Bedarf durch den Verzehr von etwa zwei Portionen fetten Seefisch pro Woche (z. B. Lachs, Makrele oder Hering) decken. Diese Fische liefern neben DHA auch wichtige Nährstoffe wie Vitamin D und Jod. Allerdings ist der Fischkonsum aufgrund potenzieller Belastungen mit Schwermetallen, wie Quecksilber, sowie anderen Umweltgiften (z. B. Dioxine, Mikroplastik) umstritten. Laut der Europäischen Behörde für Lebensmittelsicherheit (EFSA) sollten Frauen während der Schwangerschaft und Stillzeit besonders auf die Auswahl von Fischarten achten, die eine geringe Schwermetallbelastung aufweisen (EFSA 2014). Fische erhalten ihren hohen Gehalt an Omega-3-Fettsäuren wie DHA und EPA durch den Verzehr von Mikroalgen, die die ursprüngliche Quelle dieser Fettsäuren darstellen (Tocher 2010). Deswegen stellt Algenöl eine besonders gesunde, ökologisch besser gestellte und vegane Alternative zur Deckung des DHA-Bedarfs dar (Lane et al. 2014). Algenölsupplemente gibt es in Kapsel oder Tropfenform, wobei die Kapseln aufgrund ihres weniger ausgeprägten fischigen Geschmacks häufig besser vertragen werden.

Jod

Jod ist ein essenzielles Spurenelement, das eine Schlüsselrolle bei der Schilddrüsenfunktion und der neurologischen Entwicklung des Säuglings spielt. Die Jodkonzentration in der Muttermilch hängt direkt von der mütterlichen Versorgung ab, weshalb stillende Frauen auf eine ausreichende Jodzufuhr achten sollten. Die DGE empfiehlt eine tägliche Zufuhr von 260 µg Jod während der Stillzeit. Vegane Frauen sollten Jod in Form von Supplementen (150–200 µg) zu sich nehmen. Algen können ebenfalls als Jodquelle dienen, jedoch ist der Jodgehalt je nach Sorte sehr variabel, weshalb eine kontrollierte Supplementierung vorzuziehen ist (BfR 2007; DGE 2024b).

Selen

Auch Selen ist essenziell für die Schilddrüsenfunktion und antioxidative Abwehr und wird über die Muttermilch an den Säugling weitergegeben. Stillende Frauen sollten laut DACH-Referenzwert täglich 75 µg Selen zu sich nehmen. Gute natürliche Quellen sind Paranüsse, Vollkornprodukte und Hülsenfrüchte, allerdings hängt der Selengehalt in pflanzlichen Lebensmitteln stark vom Boden ab, deswegen kann z. B. der Gehalt von Selen in Paranüssen erheblich schwanken. Daher bietet eine gezielte Supplementierung mehr Sicherheit und wird vor allem bei einer veganen stillenden Frau, um den Tagesbedarf zuverlässig zu decken, empfohlen (Ballard und Morrow 2013; DGE 2024b). Um die Versorgung zu vereinfachen, kann ein passendes Multinährstoffpräparat herangezogen werden, das speziell auf die Bedürfnisse stillender Frauen abgestimmt wurde.

Cholin

Der Cholinbedarf ist während der Schwangerschaft und Stillzeit aufgrund der zentralen Rolle von Cholin für die fetale Gehirnentwicklung, die Bildung von Zellmembranen und die Unterstützung der Neurotransmitterproduktion signifikant erhöht (Zeisel und Da Costa 2009). Die DGE hat bisher keine spezifischen Zufuhrempfehlungen für Cholin veröffentlicht. Die Europäische Behörde für Lebensmittelsicherheit (EFSA) empfiehlt jedoch eine tägliche Aufnahme von 520 mg Cholin während der Stillzeit (EFSA Panel on Dietetic Products and Allergies 2016a). Da Cholin vor allem in tierischen Produkten wie Eiern und Fleisch vorkommt, sollten vegan lebende Schwangere gezielt cholinreiche pflanzliche Lebensmittel wie Sojabohnen, Tofu, Brokkoli und Quinoa in ihren Speiseplan integrieren. In einigen Fällen kann die Einnahme von Cholin-Supplementen von etwa 300–600 mg Cholin täglich sinnvoll sein, um eine ausreichende Versorgung sicherzustellen (Derbyshire 2025; Zeisel und Da Costa 2009).

▶ **Empfehlungen bei veganer Stillzeit**

Energie & Protein: +500 kcal/+15–20 g Protein pro Tag → z. B. durch Hülsenfrüchte, Tofu, Nüsse.
Vitamin B12: Zwingend supplementieren (100–250 µg/Tag oder bei Mangel höher dosiert). Holo-TC < 35 pmol/L = möglicher Mangel.
Omega-3 (DHA): 200–300 mg/Tag für Gehirn & Augen → vegan über Algenöl.
Jod: 260 µg/Tag → Supplemente empfohlen, v. a. bei Verzicht auf jodiertes Salz.
Selen: 75 µg/Tag → Supplement sinnvoll, da Gehalt in pflanzlichen Lebensmitteln v.a. Paranüssen stark schwankt.
Cholin: 520 mg/Tag empfohlen → Soja, Brokkoli, Quinoa; ggf. 300–600 mg/Tag supplementieren.

6.8.2 Formulanahrung auf Sojabasis – aktuelle Datenlage und Empfehlungen

Formulanahrung auf Sojabasis wird als Alternative zu kuhmilchbasierten Formulanahrungen eingesetzt, insbesondere für Säuglinge mit Laktoseintoleranz, bei Kuhmilchproteinallergie oder aus ethischen Gründen wie veganer Ernährung. Sie enthält isoliertes

Sojaprotein, das so verarbeitet wird, dass es den Ernährungsanforderungen von Säuglingen entspricht. Obwohl Sojabasis-Formulanahrung von der Europäischen Behörde für Lebensmittelsicherheit (EFSA) als sicher angesehen wird, gibt es spezifische Punkte, die berücksichtigt werden müssen: So müssen Sojabasis-Formulanahrungen mit zusätzlichen Nährstoffen wie Methionin, Calzium, Eisen, Jod, Zink und Vitamin B12 angereichert sein, um den spezifischen Bedürfnissen von Säuglingen gerecht zu werden (EFSA Panel on Dietetic Products and Allergies 2014). Studien zeigen, dass Kinder, die Soja-Formulanahrung konsumieren, im Allgemeinen normal wachsen und sich entwickeln, sofern die Nahrung korrekt formuliert ist (Bhatia et al. 2008).

Besondere Sorge bei Eltern und Ärzt*innen besteht häufig aufgrund der in Sojabohnen enthaltenen Phytoöstrogene (Isoflavone) und dass diese östrogenartige Wirkungen haben könnte (s. Abschn. 6.7.5 *Soja - ein umstrittenes Lebensmittel*). Es gibt Bedenken, dass eine hohe Isoflavonaufnahme während der Säuglingszeit potenzielle endokrine Wirkungen haben könnte. Bisherige Studien zeigen jedoch keine signifikanten negativen Auswirkungen auf das Wachstum oder die Fortpflanzungsgesundheit (Testa et al. 2018; Vandenplas et al. 2014). Langfristige Daten zu potenziellen hormonellen Effekten sind jedoch begrenzt und es besteht weiterer Forschungsbedarf.

Zudem ist zu beachten, dass Soja Phytate enthält, die die Eisenabsorption hemmen können. Daher ist eine Eisenanreicherung in Soja-Formulanahrungen wichtig, um eine Eisenmangelanämie zu vermeiden. Ebenso sollte die Jodversorgung sichergestellt werden, da Soja die Schilddrüsenfunktion durch seine goitrogenen Eigenschaften beeinträchtigen kann, wenn die Jodzufuhr unzureichend ist (Vandenplas et al. 2014).

Soja-Formulanahrungen sollten aus den o.g. Gründen nicht routinemäßig für Frühgeborene verwendet werden (Bhatia et al. 2008). Eine Überwachung des Wachstums und der Nährstoffversorgung des Kindes ist essenziell, insbesondere bei Langzeitverwendung.

Es ist wichtig zu betonen, dass konventionelle Pflanzenmilch, insbesondere selbst hergestellte, weder Formulanahrung noch das Stillen ersetzen kann, da sie nicht die erforderlichen Nährstoffe in der notwendigen Zusammensetzung bietet (Koletzko et al. 2020).

6.8.3 Die Ernährung in den ersten 1000 Lebenstagen

Die Langzeitstudie „Exposure to sugar rationing in the first 1000 days of life protected against chronic disease" zeigt sehr eindrucksvoll die gesundheitlichen Auswirkungen einer systematischen Zuckerrationierung in England während und nach dem Zweiten Weltkrieg, wobei der Zugang zu zuckerreichen Lebensmitteln stark eingeschränkt war (Gracner et al. 2024). Die Autor*innen analysierten epidemiologische Daten über mehrere Jahrzehnte hinweg und identifizierten signifikante Zusammenhänge zwischen der reduzierten Zuckerzufuhr in den ersten 1000 Lebenstagen (Zeit von der Empfängnis bis zum Alter von etwa zwei Jahren) und einem geringeren Risiko für chronische Erkrankungen im Erwachsenenalter. Kinder, die in der Zeit der Rationierung geboren wurden, hatten aufgrund der restriktiven Zuckerzufuhr (auch der Mutter während der Schwangerschaft) ein um 35 % niedrigeres Risiko, im Erwachsenenalter an Typ-2-Diabetes zu erkranken sowie ein um 20 % geringeres Risiko für Bluthochdruck. Besonders bemerkenswert ist, dass diese Effekte auch unabhängig von weiteren Lebensstilfaktoren wie körperlicher Aktivität und Kalorienaufnahme nachweisbar waren.

Darüber hinaus zeigen weitere Untersuchungen, dass Mikronährstoffe wie Zink, Eisen und Vitamin A in den ersten 1000 Lebenstagen entscheidend für das Wachstum und die Immunfunktion eines Kindes sind. Ein Mangel an diesen Nährstoffen kann zu Wachstumsstörungen, einer erhöhten Infektanfälligkeit und langfristigen Entwicklungsdefiziten führen. Insbesondere in Ländern mit hoher Ernährungsunsicherheit hat sich die gezielte Supplementierung dieser Mikronährstoffe als effektive Intervention erwiesen, um die gesundheitlichen Chancen von Kindern nachhaltig zu verbessern (Bhutta et al. 2013).

Die Studien machen deutlich, dass eine stabile Versorgung mit Mikronährstoffen und eine drastische Reduktion von Zucker vor allem bereits in den ersten 1000 Lebenstagen (inkl. der intrauterinen Zeit) langfristige gesundheitliche Vorteile bieten können.

Beikost-Fahrplan 2.0

Die Einführung der Beikost ist ein wichtiger Schritt in der kindlichen Ernährung, der ab einem Alter von etwa vier bis sechs Monaten erfolgen sollte. Dies entspricht den Empfehlungen der DGE, die darauf hinweist, dass die Nährstoffbedürfnisse eines Kindes mit zunehmendem Alter nicht mehr ausschließlich durch Muttermilch oder Formulanahrung gedeckt werden können (DGE 2024a).

Besonders der Eisenbedarf steigt in dieser Phase signifikant an, da die Eisenspeicher, die vor der Geburt angelegt wurden, etwa ab dem sechsten Monat aufgebraucht sind (Dewey 2001). In Deutschland wird in der Regel der klassische Beikost-Plan empfohlen. Dieser „Breifahrplan" beginnt mit nach einer kurzen Phasen von reinem Gemüse-Brei und Gemüse-Kartoffel-Brei mit dem Gemüse-Kartoffel-Fleisch-Brei, der mittags gefüttert wird. Bei diesem Konzept sollte beachtet werden, dass es Schwankungen des Eisengehalts von bis zu 300 % zwischen den verschiedenen Fleischsorten gibt. Während rotes Fleisch, wie Rind oder Lamm, eine hohe Menge an leicht verfügbarem Häm-Eisen liefert, enthalten Geflügel und Schweinefleisch vergleichsweise wenig. Auch Fisch ist als Eisenquelle zu vernachlässigen. Dieser Fakt findet häufig keine Berücksichtigung in der Beratung und Umsetzung (Fairweather-Tait et al. 2010). Später wird ein milchfreier Getreide-Obst-Brei am Nachmittag sowie ein Milch-Getreide-Brei am Abend hinzugefügt. Diese drei Hauptmahlzeiten werden nach und nach in den Ernährungsplan aufgenommen, während die Menge an Muttermilch oder Formulanahrung reduziert wird (Koletzko et al. 2020).

In anderen Kulturen wird die Einführung der Beikost häufig an lokale Traditionen und die Verfügbarkeit von Lebensmitteln angepasst. In vielen asiatischen Ländern wird Reis-Brei bevorzugt, da Reis u. a. leicht verdaulich ist und selten allergische Reaktionen hervorruft. In afrikanischen Regionen sind Hirse- oder Mais-Breie verbreitet, die oft mit Erdnusspaste angereichert werden und in Indien werden neben Reis-Brei häufig pürierte Linsen und leicht gewürzte Gemüsegerichte in die Beikost integriert. So wird in den verschiedenen Regionen der Welt möglichst eine ausgewogene Versorgung mit Proteinen und Mikronährstoffen sichergestellt (WHO 2023).

Die Beikost bei vegetarischer und veganer Ernährung erfordert eine sorgfältige Planung, um die Nährstoffversorgung sicherzustellen. Bezüglich der kritischen Nährstoffe mit ihren jeweiligen Zufuhr- und Supplement-Empfehlungen verweisen wir auf den Abschn. 6.7.3 *Kritische Nährstoffe bei veganer Kinderernährung* und die Tab. 6.2.

An dieser Stelle soll es nun um praktische Tipps im Sinne eines Beikost-Fahrplans 2.0 gehen. Wie bei der Mischkost gilt auch hier: In jeder Mahlzeit sollte auf möglichst energie- und nährstoffdichte Lebensmittel geachtet werden und eine hochwertige Fettquelle hinzugefügt werden. Bei der Beikost-Einführung können von Anfang an verschiedene Gemüsesorten und Lebensmittelgruppen miteinander kombiniert werden. Es ist also nicht nötig, zunächst über Wochen einzelne Gemüsesorten einzuführen (z. B. fünf Tage nur Pastinaken-Brei). Auch mit Gewürzen (z. B. Curry, Thymian, aber kein Salz) darf von Anfang an in kleinen Dosen experimentiert werden, um die Geschmacksentwicklung zu fördern. Als Fettquellen bietet sich insbesondere Rapsöl und mit DHA-angereichertes Leinöl (letzteres darf nicht erhitzt werden) an.

Statt dem Fleisch im klassischen Gemüse-Kartoffel-Fleisch-Brei sollten vor allem Hülsenfrüchte zum Einsatz kommen, da diese besonders reich an Nährstoffen (insb. gut verfügbarem Ferritin-Eisen) sind. Aber genau diese wichtige Lebensmittelgruppe wird häufig in der Beikost, ganz anders als z. B. in Indien gemieden, da sie ballaststoffreich ist und deswegen zu Blähungen und einem erhöhten Sättigungsgefühl führen kann (DGE 2022). Blähungen und Verstopfungen sind prinzipiell ein weit verbreitetes Problem bei der Beikost-Einführung, da die Umstellung den Magen-Darm-Trakt vor viele neue Herausforderungen stellt. Häufig leiden auch Kinder unter diesen Beschwerden, die überhaupt keine Hülsenfrüchte angeboten bekommen. Deswegen gilt hier, wie bei jedem neu eingeführten Lebensmittel, dass die Verträglichkeit schrittweise erprobt werden sollte. Entsprechend sollten Hülsenfrüchte langsam eingeführt werden. Man sollte z. B. mit einem Teelöffel gut durchgekochter und geschälter roter Linsen in einer Breimahlzeit beginnen und dann entsprechend der Verträglichkeit steigern. Weitere Tipps zur Optimierung der Verträglichkeit von Hülsenfrüchten finden Sie in der folgenden Infobox.

INFOBOX: Tipps zu Hülsenfrüchten in der Beikost

- Einweichen der Hülsenfrüchte für 12–24 h
- Wasserwechsel während des Einweichens oder nach der Hälfte der Zeit
- Keimen der Hülsenfrüchte für 2–3 Tage (in einem Keimglas)
- Zugabe einer kleinen Menge Natriumbikarbonat (Backpulver) zum Kochwasser

- Verwendung von Gewürzen: Kümmel, Fenchel, Anis oder Ingwer

Schrittweise Einführung und individuelle Überprüfung der Verträglichkeit

- Verwendung von geschälten Hülsenfrüchten: z. B. rote Linsen, Kichererbsen
- Verwendung von Tofu (ballaststoffarm)
- Durch Pürieren der Hülsenfrüchte (z. B. als Hummus oder Linsenbrei)
- Durch Kombination mit Vitamin-C-Quelle Erhöhung der Bioverfügbarkeit des Eisens

Auch Tofu sollte als eine wertvolle Proteinquelle in der pflanzenbasierten Beikost eine zentrale Rolle einnehmen. Gegenüber Soja gibt es viele und in der Gesellschaft (auch Ärzteschaft) weit verbreitete Vorurteile (s. Abschn. 6.7.5 *Soja - ein umstrittenes Lebensmittel*).Soja ist all diesen Vorurteilen zum Trotz eine hochwertige pflanzliche Proteinquelle mit einer sehr guten Nährstoffzusammensetzung, zahlreichen gesundheitsfördernden Eigenschaften und ist zudem gleichzeitig ballaststoffarm. Als vollständiges Protein enthält Soja alle neun essenziellen Aminosäuren in ausreichender Menge, was es mit tierischen Proteinquellen vergleichbar macht (Hoffman und Falvo 2004). Der PDCAAS-Wert (Protein Digestibility-Corrected Amino Acid Score) von Soja liegt nahe bei 1,0, was seine hohe biologische Verfügbarkeit zur Deckung des Proteinbedarfs von Säuglingen und Kleinkindern bestätigt (FAO 2013). Tofu gibt es in multiplen verschiedenen Ausführungen. Gerade zu Beginn der Beikost-Einführung kann auf weichen Tofu oder Seiden-Naturtofu zurückgegriffen werden. Diesen kann man je nach Belieben zu einer der drei Breimahlzeiten unterpürieren. Später kann auch Räuchertofu als proteinreicher Snack, z. B. als Brotbelag, Anwendung finden.

Zusammenfassend kann man sagen, dass Sojaprodukte eine wichtige Protein- und Nährstoffquelle in der pflanzenbasierten Beikost darstellen und dass sie deswegen täglich Verwendung finden können. Als Orientierung kann z. B. bedenkenlos täglich eine halbe Portion Tofu (entsprechend 50 g) und eine halbe Portion Sojamilch (entsprechend 100 ml) angeboten werden.

Für die Zubereitung des Milch-Getreide-Breis am Abend kann als Alternative zur klassischen Kuhmilch entweder die Soja-Formulanahrung oder auch eine pflanzliche Milchalternative wie angereicherte Soja- oder Erbsenmilch verwendet werden. Soja- oder Erbsenmilch sollte Hafermilch vorgezogen werden, da sie im Vergleich einen höheren und somit vergleichbareren Proteingehalt wie Kuh-Milch aufweisen. Diese können in kleinen Mengen von etwa 100–200 ml pro Tag verwendet werden, um auch die Calcium- und Vitamin-D-Zufuhr zu unterstützen. Produkte mit einer Anreicherung von mindestens 120 mg Calcium pro 100 ml sollten bevorzugt werden (DGE 2024b). Bio-Milchalternativen sind aufgrund einer EU-Verordnung prinzipiell nicht angereichert und sollten entsprechend nicht regelhaft verwendet werden. Dem Pflanzenmilch-Getreide-Brei kann zur zusätzlichen Nährstoffanreicherung auch gut noch ein Nussmus untergerührt werden. 100 g Tahini (Sesammus) enthält z. B. 420 mg Calcium oder 100 g Mandelmus enthält 240 mg Calcium (Drewnowski 2022), somit können diese eine wertvollen Beitrag zur Calciumversorgung leisten. Außerdem ist Nussmus reich an ungesättigten Fettsäuren, Protein und Antioxidantien und ist im Sinne der Allergieprävention zuträglich.

Mittlerweile wird die frühzeitige Einführung potenzieller Allergene wie Ei, Fisch, Milchprodukte und Nüsse schon zwischen dem vierten und sechsten Lebensmonat empfohlen. Aktuelle Studien zeigen, dass die frühzeitige Einführung dieser Lebensmittel bereits in sehr kleinen Mengen das Risiko von Nahrungsmittelallergien reduziert (Burgess et al. 2019; Du Toit et al. 2015; Togias et al. 2017). Eltern sollten jedoch darauf achten, neue Allergene einzeln und in kleinen Mengen einzuführen, um potenzielle Reaktionen besser zu erkennen. Eltern, die ihr Kind vegan ernähren wollen, sollten trotzdem auf diesen Vorteil hingewiesen werden. Ggf. sollten entsprechende vereinzelte Ausnahmen, also z. B. die Gabe von kleinen Mengen Ei, Kuhmilch und Fisch zur Allergieprävention erwogen werden.

6.8.4 Familienkost

Mit steigendem Alter nimmt das Kind zunehmend an der Familienkost teil. Viele Kinder brauchen bereits im Laufe des zweiten Lebensjahres keine eigenen, speziell für sie zubereiteten Mahlzeiten mehr. Darum ist dann auch bei der Gestaltung der Familienkost auf eine ausreichende Integration notwendiger Nährstoffe zu achten. Darüber hinaus ist zur Entwicklung gesunder Ernährungsweisen spätestens jetzt die Vorbildfunktion der Eltern sehr wichtig. Kinder, die nährstoffreiche Speise vorgesetzt bekommen, während der Rest der Familie etwas weniger Gesundes isst, haben ein höheres Risiko ihr Essen abzulehnen (Draxten et al. 2014).

Ab einem Alter von drei Jahren ist die Versorgung mit Nährstoffen weniger kritisch zu betrachten. Das Kind hat in diesem Alter weitreichende neurokognitive Entwicklungsschritte bereits erfolgreich absolviert. Passagäre Nährstoffdefizite, z. B. in Phasen wählerischen Essverhaltens, fallen dann weniger ins Gewicht. In diesem Alter können auch kritische Nährstoffe ohne Hinzunahme von Supplementen zugeführt werden. So ist es möglich, nun ausreichend Jod ausschließlich über Jodsalz aufzunehmen, das in diesem Alter weniger restriktiv eingesetzt werden darf. Auch eine Versorgung mit Omega-3-Fettsäuren durch pflanzliche ALA-Quellen wie z. B. Raps- oder Leinöl ist suffizient, sodass nicht zwingend auf Algenöl zurückgegriffen werden muss. Der Eisenbedarf sinkt im Verhältnis zur Körperoberfläche des Kindes deutlich, sodass die Bedarfsdeckung leichter erreicht wird.

Ein besonderes Augenmerk sollten Kinderärzt*innen aber auf den Eisenhausalt adoleszenter Mädchen nach Eintritt der Menstruation legen, die durch alle Ernährungsformen hinweg ein erhöhtes Risiko für einen Eisenmangel haben. Insbesondere sind Mädchen mit einer Hypermenorrhoe betroffen (Stoffers et al. 2022). Darum ist es ratsam, im Rahmen der J1- und J2-Untersuchungen im Jugendalter gezielt danach zu fragen. Bei diesen Patientinnen können bereits Symptome durch einen Eisenmangel wie Abgeschlagenheit oder Konzentrationsstörungen vorliegen, bevor sich eine Anämie im Blutbild manifestiert (Al-Naseem et al. 2021). Bei Verdacht sollte niederschwellig der Ferritin-Spiegel (im infektfreien Intervall) bestimmt werden.

INFOBOX: Eisen richtig supplementieren

- Zweiwertiges ist dreiwertigem Eisen aufgrund der besseren oralen Bioverfügbarkeit vorzuziehen.
- Eisensupplemente sollten mit Vitamin C zur Verbesserung der Resorbierbarkeit kombiniert werden.
- Eisensupplemente sollten nicht mit kalzium- (z. B. Kuhmilch) oder tanninreichen (z. B. Kaffee, Tee) Lebensmitteln kombiniert werden, sie hemmen die Aufnahme.
- Die Resorption von Eisen ist in den Morgenstunden und auf nüchternen Magen besser. Bei Supplementierung sollte, wenn verträglich, die ganze Tagesdosis bevorzugt morgens und nüchtern eingenommen werden (von Siebenthal et al. 2023).
- Die Kontrolle des Serum-Ferritins macht in der Regel erst nach dreimonatiger Eisensupplementierung Sinn.
- Bei guter Compliance kann Eisen alternierend, also nur jeden zweiten Tag gegeben werden, da hierdurch die Resorption noch weiter optimiert werden kann (Stoffel et al. 2020).

6.9 Prävention durch gesunde Ernährung für Kinder: Forderungen an die Politik

Es ist dringend geboten, dass die Politik gezielte Maßnahmen zur Verhaltens- und Verhältnispräventionergreift, um Kinder langfristig vor ernährungsbedingten Krankheiten wie Übergewicht, Diabetes und Herz-Kreislauf-Erkrankungen zu schützen (WHO 2021). Ein Werbeverbot für ungesunde Lebensmittel, insbesondere für Produkte mit hohem Zucker-, Fett- oder Salzgehalt, die gezielt Kinder ansprechen, ist essenziell. Studien zeigen, dass Werbungen für ungesunde Produkte den Konsum von Junkfood fördern und ein Verbot den Konsum solcher Produkte deutlich reduzieren könnte (Boyland et al. 2016).

Darüber hinaus muss die Verpflegung in Kitas und Kindergärten bundesweit an wissenschaftlich fundierte Standards angepasst werden, wie sie von der DGE entwickelt wurden. So kann sichergestellt werden, dass Kinder essenzielle Nährstoffe aufnehmen und ungesunde Lebensmittel vermieden werden (DGE 2023). Zusätzlich ist eine steuerliche Lenkung notwendig, durch die ungesunde Lebensmittel wie zuckerhaltige Getränke oder stark verarbeitete Produkte mit höheren Steuern belegt werden. Länder wie Mexiko oder Großbritannien zeigen, dass solche Maßnahmen den Konsum dieser Produkte effektiv senken und das Bewusstsein für gesunde Ernährung fördern können (Cobiac et al. 2024; Colchero et al. 2016).

Ein weiterer wichtiger Schritt ist die Bereitstellung eines kostenlosen, gesunden Mittagessens in Kitas und Schulen für alle Kinder. Der Bürgerrat Ernährung hat in seiner Empfehlung an die Politik betont, dass kostenfreie und qualitativ hochwertige Mahlzeiten sicherstellen, dass jedes Kind Zugang zu gesunder Ernährung hat und so sozialen Ungleichheiten entgegengewirkt wird (Bürgerrat_Ernährung 2024). Der Zugang zu kostenlosem Schulessen verbessert nachweislich die Ernährungsqualität der Kinder und beeinflusst die körperliche sowie kognitive Entwicklung positiv (Fletcher 2020).

6.10 Fazit für die Praxis

Ernährung im Kindesalter ist doppelt wirksam: Sie prägt früh die kognitive, motorische und metabolische Entwicklung – und sie beeinflusst die Belastung unseres Planeten. Der aktuell hohe Konsum tierischer Produkte treibt Emissionen, Flächenverbrauch, Wasserbedarf und Biodiversitätsverlust an, während Kinder die Folgen der Klimakrise am längsten tragen. Eine überwiegend pflanzliche, ressourcenschonende Ernährung ist daher gesundheitlich wie ökologisch ein wirksamer Hebel. Die Planetary Health Diet bietet dafür einen tragfähigen Rahmen, muss für Kinder jedoch nährstoffsensibel umgesetzt werden. Gleichzeitig sind Übergewicht und „stiller Hunger" besonders bei Kindern aus sozialschwachen Familien zentrale Herausforderungen.

Kurz zusammengefasst, lassen sich diese vielfältigen Herausforderungen meistern, indem Stillen gefördert, Beikost früh und abwechslungsreich (inklusive Hülsenfrüchte und Tofu) eingeführt und die Familienkost an vollwertigen, pflanzenbasierten Prinzipien ausgerichtet wird. Vegetarische und vegane Ernährungsweisen sind bei sorgfältiger Planung und gezielter Supplementierung sicher und vorteilhaft. Damit Familien gut begleitet werden können, benötigen Kinderärzt*innen fundierte Kenntnisse zu flexitarischen, vegetarischen und veganen Ernährungsmustern.

Politisch sind klare Rahmenbedingungen nötig: Werbebeschränkungen für ungesunde Produkte, steuerliche Lenkung, verbindliche Qualitätsstandards in Kitas/Schulen und ein kostenloses, hochwertiges Mittagessen. So lassen sich Kindergesundheit stärken und planetare Grenzen zugleich respektieren.

Literatur

Abrams SA (2011) Calcium and vitamin D requirements for optimal bone mass during adolescence. Curr Opin Clin Nutr Metab Care 14(6):605–609. https://doi.org/10.1097/MCO.0b013e32834b2b01

Al-Naseem A, Sallam A, Choudhury S, Thachil J (2021) Iron deficiency without anaemia: a diagnosis that matters. Clin Med (Lond) 21(2):107–113. https://doi.org/10.7861/clinmed.2020-0582

Alexy U, Fischer M, Weder S, Langler A, Michalsen A, Sputtek A, Keller M (2021) Nutrient intake and status of German children and adolescents consuming vegetarian, vegan or omnivore diets: results of the veChi youth study. Nutrients 13(5). https://doi.org/10.3390/nu13051707

Anderson EL, Howe LD, Jones HE, Higgins JP, Lawlor DA, Fraser A (2015) The prevalence of non-alcoholic fatty liver disease in children and adolescents: a systematic review and meta-analysis. PLoS ONE 10(10):e0140908. https://doi.org/10.1371/journal.pone.0140908

Andersson M, Karumbunathan V, Zimmermann MB (2012) Global iodine status in 2011 and trends over the past decade. J Nutr 142(4):744–750. https://doi.org/10.3945/jn.111.149393

Ballard O, Morrow AL (2013) Human milk composition: nutrients and bioactive factors. Pediatr Clin North Am 60(1):49–74. https://doi.org/10.1016/j.pcl.2012.10.002

BfR (2007) Gesundheitliche Risiken durch zu hohen Jodgehalt in getrockneten Algen. Aktualisierte Stellungnahme Nr. 026/2007 des BfR

Bhatia J, Greer F, American Academy of Pediatrics Committee on N (2008) Use of soy protein-based formulas in infant feeding. Pediatrics 121(5):1062–1068. https://doi.org/10.1542/peds.2008-0564

Bhutta ZA, Das JK, Rizvi A, Gaffey MF, Walker N, Horton S, Webb P, Lartey A, Black RE, Lancet Nutrition Interventions Review Group tM, Child Nutrition Study G (2013) Evidence-based interventions for improvement of maternal and child nutrition: what can be done and at what cost? Lancet 382(9890):452-477. https://doi.org/10.1016/S0140-6736(13)60996-4

BMEL (2022) Ernährungsreport 2022: Entwicklungen in der deutschen Ernährungsweise. BMEL

BMEL (2023) Jodversorgung in Deutschland: Ergebnisse des Jodmonitorings bei Kindern, Jugendlichen und Erwachsenen. Bundesministerium für Ernährung und Landwirtschaft

BMEL (2024) Das EU-Schulprogramm. Bundesministerium für Ernährung und Landwirtschaft

Bourre JM (2004) Roles of unsaturated fatty acids (especially omega-3 fatty acids) in the brain at various ages and during ageing. J Nutr Health Aging 8(3):163–174

Boyland EJ, Nolan S, Kelly B, Tudur-Smith C, Jones A, Halford JC, Robinson E (2016) Advertising as a cue to consume: a systematic review and meta-analysis of the effects of acute exposure to unhealthy food and nonalcoholic beverage advertising on intake in children and adults. Am J Clin Nutr 103(2):519–533. https://doi.org/10.3945/ajcn.115.120022

Bürgerrat_Ernährung (2024) Empfehlungen an den Deutschen Bundestag. Bürgerrat „Ernährung im Wandel“

Burgess JA, Dharmage SC, Allen K, Koplin J, Garcia-Larsen V, Boyle R, Waidyatillake N, Lodge CJ (2019) Age at introduction to complementary solid food and food allergy and sensitization: a systematic review and meta-analysis. Clin Exp Allergy 49(6):754–769. https://doi.org/10.1111/cea.13383

Cobiac LJ, Rogers NT, Adams J, Cummins S, Smith R, Mytton O, White M, Scarborough P (2024) Impact of the UK soft drinks industry levy on health and health inequalities in children and adolescents in England: an interrupted time series analysis and population health modelling study. PLoS Med 21(3):e1004371. https://doi.org/10.1371/journal.pmed.1004371

Colchero MA, Popkin BM, Rivera JA, Ng SW (2016) Beverage purchases from stores in Mexico under the excise tax on sugar sweetened beverages: observational study. BMJ 352:h6704. https://doi.org/10.1136/bmj.h6704

Conti MV, Vincenti A, Beretta A, Calcaterra V, Taranto S, Diotti M, Zuccotti G, Cena H (2024) Planetary health diet for childhood obesity prevention: integrating nutritional health with environmental stewardship. Nutrients 16(24). https://doi.org/10.3390/nu16244316

Craig WJ, Mangels AR, American Dietetic A (2009) Position of the American Dietetic Association: vegetarian diets. J Am Diet Assoc 109(7):1266–1282. https://doi.org/10.1016/j.jada.2009.05.027

Derbyshire EJ (2025) Choline in pregnancy and lactation: essential knowledge for clinical practice. Nutrients 17(9):1558
Dewey KG (2001) Nutrition, Growth, and Complementary Feeding of The Brestfed Infant. Pediatr Clin North Am 48(1):87–104. https://doi.org/10.1016/S0031-3955(05)70287-X
DGE (2012) Vitamin D
DGE (2020) Jod
DGE (2022) Ausgewählte Fragen und Antworten zu Ballaststoffen
DGE (2023) DGE-Qualitätsstandards
DGE (2024a) Ernährung von Säuglingen und Kleinkindern
DGE (2024b) Gut essen und trinken – die DGE-Empfehlungen. Deutsche Gesellschaft für Ernährung
Draxten M, Fulkerson JA, Friend S, Flattum CF, Schow R (2014) Parental role modeling of fruits and vegetables at meals and snacks is associated with children's adequate consumption. Appetite 78:1–7. https://doi.org/10.1016/j.appet.2014.02.017
Drewnowski A (2022) Most Plant-Based Milk Alternatives in the USDA Branded Food Products Database Do Not Meet Proposed Nutrient Standards or Score Well on Nutrient Density Metrics. Nutrients 14(22):4767
Du Toit G, Roberts G, Sayre PH, Bahnson HT, Radulovic S, Santos AF, Brough HA, Phippard D, Basting M, Feeney M, Turcanu V, Sever ML, Lorenzo MG, Plaut M, Lack G (2015) Randomized Trial of Peanut Consumption in Infants at Risk for Peanut Allergy. N Engl J Med 372(9):803–813. https://doi.org/10.1056/NEJMoa1414850
EFSA Panel on Dietetic Products N, Allergies (2010) Scientific opinion on dietary reference values for DHA and EPA. EFSA Journal 8(10). https://doi.org/10.2903/j.efsa.2010.1461
EFSA Panel on Dietetic Products N, Allergies (2014) Scientific Opinion on the essential composition of infant and follow-on formulae. EFSA Journal 12(7):3760. https://doi.org/10.2903/j.efsa.2014.3760
EFSA Panel on Dietetic Products N, Allergies (2016a) Dietary Reference Values for choline. EFSA Journal 14(8):e04484. https://doi.org/10.2903/j.efsa.2016.4484
EFSA Panel on Dietetic Products N, Allergies (2016b) Dietary reference values for vitamin D. EFSA Journal 14(10):e04547. https://doi.org/10.2903/j.efsa.2016.4547
Fairweather-Tait SJ, Bao Y, Broadley MR, Collings R, Ford D, Hesketh JE, Hurst R (2010) Selenium in Human Health and Disease. Antioxid Redox Signal 14(7):1337–1383. https://doi.org/10.1089/ars.2010.3275
FAO (2011) The state of the world´s land and water resources for food and agriculture
FAO (2013) Dietary protein quality evaluation in human nutrition
FAO (2015) Status of the world´s soil resources
FAO (2016) The state of food and agriculture
FAO (2018) FAO´s work on agroecology
fit4future (2025) fit4future – Wir machen Kinder und Jugendliche fit für die Zukunft! https://kita.fit-4-future.de/
Fletcher JM (2020) Free school meals and child health outcomes. Public Health Nutr 23(7):1246–1254
Galetti V, Stoffel NU, Sieber C, Zeder C, Moretti D, Zimmermann MB (2021) Threshold ferritin and hepcidin concentrations indicating early iron deficiency in young women based on upregulation of iron absorption. Am J Clin Nutr 114(1):348–357. https://doi.org/10.1093/ajcn/nqab083
Geppert J, Kraft V, Demmelmair H, Koletzko B (2005) Docosahexaenoic acid supplementation in vegetarians effectively increases omega-3 index: A randomized trial. Lipids 40(8):807–814. https://doi.org/10.1007/s11745-005-1442-9

Good_Food_Institute_Europe (2024) Entwicklung des Plantbased-Marktes in sechs europäischen Ländern 2022 bis 2024

Gracner T, Boone C, Gertler PJ (2024) Exposure to sugar rationing in the first 1000 days of life protected against chronic disease. Science 386(6725):1043–1048. https://doi.org/10.1126/science.adn5421

Hallberg L, Brune M, Rossander-Hultén L (1989) The role of vitamin C in iron absorption. Int J Vitam Nutr Res Suppl 30:103–108

Heaney RP (2001) Factors Influencing the Measurement of Bioavailability, Taking Calcium as a Model. J Nutr 131(4):1344S-1348S. https://doi.org/10.1093/jn/131.4.1344S

Herrmann W, Obeid R (2013) Utility and limitations of biochemical markers of vitamin B12 deficiency. Eur J Clin Invest 43(3):231–237. https://doi.org/10.1111/eci.12034

Hoffman JR, Falvo MJ (2004) Protein – Which is Best? J Sports Sci Med 3(3):118–130

Holick MF (2012) The D-Lightful Vitamin D for Child Health. J Parenter Enter Nutr 36(1S):9S-19S. https://doi.org/10.1177/0148607111430189

Hurrell RF, Reddy M, Cook JD (1999) Inhibition of non-haem iron absorption in man by polyphenolic-containing beverages. Br J Nutr 81(4):289–295. https://doi.org/10.1017/S0007114599000537

IMD_Labor_Potsdam (2023) Referenzbereiche Kinder – Blutanalysen (Stand: 2023)

IPCC (2019) Climate Change and Land: an IPCC special report on climate change, desertification, land degradation, sustainable land management, food security, and greenhouse gas fluxes in terrestrial ecosystems

Jensen CF (2022) Vitamin B12 levels in children and adolescents on plant-based diets: a systematic review and meta-analysis. Nutr Rev 81(8):951–966. https://doi.org/10.1093/nutrit/nuac096

Kersting M, Hockamp N, Burak C, Lücke T (2020) Studie zur Erhebung von Daten zum Stillen und zur Säuglingsernährung in Deutschland – SuSe II. In: Deutsche Gesellschaft für E (ed) 14. DGE-Ernährungsbericht. Deutsche Gesellschaft für Ernährung e. V., Bonn

Klug A, Barbaresko J, Alexy U, Kühn T, Kroke A, Lotze-Campen H, Nöthlings U, Richter M, Schader C, Schlesinger S, Virmani K, Conrad J, Watzl B (2024) Update of the DGE position on vegan diet. Ernährungs Umschau 71(7):60–84

Koletzko B, Hirsch NL, Jewell JM, Dos Santos Q, Breda J, Fewtrell M, Weber MW (2020) National Recommendations for Infant and Young Child Feeding in the World Health Organization European Region. J Pediatr Gastroenterol Nutr 71(5):672–678. https://doi.org/10.1097/MPG.0000000000002912

Kramer LLD, Kollegen (2016) Diagnostik des Vitamin-B12-Mangels: Bedeutung des Holo-Transcobalamins für die Früherkennung. LADR informiert Nr. 232

Krebs NF, Himes JH, Jacobson D, Nicklas TA, Guilday P, Styne D (2007) Assessment of Child and Adolescent Overweight and Obesity. Pediatrics 120 (Supplement_4):S. 193-S228. https://doi.org/10.1542/peds.2007-2329D

Kurth BM, Schaffrath Rosario A (2007) Die Verbreitung von Übergewicht und Adipositas bei Kindern und Jugendlichen in Deutschland. Bundesgesundheitsblatt Gesundheitsforschung – Gesundheitsschutz 50(5):736–743. https://doi.org/10.1007/s00103-007-0235-5

Lane K, Derbyshire E, Li W, Brennan C (2014) Bioavailability and Potential Uses of Vegetarian Sources of Omega-3 Fatty Acids: A Review of the Literature. Crit Rev Food Sci Nutr 54(5):572–579. https://doi.org/10.1080/10408398.2011.596292

Malik VS, Schulze MB, Hu FB (2006) Intake of sugar-sweetened beverages and weight gain: a systematic review. Am J Clin Nutr 84(2):274–288. https://doi.org/10.1093/ajcn/84.2.274

Max_Rubner-Institut (2008) Nationale Verzehrsstudie II – Ergebnisbericht Teil 2

Meijer SS (2021) The environmental impacts of soybean consumption for feed and food. Front Environ Sci 9:690343

Mensink G, Haftenberger M, Brettschneider A-K, Barbosa CL, Perlitz H, Patelakis E, Heide K, Frank M, Lehmann F, Kraus L, Houben R, Butschalowsky H, Richter A, Kamtsiuris P (2017) EsKiMo II – die Ernährungsstudie als Modul in KiGGS Welle 2. vol. 2. Robert Koch-Institut, Epidemiologie und Gesundheitsberichterstattung. https://doi.org/10.17886/rki-gbe-2017-101

Mensink GBM, Haftenberger M, Lage Barbosa C, Brettschneider A-K, Lehmann F, Frank M, Heide K, Moosburger R, Patelakis E, Perlitz H (2021) EsKiMo II – Die Ernährungsstudie als KiGGS-Modul. https://doi.org/10.25646/7028.2

Messina M (2010) Soybean isoflavone exposure does not have feminizing effects on men: a critical examination of the clinical evidence. Fertil Steril 93(7):2095–2104. https://doi.org/10.1016/j.fertnstert.2010.03.002

Monteiro CA, Cannon G, Levy RB, Moubarac J-C, Louzada MLC, Rauber F, Khandpur N, Cediel G, Neri D, Martinez-Steele E, Baraldi LG, Jaime PC (2019) Ultra-processed foods: what they are and how to identify them. Public Health Nutr 22(5):936–941. https://doi.org/10.1017/S1368980018003762

Myers SS, Zanobetti A, Kloog I, Huybers P, Leakey ADB, Bloom AJ, Carlisle E, Dietterich LH, Fitzgerald G, Hasegawa T, Holbrook NM, Nelson RL, Ottman MJ, Raboy V, Sakai H, Sartor KA, Schwartz J, Seneweera S, Tausz M, Usui Y (2014) Increasing CO2 threatens human nutrition. Nature 510(7503):139–142. https://doi.org/10.1038/nature13179

Pludowski P, Holick MF, Grant WB, Konstantynowicz J, Mascarenhas MR, Haq A, Povoroznyuk V, Balatska N, Barbosa AP, Karonova T, Rudenka E, Misiorowski W, Zakharova I, Rudenka A, Lukaszkiewicz J, Marcinowska-Suchowierska E, Laszcz N, Abramowicz P, Bhattoa HP, Wimalawansa SJ (2018) Vitamin D supplementation guidelines. J Steroid Biochem Mol Biol 175:125–135. https://doi.org/10.1016/j.jsbmb.2017.01.021

Poore J, Nemecek T (2018) Reducing food's environmental impacts through producers and consumers. Science 360(6392):987–992. https://doi.org/10.1126/science.aaq0216

Pulgaron ER (2013) Childhood obesity: a review of increased risk for physical and psychological comorbidities. Clin Ther 35(1):A18-32. https://doi.org/10.1016/j.clinthera.2012.12.014

Rayman MP (2012) Selenium and human health. The Lancet 379(9822):1256–1268. https://doi.org/10.1016/S0140-6736(11)61452-9

Rockström J, Steffen W, Noone K, Persson A, Chapin FS (2009) A safe operating space for humanity. Nature 461(7263):472–475

Rudloff S, Bührer C, Jochum F, Kauth T, Kersting M, Körner A, Koletzko B, Mihatsch W, Prell C, Reinehr T, Zimmer KP, Rudloff S, Bührer C, Jochum F, Kauth T, Körner A, Koletzko B, Mihatsch W, Prell C, Reinehr T, Zimmer K-P, Ernährungskommission der Deutschen Gesellschaft für Kinder- und Jugendmedizin e. V. (2018) Vegetarische Kostformen im Kindes- und Jugendalter. Monatsschrift Kinderheilkunde 166(11):999–1005. https://doi.org/10.1007/s00112-018-0547-6

Sabaté J, Soret S (2014) Sustainability of plant-based diets: back to the future. Am J Clin Nutr 100:476S-482S. https://doi.org/10.3945/ajcn.113.071522

Sanders TAB, Manning J (2020) The impact of vegetarian and vegan diets on nutrient intakes and nutritional status in children and adolescents. Nutr Res Rev 33(1):36–46

Sandström V, Valin H, Krisztin T, Havlík P, Herrero M, Kastner T (2018) The role of trade in the greenhouse gas footprints of EU diets. Glob Food Sec 19:48–55. https://doi.org/10.1016/j.gfs.2018.08.007

Schürmann S, Kersting M, U (2017) Vegetarian diets in children: a systematic review. European Journal of Clinical Nutrition 71 (8):929–936. https://doi.org/10.1038/ejcn.2017.58

Setchell KDR, Cassidy A (1999) Dietary Isoflavones: Biological Effects and Relevance to Human Health. J Nutr 129(3):758S-767S. https://doi.org/10.1093/jn/129.3.758S

Shepon A, Eshel G, Noor E, Milo R (2016) Energy and protein feed-to-food conversion efficiencies in the US and potential food security gains from dietary changes. Environ Res Lett 11(10):105002. https://doi.org/10.1088/1748-9326/11/10/105002

Simmonds M, Llewellyn A, Owen CG, Woolacott N (2016) Predicting adult obesity from childhood obesity: a systematic review and meta-analysis. Obes Rev 17(2):95–107. https://doi.org/10.1111/obr.12334

Springmann M, Godfray HCJ, Rayner M, Scarborough P (2016) Analysis and valuation of the health and climate change cobenefits of dietary change. Proc Natl Acad Sci 113(15):4146–4151. https://doi.org/10.1073/pnas.1523119113

Stabler SP, Allen RH (2004) Vitamin B12 deficiency as a worldwide problem. Annu Rev Nutr 24:299–326. https://doi.org/10.1146/annurev.nutr.24.012003.132440

Statistisches_Bundesamt (2021) Fleischersatz weiter im Trend: Produktion steigt um 6,5 % gegenüber 2021

Statistisches_Bundesamt (2024) Trend zu Fleischersatz ungebrochen: Produktion steigt 2023 um 16,6 % gegenüber dem Vorjahr

Stoffel NU, Zeder C, Brittenham GM, Moretti D, Zimmermann MB (2020) Iron absorption from supplements is greater with alternate day than with consecutive day dosing in iron-deficient anemic women. Haematologica 105(5):1232–1239. https://doi.org/10.3324/haematol.2019.220830

Stoffers VL, Weyand AC, Quint EH, Rosen MW (2022) Assessment of Iron Status in Adolescents Presenting to the Emergency Department With Heavy Menstrual Bleeding. Pediatr Emerg Care 38(5):e1266–e1271. https://doi.org/10.1097/PEC.0000000000002591

Testa I, Salvatori C, Di Cara G, Latini A, Frati F, Troiani S, Principi N, Esposito S (2018) Soy-Based Infant Formula: Are Phyto-Oestrogens Still in Doubt? Frontiers in Nutrition Volume 5 - 2018. https://doi.org/10.3389/fnut.2018.00110

Tocher DR (2010) Fatty acid requirements in ontogeny of marine and freshwater fish. Aquac Res 41(5):717–732. https://doi.org/10.1111/j.1365-2109.2008.02150.x

Togias A, Cooper SF, Acebal ML, Assa'ad A, Baker JR Jr, Beck LA, Block J, Byrd-Bredbenner C, Chan ES, Eichenfield LF, Fleischer DM, Fuchs GJ III, Furuta GT, Greenhawt MJ, Gupta RS, Habich M, Jones SM, Keaton K, Muraro A, Plaut M, Rosenwasser LJ, Rotrosen D, Sampson HA, Schneider LC, Sicherer SH, Sidbury R, Spergel J, Stukus DR, Venter C, Boyce JA (2017) Addendum guidelines for the prevention of peanut allergy in the United States: Report of the National Institute of Allergy and Infectious Diseases–sponsored expert panel. Journal of Allergy and Clinical Immunology 139(1):29–44. https://doi.org/10.1016/j.jaci.2016.10.010

UNICEF (2019) Children, food and nutrition

Vandenplas Y, Castrellon PG, Rivas R, Gutiérrez CJ, Garcia LD, Jimenez JE, Anzo A, Hegar B, Alarcon P (2014) Safety of soya-based infant formulas in children. Br J Nutr 111(8):1340–1360. https://doi.org/10.1017/S0007114513003942

Verbraucherzentrale_Schleswig-Holstein (2024) Proteine auf den Teller: Fleisch? Oder lieber Veggie?

von Siebenthal HK, Moretti D, Zimmermann MB, Stoffel NU (2023) Effect of dietary factors and time of day on iron absorption from oral iron supplements in iron deficient women. Am J Hematol 98(9):1356–1363. https://doi.org/10.1002/ajh.26987

Watanabe F, Yabuta Y, Tanioka Y, Bito T (2013) Biologically Active Vitamin B12 Compounds in Foods for Preventing Deficiency among Vegetarians and Elderly Subjects. J Agric Food Chem 61(28):6769–6775. https://doi.org/10.1021/jf401545z

Weaver CM, Proulx WR, Heaney R (1999) Choices for achieving adequate dietary calcium with a vegetarian diet. Am J Clin Nutr 70(3):543S-548S. https://doi.org/10.1093/ajcn/70.3.543s

WFP (2022) Annual performance report of the WFP for 2020

WHO (2004) Iodine status worldwide: WHO Global Database on Iodine Deficiency. World Health Organization
WHO (2015) Guideline: Sugars Intake for Adults and Children. In: WHO (ed) Guideline: Sugars Intake for Adults and Children. WHO Guidelines Approved by the Guidelines Review Committee. Geneva
WHO (2021) Child and adolescent health in Europe
WHO (2023) WHO Guideline for complementary feeding of infants and young children 6–23 months of age. World Health Organization
Willett W, Rockström J, Loken B, Springmann M, Lang T, Vermeulen S, Garnett T, Tilman D, DeClerck F, Wood A, Jonell M, Clark M, Gordon LJ, Fanzo J, Hawkes C, Zurayk R, Rivera JA, De Vries W, Majele Sibanda L, Afshin A, Chaudhary A, Herrero M, Agustina R, Branca F, Lartey A, Fan S, Crona B, Fox E, Bignet V, Troell M, Lindahl T, Singh S, Cornell SE, Srinath Reddy K, Narain S, Nishtar S, Murray CJL (2019) Food in the Anthropocene: the EAT–on healthy diets from sustainable food systems. The Lancet 393(10170):447–492. https://doi.org/10.1016/S0140-6736(18)31788-4
Wu AH, Yu MC, Tseng CC, Pike MC (2008) Epidemiology of soy exposures and breast cancer risk. Br J Cancer 98(1):9–14. https://doi.org/10.1038/sj.bjc.6604145
WWF (2020) Soja – die Nachfrage steigt. https://www.wwf.de/themen-projekte/landwirtschaft/produkte-aus-der-landwirtschaft/soja
Zeisel SH, Da Costa K-A (2009) Choline: an essential nutrient for public health. Nutr Rev 67(11):615–623. https://doi.org/10.1111/j.1753-4887.2009.00246.x
Zhang W, Yan J, Wu L, Yu Y, Ye RD, Zhang Y, Liang X (2019) In vitro immunomodulatory effects of human milk oligosaccharides on murine macrophage RAW264.7 cells. Carbohyd Polym 207:230–238. https://doi.org/10.1016/j.carbpol.2018.11.039
Zimmermann MB (2009) Iodine Deficiency. Endocr Rev 30(4):376–408. https://doi.org/10.1210/er.2009-0011

Klimasensible Gesundheitsberatung

7

Sonja Block, Christof Wettach und Eva-Maria Schwienhorst-Stich

7.1 Einleitung

„Klimasensible Gesundheitsberatung – auch das noch! Was soll ich denn noch alles machen? Meine Praxis platzt schon jetzt aus allen Nähten.“ Mit diesen oder ähnlichen Gedanken wird die eine oder der andere in dieses Kapitel des Buches einsteigen. Aber ist die Klimasensible Gesundheitsberatung (KSGB) tatsächlich zusätzliche Arbeit?

Ein Teil der Arbeit in kinder- und jugendärztlichen Praxen ist die Betreuung akut und chronisch erkrankter Kinder und Jugendlicher. Ein weiterer und ganz entscheidender Teil ist die Prävention von Krankheiten und Entwicklungsauffälligkeiten durch Impfungen und regelmäßige Vorsorgeuntersuchungen. Welche Themen spielen hierbei eine Rolle? Es geht um Stillen, Ernährung, Trinken, Bewegung, Hitzeschutz, Vorbeugung von Infektionskrankheiten, Reiseberatung und psychische Gesundheit. Spannenderweise sind das genau die Themen, die auch angesichts des Klimawandels oder anderer planetarer Krisen, wie Verschmutzung und Biodiversitätsverlust, für die Gesundheit entscheidend sind.

S. Block (✉)
Institut für Epidemiologie und Präventivmedizin, Universität Regensburg, Regensburg, Deutschland
E-Mail: sonja.block@stud.uni-regensburg.de

C. Wettach
Praxis für Kinder und Jugendliche, Lahr, Deutschland
E-Mail: wettach@posteo.de

E.-M. Schwienhorst-Stich
Institut für Allgemeinmedizin, Universitätsklinikum Würzburg, Würzburg, Deutschland
E-Mail: schwienhor_e@ukw.de

D. Holzinger (Hrsg.), *Kindergesundheit und Klimawandel*,
https://doi.org/10.1007/978-3-662-71302-0_7

Tatsächlich praktizieren Kinder- und Jugendärzt*innen KSGB bereits seit Jahren, wenn auch meist ohne expliziten Bezug zum Klima. Eine kleine Anpassung in der Kommunikation kann bereits einen Unterschied machen: So könnte etwa die Ernährungsberatung nicht nur mit der Aussage enden, dass gesunde Ernährung förderlich für das Kind ist, sondern auch den positiven Einfluss auf das Klima betonen – ein minimaler Zeitaufwand mit doppeltem Nutzen.

7.2 Klimasensible Gesundheitsberatung

Die Klimasensible Gesundheitsberatung (KSGB) erstreckt sich über vier Ebenen. In der ersten Ebene sind die Ziele der KSGB festgeschrieben. Diese sind Schutz und Förderung individueller und öffentlicher Gesundheit, Stärkung von Wissen und Bewusstsein für Klimawandel und Gesundheit und die Förderung von Klimaschutz und Lebensstiländerungen. Ebene zwei befasst sich mit Themenfeldern, die zur Erreichung dieser Ziele nötig sind. Um erfolgreiche Strategien zur Vermittlung dieser Themenfelder geht es in der dritten Ebene. Und unter Einbeziehung der ersten drei Ebenen folgt dann die Ebene vier, die praktische Umsetzung der KSGB in Klinik und Praxis (Abb. 7.1).

7.2.1 Definition und Ziele

Im „Leitfaden zur klimasensiblen Gesundheitsberatung für die hausärztliche Praxis" wurde 2024 erstmals von mehreren Autor*innen gemeinsam eine Definition der „Klimasensiblen Gesundheitsberatung" formuliert: „Klimasensible Gesundheitsberatung" (KSGB) bedeutet das Berücksichtigen von Themen aus dem Bereich Klimawandel und Gesundheit in der individuellen Gesundheitsberatung und Behandlung im Rahmen der hausärztlichen Sprechstunde (Hansen et al. 2024).

Diese Definition nimmt auf, was in den Jahren zuvor bereits als Idee der KSGB beschrieben wurde, die Einbindung von Aspekten des Klimawandels und dessen Auswirkungen auf die Gesundheit in die individuelle ärztliche Beratung und Behandlung innerhalb der Sprechstunde (den Boer et al. 2021; Quitmann et al. 2023).

Die KSGB hat drei verschiedene sich ergänzende Ziele

Ziel 1: Da der Klimawandel eine ernsthafte Bedrohung für die Gesundheit darstellt, ist es von zentraler Bedeutung, sowohl individuelle als auch öffentliche Gesundheitsaspekte zu stärken und zu schützen.
Ziel 2: Es ist von Bedeutung, Wissen und Bewusstsein für Klimawandel, Umwelt und Gesundheit und die planetaren Krisen (Klimakrise, Biodiversitätsverlust,

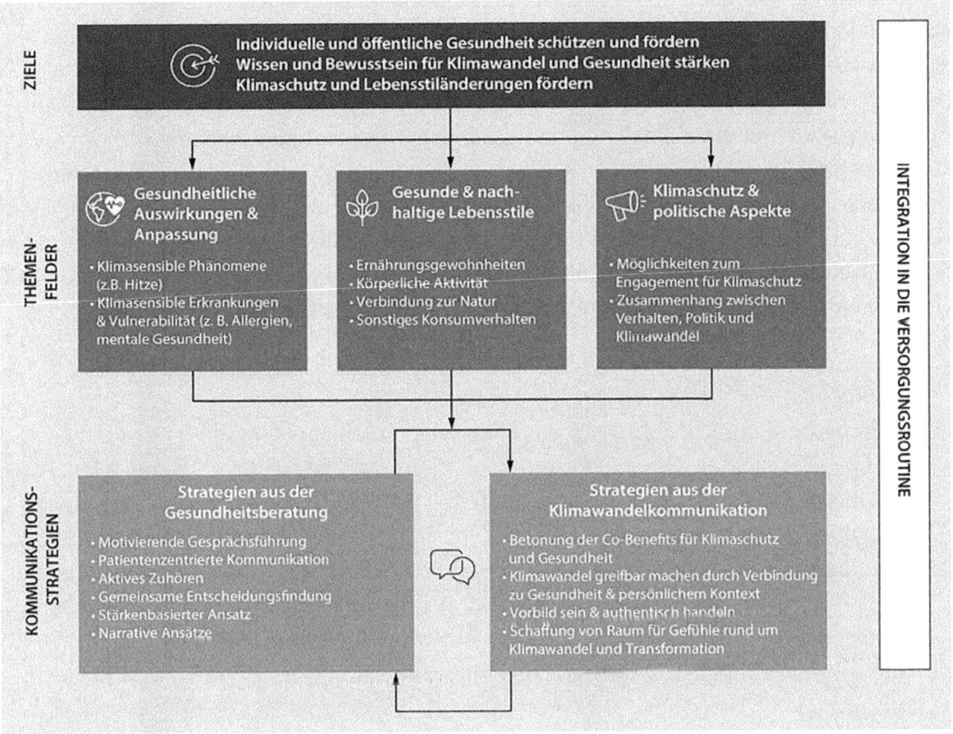

Abb. 7.1 Rahmenwerk der klimasensiblen Gesundheitsberatung (KSGB) mit drei Ebenen – Ziele, Inhalte, Kommunikationsstrategien – sowie das übergreifende Prinzip, KSGB in die Versorgungsroutine, also hausärztliche Sprechstunden und Praxisabläufe, zu integrieren (Herrmann et al. 2023)

Umweltverschmutzung) zu stärken. Dies kann unter anderem durch Aufklärung über gesundheitliche Risiken, wie beispielsweise Hitzewellen, sowie über geeignete Schutzmaßnahmen geschehen.
Ziel 3: Zudem kann Klimaschutz auch zum Gesundheitsschutz beitragen, indem beispielsweise Empfehlungen zu Lebensstiländerungen gegeben werden, die sowohl der eigenen Gesundheit als auch der Umwelt zugutekommen. Diese werden „Health Co-Benefits" (Quitmann et al. 2023) genannt. Darüber hinaus lassen sich Möglichkeiten aufzeigen, wie sich Einzelne oder Gruppen aktiv für den Klimaschutz engagieren können (Abb. 7.1.).

Das Wissen über die Zusammenhänge zwischen Klimawandel und Gesundheit zu erweitern, kann alternativ zum ärztlichen Gespräch auch durch das Auslegen von Informationsmaterialien in Wartebereichen erfolgen. Bei den Klimadocs – ein gemeinnütziger Verein aus engagierten Ärzt*innen, die sich dafür einsetzen, Klimaschutz und Gesundheit miteinander zu verbinden – gibt es kostenfrei anschauliches Material für das Wartezimmer unter anderem zu Kinder- oder Frauengesundheit in der Klimakrise (https://klimadocs.de/infos-fuer-fachkreise). Die Deutsche Allianz für Klimawandel und Gesundheit e. V. (KLUG) bietet ebenfalls Broschüren und Plakate mit konkreten Tipps zu nachhaltiger Ernährung, Hitzeschutzmaßnahmen und gesundem, nachhaltigem Lebensstil (https://shop.klimawandel-gesundheit.de/). Für Kinder ist das Material von Kit, dem Klimamonster, besonders anschaulich und bietet viele Möglichkeiten, um sich spielerisch mit dem Thema Klimaschutz auseinanderzusetzen (https://www.klima-kit.de/). Ärzt*innen können individuell entscheiden, in welchem Umfang und in welcher Form sie Themen klimasensibler Gesundheitsberatung in ihren Gesprächen mit Patient*innen aufgreifen möchten.

Co-Benefits

Die Redewendung „zwei Fliegen mit einer Klappe schlagen" wird gerne verwendet, um das gleichzeitige Erreichen von zwei Zielen zu beschreiben. Wenn ich mich zu Fuß oder mit dem Rad bewege und das Auto stehen lasse, stärke ich meine Gesundheit und verringere den Ausstoß von klimaschädlichen Treibhausgasen und somit die weitere Erderhitzung. Weiter gibt es so weniger Abgase, dadurch weniger Lungenprobleme und auch der Lärm wird weniger. Aktive Bewegung in der Natur, insbesondere im Wald, verbessert zudem nachweislich die mentale Gesundheit. Das Auto so oft wie möglich stehen lassen – eine gute Tat, die beiden hilft, dem Planeten und auch dem Menschen. Dies verbirgt sich hinter dem englischen Begriff Co-Benefit. Und diese Co-Benefits gibt es nicht nur bei der Mobilität.

Auch im Bereich der Ernährung gibt es Co-Benefits. Esse ich deutlich weniger Fleisch, habe ich weniger gesundheitliche Risiken wie Schlaganfall, Herzinfarkt, Bluthochdruck, Adipositas, Darmtumoren und Typ-2-Diabetes. Zudem benötigen wir weniger Nutztiere und weniger Tierfutter, Böden müssen nicht überdüngt werden, es müssen nicht noch mehr große Wälder gerodet werden (z. B. der Regenwald im Amazonas), um immer mehr Tierfutter herzustellen. Tiere müssten nicht mehr in Massen durch verschiedene Länder zur Verarbeitung transportiert werden und das Tierwohl könnte berücksichtigt werden. Die Co-Benefits gehen so über „zwei Fliegen" deutlich hinaus.

Fünf Gramm Mikroplastik nimmt jeder Mensch pro Woche zu sich. Verzichte ich auf Plastikverpackungen um Obst und Gemüse und setze auch sonst auf möglichst plastikfreie Einkäufe, reduziere ich das Plastik in Grundwasser, Flüssen und im Meer und nehme weniger Plastik mit den Nahrungsmitteln auf.

Reduzieren wir Verschmutzung von Wasser, z. B. durch Vermeidung der Nutzung von Diclofenac-Gel, durch unnötige Verordnung von Medikamenten, die ins Abwasser gelangen, weniger intensive Düngung sowie giftige Chemikalien, so profitieren auch hier der Planet und zugleich wir. Sorgen wir für entsiegelte Flächen in den Kommunen und sparen Wasser, so sichern wir unsere lebenswichtige Wasserversorgung.

Co-Benefits sind nicht Verzicht, sondern Gewinn. Sie lenken den Fokus weg von der Einschätzung, dass Klimaschutz Verzicht auf Wohlstand bedeutet, sondern zeigen vielseitig auf, dass klimaschützende Verhaltensweisen zu nachhaltigem Wohlbefinden führen – eine Win-Win-Situation für Mensch und Planet.

7.2.2 Bisherige Entwicklung

Da der Begriff und das Konzept der Klimasensiblen Gesundheitsberatung noch relativ neu sind, entsteht erste Literatur zu klimasensibler Gesundheitsberatung aktuell national und international mit einem besonderen Schwerpunkt in der Allgemeinmedizin (Schwienhorst-Stich et al. 2023). Es gibt erste deutschsprachige Beiträge zur Beschreibung des Konzepts (Krolewski 2022), aber noch wenige Studien (Herrmann et al. 2023). Im Rahmen des gemeinsamen Projekts ELKGE (Entwicklung eines Leitfadens für Klimasensible Gesundheitsberatung) der Institute für Allgemeinmedizin der Universitätskliniken Hamburg und Würzburg wurde 2024 eine erste praxisorientierte Hilfestellung für Hausärztinnen und Hausärzte veröffentlicht (https://www.med.uni-wuerzburg.de/planetaregesundheit/aktivitaeten/elkge-entwicklung-eines-leitfadens-fuer-klimasensible-gesundheitsberatung-fuer-hausaerzt-innen/).

7.3 Themenfelder

In den folgenden Tabellen wird eine kurze Übersicht zu den drei großen Themenfelder der KSGB aufgelistet. Diese sind gesundheitliche Auswirkungen und Anpassung, gesunde und nachhaltige Lebensstile, Klimaschutz und politische Aspekte. Die exemplarische Ausdifferenzierung soll aufzeigen, wie vielseitig sich die Themenfelder in der klinischen Praxis äußern und wie im Rahmen der KSGB darauf reagiert werden kann.

7.3.1 Gesundheitliche Auswirkungen und Anpassung

Die gesundheitlichen Auswirkungen der planetaren Krisen manifestieren sich im ganzen Organismus, und die Beratungsanlässe sind dadurch vielseitig. Exemplarisch wird hier dargestellt, welche Phänomene sich in verschiedenen Fachbereichen durch die planetaren

Krisen verstärken oder neu hinzukommen. Gleichzeitig werden einige konkrete Maßnahmen genannt, um die Gesundheitsrisiken zu verringern. Konkretere und weiterführende Informationen finden Sie in den vorherigen Kapiteln (Tab. 7.1).

7.3.2 Gesunde und nachhaltige Lebensstile

Präventivmedizinische Themen, wie das Etablieren von gesunden Ernährungsgewohnheiten und einer Bewegungsroutine, sind schon lange Teil der kinder- und jugendärztlichen Beratung. Die Tabelle zeigt exemplarisch, wie sich diese Kommunikationsfelder um die Dimension der Nachhaltigkeit erweitern lassen, um auch langfristig gesund leben zu können. Zentral sind bei diesem Themenfeld die „Co-Benefits" (Tab. 7.2).

7.3.3 Klimaschutz und politische Aspekte

Sich für Klimaschutz zu engagieren, stärkt die eigene Resilienz und das Erleben von Selbstwirksamkeit und erleichtert somit die psychische Bewältigung der planetaren Krisen nachhaltig. Deswegen wird empfohlen, Möglichkeiten zur politischen Teilhabe oder Engagement für eine nachhaltige Welt in der KSGB zu erwähnen. Zugleich ist es wichtig, dass wir KJÄ uns bei politischen Entscheidungen klar und hörbar für die uns anvertrauten Kinder und Jugendlichen stark machen (Tab. 7.3).

7.4 Kommunikationsstrategien

Die Integration von Klimawandel- und Gesundheitsthemen in den ärztlichen Praxisalltag stellt eine Herausforderung dar. Unter anderem deswegen, weil bei den Familien das Bewusstsein für den Zusammenhang zwischen Klimawandel und Gesundheit unterschiedlich ausgeprägt ist (Griesel et al. 2023). Während einige aus Klimaschutzgründen bereits ihre Ernährung oder ihr Reiseverhalten angepasst haben, gibt es andere, die sich mit dieser Thematik kaum oder gar nicht auseinandergesetzt haben. Veränderungen im persönlichen Lebensstil fallen vielen Menschen schwer, und bisweilen schränken die individuellen Lebensumstände die Möglichkeiten zur Anpassung ein. Häufig ist zudem ein Gefühl der Machtlosigkeit gegenüber dem Klimawandel zu beobachten. Eine generelle Abwehrhaltung gegenüber der Thematisierung der Klimakrise in der ärztlichen Praxis sowie die Leugnung des menschlichen Einflusses auf den Klimawandel, kommt selten vor. Die Erfahrung zeigt: Mit den geeigneten Kommunikationsstrategien lassen sich, orientiert an den Bedürfnissen und Lebensrealitäten der Familien, eine Vielzahl an Anknüpfungspunkten für Klima- und Umweltthemen in der Gesundheitsberatung finden. Üblicherweise

Tab. 7.1 Erläuterungen und beispielhafte Inhalte für KSGB im Themenfeld gesundheitlicher Auswirkungen und Anpassungen (adaptiert nach (Herrmann et al. 2023) und (Schwienhorst-Stich et al. 2023))

Themenfeld: Gesundheitliche Auswirkungen und Anpassungen	
Kategorien	**Erläuterungen und beispielhafte Inhalte für KSGB**
Mentale/psychische Gesundheit	Erhöhte Prävalenz von posttraumatischen Belastungsstörungen und Suchterkrankungen nach Extremwetterereignissen
	Steigerung von Selbst- und Fremdaggression nach Hitzetagen
	Neue Phänomene: Solastalgie (negative emotionale Reaktion auf Umweltzerstörung und Verlust von Naturumgebung), Klimaangst (Ängste im Zusammenhang mit der Wahrnehmung des Klimawandels)
	Beispielhafte Maßnahmen:
	Auseinandersetzung mit den eigenen Gefühlen und ggf. Ängsten in Bezug auf den Klimawandel, um die Thematik mit Patient*innen ansprechen und zu Emotionsregulation beitragen zu können
	Beratung zum Umgang mit Angst/Resilienzstärkung ggf. Ermutigung zu Engagement und zum Zusammentun mit anderen, Sorgen ernst nehmen und bei Behandlungsbedarf therapeutische Hilfestellung anbieten/organisieren
Infektionskrankheiten	Geografische Ausbreitung nach Norden und in Höhenzüge hinein von bereits heimischen Vektoren (z. B. Zecken → Borreliose, FSME, zunehmend auch Übertragung in Deutschland von Babesiose, Tularämie, Rickettsiosen, potenziell zukünftig Krim-Kongo-Hämorrhagisches-Fieber)
	Ansiedlung neuer Vektoren mit dem geringen Risiko lokal begrenzter Ausbrüche von vormals tropischen Erkrankungen (West-Nil-Fieber in Deutschland, Dengue-, Zika- und Chikungunya-Übertragung sowie Leishmaniose schon in Frankreich und Südeuropa)

(Fortsetzung)

Tab. 7.1 (Fortsetzung)

Themenfeld: Gesundheitliche Auswirkungen und Anpassungen	
	Durch mildere Winter potenziell mehr durch Mäuseurin übertragene Infektionen mit Hantavirus
	Zunahme wasserassoziierter Erkrankungen: • Hautirritationen und gastrointestinale Erkrankungen durch Cyanobakterien (in Badeseen nach Hitzewellen) • Leptospirose (Brackwasserseen im Sommer), Wundinfektion mit Vibrio vulnificus (belastete Stellen in der Ostsee bei und nach Hitzewellen)
	Beispielhafte Maßnahmen:
	Eigene Fortbildung zu vektorübertragenen Erkrankungen
	Aufklärung zu Gesundheitsgefahren bei Baden in bestimmten Gewässern (s. o.)
	Expositionsprophylaxe gegenüber Vektoren (Zecken und Stechmücken) intensivieren, Meiden von Aufwirbelung von Stäuben in bekannten Habitaten zur Prävention von Hantavirus-Infektionen
Respiratorische Erkrankungen sowie weitere Gesundheitsrisiken durch Luftverschmutzung inkl. Feinstaub	In Hitzewellen und bei hoher Luftverschmutzung, Extremwetterereignissen vermehrt Exazerbationen chronischer Lungenerkrankungen (z. B. COPD, Asthma bronchiale)
	Bodennahes Ozon (O_3) wird bei Hitze und starker UV-Strahlung vermehrt gebildet und führt zu Atemwegsbeschwerden, insbesondere bei Menschen mit respiratorischen Erkrankungen
	Erhöhtes Risiko für viele Erkrankungen (Herz-Kreislauf-Erkrankungen, Entwicklungsverzögerungen, kindl. Asthma, Frühgeburten, später Demenz) durch Feinstaub
	Beispielhafte Maßnahmen:

(Fortsetzung)

Tab. 7.1 (Fortsetzung)

Themenfeld: Gesundheitliche Auswirkungen und Anpassungen	
	Beratung zur Vermeidung starker Hitze-Exposition und Verhaltensempfehlungen bei Hitze und Luftverschmutzung (Exposition vermindern, Ozon-Warn-App, Masken tragen)
	Meiden von Spazierfahrten mit Kinderwagen bzw. Laufrad/Fahrradfahren an viel befahrenen Straßen (Kinder oft auf Abgashöhe)
	Meiden von Heizen mit Holzverbrennung in Kaminnen sowie abendlichem Lüften in Wohngebieten mit vielen Holzkaminöfen
	Weniger individueller motorisierter Personenverkehr, mehr ÖPNV sowie Fahrrad fahren und Laufen (in sauberer Luftumgebung), emissionsarm Heizen (kein Öl, Holz), Ökostrombezug
Allergien	Neue allergene Pflanzen werden in Deutschland heimisch (z. B. Ambrosia), hohe Allergenität, v. a. im Spätsommer und Herbst
	Verlängerte Pollensaison durch höhere Durchschnittstemperaturen
	Erhöhte CO_2-Konzentration kann die Pollenproduktion erhöhen
	Pollen in Verbindung mit Feinstaub haben höheres immunmodulatorisches Potenzial
	Beispielhafte Maßnahmen:
	Berücksichtigung neuer Allergene in der Diagnostik

(Fortsetzung)

Tab. 7.1 (Fortsetzung)

Themenfeld: Gesundheitliche Auswirkungen und Anpassungen	
	Reduktion der Pollenexposition: • Beachten tagesgenauer Pollenflugvorhersagen z. B. durch Nutzung von Pollen-Warn-Apps • Anpassung der Zeit im Freien (reduzieren bzw. auf pollenarme Zeiten verlegen, z. B. nach Regenschauer) • Haare abends waschen, um Pollen auszuspülen • Straßenkleidung außerhalb des Schlafzimmers ablegen • Ausreißen von Ambrosia-Pflanzen mit Handschuhen und Feinstaubmaske (nicht durch Menschen mit allergischer Disposition) Vermeidung der Pflanzung hochallergener Pflanzen/Bäumen wie z. B. Olivenbäume
	Bei größeren und kooperativen Kindern Umstellung von Dosieraerosol auf Pulverinhalator, um Treibhausgase zu verringern
	Urlaube in allergenarmen Regionen Deutschlands für Familien mit allergischen Erkrankungen: Nord- und Ostsee sowie Höhenlagen ab 1500 m in den Alpen
Dermatologische Erkrankungen	Wärmere Temperaturen verändern das Freizeitverhalten hin zu vermehrter UV-Exposition: malignes Melanom, nichtmelanotischer Hautkrebs (komplexe Zusammenhänge mit Verhalten)
	Beispielhafte Anpassungsmaßnahmen:
	Aufklärung über Hochrisikogruppen hinaus

werden diese Gespräche sehr interessiert angenommen. Im seltenen Fall der Klimaleugnung empfehlen wir, die gleichen Gesprächsinhalte zu verwenden, aber sich nicht auf eine Grundsatzdiskussion einzulassen, da diese fruchtlos bleibt.

Für die KSGB sind ähnliche Strategien wie in der allgemeinen Gesundheitsberatung wichtig (Quitmann et al. 2023), die durch Ansätze aus der Klimawandelkommunikation erweitert werden können (Peters et al. 2022) (Abb. 7.1).

Tab. 7.2 Erläuterungen und beispielhafte Inhalte für KSGB im Themenfeld gesunde und nachhaltige Lebensstile (adaptiert nach (Herrmann et al. 2023) und (Schwienhorst-Stich et al. 2023))

Themenfeld: Gesunde und nachhaltige Lebensstile	
Kategorien	**Erläuterungen und beispielhafte Inhalte für KSGB**
Ernährungsgewohnheiten	Pflanzenbasierte Ernährung kann durch vermehrte Aufnahme von Ballaststoffen und ungesättigten Fettsäuren sowie verminderter Aufnahme von rotem und verarbeitetem Fleisch gesünder sein und reduziert landwirtschaftliche Treibhausgasemissionen
	Beratungsbedarf zu einer gesunden Gestaltung vegetarischer und veganer Ernährungsformen. Beispiele: • Supplementation von Vitamin B12 bei veganer Ernährung • gute pflanzliche Eiweißquellen; Hülsenfrüchte, Nüsse und Samen • gute pflanzliche Eisenquellen sind Hafer, Hirse, Leinsamen und andere Saaten, Vitamin C fördert die Eisenaufnahme; kalziumhaltige Lebensmittel (Milch, Joghurt) sowie Kaffee und schwarzer Tee hemmen sie Die Empfehlungen der DGE (Deutschen Gesellschaft für Ernährung) und die der „Planetary Health Diet" sind sehr ähnlich und für die Ernährungsberatung richtungsweisend
Mobilitätsverhalten	Lastenfahrräder bzw. Fahrradanhänger als gute Option für Familien statt (Zweit-)Auto bei Nutzung in sauberer Umgebungsluft, bei Wohnortsuche Aspekte der klimafreundlichen Mobilität (ÖPNV, Fahrrad, E-Mobilität) berücksichtigen
Verbundenheit mit Natur	Bewährte Empfehlungen von gesundem Aufwachsen für Kinder (Bewegung an frischer Luft, Einschränkung des Medienkonsums) können verbunden werden mit Hinweisen darauf, dass Naturverbundenheit durch viel Kontakt mit Natur in der Kindheit Kinder glücklicher machen kann
	Zeit in der Natur zu verbringen, kann die Verbundenheit zu Natur und damit Bereitschaft für Klimaschutz stärken
Andere nachhaltige Lebensstilaspekte	Nachhaltiges Konsumverhalten (Energieverbrauch, Einkauf von Waren)

Tab. 7.3 Erläuterungen und beispielhafte Inhalte für KSGB im Themenfeld Klimaschutz und politische Aspekte (adaptiert nach (Herrmann et al. 2023) und (Schwienhorst-Stich et al. 2023))

Themenfeld: Klimaschutz und politische Aspekte	
Kategorien	**Erläuterungen und beispielhafte Inhalte für KSGB**
Möglichkeiten für Engagement gegen den Klimawandel	Möglichkeiten für Klimaschutzengagement aufzeigen (z. B. im Rahmen von Vereinen, gesellschaftlichen Bewegungen usw.), kann ggf. als Intervention bei mentaler Belastung durch den Klimawandel dienen
Zusammenhang zwischen Verhalten, Politik und Klimawandel	Individuelles Verhalten, politische Rahmenbedingungen und Klimawandel hängen eng zusammen
	Die Einbettung individueller Verhaltensweisen in einen gesellschaftlichen Kontext kann für Menschen entlastend sein

7.4.1 Strategien aus der Gesundheitsberatung

Zentrale Elemente wie patient*innenzentrierte Kommunikation, aktives Zuhören und Shared decision-making spielen eine entscheidende Rolle. Besonders relevant ist es, die Gespräche auf die individuellen (umweltbezogenen) Werte der Familienmitglieder abzustimmen (Alame und Truog 2017; Krolewski 2022). Die „motivierende Gesprächsführung" eignet sich in der KSGB besonders für die Lebensstilberatung (Green et al. 2021), wobei die Eigenmotivation der Patient*innen im Fokus steht. Hierbei sollte geprüft werden, ob Klimaschutz für die Patient*innen eine Rolle spielt. Wenn dies der Fall ist, kann dieser Aspekt als zusätzliche Motivation für gesundheitsförderliches und klimafreundliches Verhalten genutzt werden. Dabei ist es wichtig, keine Scham oder Schuldgefühle zu erzeugen. Es kann hilfreich sein, das Verhalten der Familien in einen gesellschaftlichen Kontext zu stellen, etwa indem auf das zunehmende Bewusstsein für Klimaschutz in der Gesellschaft und die konkreter werdenden rechtlichen Rahmenbedingungen hingewiesen wird. Die folgenden Strategien können zur Anwendung kommen.

Patient*innenzentrierte Kommunikation

Für jeden Menschen gibt es einen Grund, weshalb er in einer Situation genau so handelt und nicht anders. Diesen Grund herauszufinden, ohne ihn zunächst zu bewerten, das ist unsere Aufgabe. Dafür ist Zuhören ein wertvolles Werkzeug. Von Carl Rogers stammt der Satz: „Es ist im Leben sehr selten, dass uns jemand zuhört und wirklich versteht, ohne gleich zu urteilen. Dies ist eine sehr eindringliche Erfahrung." Diese Erfahrung spürbar zu machen, ist Grundlage der patient*innenzentrierten Kommunikation, die Rogers als

Methode der Gesprächsführung etabliert hat (Rogers 1972). Grundlage ist die Idee, dass jeder Mensch einzigartig ist und in der Lage, aus sich selbst heraus Probleme zu lösen. Die Aufgabe des Gespräches ist hierbei, die Probleme zu erkennen und Lösungswege zu entwickeln. Dabei fällt uns die Aufgabe des Lenkens zu, immer auf Grundlage einer wertschätzenden und lösungsorientierten Beziehung.

Aktives Zuhören

Zuhören ist der erste Schritt auf dem Weg zu Veränderungen. Und so hat Carl Rogers eine Art der Gesprächsführung etabliert, die „aktives Zuhören" genannt wird (Rogers 1985). Rogers legt besonderen Wert auf Augenhöhe. Aktives Zuhören umfasst die emotionale Ebene eines Gesprächs, aber auch nonverbale Äußerungen und basiert auf einem gegenseitigen Wohlwollen. So kann Vertrauen aufgebaut werden und ein würdigender Umgang entstehen. Nach Rogers setzt Verstehen voraus, dass wir uns auf unser Gegenüber einlassen, konzentrieren und dies durch die eigene Körperhaltung ausdrücken. Mit unserer eigenen Meinung halten wir uns zurück und fragen nach, wenn wir etwas nicht verstehen. Zu beachten ist dabei, Zuhören heißt nicht gutheißen. Es bedeutet aber, Geduld zu haben und unser Gegenüber nicht zu unterbrechen. Bestätigende kurze Äußerungen sind Erkennungsmerkmal des aktiven Zuhörens. Dies sind beispielsweise Blickkontakt halten, Nicken und auch kurze Bestätigungslaute (z. B. „Ah!", „Mhm.", „Ach?!") mit emotionaler Betonung. Gut lassen sich auch kurze Rückmeldungen einbauen, z. B. „Na, das ist ja interessant.", „Das wurde Ihnen so erzählt?" oder „Und wie fühlen Sie sich dabei?". Wir versetzen uns in die Situation des Gegenübers und lassen uns auch durch Vorwürfe und Kritik nicht aus der Ruhe bringen. Reaktionen unsererseits erfolgen als „Ich-Botschaften" (Bay 2006).

Motivierende Gesprächsführung

Motivierende Gesprächsführung (*Motivational Interviewing,* MI) ist ein Beratungsansatz, der von William R. Miller und Stephen Rollnick zur Beratung für Menschen mit Sucht entwickelt wurde (Miller und Rollnick 2015). Plan der Beratung ist es, eine intrinsische Motivation zur Verhaltensänderung aufzubauen. Im Gegensatz zu vielen herkömmlicheren Verfahren in diesem Bereich wird beim MI explizit auf ein konfrontatives Vorgehen verzichtet. Die Lust, etwas zu verändern, soll geweckt werden. Dies geschieht durch das Bewusstmachen des aktuellen Verhaltens und das Aufzeigen möglicher Folgen. Das Gegenüber wird durch Fragen dazu gebracht, das eigene Handeln zu reflektieren und selbständig Lösungsoptionen zu entwickeln (Miller und Rollnick 2023). In einer zweiten Phase werden dann konkrete Ziele und Veränderungspläne entwickelt. Auch hier ist wieder aktives Zuhören die Basis der Unterhaltung. Durch offene Fragen wird das Gespräch auf die Nachteile des momentanen Verhaltens und die Vorteile einer Veränderung gelenkt („Welche Vorteile hätte es, aufzuhören?") (Kremer und Gehring 2024). Selbstmotivation ist unverzichtbar, um Veränderungen im Leben langfristig umzusetzen.

Die Bereitschaft zur Veränderung wird lobend hervorgehoben. Das Gefühl, selbst entschieden zu haben, Dinge zu verändern, freie Wahl zu haben, ist dabei wichtig („Ich ändere meinen Fleischkonsum nicht, weil mein Doktor das will. Nein, ich will das.“).

Gemeinsame Entscheidungsfindung

„Mein Patient ist nicht compliant“, hörte man früher häufig aus dem Munde von Ärztinnen und Ärzten. Gemeint war damit, „er macht nicht, was er soll; er macht nicht, was ich will“. Die „Compliance“ ist mittlerweile dem „Informed Consent“ gewichen. Wir informieren unser Gegenüber über die Ausgangslage und die nun möglichen Vorgehensweisen und entscheiden gemeinsam, was zu tun ist. Vorteil dieses partizipativen Prozesses ist die deutlich höhere Motivation zu Veränderungen. Ich habe meine Gesundheit in meiner Hand. Dadurch erhöht sich zugleich auch die Eigenverantwortung (Charles et al. 1997).

Partizipative Entscheidungsfindung (PEF; *shared decision-making, SDM*) wird in der Medizin die Kommunikation zwischen Ärzt*in und Patient*in genannt, die darauf zielt, unter gleichberechtigter und aktiver Beteiligung von Patient*in und Ärzt*in auf Basis geteilter Information zu einer gemeinsam verantworteten Übereinkunft über eine angemessene medizinische Therapie zu kommen (DNGK 2021; Härter 2007).

Wir informieren beispielsweise die Kinder, Jugendlichen und Eltern über die Zusammenhänge zwischen klimatischen Veränderungen und gesundheitlichen Auswirkungen und reden auf Augenhöhe über Lösungen (Bieber et al. 2016). Voraussetzung für Veränderung ist dabei immer die Übereinkunft zwischen Ärzt*in und Patient*in, dass eine Entscheidung ansteht. Im besten Fall wird ein Plan zur Umsetzung der Entscheidung festgelegt (Härter et al. 2004).

Studien zeigen, dass partizipative Entscheidungsfindung positive Effekte auf die Zusammenarbeit zwischen Therapeut*innen und Patient*innen, auf die Patient*innenzufriedenheit und gesundheitliches Verhalten haben kann (Shay und Lafata 2015).

Stärkenbasierter Ansatz

„Stärken stärken und Schwächen Schwächen sein lassen“, gilt nicht als Ausrede für die fehlende Motivation zu klimafreundlichem Handeln. Die Idee ist aber Ausgangspunkt eines stärkenbasierten Beratungsansatzes. Was gelingt denn schon ganz gut und wie können wir das verbessern oder häufiger erreichen? Durch das Arbeiten mit den Stärken werden die Energie, die Freude, das Selbstbewusstsein und die Widerstandsfähigkeit gesteigert. Die Motivation für Veränderungen steigt so an. Was sind die Stärken? Das ist von Mensch zu Mensch verschieden. Die Stärken werden von Erfolgserlebnissen und positiven Empfindungen bei der Ausübung unterschiedlicher Tätigkeiten abgeleitet. Die so gefundenen Stärken werden nun zur Erreichung selbstgesteckter Ziele eingesetzt (Driver 2011).

Narrative Ansätze der Beratung

Die narrativen Beratungsansätze nutzen die Erkenntnisse und Methoden der Narrativen Psychologie. Durch das Erzählen der Biografie meines Gegenübers beginnt er/sie das bisherige Leben besser zu verstehen und neu zu bewerten, ja, ihm einen Sinn zu geben. Durch Erzählen einer neuen, anderen Geschichte kann nun das Leben verändert und eine neue Lebensperspektive gefunden werden (Grossmann 2000; White 2010; White und Epston 2013). Ziel dieses Beratungsansatzes ist es, Ressourcen zu entdecken, Gestaltungsmöglichkeiten für das eigene Leben zu sehen, so den Menschen zu stärken und den Glauben an ein sinnvolles Leben zurückzugewinnen.

7.4.2 Strategien aus der Klimakommunikation

Die Art und Weise, wie wir über Klimaschutz sprechen, ist entscheidend darüber, ob Menschen ins Handeln kommen oder in ihrer Ohnmacht versinken. Dabei gilt, dass das Erlernen guter Klimakommunikation ein langer Prozess mit viel Übung und Ausprobieren ist. Neben den herkömmlichen Strategien guter ärztlicher Kommunikation ist es deshalb empfehlenswert, sich mit gelungener Klimakommunikation zu beschäftigen, um die Ziele der KSGB zu verfolgen. Einige Strategien der Klimakommunikation beruhen auf der Annahme, dass klimaschützendes Handeln bei Menschen nicht nur durch rational logische Argumente oder einen Zuwachs an Fakten ausgelöst wird. Es braucht zusätzlich auch das Einbeziehen von Klimagefühlen oder der gefühlten Distanz zu Auswirkungen der Klimakrise durch unsere Kommunikation. Einen tiefgehenden Überblick zur Klimakommunikation liefert das Handbuch „Über Klima sprechen" (Schrader 2022). Alle Patient*innen haben verschiedene Erfahrungen, Voreinstellungen und Wertesysteme und es lohnt sich, dies explizit bewusst zu machen und die Ziele des Gesprächs sowie die angesprochenen Emotionen und Werte im Vorfeld daran anzupassen. Realistisches Ziel ist es nicht, Menschen in nur einem Gespräch zu dauerhaft gesunder Ernährung und aktiver Mobilität zu bringen. Stattdessen kann es ein großer Erfolg sein, eine Person, die täglich zur Arbeit mit dem Auto fährt, davon zu überzeugen, zwei Fahrradtage in der Woche zu etablieren. Womöglich wird sie nicht in der Woche nach dem Gespräch schon leidenschaftliche*r Fahrradpendler*in sein. Aber es kann ein motivierender Impuls sein, dass die Person nach und nach merkt, wie gut ihr die Bewegung tut, und diese dann immer mehr in den Alltag einbaut. Die folgenden Strategien aus der Klimakommunikation kommen zur Anwendung.

Betonung der Co-Benefits für Klimaschutz und Gesundheit

Co-Benefits haben ein großes Potenzial in der KSGB. Gesundheitsberufler*innen können durch die wiederholte Betonung der gesundheitlichen Vorteile auch Menschen zu nachhaltigem Handeln bewegen, denen die destruktiven Auswirkungen unseres Lebensstils auf unsere Lebensgrundlagen nicht so wichtig sind. Letztendlich profitieren Menschen individuell stark von einem gesunden Lebensstil mit beispielsweise pflanzenbasierter Ernährung oder aktiver Mobilität, indem sie Erkrankungen wie Herzinfarkt, Schlaganfall, Bluthochdruck, Adipositas und Typ-2-Diabetes vorbeugen. Gleichzeitig schützen sie durch eine emissionsärmere Lebensweise langfristig die eigenen Lebensgrundlagen. Das immer wieder zu betonen, verschiebt den Fokus von dem stark verankerten Bild, dass Klimaschutz Verzicht bedeutet, hin zu den zahlreichen konkreten Vorteilen von Klimaschutzmaßnahmen.

Klimawandel greifbar machen durch Verbindung zu Gesundheit und persönlichem Kontext

Ein weiteres Hindernis, das Menschen vom klimaschützenden Handeln abhält, ist die gefühlte Distanz zur Klimakrise. Die verheerenden globalen Auswirkungen, welche der Anstieg der globalen Durchschnittstemperatur mit sich bringt, erscheinen vielen Menschen sehr weit weg. Lange waren medial vor allem die bedrohten Eisbären auf ihren schmelzenden Schollen sowie Ernteausfälle durch Dürren im Globalen Süden präsent (Schrader 2022). Dass die Klimakrise auch im Hier und Jetzt angekommen ist, wird erst langsam durch vermehrte Hitzerekorde, Überflutungen und mediale Einordnung der Ereignisse in den Kontext der Klimakrise verstanden. Um ins aktive Handeln zu kommen, muss zunächst die psychologische Distanz zur Krise abgebaut werden und dabei spielt die individuelle Gesundheit eine große Rolle. Die Klimakrise gefährdet den menschlichen Körper in allen Organsystemen und das wird auch in Deutschland immer mehr sichtbar, z. B. durch steigende Zahlen von Hitzetoten, vermehrte Gespräche über Klimaängste oder die Verlängerung der Allergiesaison. Wo Menschen sichtbar und persönlich gesundheitlich betroffen sind, wächst ihr individuelles Interesse daran, sich zu ihrem und dem Schutz ihrer Angehörigen einzusetzen.

Vorbild sein und authentisch handeln

In der aktuell konsumorientierten Gesellschaft wird Klimaschutz oft mit Verzicht assoziiert. Daher scheuen sich Menschen, erste Schritte zu tun, während die Nachbar*innen weiterhin drei Autos in der Garage stehen haben. Für klimaschützende Verhaltensweisen hilft es daher, authentische Vorbilder zu haben. Das sind wir. Es fällt Menschen leichter, ihrem/ihrer Ärzt*in Glauben zu schenken, dass Alkohol gesundheitsschädlich ist, wenn sie diese*n nicht dreimal wöchentlich vor einer Flasche Wein im Lokal sehen. Ähnlich ist das beim Klimaschutz: Wenn die beratenden Ärzt*innen selbst täglich mit dem Fahrrad in die Praxis kommen, ist es glaubwürdiger, wenn sie Patient*innen sagen, das tue ihrer Gesundheit gut und sei gar nicht so schwer umzusetzen. Gleichzeitig sind eine Nahbarkeit und Authentizität in der Beratung wichtig: Äußern Patient*innen Bedenken oder Gefühle, welche die ärztliche Person selbst kennt, hilft es, den eigenen Prozess ehrlich mitzuteilen. Das trägt dazu bei, dass Patient*innen sich bemächtigt fühlen, ihr Verhalten zu verändern, auch wenn sie anfänglich Schwierigkeiten damit haben. Beispielsweise kann eine Ärztin bei der Ernährungsberatung äußern, dass sie früher auch gerne fleischlastig gegessen habe, sie das Fleisch aber nun nach einer Umgewöhnungsphase kaum noch vermisse.

Schaffung von Raum für Gefühle rund um Klimawandel und Transformation
Die planetaren Krisen und die damit einhergehenden gesellschaftlichen Umbrüche lassen sich nicht ausschließlich rational begreifen. Sei es beim Waldspaziergang, bei dem man das wachsende Baumsterben beobachtet, beim Buchungsvorgang der nächsten Flugreise, der mit Gewissensbissen einhergeht, oder beim Lesen der Nachrichten, dass ein weiteres Jahr viele Klimaziele der Bundesregierung gerissen wurden – all das löst Gefühle in uns aus. Manchmal sind diese beim genauen Hinsehen so überwältigend, dass Menschen aus vermeintlichem Selbstschutz in einen Verdrängungsmodus gehen. Klimagefühle sind nicht pathologisch, in erster Linie zeigen sie Bedürfnisse an und es lohnt sich, diese nicht zu ignorieren. Die Auseinandersetzung mit den Gefühlen wird in die Klimakommunikation mit einbezogen. Viele davon sind eher negativ konnotiert, wie etwa die Trauer um den Verlust von Lebensraum oder das Vertrauen in politische Institutionen. Es treten aber auch positive Gefühle auf, wie etwa ein starkes Verbundenheitsgefühl bei Engagierten einer Klimaschutzgruppe, die sich gemeinsam wertebasiert für ihre Visionen einer nachhaltigen Welt mit Wohlbefinden für alle Menschen einsetzen. Sich mutig für die Umsetzung dieser Visionen einzusetzen durch Engagement am Arbeitsplatz oder in einer aktivistischen Gruppe, kann für große Erleichterung sorgen, da innere Widersprüche zwischen Werten und Verhaltensweisen aufgelöst werden (Dohm und Schulze 2022). Eine vertiefende Auseinandersetzung mit verschiedenen Klimagefühlen ist auf der Website der Psychologists For Future zu finden (https://www.psy4f.org/klimagefuehle/).

7.5 Integration in die Versorgungsroutine

Klimasensible Gesundheitsberatung im praktischen Alltag umzusetzen, ist spannender Auftrag und erfüllende Aufgabe zugleich. Als Handwerkszeug dient uns die regelmäßige Fortbildung in allen Themen, die Auswirkung auf die Gesundheit der uns anvertrauten Kinder und Jugendlichen haben, sei dies Hitze, Artensterben, Verschmutzung von Luft, Wasser und Boden, Ernährung, Mobilität und psychische Belastung durch verschiedene Krisen (Klima, Kriege, Umweltverschmutzung, Gerechtigkeitsfragen).

Diese Themen kommen mit unterschiedlicher Gewichtung in allen Vorsorgeuntersuchungen, bei Impfberatungen, aber auch bei der Beratung chronisch kranker Kinder und Jugendlicher vor. Wichtig ist es, die Zusammenhänge zwischen der Klimakrise und unserer Gesundheit bekannt zu machen und immer wieder klarzustellen: Das, was an Veränderung in den kommenden Jahren und Jahrzehnten nötig ist, machen wir in erster Linie nicht für den Planeten, sondern zunächst für uns selbst (Co-Benefits). Die Zusammenhänge zwischen deutlich fleisch- und zuckerreduzierter Ernährung oder aktiver Bewegung und unserer Gesundheit können wir kommentieren mit Sätzen wie: „Gut für den Planeten, doppelt gut für Ihr Kind!"

Im pädiatrischen Bereich gibt es zwar das zertifizierte Schulungsprogramm für Klimasensible Gesundheitsberatung der PädNetz-Akademie (s. Abschn. 7.2), aber keine zertifizierten Konzepte der konkreten praktischen Beratung. So gibt es ein breites Spektrum an verschiedenen Beratungen in unterschiedlicher Ausprägung und mit unterschiedlichem Erfolg. Was sich jedoch zeigt: Die oben genannten Kommunikationsstrategien sind bei den Gesprächen sehr hilfreich. So wird vermieden, starke Widerstände aufzubauen. Veränderung gelingt nur durch intrinsische Motivation, dazu braucht es Beziehung und Begeisterung. In beidem sind wir als Kinder- und Jugendärzt*innen gut und daher für die KSGB besonders gut geeignet.

Wie können wir nun die KSGB in unserer Versorgungsroutine integrieren? Im Abschnitt 7.8 haben wir Formulierungsvorschläge zu verschiedenen Themen, bei denen sich Klimasensible Gesundheitsberatung anbietet, anhand von Fällen aus der Praxis zusammengetragen. „Übung macht den Meister überflüssig" – diese von Tiki Küstenmacher leicht abgewandelte Redensart zeigt, dass es immer leichter wird, je mehr wir uns versuchen. Und dann benötigen Sie schon bald keine Formulierungsvorschläge mehr, sondern meistern die Beratung motivierend und souverän.

7.6 Die besondere Rolle der Kinder- und Jugendmedizin

Die Kinder- und Jugendmedizin hat innerhalb des Gesundheitswesens aufgrund der besonderen Vulnerabilität ihrer Patient*innen (Sheffield und Landrigan 2011) eine große Verantwortung, KSGB anzuwenden. Gleichzeitig kann man dieser Aufgabe aber auch aus mehreren Gründen viel Potenzial zuschreiben, auf das im Folgenden eingegangen wird (Edlinger et al. 2022).

Prävention von Krankheiten und ganzheitliche Gesundheitsförderung von Heranwachsenden ist eine der Hauptaufgaben der Kinder- und Jugendmedizin. Besonders die Medizin am Anfang des Lebens beinhaltet einen starken Blick in die Zukunft. Kinder- und Jugendärzt*innen, besonders im niedergelassenen Bereich, begleiten Kinder und Eltern in besonders sensiblen Phasen. Kaum ein Anlass bietet so viel natürlichen Raum zur Reflexion und Neuanpassung von Lebensgewohnheiten wie die Familiengründung (Schwienhorst-Stich et al. 2023). KSGB kann hierbei positiv lenkende Impulse geben, um gesundheitsfördernde und klimaschützende Verhaltensweisen langfristig zu etablieren. Die Gesundheit der eigenen Kinder steht elementar im Fokus vieler Eltern, oft mehr als die eigene. So bietet sich eine starke Argumentationsgrundlage für gesunde und nachhaltige Ernährungsweisen, aktive Mobilität sowie die Bedeutung eines gesunden Lebensumfeldes für Kinder und Familien. Dies birgt noch dazu das Potenzial, auch Familienmitglieder anderer Generationen für nachhaltige Verhaltensweisen zu sensibilisieren. Außerdem stellen sich bei Familienzuwachs viele Eltern Fragen nach Veränderung hinsichtlich Mobilität,

Wohnen oder Konsum. Pädiater*innen können auch hier beratend zur Seite stehen und aus gesundheitlicher Sicht für nachhaltige Alternativen werben oder im Sinne der Anpassung an den Klimawandel beraten und zum Beispiel vor besonderer Hitzebelastung im urbanen Bereich warnen. Außerdem haben sie eine hohe Vertrauensposition bei den durch sie betreuten Familien, da sie häufig vom Säuglings- bis zum Erwachsenenalter begleiten.

Als Fürsprechende der Gesundheit von Kindern und Jugendlichen haben Kinder- und Jugendärzt*innen die Aufgabe, sowohl ihre Patient*innen bestmöglich vor den Gesundheitsrisiken der planetaren Krisen zu schützen als auch für Maßnahmen zur Eindämmung der Krisen einzustehen und diese auch berufspolitisch zu vertreten. Die Anwendung von KSGB darf nicht nur besonders motivierten Kinder- und Jugendärzt*innen überlassen werden, sondern muss flächendeckend und strukturell etabliert werden. In der Berufsordnung für die in Deutschland tätigen Ärztinnen und Ärzte (MBO-Ä 1997 vom 9. Mai 2024) steht in § 1 Absatz 2: „Aufgabe der Ärztinnen und Ärzte ist es, das Leben zu erhalten, die Gesundheit zu schützen und wiederherzustellen, Leiden zu lindern, Sterbenden Beistand zu leisten und an der Erhaltung der natürlichen Lebensgrundlage im Hinblick auf ihre Bedeutung für die Gesundheit der Menschen mitzuwirken."

7.7 Strukturelle Herausforderungen und Lösungsvorschläge für KSGB in Kindergesundheitsberufen

7.7.1 Innere Haltung

Auch Ärzt*innen sind persönlich von den Auswirkungen des Klimawandels betroffen und ihre Bereitschaft, dieses Thema in den Praxisalltag einzubeziehen, variiert je nach individueller beruflicher und emotionaler Einstellung. Damit Menschen in Gesundheitsberufen angesichts der vielseitigen ökologischen Herausforderungen handlungsfähig werden und bleiben, brauchet es eine Reflexionsbereitschaft zur eigenen Verantwortung und Rolle. Dem zugrunde liegt ein gemeinsames Verständnis von Gesundheit als ganzheitliches Konzept, das die komplexen Wechselwirkungen der menschlichen Gesundheit mit dem Zustand unserer Lebensräume berücksichtigt. Bei der Beratung zu neuen Lebensgewohnheiten und Verhaltensweisen ist es förderlich, wenn Personen authentisch und kongruent zu den eigenen Empfehlungen sind, denn sie werden als Vorbilder gesehen.

Nachdem KSGB je nach Gestaltung ein gewisses Maß an Kreativität erfordert, brauchen Kinder- und Jugendärzt*innen eine innere Offenheit, ihre bisherigen Routinen zu erweitern und sich auf neue Lernerfahrungen und Kommunikationsstrategien wie die aus der Klimakommunikation einzulassen. Auf individueller Ebene hilft Kinder- und Jugendärzt*innen außerdem wie bei allen Gesprächen vor allem die gute, vertrauensvolle Beziehung zu ihren Patient*innen. Es braucht sensible Kommunikationsstrategien, um emotional verknüpfte Gewohnheiten wie beispielsweise die Ernährungsweise oder das Mobilitätsverhalten konstruktiv zu hinterfragen.

7.7.2 Finanzielle und zeitliche Ressourcen

Zeitmangel, fehlende Finanzierungen und mangelndes Wissen nennen Kinder- und Jugendärzt*innen in Studien als größte Hürden zur flächendeckenden Implementierung von KSGB auf struktureller Ebene (Edlinger et al. 2022). Die Sorge vor der zusätzlichen zeitlichen Belastung soll in diesem Kapitel mit niederschwelligen Beispielen zur Beratung aus dem Praxisalltag genommen werden.

Eine Finanzierung könnte über eine Abrechnungsziffer für KSGB über die gesetzlichen Krankenversicherungen mit einer Beratungspauschale gelöst werden. Beispielhaft ist hierfür die KSGB im Rahmen des AOK-Hausarztvertrages in Baden-Württemberg. Dort können Kinder- und Jugendärzt*innen gemeinsam mit Medizinischen Fachangestellten eine standardisierte Schulung zur KSGB besuchen und bekommen dann für jede Vorsorge bei einem Kind mit Hausarztvertrag einen Zuschlag. Die Schulung wurde auf Wunsch der AOK Baden-Württemberg durch die Pädnetz-Akademie entwickelt und über sechs Monate angeboten. In dieser Zeit konnten alle interessierten Praxen in Klimasensibler Gesundheitsberatung geschult werden. Die Abrechnung erfolgt so, dass einfach bei allen Vorsorgen ab der U6 der Zuschlag automatisch zugebucht wird. Eine spezielle Ziffer wird gar nicht benötigt. So wird erstmals in Deutschland die Notwendigkeit einer guten Beratung bezüglich gesundheitlicher Gefahren im Rahmen der Klimakrise finanziell angemessen honoriert. Eine deutschlandweite Ausdehnung dieses Leuchtturm-Projektes ist dringend indiziert. Hierbei wäre eine klare Positionierung und Fürsprache der Bundesärztekammer und Landesärztekammern für eine standardisierte Aufnahme von KSGB in die Vorsorgeuntersuchungen hilfreich.

7.7.3 Forschung und Lehre

Außerdem gibt es bisher wenig pädiatriespezifische Forschung, die quantitativ überprüft, welchen Einfluss gute KSGB auf die Verhaltensweisen und Einstellungen von Kindern, Jugendlichen und deren Erziehungsberechtigten hat. Da KSGB bislang selten Teil der ärztlichen Aus-, Weiter- und Fortbildung ist (Fulbert et al. 2023), bestehen häufig Unsicherheiten in Bezug auf Fachwissen und angemessene Kommunikationsstrategien mit Patient*innen. Einerseits müssen Kinder- und Jugendärzt*innen vor allem die regionalen Gesundheitsauswirkungen der planetaren Krisen auf Heranwachsende generell, aber auch auf (chronisch) kranke Kinder im Speziellen, kennen und andererseits beraten, wie sich diese davor schützen können (z. B. zu Hitze, Allergien, psychischer Belastung, etc.).

Auf nationaler, wie auf internationaler Ebene ist die Integration von Lehre zu planetarer Gesundheit in die Curricula der Aus- und Weiterbildung von Gesundheitsberufen notwendig, um diese als potenzielle Multiplikator*innen in ihrer planetaren Gesundheitskompetenz zu fördern (Kotcher et al. 2021). Dabei sollen Lehrende möglichst viele konkrete und transformative Handlungstipps mitgeben und diese bestenfalls direkt praktisch vertiefen.

Dazu eignen sich beispielsweise Rollenspiele zur Klimasensiblen Gesundheitsberatung mit möglichst realitätsnahen Beratungsszenarien, um in einem geschützten Rahmen kommunikative Strategien auszuprobieren. Beispielsweise wurde vergangenes Jahr an der Universität Regensburg ein interdisziplinär entwickeltes Modul zu „Kindergesundheit in Zeiten planetarer Krisen" in das pädiatrische Curriculum für Medizinstudierende eingeführt (Block et al. 2025). In einem Onlinemodul eignen sich die Studierenden selbstständig anhand eines Vortragvideos Wissen über die Gesundheitsauswirkungen der planetaren Krisen auf Kinder, die besondere Vulnerabilität dieser Gruppe und Strategien der Klimasensiblen Gesundheitsberatung an. Mithilfe eines Quiz können sie das neue Wissen vertiefen. Anschließend findet ein Präsenzseminar statt, wo die Sonderrolle der Pädiatrie hinsichtlich KSGB diskutiert wird und Anwendungsszenarien der KSGB mit sieben verschiedenen Fallbeispielen aus der klinischen Praxis (Hitze, Infektiologie, mentale Gesundheit, Ernährung, Mobilität, Reiseberatung und Allergologie) geübt werden, indem die Studierenden abwechselnd in die ärztliche und die Patient*innenrolle schlüpfen. Abschließend gibt es eine Diskussion im Plenum darüber, vor welchen Herausforderungen die Studierenden im Gespräch standen, welche Strategien erfolgreich waren und was Chancen und Limitationen der KSGB sind. Sämtliche Materialien des Moduls stehen frei zur Verfügung (https://www.med.uni-wuerzburg.de/planetaregesundheit/aktivitaeten/ressourcensammlung-planetary-health-lehre-fuer-gesundheitsberufe/) und können für Lehrzwecke verwendet werden.

7.8 Formulierungsvorschläge zu Themen Klimasensibler Gesundheitsberatung anhand von Fällen aus der Praxis

Auf den folgenden Seiten sind Formulierungsbeispiele zu verschiedenen Beratungsthemen der Pädiatrie abgebildet, die möglichst niederschwellig dazu anregen sollen, damit anzufangen, erste Sätze oder Bemerkungen in die Patient*innenberatung zu integrieren. Einmal damit angefangen, lassen sich zahlreiche Schnittstellen des pädiatrischen Alltags mit der Perspektive der planetaren Gesundheit finden, wo sich KSGB eignet (Abb. 7.2) (Tab. 7.4, 7.5, 7.6, 7.7, 7.8, 7.9, 7.10, 7.11, 7.12, 7.13, 7.14, und 7.15).

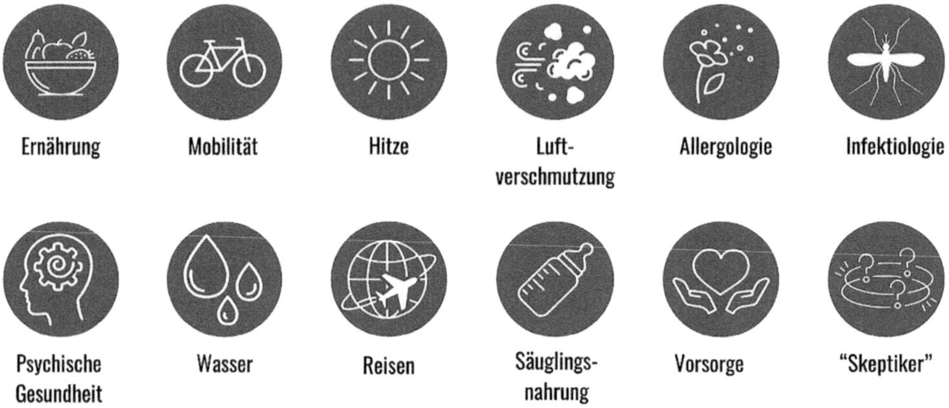

Abb. 7.2 Themenfelder für Praxisbeispiele Klimasensibler Gesundheitsberatung

Tab. 7.4 Formulierungsbeispiele zur Beratung beim Thema Ernährung

Ernährung
A. Fall aus der Praxis: • 10-jähriger Junge kommt mit seinem Vater • Ernährungszustand: normalgewichtig, schmale Figur • Ernährungsweise des Kindes: neuerdings vegetarisch, er möchte zudem weitgehend auf tierische Produkte verzichten • sportliche Aktivität: regelmäßig und mit Freude an der Bewegung • familiäre Situation: Vater äußert Sorge, dass sein Kind „schmächtig" aussehe und durch die „Veganismus-Welle" der Schulfreund*innen „angesteckt" werde; sucht die Bestätigung, dass ein Kind täglich Fleisch und Milchprodukte brauche Sie, als behandelnde*r Ärzt*in, haben die Untersuchungen im Rahmen der Vorsorge durchgeführt und keine auffälligen Befunde erhoben
B. Strategie und Inhalte der Beratung: • Eingehen auf Sorgen des Vaters • Erklären einer gesunden und ausgewogenen Ernährungsweise • Besprechen, wie Bedürfnisse des Sohnes angenommen werden können (Alternativen zu tierischen Proteinquellen, Abdeckung wichtiger Nährstoffe etc.) • Nennen der gesundheitlichen Vorteile einer vorwiegend pflanzenbasierten Ernährung Bezugnahme auf die Empfehlungen der Deutschen Gesellschaft für Ernährung (DGE) oder der Planetary Health Diet (s. Kap. 7 *Ernährung*)
C. Vorgehen im Rahmen der KSGB: ***1. Einleitung:*** „Schön, dass Sie das Thema Ernährung ansprechen. Da gibt es so viele Mythen – ich denke, ich kann Ihnen da weiterhelfen." „Sie sind nicht alleine mit Ihren Unsicherheiten bezüglich der Ernährung – da gibt es zurzeit viele Fragen. Sprechen wir gerne ausführlicher darüber, aber schonmal vorweg: Ihr Kind macht einen sehr gesunden Eindruck auf mich und ich mache mir keine Sorgen, dass sich die Ernährungsweise negativ auswirkt." „Ich zeige Ihnen mal die aktuelle durchschnittliche Ernährungsweise (s. Kap. 7 *Ernährung*) von Deutschland im Vergleich zu der gesündesten Ernährungsweise. Sehen Sie, wie stark der Konsum von tierischen Produkten und vor allem Fleisch reduziert werden muss für eine gesunde Ernährung?" ***2. Patient*in motivieren und beraten:*** „Die Empfehlung der Deutschen Gesellschaft für Ernährung ist genau passend zu dem, was du und dein Vater sich wünschen – sechs Tage die Woche pflanzenbasiert und maximal ein Tag die Woche Fleisch. Das ist gesund für Jung und „Alt". So bleibt Fleisch für alle ein besonderes Genussmittel und bietet weiterhin eine Quelle für Eisen und weitere Nährstoffe." „Eine Ernährungsweise, die sich für die ganze Familie anbietet, ist die Ernährungsweise der planetaren Gesundheit. Sie ist darauf angelegt, alle Menschen weltweit gesund und nachhaltig ernähren zu können und ist dabei vollwertig – es muss also nichts zusätzlich substituiert werden. Diese Ernährungsweise ist größtenteils pflanzenbasiert und beugt vielen (ernährungsbedingten) Erkrankungen vor." „Schön, dass sich Ihr Kind für Ernährung interessiert – das ist so ein wichtiges Thema! Aus gesundheitlicher Perspektive ist es eine prima Idee, dass sich Ihr Kind pflanzlich ernähren will – das ist möglich und auch gesund! Wir können gerne gemeinsam besprechen, wie Sie das umsetzen können, damit wichtige Nährstoffe bei der Ernährung nicht fehlen." ***3. Co-Benefits betonen:*** „Mit einem bewussten Konsum von tierischen Produkten und der Reduktion des Fleischverzehrs stärken Sie die Gesundheit der Kinder und Ihre eigene und verringern das Risiko für viele Volkskrankheiten, wie Übergewicht, Bluthochdruck, Schlaganfälle, Herzkrankheiten und Typ-2-Diabetes. Gleichzeitig tragen Sie zum Schutz des Planeten, also unserer Lebensgrundlagen bei, da bei der Produktion von pflanzlichen Lebensmitteln deutlich weniger Treibhausgasemissionen entstehen. Was für Sie und Ihre Kinder gesund ist, schützt auch unseren Planeten und damit die Zukunft unserer Kinder."

(Fortsetzung)

Tab. 7.4 (Fortsetzung)

Ernährung
4. Klimaschutz und politische Aspekte: „In den Schulmensen wird oft sehr ungesundes und fleischreiches Essen angeboten. Wir haben uns bei der Schule unserer Tochter als Elterninitiative dafür engagiert, dass das Menü gemäß der Richtlinien der Deutschen Gesellschaft für Ernährung zusammengestellt wurde. Das hat super funktioniert – probieren Sie es doch auch mal."
D. Tipps zum weiteren Vorgehen: • Ermuntern Sie die Eltern, sich gemeinsam mit dem Kind mit der Herkunft und der Verarbeitung unserer Lebensmittel zu beschäftigen und damit auch die Gesundheitskompetenz früh zu stärken. Davon profitieren Eltern und Kinder ein Leben lang. • Unterstützen Sie mit weiterführenden Informationen oder Flyern zur Planetary Health Diet. Diese können Sie standardisiert bei den Vorsorgen mitgeben oder als QR-Code im Wartezimmer aufhängen, um Müll zu sparen. Auf Nachfrage können Sie bspw. einfache Rezepte bereithalten. weiterführende Informationen s. Kap. 7 *Ernährung*

Tab. 7.5 Formulierungsbeispiele zur Beratung beim Thema Mobilität

Mobilität
A. Fall aus der Praxis: • 9-jährige Patientin, Ernährungszustand: stark übergewichtig • Ernährungsweise: vor Kurzem umgestellt wegen Übergewicht, seitdem langsame Gewichtsreduzierung, Effekt aber noch nicht ausreichend • sportliche Aktivität: kaum Sport, Alltagswege werden immer mit Auto zurückgelegt, Patientin kommt heute überraschenderweise mit Radhelm in die Praxis familiäre Situation: Eltern und Kind sind bei der Gewichtsreduktion motiviert, aber wissen nicht, wie sie das weiter angehen können, allgemein ist die Patientin sehr aufgeweckt und interessiert
B. Strategie und Inhalte der Beratung: • Anknüpfen an vorherige Gespräche über Gewichtsreduktion (läuft trotz Bemühen eher frustran) • Beratung zur aktiven Mobilität (Zurücklegen von Wegen im Alltag aus eigener Muskelkraft) • positive Verstärkung des Fahrradfahrens im Alltag • Integration von mehr Bewegung in den Alltag (explizites) Nennen der planetaren Co-Benefits der aktiven Mobilität
C. Vorgehen im Rahmen der KSGB: ***1. Einleitung:*** „Super, bist du mit dem Fahrrad gekommen? Da hast du dir und der Umwelt ja heute schon richtig was Gutes getan!" „Hast du Ideen, welche Strecken du unter der Woche regelmäßig mit dem Fahrrad zurücklegen kannst?" „Wie ist es denn im Schulsport oder beim Spielen draußen? Gibt es da Dinge, die dir Freude machen?" ***2. Patient*in motivieren und beraten:*** „Es wird empfohlen, dass sich alle Kinder und Jugendlichen täglich 90 Minuten lang mäßig bis intensiv bewegen. Wenn du jeden Tag zur Schule fährst mit deinem schicken neuen Rad, dann kommst du diesem Ziel schon näher!" „Vielleicht kannst du dich mit anderen Kindern aus deiner Klasse zum Fahrradfahren zur Schule verabreden. Dann kommt ihr viel wacher und besser gelaunt in der Schule an, unternehmt gleich etwas Schönes zusammen und auf dem Heimweg könnt ihr vielleicht eine kurze Pause zum Spielen einlegen." „Es ist super, dass ihr schon so viel an deiner Ernährung umgestellt habt, das ist ein ganz wichtiger Schritt! Während ihr da weiter ausprobiert, können wir uns noch mit dem Thema beschäftigen, wie du dich gut bewegen kannst im Alltag." „Wenn du dich daran gewöhnst, Strecken mit dem Rad zu fahren, merkst du ganz schnell die Erfolge und wie du immer fitter wirst. Das zu merken, macht mir persönlich immer richtig Spaß." ***3. Co-Benefits betonen:*** „Wenn du Strecken zu Fuß oder mit dem Fahrrad zurücklegst, kannst du gleich mehrere Fliegen mit einer Klappe schlagen: Du stärkst deine Gesundheit, kannst dabei gut entspannen und schützt unsere Umwelt. Beim Radeln werden gar keine dreckigen Gase wie beim Autofahren ausgestoßen, die die Erderwärmung beschleunigen oder unsere Luft verschmutzen. Und das ist dann auch wieder besser für deine Gesundheit."

(Fortsetzung)

Tab. 7.5 (Fortsetzung)

Mobilität
4. Klimaschutz und politische Aspekte: „In größeren Städten gibt es oft angemeldete Veranstaltungen für ‚kiddical mass' - da könnt ihr als Familie zum Beispiel mal mitfahren und gemeinsam mit anderen für einen kindgerechten Ausbau der Verkehrs- und Fahrradwege demonstrieren." „Bei uns gab es im Stadtviertel eine erfolgreiche Petition für ein Tempolimit von 30 km/h, weil viele Familien dort wohnen und die Kinder so sicherer spielen können. Außerdem ist der Reifenabrieb und die Feinstaubbelastung dann geringer und die Kinder wachsen gesünder auf. Vielleicht funktioniert das bei euch ja auch."
D. Tipps zum weiteren Vorgehen: • Ermuntern Sie die Eltern, dem Kind Freude an der Bewegung im Alltag zu vermitteln. Eltern sind Vorbilder. Gemeinsame Sportausflüge mit der Familie können auch stark das Gemeinschaftsgefühl stärken. Eltern profitieren auch langfristig davon, wenn das Kind sich nicht zu sehr an ein Elterntaxi gewöhnt • Überlegen Sie gemeinsam mit den Eltern, welche realistischen Zielsetzungen es in der aktiven Mobilität geben kann und welche Alltagsstrecken sich zum Beispiel dafür gut eignen. Die Gewohnheiten der Eltern sind hier ein wichtiges Vorbild Aktion „Rezept für Bewegung" des BVKJs mit dem Deutschen Olympischen Sportbund: Rezepte für Kinder mit Informationen, wie viel sie sich bewegen sollen

Tab. 7.6 Formulierungsbeispiele zur Beratung beim Thema Hitze

Hitze
A. Fall aus der Praxis: • 5-jährige Patientin, Allgemeinzustand: Zustand nach Hitzschlag und stationärem Aufenthalt von drei Tagen • familiäre Situation: finanziell eingeschränkt, wohnhaft in einer Dachgeschosswohnung eines Hochhauses, großstädtische Umgebung • Der Zustand zu Beginn der Behandlung war kritisch: Das Kind hatte einen kurzzeitigen Bewusstseinsverlust, eine Körperkerntemperatur von über 40 °C, eine erhöhte Atemfrequenz und hat sich mehrmals übergeben
B. Strategie und Inhalte der Beratung: • Nachsorgeuntersuchung eine Woche nach Entlassung aus dem Krankenhaus • unauffällige körperliche Untersuchung • Aufklärung zu Hitzeschutz und frühzeitiger Symptomerkennung • Gründe für Vulnerabilität von Kindern Beratung zu körperlicher Aktivität während Hitzewellen
C. Vorgehen im Rahmen der KSGB: ***1. Einleitung:*** „Hitzeerkrankungen wie bei Ihrem Kind treten durch den Klimawandel leider immer häufiger auf. Gerne können wir besprechen, wie Sie sich besser davor schützen können.“ „Säuglinge und kleine Kinder sind besonders anfällig für die Hitze, auch weil ihre Körper sich noch nicht so gut an Temperaturveränderungen anpassen können und sie weniger schwitzen. Deswegen müssen Sie bestimmte Sachen im Sommer beachten.“ ***2. Patient*in motivieren und beraten:*** „Es ist wichtig, dass Ihr Kind ausreichend trinkt zu dieser heißen Jahreszeit. Sport und Bewegung sind erlaubt und wichtig wie immer, aber sollten möglichst nicht bei über 25° C und im Schatten stattfinden.“ „Zum Spielen solltet ihr am besten ins Schwimmbad oder in einen naheliegenden Park gehen. Da könnt ihr euch viel besser herunterkühlen und ausruhen an so heißen Tagen als in eurer Wohnung.“ „Die kindliche Haut ist besonders anfällig für UV-Strahlung – deswegen müssen die Kinder immer mit Lichtschutzfaktor 30 eingecremt sein und sollten nicht lange in der prallen Sonne spielen. Kleinkinder sollten auch eingecremt maximal 2,5 h am Stück in der Sonne sein.“ „Lassen Sie Ihr Kind im Sommer auf keinen Fall in geparkten Autos sitzen während Ihren Erledigungen. Die heizen sich sehr schnell auf und können einen Hitzschlag verursachen oder sogar zum Tod von Kindern führen. Das passiert leider regelmäßig.“ „Wenn Sie merken, dass Ihr Kind Kopfschmerzen bei Hitze entwickelt, Muskelkrämpfe hat oder ausgetrocknet wirkt, bringen Sie es sofort an einen kühlen Ort. Bieten Sie ihm Getränke an und kommen Sie bei Unsicherheiten zu uns in die Praxis.“ ***3. Co-Benefits betonen:*** „Wenn Sie an so heißen Tagen mit dem Fahrrad ins Grüne oder an den Baggersee fahren, schützt Sie das vor der Hitze und kann für alle ein schöner Familienausflug sein, raus aus der brütenden Hitze der Stadt.“

(Fortsetzung)

Tab. 7.6 (Fortsetzung)

Hitze
4. Klimaschutz und politische Aspekte: „Inzwischen gibt es in einigen Kommunen und Gemeinden Hitzeschutzpläne, wo gerade für Kinder als besonders vulnerabler Gruppe Strategien entwickelt werden sollen. Fragen Sie in jedem Fall mal nach, das übt Druck auf die Behörden aus, die Pläne konkret auszuarbeiten.“
D. Tipps zum weiteren Vorgehen: • Beratung zum Hitzemanagement in der Wohnung. Tipps zum Kühlhalten der Wohnung: Lüften, tagsüber Rollos herunterlassen etc. • Leitfaden für Kinder und Hitze bei: https://hitzeservice.de/ • https://www.klimadocs.de/hitzemanual-paediatrie • Machen Sie die Eltern auf das kommunale Hitzemanagement aufmerksam: Wo sind in Ihrer Stadt Trinkwasserbrunnen? Gibt es Kühlräume? An welchen Orten staut sich die Wärme besonders?

Tab. 7.7 Formulierungsbeispiele zur Beratung beim Thema Allergologie

Allergologie
A. Fall aus der Praxis: • 10-jährige Patientin, rezidivierende Asthmaanfälle im Januar, starke Allergiesymptomatik der oberen Atemwege: Rhinitis, Schnupfen und Juckreiz in den Augen und Nase Medikamente: bisher mit Dosieraerosolen gut eingestellt
B. Strategie und Inhalte der Beratung: • Aufklärung über Verlängerung der Pollensaison und stark gestiegene Anzahl an Pollen durch erhöhte Durchschnittstemperatur und CO_2-Konzentration • Aufklärung über Verstärkung der Allergie- und Asthmasymptome durch veränderte Umweltfaktoren (Hitze, Luftverschmutzung, Extremwetterereignisse) • Nennen von hilfreichen Schutzmaßnahmen Planung einer Umstellung von Dosieraerosolen auf Pulverinhalatoren (Vorteile: deutlich weniger treibhauswirksam, ab dem Schulalter genauso effizient einsetzbar bei ausreichender Atemzugskraft der Kinder)
C. Vorgehen im Rahmen der KSGB: ***1. Einleitung:*** „Dass du jetzt schon Allergiesymptome im Januar hast, kann leider sehr gut sein. Allergien und Pollenflug gibt es inzwischen ganzjährig durch die Erderwärmung. Das sehe ich bei vielen meiner Patient*innen." ***2. Patient*in motivieren und beraten:*** „Im Prinzip gilt jetzt das Gleiche für dich wie im Sommer – bei Allergien solltest du die Kleidung vom Tag im Badezimmer ausziehen, damit du die Pollen nicht mit ins Bett nimmst und die Bettwäsche regelmäßig wechseln. An Tagen mit starkem Pollenflug kannst du die Haare kurz vor dem Schlafen nochmal kurz unter der Dusche ausspülen und dich eher drinnen aufhalten – die Pollenbelastung wird inzwischen sogar bei den Wetter-Apps angezeigt." ***3. Co-Benefits betonen:*** „Ab sofort verschreibe ich dir dein Inhalationsmedikament nicht mehr als Spray sondern als Pulver. Das funktioniert genauso gut und ist gleichzeitig viel klimafreundlicher."
D. Tipps zum weiteren Vorgehen: • Empfehlen von Apps zur Pollenbelastung Praktische Anleitung zur Anwendung von Pulverinhalatoren mithilfe der Videos der Deutschen Atemwegsliga: https://www.atemwegsliga.de/pulverinhalatoren.html

Tab. 7.8 Formulierungsbeispiele zur Beratung beim Thema Luftverschmutzung

Luftverschmutzung
A. Fall aus der Praxis: • Jugendlicher aus einem kleinen Dorf im südlichen Baden-Württemberg berichtet über Atemnot beim wöchentlichen Fußballtraining und den Spielen während des Sommers • kommt mit Eltern, da sie sich große Sorgen machen • Verdacht der Eltern: Zusammenhang mit den Ozonwerten • Allergien ausgeschlossen
B. Strategie und Inhalte der Beratung: • Besonders hohe Empfindlichkeit von Kindern und Jugendlichen gegenüber Luftverschmutzung • Beobachtbares Phänomen im Rahmen der Klimakrise: Anstieg des bodennahen Ozons an heißen Tagen durch Wechselwirkung von Abgasen, Feinstaub und Hitze • Tageszeitliche Schwankungen der Ozonwerte: Erhöhte Werte morgens in der Stadt und abends auf dem Land Aufklärung möglicher gesundheitlicher Folgen: akute Reizung der Atemwege bis hin zu schweren bronchialen Obstruktionen

(Fortsetzung)

Tab. 7.8 (Fortsetzung)

Luftverschmutzung
C. Vorgehen im Rahmen der KSGB: ***1. Einleitung:*** „Da wir Allergien als Auslöser deiner Asthmaanfälle ausgeschlossen haben, ist die Idee deiner Eltern, dass es mit dem Ozon zu tun hat, recht wahrscheinlich. Tatsächlich haben wir im Sommer bei hohen Temperaturen in Kombination mit Abgasen und Feinstaub teils eine sehr hohe bodennahe Ozonkonzentration. Dies kann die Atemwege schwer beeinträchtigen.“ ***2. Patient*in motivieren und beraten:*** „Wie kommst du denn ins Training? Zu Fuß, mit dem Rad oder mit dem Auto? Die einzige Chance, das bodennahe Ozon zu senken ist es, als Gesellschaft Autofahrten nur noch auf die wirklich nötigen Fahrten zu reduzieren. Dadurch können wir die Erderwärmung und die Luftverschmutzung reduzieren und so gesund leben. Dazu müssen wir möglichst viele Menschen überzeugen, dass aktive Mobilität die Mobilität der Zukunft ist.“ „Als Familie könnt ihr da mit gutem Beispiel vorangehen. Dennoch wird das allein nicht deine gesundheitliche Situation verbessern. Hast du schonmal überlegt, in die Klima-AG in eurer Schule zu gehen? Dort werden Ideen gesammelt und Projekte auf den Weg gebracht, die auch für die Gesundheit, deine Gesundheit relevant sind.“ „Unsere Aufgabe als Eltern ist es, unseren Kindern eine Welt mit sauberer Luft, sauberem Wasser und gesundem Erdboden zu hinterlassen. Setzen Sie sich in Ihrem Umfeld dafür ein.“ „Es ist sicherlich schlau, wenn du mit deiner Mannschaft und den Trainer*innen sprichst, ob ihr im Sommer das Training erst am frühen Abend macht. Dann sinken die Ozonwerte wieder und die mittägliche Hitze ist auch vorbei. Die schadet dem Körper nämlich auch sehr stark.“ ***3. Co-Benefits betonen:*** „Wenn es gelingt, dass viele Menschen auf viele Autofahrten verzichten, haben wir eine Reihe von Vorteilen. Unter anderem atmen wir saubere Luft und aktive Bewegung macht schlau!“ ***4. Klimaschutz und politische Aspekte:*** „Vielleicht geht es ja anderen aus deinem Team ähnlich, dann könntet ihr gemeinsam mal zu euren Trainer*innen gehen und über andere Trainingszeiten sprechen.“ „Zum Feinstaub und der Ozonbelastung trägt ja vor allem der viele Autoverkehr bei – wenn wir den reduzieren, haben wir eine verbesserte Luftqualität. In einigen Vereinen gibt es organisierte Fahrgemeinschaften oder Busse zum Training oder zu den Wettkämpfen – vielleicht wäre das ja auch was für euch.“
D. Tipps zum weiteren Vorgehen: • Antiobstruktive Therapie • Gespräch mit den Trainer*innen und der Mannschaft über Trainingszeiten im Sommer, um Hitze und Ozonbelastung aus dem Weg zu gehen Zeigen der Karte für Luftqualität in Deutschland und weltweit https://aqicn.org/map/germany/de/

Tab. 7.9 Formulierungsbeispiele zur Beratung beim Thema Infektiologie

Infektiologie
A. Fall aus der Praxis: • 8-jährige Patientin, Zeckenbiss am Oberschenkel, viele Mückenstiche • kein Impfschutz gegen FSME vorhanden • von Zecke vor einigen Stunden beim Waldspaziergang gestochen Allgemeinzustand des Kindes: sehr gut
B. Strategie und Inhalte der Beratung: • Aufklärung der Eltern zu durch Zecken übertragene Krankheiten und geografischen Ausbreitung von FSME (Erhöhung der Durchschnittstemperatur, Zecken überleben den Winter, Vermehrung der Population) • Beratung zu Insektenschutz (Kleidung, Repellentien, FSME-Impfung) • Bericht über vermehrtes Auftreten von vektorassoziierten Erkrankungen durch den Klimawandel Bestärkung der Familie, trotzdem weiterhin viel draußen zu sein und Nennung der gesundheitlichen Vorteile davon

(Fortsetzung)

Tab. 7.9 (Fortsetzung)

Infektiologie
C. Vorgehen im Rahmen der KSGB: ***1. Einleitung:*** „Gut, dass Sie hergekommen sind. Sie sollten den ganzen Körper gründlich nach jedem Aufenthalt im Wald absuchen und dann Zecken möglichst schnell entfernen – Erreger für Neuroborreliose werden meistens erst nach einem Tag übertragen, FSME-Viren sind leider deutlich schneller. Grundsätzlich müssen wir immer mehr aufpassen, weil das Risiko für die Erreger von FSME durch die Erderwärmung inzwischen deutschlandweit steigt. Die gute Nachricht: Wir können uns alle dagegen impfen!“ „Oh, ich sehe schon, dass du ganz schön von den Mücken zerstochen wurdest. Habt ihr mitbekommen, dass es inzwischen auch bei uns durch die hohen Temperaturen gefährliche Mücken gibt, die tropische Krankheiten übertragen?“ ***2. Patient:in motivieren und beraten:*** „Schön, dass ihr so gerne im Wald unterwegs seid! Das darf auch gerne so bleiben und so tut ihr eurer Gesundheit was Gutes. Durch den Klimawandel sind nur immer mehr gefährliche Mückenarten und Zecken unterwegs. Ihr könnt euch aber davor schützen, indem ihr lange Kleidung tragt, Mückenspray benutzt und euch danach gründlich gegenseitig nach Zecken absucht. Wenn ihr diese einfachen Regeln beachtet, steht dem Spielen im Wald nichts im Wege.“ ***3. Co-Benefits betonen:*** „Schutz vor Mücken durch Kleidung, Mückenspray und Impfung gegen FSME schützt deine Gesundheit.“ „Wegen der guten Schutzmöglichkeiten vor krankheitsübertragenden Insekten können wir weiterhin die Zeit in der Natur genießen und tun dabei unserer mentalen und körperlichen Gesundheit etwas Gutes.“ ***4. Klimaschutz und politische Aspekte:*** „Je wärmer es wird, desto mehr Zecken und tropische Mücken wird es geben, die FSME und Krankheiten, die es bislang nur in den Tropen und im südlichen Europa gab, auf uns Menschen übertragen. Wir haben es in der Hand, wie warm es werden wird. Klimaschutz ist Hitzeschutz.“ „Befolgen Sie die Aufforderung der Kommunen, keine stehenden Gewässer im Garten und auf dem Balkon zu haben. Dies sind nämlich die Brutstätten für Mücken wie die Tigermücke oder die Sandmücke, die fiese Erkrankungen übertragen können.“
D. Tipps zum weiteren Vorgehen: • Empfehlungen zu Insektenschutz Information zu Impfempfehlungen

Tab. 7.10 Formulierungsbeispiele zur Beratung beim Thema psychische Gesundheit

Psychische Gesundheit
A. Fall aus der Praxis: • 14-jähriger Patient, Antriebsminderung, Ein- und Durchschlafschwierigkeiten, Gefühl der Machtlosigkeit bezüglich globaler Krisen (Klimakrise, Kriege…), niedriges Selbstwirksamkeitsgefühl, Verstärkung der Symptomatik nach Medienkonsum (vor allem TikTok-Videos) • Familiäre Situation: wenig Verständnis und Unterstützung seitens der Eltern
B. Strategie und Inhalte der Beratung: • Eingehen auf Sorgen des Patienten, Gefühle validieren und Raum dafür öffnen • Besprechen von Maßnahmen zur Resilienzstärkung des Patienten (bewusster Nachrichtenkonsum, Umgang mit konstruktiven Handlungsmöglichkeiten, Austausch mit Gleichgesinnten, Möglichkeiten des Engagements etc.) • eventuell Anbieten professioneller Beratungsangebote (Erstgespräch Psychotherapeut*in, Psychologists for Future mit kostenlosen Beratungsangeboten für Aktivist*innen …)
C. Vorgehen im Rahmen der KSGB: ***1. Einleitung:*** „Es ist gut, dass du deine Sorgen bei mir ansprichst – ich teile viele davon. Unsicher zu sein in der aktuellen Weltlage, ist eine natürliche und gesunde Reaktion. Es ist wichtig, dass wir Strategien entwickeln und offen über diese Gefühle sprechen, damit sie uns nicht handlungsunfähig machen und verzweifeln lassen.“ ***2. Patient*in motivieren und beraten:*** „Wenn du dich immer besonders schlecht fühlst, nachdem du durch deine Social-Media-Kanäle scrollst – können wir überlegen, wie du die Nachrichten bewusster konsumieren kannst. Könntest du dir vorstellen, die letzte Stunde vor dem Einschlafen noch zu lesen oder Musik zu hören und das Handy wegzulegen? Wenn du dich informieren willst, sind längere Zeitungsartikel oder Videos auch oft konstruktiver und ordnen die Ereignisse besser ein als Kurznachrichten.“ ***3. Co-Benefits betonen:*** „Durch Engagement für Themen, die einem wichtig sind, schlägt man gleich mehrere Fliegen mit einer Klappe: Du kannst zu der Veränderung beitragen und selbst gesellschaftlich mitgestalten – gleichzeitig macht es Spaß und es gibt einem ein gutes Gefühl, nicht nur tatenlos zuzusehen.“ ***4. Klimaschutz und politische Aspekte:*** „Hast du schonmal mit Gleichaltrigen darüber gesprochen und überlegt, ob ihr etwas gemeinsam unternehmen könnt, wie auf eine Demo zu gehen oder zu einer Gruppe wie Fridays For Future? Aktiv zu werden, gibt einem oft das Gefühl, nicht machtlos zu sein und man kann sich mit Gleichgesinnten zusammentun.“ „In der Schule meiner Kinder gibt es Nachhaltigkeitsgruppen, wo einige Schüler*innen sich zum Klimawandel austauschen und gemeinsam Aktionen an der Schule organisieren. Das sind manchmal Vorträge oder Demos, aber es gibt auch viele Mitmachaktionen, wie etwa Hochbeete bauen, die das Schulleben nachhaltiger machen.“
D. Tipps zum weiteren Vorgehen: • Beratungsangebote bei den Psychologists for Future https://www.psy4f.org/beratung/ • Übersicht über Gruppen, wo Jugendliche aktiv werden können (ciddical mass, critical mass, FFF, Schüler*innen gegen rechts)

Tab. 7.11 Formulierungsbeispiele zur Beratung beim Thema Wasser

Wasser
A. Fall aus der Praxis: • 6 Monate alter Säugling kommt mit den Eltern zur U6 • Kind wohlauf und altersgerecht entwickelt • Gespräch über weiteren Kostaufbau und Empfehlung zum Wasser trinken Vater: „Ich habe letzte Woche wieder in der Zeitung gelesen, dass im Trinkwasser Medikamentenreste und viele Giftstoffe drin sind. Da nehmen wir doch lieber Mineralwasser, oder? Dann kommt unser Kind wenigstens an die nötigen Mineralien.“
B. Strategie und Inhalte der Beratung: • Aufklärung der Familien über hohe Qualität und strenge Kontrollen des Trinkwassers in Deutschland • Vorhandensein von Inhaltsstoffen im Wasser durch menschlichen Lebenswandel sowie Düngung und Abfallentsorgung • Herstellung von Mineralwasser aus Trinkwasser, wodurch enthaltene Stoffe übernommen werden • Höherer Mineraliengehalt im Trinkwasser im Vergleich zu gekauftem Mineralwasser • Anerkennung von Wasser als kostbares Gut Politischer Appell zur Sicherung der Wasserreserven, Forderung nach Verbesserung der Wasserqualität für die Gesundheit der Kinder

(Fortsetzung)

Tab. 7.11 (Fortsetzung)

Wasser
C. Vorgehen im Rahmen der KSGB: ***1. Einleitung:*** „Ja, Sie haben recht. Im Trinkwasser sind Stoffe, die dort nichts zu suchen haben. Und dennoch ist die Wasserqualität besser kontrolliert als bei jedem Mineralwasser. Es liegt an uns, gemeinsam für Ihr Kind eine Verbesserung der Wasserqualität einzufordern. Mit bereits kleinen Veränderungen im Wassermanagement könnten viele Stoffe entfernt werden. Dies scheitert bislang am Geld. Die durchschnittlichen Jahreskosten für den Trinkwasserverbrauch Ihres Kindes steigen dann von 1,20 € auf 1,60 € (pro Jahr). Das überrascht Sie? Mehr ist das tatsächlich nicht. Ihre Kommune hat das Recht, die Verbesserung umzusetzen. Haken Sie nach." ***2. Patient*in motivieren und beraten:*** „Trinkwasser ist die beste Möglichkeit der Flüssigkeitsaufnahme für Ihr Kind, gesund und auch nachhaltig." „Der Wasserhahn ist der Unverpacktladen des Trinkwassers – keine Kisten schleppen, keine Fahrt zum Getränkemarkt." „Der Preis der empfohlenen Trinkmenge an Wasser pro Jahr beträgt als Mineralwasser ca. 1,20 Euro/Jahr pro Person, als Leitungswasser ca. 93 Euro/Jahr pro Person. Damit sparen Sie in Ihrer dreiköpfigen Familie 275 € pro Jahr!" ***3. Co-Benefits betonen:*** „Verbesserte Wasserqualität sorgt für ein gesünderes Leben, für uns Erwachsene und selbstverständlich auch für unsere Kinder." „Kinder, die regelmäßig Wasser anstatt gesüßte Getränke trinken, haben signifikant weniger Übergewicht." „Der Genuss von Mineralwasser anstatt von Leitungswasser belastet die Umwelt um den Faktor 1000!" „Wasser trinken. Wasser schützen. Gut fürs Klima, doppelt gut für dich!" ***4. Klimaschutz und politische Aspekte:*** „Fragen Sie mal beim Rathaus an, welche Maßnahmen in Ihrem Wohnort zum Schutz des Trinkwassers ergriffen werden. Damit können Sie sich nochmal vergewissern, dass das Trinkwasser gut geprüft und gesund ist."
D. Tipps zum weiteren Vorgehen: • Anfrage durch die Eltern an die Kommune, welche Maßnahmen zum Schutz des Trinkwassers ergriffen werden Vergleich des Mineralgehalts des Leitungswassers vor Ort mit dem bislang genutzten Mineralwasser

Tab. 7.12 Formulierungsbeispiele zur Beratung beim Thema Reisen

Reisen
A. Fall aus der Praxis: • Eltern mit zwei Kindern (10 Monate und 4 Jahre alt) möchten zwei Monate gemeinsamer Elternzeit nutzen, um evtl. eine Asienrundreise zu machen, zur erleichterten Logistik mit möglichst vielen Zwischenflügen, um mehrere Länder sehen zu können • Eltern wollen vor einer Buchung beraten werden zu Reiseapotheke und erforderlichen Impfungen für die Länder Thailand, Vietnam und Philippinen Kinder gesund und regelrecht entwickelt
B. Strategie und Inhalte der Beratung: • Sensibilisierung für die Bedürfnisse von Kindern auf Reisen • Fundierte Beratung zu erforderlichen Impfungen und Präventionsmaßnahmen für eine Reise mit Kleinkindern in die geplanten Länder Information über die flugreiseassoziierten Emissionen

(Fortsetzung)

Tab. 7.12 (Fortsetzung)

Reisen
C. Vorgehen im Rahmen der KSGB: ***1. Einleitung:*** „Sie haben eine große Auszeit geplant, ich kann gut verstehen, dass die gemeinsame Elternzeit eine gute Möglichkeit für eine tolle Reise ist." „Die Reiseziele sind sehr spannend, da gibt es viel zu sehen. Gleichzeitig ist es wichtig zu beachten, dass für eine Reise mit kleinen Kindern viel mehr Zeit an einem Ort eingeplant werden sollte, um sie durch die ständigen Ortswechsel nicht zu stressen." „Planen Sie eigentlich eher einen Abenteuer- oder einen Erholungsurlaub?" ***2. Patient*in motivieren und beraten:*** „Aus meiner Erfahrung aus vielen Reisen mit Kindern kann ich teilen, dass eine sichere Umgebung für die Kinder dazu beiträgt, dass auch wir Erwachsene entspannt sind. Überlegen Sie doch nochmal, was für Sie die wichtigsten Ziele der Reise sind." „Ich möchte Ihnen nicht dogmatisch die Flugreisen ausreden, wenn Sie nach Asien möchten, wollen Sie aber vielleicht überlegen, ob Sie sich lieber nur ein Land aussuchen und dieses intensiver erleben?" „Ich als Kinderarzt betrachte immer die Interessen der Kinder: Und die können in heimatnahen Naturräumen mindestens genauso glücklich sein wie an einem tropischen Strand." ***3. Co-Benefits betonen:*** „Eine nachhaltige entschleunigte Reise kann dazu dienen, dass das Risiko für reiseassoziierte Erkrankungen weniger ist und Sie als Familie eine entspanntere Zeit haben. Gleichzeitig sparen Sie durch weniger Flüge Emissionen." ***4. Klimaschutz und politische Aspekte:*** „Wissen Sie eigentlich, dass das deutsche Gesundheitssystem mehr Emissionen ausstößt als Flüge und Schiffsreisen von Deutschen? Damit unsere Kinder und Enkel in Zukunft gesund und sicher leben können, müssen wir in beiden Bereichen Veränderungen anstoßen." „Ich liebe auch Reisen und kann Sie in Ihrem Fernweh sehr gut nachvollziehen. Aus Gründen des Klimaschutzes habe ich in den letzten Jahren versucht, weniger zu fliegen und nachhaltigen Urlaub zu machen. Mit meinen Kindern habe ich in den letzten Jahren tolle Orte in Deutschland und Nachbarländern entdeckt. So hatten wir wunderbare Familienurlaube ohne das Gefühl, auf etwas zu verzichten, und haben uns dabei richtig gut gefühlt, nachhaltig zu reisen."
D. Tipps zum weiteren Vorgehen: Weisen Sie auf Webseiten mit Tipps zum nachhaltigen Reisen mit Kindern hin

Tab. 7.13 Formulierungsbeispiele zur Beratung beim Thema Säuglingsnahrung

Säuglingsnahrung
A. Fall aus der Praxis: • 32-jährige Erstgebärende ist in der Praxis zur U3. Auf die Frage, ob das Kind gestillt wird oder Formulanahrung erhält, antwortet diese: „Bislang stille ich, aber ich habe soviel gelesen über Stillen und Flaschennahrung, dass ich ganz durcheinander bin, was die beste Nahrung für mein Kind ist. Und was mich auch sehr interessiert: Wir ernähren uns vegan, ist das auch für unser Kind möglich?“ Kind reif geboren, in den zurückliegenden Wochen gut gediehen, altersgerecht entwickelt
B. Strategie und Inhalte der Beratung: • Aufklärung der Mutter, dass Muttermilch in aller Regel für die ersten Lebensmonate die beste und gesündeste Nahrung ist • Wechsel auf Formulanahrung nur bei Unverträglichkeiten oder als Ergänzung bei zu wenig Muttermilch sinnvoll • Hinweis auf die umweltschützenden Vorteile Erläuterung der Ernährungsempfehlungen der Deutschen Gesellschaft für Ernährung DGE im Kontext der Ernährungsempfehlungen der englischsprachigen Länder USA, Kanada, GB

(Fortsetzung)

Tab. 7.13 (Fortsetzung)

Säuglingsnahrung
C. Vorgehen im Rahmen der KSGB: ***1. Einleitung zum Stillen:*** „Herzlichen Glückwunsch zu Ihrem Kind. Tatsächlich passiert es leicht, dass bei der Flut an verschiedenen Informationen Verwirrung aufkommt. Damit sind Sie nicht alleine. Die Nahrungsmittelfirmen werben mit ‚Milch mit zugesetzten Vitaminen' und ähnlichen Verlockungen. Das braucht es aber alles nicht. Sie haben bislang alles richtig gemacht, Muttermilch ist die beste und nachhaltigste Nahrung für Ihr Kind." ***Einleitung zur pflanzenbasierten Beikost:*** „Die Frage einer veganen Ernährung von Säuglingen wird in unterschiedlichen Ländern ganz unterschiedlich beantwortet. Die Deutsche Gesellschaft für Ernährung DGE empfiehlt eine pflanzenbasierte Ernährung und einmal pro Woche Fleisch oder Fisch. Zu veganer Ernährung bei Kindern im Vorschulalter sagt sie, wir verbieten es nicht, aber wir empfehlen es auch nicht. In den englischsprachigen Ländern Kanada, USA und GB wird vegane Ernährung schon seit vielen Jahren gleichwertig zu vegetarischer oder fleischlicher Kost gesehen. Wichtig für Sie ist: Grundsätzlich ist eine vegane Ernährung möglich, aber dafür müssen Sie sich als Eltern richtig gut mit dieser Ernährungsform auskennen." ***2. Patient*in motivieren und beraten zum Stillen:*** „Wie wir jetzt gemeinsam gesehen haben, ist Ihr Kind zufrieden und gut gediehen. Es gibt also momentan keinen Grund Flaschenmilch zu geben. Das wird sich auch in aller Regel bis zum Zufüttern ab vier Monaten nicht ändern. Sie machen das zusammen prima, weiter so!" „Ich kann Ihre Verunsicherung nachvollziehen. Sie bekommen für Ihr Kind eine Menge werbender Broschüren und alle sagen, sie hätten das Beste für Ihr Kind, dabei geht es den Firmen mal zunächst ums Geldverdienen. Das Beste für Ihr Kind haben Sie selbst: Muttermilch!" ***Patient*in motivieren und beraten zur pflanzenbasierten Beikost:*** „Pflanzenbasierte Beikost mit einmal pro Woche Fleisch oder Fisch ist die offizielle Empfehlung der DGE. Eine fleischfreie Ernährung ist möglich, wenn Vitamin B12 substituiert wird und Eiweiße und Eisen entsprechend über z. B. Hülsenfrüchte zugeführt werden. Eine Ernährungsberatung wäre hier sicherlich hilfreich. Auch müssen die Kinder regelmäßig Laborkontrollen bekommen. Anfänglich halbjährlich, dann einmal pro Jahr." ***3. Co-Benefits betonen:*** „Das Geniale ist ja: Muttermilch ist die gesündeste Ernährung für Ihr Kind und schützt gleichzeitig das Klima! Es muss weniger Milch produziert, verpackt und transportiert werden und zudem kann eine gigantische Menge an Plastikflaschen und -saugern eingespart werden. Und richtig gut ist: Die Milch hat immer die richtige Temperatur." „Pflanzenbasierte Ernährung mit Hülsenfrüchten und Nüssen sowie Vollkornprodukten bei gleichzeitiger starker Reduktion von Fleisch und Zucker ist gleichzeitig gesund und nachhaltig." ***4. Klimaschutz und politische Aspekte:*** „Jeder Mensch nimmt pro Woche 5 g Mikroplastik zu sich, das entspricht dem Gewicht einer Kreditkarte, verrückt, oder?" „Die gigantischen Mengen an Plastikmüll, die wir anhäufen, aber auch Plastikflaschen und Plastikschnuller und die darin enthaltenen Stoffe, die wie Hormone wirken, führen dazu, dass Plastik schon im Körper von Neugeborenen gefunden wird. Neben „Mein Kind hat Schnupfen" kann man auch „Mein Kind hat Plastik" sagen – das ist Wahnsinn, oder? Dagegen müssen wir gemeinsam vorgehen, finden Sie auch?" „Etwa ein Drittel der weltweiten Treibhausgasemissionen entstehen im Ernährungssektor und davon wiederum die Hälfte im Bereich der industriellen Tierhaltung und -verarbeitung. Wenn ich also meinen Fleischkonsum drastisch reduziere, tue ich was Gutes für den Planeten und ich verzichte auf Übergewicht, Schlaganfälle, Herzinfarkte und Diabetes Typ 2. Darauf verzichte ich gerne und Sie?"

(Fortsetzung)

Tab. 7.13 (Fortsetzung)

Säuglingsnahrung
D. Tipps zum weiteren Vorgehen: • „Behalten Sie die Muttermilch bei. Bei der nächsten Vorsorge mit vier Monaten werden wir dann besprechen, wie der Übergang von Milch zur Beikost gut gelingt." • „Kinder sollten möglichst keine Nahrungsmittel zu sich nehmen, die Plastikkontakt hatten (in Plastik verpacktes Gemüse, Plastikflaschen, Quetschis u.v.m.)." „Vegane Kinderernährung verlangt eine gute Kenntnis der Lebensmittel, um eine angemessene Versorgung mit speziellen Proteinen, Vitamin B12 und Eisen, aber auch anderen Vitaminen und Spurenelemente sicher zu gewährleisten. Einmal im Jahr sollte Blut untersucht werden."

Tab. 7.14 Formulierungsbeispiele zur Beratung beim Thema Vorsorgeuntersuchungen

Vorsorgeuntersuchungen
Im Rahmen der Vorsorgeuntersuchungen kommen je nach Alter die oben genannten Themen in verschiedener Wichtigkeit vor. Das Ziel ist es, insbesondere die Co-Benefits immer in den Mittelpunkt der jeweiligen Themen zu stellen – „Gut fürs Klima, doppelt gut für Ihr Kind!"

Tab. 7.15 Formulierungsbeispiele zur Beratung beim Thema Klimawandelskeptik

Klimawandelskeptik
A. Fall aus der Praxis: • 13-jähriges Mädchen kommt zur Jugenduntersuchung • Mutter im abschließenden gemeinsamen Gespräch: „Was halten Sie denn davon, dass in der Schule dauernd über das Klima gesprochen wird? Damit machen die doch den Kindern schrecklich Angst.“ Auf Nachfrage bei der Tochter, ob sie das auch so empfinde, meint diese, sie fände es gut, dass darüber gesprochen wird
B. Strategie und Inhalte der Beratung: Validierung der Gefühle und Gedanken, die zur Verdrängung führen

(Fortsetzung)

Tab. 7.15 (Fortsetzung)

Klimawandelskeptik
C. Vorgehen im Rahmen der KSGB: ***1. Einleitung:*** • „Über Probleme zu reden, kann tatsächlich Angst machen. Nun erzählt Ihre Tochter, dass sie es gut findet, dass darüber gesprochen wird. Macht die Klimakrise Ihnen selbst denn Angst?" • „Ihre Tochter findet es gut, dass darüber gesprochen wird, Sie machen sich darüber eher Sorgen. Haben Sie darüber zu Hause mal gemeinsam gesprochen? Die Klimakrise ist ja ein Thema, das unsere Kinder und Jugendlichen mit voller Wucht treffen wird." ***2. Patient*in motivieren und beraten:*** • „In einer großen europäischen Befragung mit mehr als 10.000 Jugendlichen und jungen Erwachsenen geben mehr als 80 % an, Angst vor der Klimakrise zu haben. Insbesondere die Tatenlosigkeit der Erwachsenen bereitet den Befragten große Sorgen." • „Was ist zu tun, wenn Sie sich über Ängste Ihrer Tochter Sorgen machen. Ins Gespräch zu kommen, das ist das A und O. Und ganz wichtig: Wir Eltern, wir Erwachsenen, sind Vorbilder. Ob wir uns klimaschädlich oder klimafreundlich verhalten, hat Auswirkungen auf die Ängste unserer Kinder und Jugendlichen." ***3. Co-Benefits betonen:*** • „Vereinfacht gesagt, gibt es zwei Arten von Ängsten. Zum einen Ängste, die uns lähmen. Diese sind nicht gut. Und zum anderen Ängste, die uns ins Handeln kommen lassen, ins Diskutieren, ins Demonstrieren, ins Fordern und Umsetzen von Veränderungen – diese Ängste bringen uns voran." • „Die Ängste unserer Kinder und Jugendlichen fordern uns heraus, alles Erdenkliche zu tun, um ihnen eine gesunde Erde zu hinterlassen. Die Zeit ist knapp, aber es kann uns noch gelingen. Klimaschutz ist Kinderschutz." ***4. Klimaschutz und politische Aspekte:*** • „Die mentale Gesundheit ist im Rahmen der Klimakrise ernstlich bedroht. So gibt es Ängste, aber auch posttraumatische Belastungsstörungen im Rahmen von Extremwetterereignissen, vermehrte Aggressivität und Suizidalität im Rahmen von Hitzewellen." • „Klimaschutz bewahrt vor zunehmenden Extremwettern und Hitze und sorgt somit für eine stabilere psychische Gesundheit." • „In heißer werdenden Zeiten ist es besonders wichtig, dass eine gute medizinische und psychologische Versorgung der Kinder und Jugendlichen gewährleistet ist. Dafür müssen wir uns gemeinsam gegenüber Politik und Krankenkassen stark machen." „Angst lässt sich überwinden, indem wir gemeinsam aktiv werden und so Selbstwirksamkeit erleben. Gemeinsam sind wir stärker und können etwas zum Guten bewegen."
D. Tipps zum weiteren Vorgehen: • Engagement in einer Klimagruppe vor Ort, z. B. FFF, Parents4Future, Omas4Future, BUND Bei Beratungsbedarf Kontaktaufnahme mit der lokalen Gruppe von den Psychologists4Future

7.9 Fazit

Die Klimasensible Gesundheitsberatung ist ein noch neuer Beratungsbereich in unseren pädiatrischen Praxen und Kliniken. Weshalb sollten wir uns dieser Aufgabe annehmen? Zum einen, weil Prävention eines unserer grundlegenden Ideen als Kinder- und Jugendärzt*innen ist. Zum anderen, weil die medizinischen Berufe in der Bevölkerung ein großes Vertrauen genießen und die Menschen auf uns hören. Um das in uns gesetzte Vertrauen zu erhalten, müssen sich die Mitarbeitenden im Gesundheitssektor intensiv mit den anstehenden Auswirkungen der Klimakrise auf die Gesundheit der uns anvertrauten Kinder und Jugendlichen vertraut machen. Nur so können wir glaubwürdig und motivierend beraten.

Die Themen, die beraten werden, sind die Themen, die schon jetzt bei Vorsorgen angesprochen werden: gesunde Ernährung, aktive Mobilität, Hitze und UV-Schutz, Allergien, vektorübertragene Erkrankungen und das große Feld der mentalen Auswirkungen der Klimakrise. Was machen wir nun im Rahmen der KSGB anders? Wir stellen die Co-Benefits von Verhaltensänderungen in den Mittelpunkt unserer Beratung. Damit machen wir Kindern, Jugendlichen und Eltern klar, wir gewinnen, wenn wir nachhaltig denken und handeln. Wir gewinnen, wenn wir unseren Planeten schützen. Unsere Gesundheit und insbesondere die Gesundheit nachfolgender Generationen gewinnt, wenn es uns gemeinsam gelingt, die Erhitzung der Erde zu stoppen. Wichtig zu beachten: Wir Kinder- und Jugendärzt*innen sind Vorbilder – die Kinder und Jugendlichen schauen genau, ob wir auch leben, was wir erzählen. Auf unsere motivierenden und mutmachenden Geschichten kommt es an, auf unsere Begabung, die Zusammenhänge zwischen Klimakrise und Kindergesundheit verständlich zu erklären und trotz der scheinbaren Aussichtslosigkeit einen Funken Zukunftsvorfreude zu entzünden.

Saubere Luft zum Atmen, sauberes Wasser zum Trinken, gesunde Böden, auf denen Pflanzen wachsen, die wir essen können, erträgliche Temperaturen und ein gutes Miteinander. Das braucht es für ein gutes und gesundes Leben. Dafür setzen wir uns mit aller Kraft ein. So kann aus der Klimakrise eine große Gesundheitschance für nachfolgende Generationen erwachsen. Klimaschutz ist Kinderschutz, denn gesunde Kinder gibt es nur auf einer gesunden Erde.

Literatur

Alame D, Truog R (2017) How should clinicians weigh the benefits and harms of discussing politicized topics that influence their individual patients' health? AMA Journal of Ethics
Bay R (2006) Erfolgreiche Gespräche durch aktives Zuhören. Expert, Renningen
Bieber C, Gschwendtner K, Müller N, Eich W (2016) Partizipative Entscheidungsfindung (PEF) – Patient und Arzt als Team. PPmP – Psychotherapie Psychosomatik Medizinische Psychologie 66(5):195–207
Block S, Kerzel S, Harner S, Leitzmann M, Puppe L, Jochem C. (2025). Co-developing a planetary health module for pediatrics: a student-led initiative with peer teaching and evaluation of planetary health literacy. Public Health. 2025 Sep;246:105829. https://doi.org/10.1016/j.puhe.2025.10582. Epub 2025 Jun 28. PMID: 40582242
Charles C, Gafni A, Whelan T (1997) Shared decision-making in the medical encounter: what does it mean? (or it takes at least two to tango). Soc Sci Med 44(5):681–692
den Boer A, Teherani A, de Hoop E (2021) Discussing climate change and other forms of global environmental change during the clinical encounter: Exploring US physicians' perspectives. Journal of Climate Change and Health
DNGK (2021) Partizipative Entscheidungsfindung
Dohm L, Schulze M (2022) Klimagefühle. Wie wir an der Umweltkrise wachsen, statt zu verzweifeln. Knaur
Driver M (2011) Coaching positively: lessons for coaches from positive psychology McGraw-Hill Education, New York City
Edlinger M, Schneider M, Lagally L, Lob-Corzilius T, Mertes H, Deering K, Schoierer J, Böse-O'Reilly S (2022) Klimawandel und Kindergesundheit: eine bundesweite Befragung von Pädiater*innen in Deutschland. Z Evid Fortbild Qual Gesundhwes 172:102–111
Fulbert H, Schafer LN, Gerspacher LM, Bosner S, Schut C, Krolewski R, Knipper M (2023) Elective course „Climate-sensitive health counselling" – prevention as an opportunity for people and planet? An interactive, student-led project focusing on prevention and agency in physician's climate communication. GMS J Med Educ 40 (3):Doc34. https://doi.org/10.3205/zma001616
Green S, Sakuls P, Levitt S (2021) Cycling for health: Improving health and mitigating the climate crisis. Can Fam Physician 67(10):739–742
Griesel S, Schwerdtle PN, Quitmann C, Danquah I, Herrmann A (2023) Patients' perceptions of climate-sensitive health counselling in primary care: qualitative results from Germany. Eur J Gen Pract 29(1):2284261. https://doi.org/10.1080/13814788.2023.2284261
Grossmann K (2000) Der Fluss des Erzählens. Carl-Auer-Verlag, Heidelberg, Narrative Formen der Therapie
Hansen et al. (2024) ELKGE Leitfaden
Härter M (2007) Patientenbeteiligung bei medizinischen Entscheidungen. Effekte der Partizipativen Entscheidungsfindung aus systematischen Reviews. Deutsches Ärzteblatt 104(21):A–1483
Härter M, Giersdorf N, Loh A, Bieber C, Caspari C (2004) Entwicklung eines Fragebogens zur Partizipativen Entscheidungsfindung. Bundesgesundheitsblatt – Gesundheitsforschung – Gesundheitsschutz 47(10):969–976
Herrmann A, Mews C, Hansen H, Lenzer B, Schwienhorst-Stich E-M, Quitmann C (2023) Klimasensible Gesundheitsberatung. Z Allgemeinmed 99(8):426–436. https://doi.org/10.1007/s44266-023-00139-8
Kotcher J, Maibach E, Miller J, Campbell E, Alqodmani L, Maiero M, Wyns A (2021) Views of health professionals on climate change and health: a multinational survey study. Lancet Planet Health 5(5):e316–e323. https://doi.org/10.1016/S2542-5196(21)00053-X

Kremer G, Gehring U (2024) Motivational Interviewing. Verlag GK Quest Akademie, Heidelberg, Ein Praxisbuch. Die Heidelberger Schule
Krolewski R (2022) Klimaschutz und Gesundheit: Die Patienten informieren. Deutsches Ärzteblatt 119:A-454/B-370
Miller W, Rollnick S (2015) Motivierende Gesprächsführung. Lambertus, Freiburg im Breisgau
Miller W, Rollnick S (2023) Motivational Interviewing | Helping People Change and Grow. The Guilford Press, New York, London
Peters E, Boyd P, Cameron LD, Contractor N, Diefenbach MA, Fleszar-Pavlovic S, Markowitz E, Salas RN, Stephens KK (2022) Evidence-based recommendations for communicating the impacts of climate change on health. Transl Behav Med 12(4):543–553. https://doi.org/10.1093/tbm/ibac029
Quitmann C, Griesel S, Nayna Schwerdtle P, Danquah I, Herrmann A (2023) Climate-sensitive health counselling: a scoping review and conceptual framework. Lancet Planet Health 7(7):e600–e610. https://doi.org/10.1016/S2542-5196(23)00107-9
Rogers C (1972) Die nicht-direktive Beratung. Kindler Verlag GmbH, München
Rogers C (1985) Die nicht-direktive Beratung. Counseling and Psychotherapy. Fischer, Frankfurt a. M
Schrader C (2022) Über Klima sprechen. Das Handbuch. oekom, München
Schwienhorst-Stich E, Holzinger D, Weimann E (2023) Klimasensible Gesundheitsberatung in der kinderärztlichen Praxis. Kinderarztl Prax 94(2):106–114
Shay L, Lafata J (2015) Where is the evidence? A systematic review of shared decision making and patient outcomes. Med Decis Making 35(1):114–131
Sheffield P, Landrigan P (2011) Global climate change and children's health: threats and strategies for prevention. Environ Health Perspect 119:291–298
White M (2010) Landkarten der narrativen Therapie. Carl-Auer-Verlag, Heidelberg
White M, Epston D (2013) Die Zähmung der Monster. Der narrative Ansatz in der Familientherapie. 7. Aufl. edn. Carl-Auer-Verlag, Heidelberg

Stichwortverzeichnis

D. Holzinger (Hrsg.), *Kindergesundheit und Klimawandel*,
https://doi.org/10.1007/978-3-662-71302-0

GPSR Compliance

The European Union's (EU) General Product Safety Regulation (GPSR) is a set of rules that requires consumer products to be safe and our obligations to ensure this.

If you have any concerns about our products, you can contact us on ProductSafety@springernature.com

In case Publisher is established outside the EU, the EU authorized representative is:

Springer Nature Customer Service Center GmbH
Europaplatz 3
69115 Heidelberg, Germany

Batch number: 10231972

Printed by Printforce, the Netherlands